蜘蛛香研究

闫智勇　蒋合众　编著

科学出版社

北京

内 容 简 介

本书是关于蜘蛛香研究的专著，全书资料丰富、内容翔实，兼具科学性和专业性。本书主要介绍蜘蛛香应用及研究的历史和现状，内容包括药用历史、生药资源、质量标准、化学成分、化合物的合成、药理活性、药代动力学及安全性评价。此外，对其作用于胃肠疾病、神经系统疾病、心血管疾病和带状疱疹的临床应用也进行了系统介绍。

本书可使读者全面了解我国及世界范围内有关蜘蛛香的最新研究成果，希望本书能帮助读者提高蜘蛛香的研究水平，启迪扩展蜘蛛香的临床应用。本书可供医药人员、蜘蛛香研究人员及对蜘蛛香感兴趣的广大读者参考使用。

图书在版编目（CIP）数据

蜘蛛香研究 / 闫智勇，蒋合众编著. —北京：科学出版社，2024.9

ISBN 978-7-03-070915-8

Ⅰ.①蜘⋯　Ⅱ.①闫⋯　②蒋⋯　Ⅲ.①败酱科—植物药—研究
Ⅳ.①R282.71

中国版本图书馆 CIP 数据核字（2021）第 261934 号

责任编辑：华宗琪 / 责任校对：彭珍珍
责任印制：罗　科 / 封面设计：义和文创

科 学 出 版 社 出版

北京东黄城根北街 16 号
邮政编码：100717
http://www.sciencep.com

成都锦瑞印刷有限责任公司印刷
科学出版社发行　各地新华书店经销

*

2024 年 9 月第 一 版　开本：787×1092　1/16
2024 年 9 月第一次印刷　印张：17 3/4
字数：420 000

定价：169.00 元
（如有印装质量问题，我社负责调换）

编 委 会

主　　　编　闫智勇　蒋合众

副　主　编　李卫东　刘　安　张天娥　马超英

编　　　委（按姓氏笔画排序）：

万　军　马超英　王文春　王　兴

王　毅　田和炳　任瑶瑶　刘　安

闫智勇　李卫东　杨若聪　吴晓青

张天娥　张纯姑　陈　畅　周　霞

赵钢锋　彭　羽　蒋合众　童　妍

谭玉柱　魏桂花

前　　言

蜘蛛香药材为败酱科（Valerianaceae）缬草属（*Valeriana*）植物蜘蛛香（*Valeriana jatamansi* Jones）的干燥根茎及根，收载于 1977 年版和 2010 年以后各版《中华人民共和国药典》（注：按照传统的恩格勒系统或克朗奎斯特分类系统，蜘蛛香属于川续断目败酱科缬草属；按照被子植物 APG 分类法，蜘蛛香属于川续断目忍冬科败酱族缬草属）。蜘蛛香在我国中医药和民族医药中应用历史悠久，具有理气止痛、消食止泻、祛风除湿、镇静安神等功效，常用于脘腹胀痛、食积不化、腹泻痢疾、风湿痹痛、腰膝酸软、失眠等病症。

鉴于缬草属植物巨大的药用价值，国内外科技工作者对收载于我国药典中的蜘蛛香药材表现出浓厚的兴趣，在其生药资源、质量控制、化学成分、药理活性及临床应用等方面不断有新的研究成果涌现。

在"重大新药创制"科技重大专项的资助下，本书编写团队在蜘蛛香化学成分、药理作用等方面进行了多年研究。为了更好地研究和开发蜘蛛香药材资源，本书编写团队将国内外蜘蛛香相关研究汇总，按照蜘蛛香的药用历史、药材性状等鉴别特征、资源分布、栽培技术、药材质量标准、化学成分及其波谱数据、重要化学成分的合成研究、药材及化学成分的药理活性、药代动力学、安全性、现代临床应用等方面进行了分类整理，同时也将缬草属其他植物的相关研究内容进行了整理，以便读者对比和参考。

本书各章节的主要编著人员如下：第一章由杨若聪、张天娥、马超英编写，第二章由谭玉柱编写，第三章由万军、周霞、张纯姑编写，第四章由蒋合众、吴晓青、任瑶瑶、王毅编写，第五章由李卫东、彭羽编写，第六章由闫智勇、刘安、魏桂花、陈畅编写，第七章由王兴编写，第八章由赵钢锋、童妍编写，第九章由王文春、田和炳编写。

在本书的编著过程中，西南交通大学生命科学与工程学院硕士研究生王思维、文铃淼、刘彦君、向春晓、许青、沈灵、张留代、张婷兰、季笑云、罗海朦、周虹、韩德龙、曾琳琳、熊伟等，西南交通大学医学院研究生肖华等，成都中医药大学硕士研究生王利霞等付出了辛勤的劳动，在此表示感谢！

本书部分内容是以"重大新药创制"科技重大专项等项目的研究成果及其后续研究为基础编写，并在出版中获得了西南交通大学研究生教材（专著）经费建设项目专项资助。本书编写过程中还得到了成都中医药大学、中国中医科学院中药研究所和中国人民解放军西部战区总医院、德阳市旌阳区中医院等单位的大力支持。书中参考的国内外杂志及著作均列在每章末尾，在此对以上基金项目、参编单位及杂志和著作的原作者一并表示衷心的感谢！

由于查阅文献的年代跨度大、某些原始资料或者文献数据缺失等多种原因，加之编者水平有限，本书难免存有疏漏之处，恳请读者批评指正。

目　录

第一章　蜘蛛香的药用历史 ……………………………………………………… 1
　　第一节　蜘蛛香在中医药中的应用 ……………………………………… 1
　　第二节　蜘蛛香在民族药中的应用 ……………………………………… 2
　　参考文献 …………………………………………………………………… 5
第二章　蜘蛛香的资源研究 ……………………………………………………… 7
　　第一节　蜘蛛香的植物形态及药材特征 ………………………………… 7
　　第二节　蜘蛛香资源分布与栽培技术 …………………………………… 10
　　参考文献 …………………………………………………………………… 15
第三章　蜘蛛香的质量标准研究 ………………………………………………… 17
　　第一节　蜘蛛香饮片的国家标准 ………………………………………… 17
　　第二节　蜘蛛香与同属植物的鉴别 ……………………………………… 20
　　第三节　蜘蛛香有关成分分析方法的研究 ……………………………… 36
　　参考文献 …………………………………………………………………… 48
第四章　蜘蛛香及缬草属的化学成分研究 ……………………………………… 49
　　第一节　蜘蛛香化学成分概述 …………………………………………… 49
　　第二节　缬草属其他植物化学成分概述 ………………………………… 135
　　参考文献 …………………………………………………………………… 189
第五章　蜘蛛香环烯醚萜相关天然产物分子的合成研究 …………………… 195
　　第一节　代表性环烯醚萜天然产物 ……………………………………… 195
　　第二节　环烯醚萜天然产物的生物合成 ………………………………… 196
　　第三节　环烯醚萜的仿生合成及其他化学合成方法 …………………… 197
　　第四节　小结 ……………………………………………………………… 209
　　参考文献 …………………………………………………………………… 210
第六章　蜘蛛香及其化学成分的药理活性 ……………………………………… 213
　　第一节　对中枢神经系统的作用 ………………………………………… 213
　　第二节　抗肿瘤作用 ……………………………………………………… 219
　　第三节　对心血管系统的作用 …………………………………………… 223
　　第四节　抗病原微生物作用 ……………………………………………… 225
　　第五节　抗炎作用 ………………………………………………………… 228
　　第六节　抗氧化作用 ……………………………………………………… 229
　　第七节　对消化系统的作用 ……………………………………………… 234
　　参考文献 …………………………………………………………………… 237

第七章　蜘蛛香及缬草属植物化学成分的药代动力学研究 ……………………………… 242
　第一节　缬草烯酸的药代动力学研究 ……………………………………………… 242
　第二节　缬草素的药代动力学研究 ………………………………………………… 245
　参考文献 ……………………………………………………………………………… 246
第八章　蜘蛛香及缬草属植物安全性研究 …………………………………………… 247
　第一节　急性毒性研究 ……………………………………………………………… 247
　第二节　长期毒性研究 ……………………………………………………………… 248
　第三节　药物依赖性研究 …………………………………………………………… 249
　参考文献 ……………………………………………………………………………… 256
第九章　蜘蛛香及缬草属植物的现代临床应用 ……………………………………… 258
　第一节　胃肠疾病 …………………………………………………………………… 258
　第二节　神经系统疾病 ……………………………………………………………… 263
　第三节　心血管疾病 ………………………………………………………………… 266
　第四节　带状疱疹 …………………………………………………………………… 267
　第五节　典型医案 …………………………………………………………………… 268
　第六节　小结 ………………………………………………………………………… 275
　参考文献 ……………………………………………………………………………… 275

第一章　蜘蛛香的药用历史

在传统的恩格勒系统或克朗奎斯特分类系统中[1]，蜘蛛香（*Valeriana jatamansi* Jones）被归于川续断目败酱科（Valerianaceae）缬草属（*Valeriana*）植物，并一直延续至 21 世纪初，目前国内药学界也多接受此种传统分类法。但近年来随着被子植物系统发育研究组（Angiosperm Phylogeny Group，APG）结合植物的性状、DNA 等方面的分析，学者们在 2003 年 APG Ⅱ中[2]，将败酱科并入忍冬科（Caprifoliaceae），成为忍冬科下的一个族，因此蜘蛛香的植物学分类也变更为川续断目忍冬科败酱族缬草属。

蜘蛛香主要药用部位为根茎和根，《本草纲目》[3]有"蜘蛛香，出蜀西茂州松潘山中，草根也。黑色有粗须，状如蜘蛛及藁本，芎䓖，气味芳香"的记载和描述，1977 年版和 2010 年以后各版《中华人民共和国药典》（以下简称《中国药典》）[4-7]均加以收载。为更为详尽地阐述蜘蛛香的药用情况，本章将从以汉族为主的传统中医用药和民族用药两个方面对蜘蛛香的传统使用进行描述。

第一节　蜘蛛香在中医药中的应用

蜘蛛香在传统中医理论体系中别称较多，有豆豉菜根、九转香、雷公七（《贵州民间方药集》)[8]，鬼见愁、臭狗药、磨脚花（《云南中药志》）[9]，连香草、香草子（《陕西中草药》）[10]，养血莲、臭药、乌参（《常用草药治疗手册》）[11]等。此外，尚有小马蹄香、老龙须、大救驾、老虎七等别称[12]。

由于蜘蛛香主产于四川、贵州等地，因此其性味、归经、功效主治等方面内容，除见于《本草纲目》之外，其记载多源于地方植物志及专著中。在性味方面，不同典籍记载内容相仿。《本草纲目》记载[3]，其"辛，温，无毒"；《贵州民间方药集》记载[8]，其"辛，苦，温，无毒"。现行的 2020 年版《中国药典》一部中记载[7]，其性味特点为"微苦，辛，温"。在归经方面，不同典籍记录存在差异。《四川中药志》记载，蜘蛛香"入肺、胃二经"[13]；现行的 2020 年版《中国药典》一部则记载，蜘蛛香归心、脾、胃三经。

蜘蛛香的功效包括理气止痛、消食止泻、祛风除湿、镇静安神等。各典籍记载论述稍有差异。《本草纲目》记载[3]，其"辟瘟疫，中恶邪精，鬼气尸疰"；《贵州民间方药集》记载[8]，其"镇静，顺气，消食。治腹胀痛，胃气痛。又治惊风"；《陕西中草药》记载[10]，其"活血，调经。治头痛，关节痛，月经不调，跌打损伤，疔疮"；《云南中药志》记载[9]，其"治消化不良，小儿咳嗽，疳积，流感，疟疾"。对于各典籍中不同的功效主治记载，现行的 2020 年版《中国药典》将其归纳为用于脘腹胀痛，食积不化，腹泻痢疾，风湿痹痛，腰膝酸软，失眠等[7]。

第二节　蜘蛛香在民族药中的应用

除了传统中医有关于蜘蛛香的使用记录外，我国各民族的医药体系中也有蜘蛛香的相关记载。蜘蛛香在各民族的使用记载中，为药食兼用的药材，可被用于胃痛、胃胀、消化不良、小儿疳积、月经不调、腰膝酸软、咳嗽、吐血、腹胀食积、肠炎、痢疾、黄疸、风湿、溃疡、麻疹、感冒头痛等疾病和症状的治疗与改善。现将各民族使用记录总结归纳如下。

1. 阿昌族

阿昌族将蜘蛛香称为马蹄香[14]、骂蹄香[15]等。其药用部位为根茎及根，但使用时有所区分。使用中，根茎治消化不良、胃痛、腹胀、痛经等症[14]；根茎及茎同用治小儿疳积[15]等。

2. 白族

白族将蜘蛛香称为秀包之[15]。其用药部位为根茎、根、叶、全草。不同用药部位所治症状有差异。根茎及根入药，被用于治疗胃痛、腹胀、痛经等症；叶入药可治疗黄水疮；根茎及根或全草入药，被用于治疗和改善腹胀吐泻、风寒感冒、胃痛、疳积、月经不调、瘙痒、痨伤咳嗽、疮痛、溃疡、湿热流注等[14, 15]疾病和症状。

3. 布朗族

布朗族将蜘蛛香称为雅卜命[16]、牙十命[15]等。其药用部位为根或全草。夏秋采收，鲜用或晒干。根主治风湿[16]；全草被用于治疗咳嗽、吐血[15]。

4. 布依族

布依族将蜘蛛香称为巴冬、雅定告、蜘蛛香、九转香等[17]。其药用部位为根及根茎，用于治疗腹胀食积、肠炎、痢疾、咳嗽、风湿病等病症。外用时，可治疗口腔炎[15]，用法为将本品细粉以开水调和，均匀涂敷在溃疡面上。此外，也可兑菜油后，用布包擦患处，用于治疗男女疳疮[17]。

5. 傣族

傣族将蜘蛛香称为马蹄香[16]、骂蹄香[15]等。其药用部位通常为根及根茎或全草。使用根及根茎时，用于治疗小儿消化不良、黄疸[15]；全草入药时，用于治疗胃痛、消化不良、腹泻、胃肠炎、痢疾等[18]。

6. 德昂族

德昂族将蜘蛛香称为骂蹄祥[19]。德昂族在用药时，其使用部位为根和根茎，用于治疗胃痛、腹胀、积食、消化不良、疳积、口腔炎等病症[15]。

7. 侗族

侗族将蜘蛛香称为高涝[20]、骂氏告荡[21]等。其药用部位为根茎，具有理气止呕、止咳功效，用于脘腹胀痛、呕吐泄泻、风寒感冒等疾病和症状[20,21]。

8. 仡佬族

仡佬族将蜘蛛香称为压莫昂（黔中）、嘎几马红（黔中北）、比比猛格（黔西南）等。仡佬族对蜘蛛香的功效主治记载较为简单，用于治疗胃痛[17,22]。

9. 哈尼族

哈尼族将蜘蛛香称为测约、心叶缬草、拾毫边中等[15]。其药用部位为根、根茎或全草。根、根茎或全草均可被用于治疗消化不良、气胀；此外，根茎独用时，可被用于治疗各种痧证[15]。

10. 景颇族

景颇族将蜘蛛香称为面起扫[16]、面起草[15]等。其用药部位为根及根茎，主要用于防治消化不良、气胀[16]、腹胀腹痛、肝炎[15]等症状或疾病，使用时，加红糖以煎服。其中，治肝炎时，景颇族人将蜘蛛香与密蒙花、土茯苓、锅铲藤等进行组方使用；治腹痛腹胀时，将蜘蛛香与白头翁、绣球防风、万丈深［为菊科植物万丈深 *Crepis lignea*（Vaniot）Babcock 的茎叶］进行组方使用[12]。

11. 拉祜族

拉祜族将蜘蛛香称为马蹄香[23]。使用时全草入药，用于治疗和改善支气管炎、喘息、水肿、风寒咳嗽[23]等病症。

12. 傈僳族

傈僳族将蜘蛛香称为图巴枚枝、啊怒机己[16]、莫卖贼[24]等。其入药部位区分较细，可分为根及根茎、根茎、全草、幼花及茎等。根及根茎被用于治疗腹胀、消化不良[15,16]；根茎被用于治疗胃痛、小儿腹痛[16]；全草被用于治疗胃痛腹胀、小儿疳积、胃肠炎、痢疾、风湿疼痛、腰膝酸软[24]；所用幼花及茎需在植株高约 10cm 时采摘并干燥，用于治疗肺结核[12,15]。

13. 毛南族

毛南族将蜘蛛香称为骂瓦[25]。所用部位为根茎，用于治疗疔疮[25]。

14. 苗族

苗族将蜘蛛香称为窝岗牙（黔东南地区）、锐八够（贵州铜仁地区）、蛙共（黔南地区）等。使用部位为根茎或根及根茎。根茎整体使用时治疗和改善风湿病[26]、口腔炎、消化不良、腹泻、腰膝酸软、脘腹胀痛、小儿疳积、痢疾、风湿痹痛、脚气水肿、月经不调、跌打损伤、疮疖、胃痛、小儿腹痛、胃脘疼痛[16, 27, 28]等病症。根茎打粉后，可涂抹在溃疡面上治疗口腔炎[17, 26]；根及根茎用药后，可用于治疗胃痛、腹痛、消化不良、痢疾、肠炎、风湿病、咳嗽等[16, 29, 30]。

15. 纳西族

纳西族将蜘蛛香称为马蹄香。其用药部位为根及根茎，具有治疗和改善麻疹、感冒头痛、消化不良、腹泻[15]等病症的作用。

16. 怒族

怒族将蜘蛛香称为汉克闹[16]、弄保俄、马蹄香[31]等。其用药部位为根茎或全草。根茎入药时，被用于治疗和改善痧证、脘腹胀痛、呕吐、泄泻、月经不调、风寒感冒、痨伤咳嗽、睾丸疼痛[16]、泌尿道炎症等病症；全草入药时，被用于治疗和改善麻疹、感冒、肠炎、水肿、胃痛、月经不调、蛔虫病、钩虫病及消化不良[31]等病症。

17. 水族

水族称蜘蛛香为哈仿[23]、蜘蛛香、九转香[17]等。其用药部位为根茎，用于治上吐下泻、胃溃疡[17, 23]。

18. 土家族

土家族将蜘蛛香称为满坡香、山射、五里香[32]等。其入药部位为根及根茎。入药时，用于治疗胃痛、腹胀、消化不良、胃肠炎、风湿疼痛、痢疾、小儿疳积、疔疮[33]、水泻证、跌打损伤、蒙心证等病症，此外，尚有避孕的功效[32]。

19. 佤族

佤族将蜘蛛香称为日咳。其用药部位为根或根及根茎。根茎入药时，用于治疗和改善疳积、胃腹胀痛、消化不良、腹泻[19]等病症；根及根茎被用于干预和改善神经衰弱、腹胀等症状[15]。

20. 瑶族

瑶族将蜘蛛香称为马呆架。其用药部位为全草，夏秋采收并干燥，用于治疗腹胀、腹泻等症[12, 15]。

21. 彝族

彝族将蜘蛛香称为布里莫补此、日库列、韦莫不迭[34]等。其用药部位为根茎、根或全草。根茎入药时，被用于治疗腹胀[34]、瘰病、胃病、目痛、头痛、风湿病、小儿伤食[34]、胃痛、消化不良、呕吐泄泻、痢疾、小儿疳积、风湿痹痛、流行性感冒等病症；根或全草入药时，被用于治疗胃肠型感冒、微寒气痛等疾病或证候。此外，根或全草也多被用于治疗儿科疾病，包括治疗和干预小儿疳积、小儿夏季腹泻、小儿湿热口疮和身痒夜啼等病症。

22. 壮族

壮族将蜘蛛香称为香摆波。其用药部位为全草，入药时被用于治疗和缓解麻疹、感冒、风湿疼痛、消化不良、腹胀、胃及十二指肠溃疡等病症[15]。

参 考 文 献

[1] Cronquist A. The Evolution and Classification of Flowering Plants[M]. New York：New York Botanical Garden，1988.

[2] Bremer B，Bremer K，Chase M W，et al. An update of the Angiosperm Phylogeny Group classification for the orders and families of flowering plants：APG Ⅱ[J]. Botanical Journal of the Linnean Society，2003，141（4）：399-436.

[3] 李时珍. 本草纲目（金陵版排印本）（上中下）[M]. 北京：人民卫生出版社，1999.

[4] 中华人民共和国卫生部药典委员会. 中华人民共和国药典（1977年版，一部）[M]. 北京：人民卫生出版社，1978.

[5] 国家药典委员会. 中华人民共和国药典（2010年版，一部）[M]. 北京：中国医药科技出版社，2010.

[6] 国家药典委员会. 中华人民共和国药典（2015年版，一部）[M]. 北京：中国医药科技出版社，2015.

[7] 国家药典委员会. 中华人民共和国药典（2020年版，一部）[M]. 北京：中国医药科技出版社，2020.

[8] 杨济秋，杨济中. 贵州民间方药集[M]. 3版. 贵阳：贵州人民出版社，1978.

[9] 黎光南. 云南中药志[M]. 昆明：云南科技出版社，1990.

[10] 陕西省革命委员会卫生局，商业局. 陕西中草药[M]. 北京：科学出版社，1971.

[11] 《常用草药治疗手册》编辑组. 常用草药治疗手册（成都地区）[M]. 成都：成都中医学院，1969.

[12] 黄宝康，郑汉臣，张巧艳，等. 缬草和蜘蛛香的资源分布及民族药用调查[J]. 中国野生植物资源，2006，25（1）：12-15.

[13] 中国科学院四川分院中医中药研究所. 四川中药志[M]. 成都：四川人民出版社，1960.

[14] 大理白族自治州人民政府. 大理中药资源志[M]. 昆明：云南民族出版社，1991.

[15] 卫生部药品生物制品检定所，云南省药品检验所. 中国民族药志[M]. 北京：人民卫生出版社，1984.

[16] 和志强，李文辉. 云南省志：医药志[M]. 昆明：云南人民出版社，1995.

[17] 任明波，张晓曼，黄静，等. 贵州苗、水、布依、亿佬四种民族药的比较研究（四）[J]. 中国民族民间医药杂志，2006（6）：344-346.

[18] 云南省思茅地区革命委员会生产指挥组文卫组. 云南思茅中草药选[M]. 普洱：云南省思茅地区革命委员会，1971.

[19] 贾敏如，张艺. 中国民族药词典[M]. 北京：中国医药科技出版社，2016.

[20] 陆科闵. 侗族医学[M]. 贵阳：贵州科技出版社，1992.

[21] 龙运光，袁涛忠. 侗族常用药物图鉴[M]. 贵阳：贵州科技出版社，2009.

[22] 赵俊华，潘炉台，张景梅. 亿佬族医药[M]. 贵阳：贵州民族出版社，2003.

[23] 奇玲，罗达尚. 中国少数民族传统医药大系[M]. 赤峰：内蒙古科学技术出版社，2000.

[24] 云南省怒江傈僳族自治州卫生局. 怒江中草药[M]. 昆明：云南科技出版社，1991.

[25] 胡成刚. 部分毛南族单方介绍[J]. 中国民族医药杂志，2012，18（8）：15-16.

[26] 田兴秀，关祥祖. 苗族医药学[M]. 昆明：云南民族出版社，1995.

[27] 《中华本草》编委会，国家中医药管理局. 中华本草. 苗药卷[M]. 贵阳：贵州科技出版社，2005.

[28] 陆科闵，王福荣. 苗族医学[M]. 贵阳：贵州科技出版社，2006.

[29] 彭再生. 湖北苗药[M]. 北京：中医古籍出版社，2006.

[30] 张敬杰，罗迎春. 苗族常用植物药[M]. 贵阳：贵州科技出版社，2010.

[31] 周元川，郑进. 怒江流域民族医药[M]. 昆明：云南科技出版社，2010.

[32] 杨德胜. 土家族药学[M]. 西宁：青海人民出版社，2009.

[33] 方志先，赵晖，赵敬华. 土家族药物志[M]. 北京：中国医药科技出版社，2007.

[34] 李耕冬，贺廷超. 彝医植物药（续集）[M]. 成都：四川民族出版社，1992.

第二章　蜘蛛香的资源研究

第一节　蜘蛛香的植物形态及药材特征

一、蜘蛛香的植物形态

《中国植物志》记载[1]，蜘蛛香（*Valeriana jatamansi* Jones）为多年生草本植物。植株高 20～70cm；根茎粗厚，呈块柱状，节密，有浓烈香味；茎一至数株丛生。基生叶发达，叶片呈心状圆形至卵状心形，长 2～9cm，宽 3～8cm，边缘具疏浅波齿，被短毛或有时无毛，叶柄长为叶片的 2～3 倍；茎生叶不发达，每茎 2 对，有时 3 对，下部的心状圆形，近无柄，上部的常羽裂，无柄。花序为顶生的聚伞花序，苞片和小苞片呈长钻形，中肋明显，最上部的小苞片常与果实等长。花呈白色或微红色，杂性；雌花小，长 1.5mm，不育花药着生在极短的花丝上，位于花冠喉部；雌蕊伸长于花冠之外，柱头深 3 裂；两性花较大，长 3～4mm，雌雄蕊与花冠等长。瘦果呈长卵形，两面被毛。花期 5～7 月，果期 6～9 月（图 2-1）。

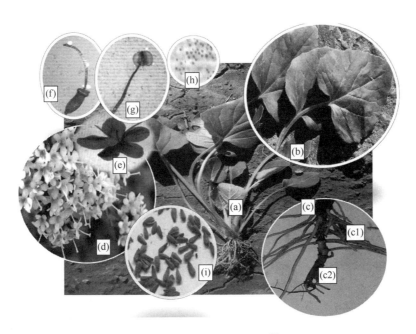

图 2-1　蜘蛛香不同部位[2]

（a）成熟植株；（b）叶片；（c）地下根及根茎；（c1）根茎和（c2）根；（d）雌花束；（e）单雌雄同株花近景（1 个单体柱头、3 个雄蕊和 5 个花瓣）；（f）雌蕊显微照片（单体柱头）；（g）雌雄同株显微照片；（h）成熟花粉的显微照片；（i）成熟种子

二、蜘蛛香的药材特征

（一）性状

蜘蛛香药材（图 2-2）为植物蜘蛛香的干燥根茎和根，呈圆柱形，略扁，稍弯曲，少分枝，长 1.5～8cm，直径 0.5～2cm。表面暗棕色或灰褐色，有紧密隆起的环节和突起的点状根痕，有的顶端略膨大，具茎、叶残基。质坚实，不易折断，折断面略平坦，为黄棕色或灰棕色，可见筋脉点（维管束）断续排列成环。根细长，稍弯曲，长 3～15cm，直径约 0.2cm，有浅纵皱纹，质脆。气特异，味微苦、辛[3, 4]。

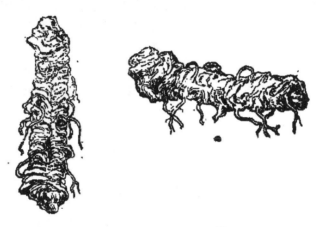

图 2-2 　蜘蛛香药材外形[4]

（二）显微及扫描电镜结构

1. 根茎

蜘蛛香根茎具有外韧型维管束，即韧皮部朝向外侧（外围），木质部朝向内侧（中间）[2]（图 2-3）。根状茎横切面呈圆形，维管束呈环状排列，根茎髓为宽薄壁组织，横切面显微特征详见第三章鉴别部分。

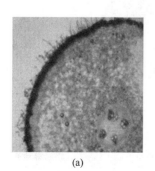
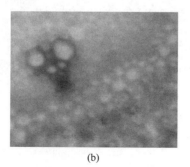
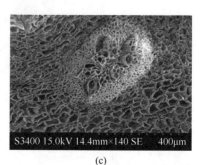

(a) 　　　　　　　　　　　(b) 　　　　　　　　　　　(c)

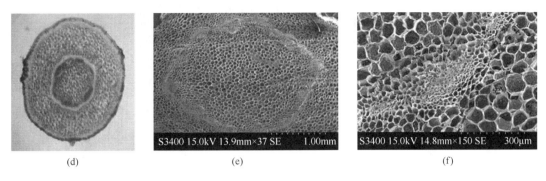

图 2-3　根茎横切面显微图与扫描电镜图

（a）维管束横切面显微图；（b）维管束显微图；（c）维管束和皮层的扫描电镜图；（d）带髓维管区的扫描电镜图；
（e，f）充满淀粉粒的薄壁细胞

2. 叶片

气孔存在于叶片背面和正面，无定型，每个气孔被一个或多个与保卫细胞之间的开口平行的副卫细胞包围（副卫细胞的轴线平行于气孔的轴线）。叶片背面气孔密度较高。叶经中脉的横切面有维管束、毛状体、下表皮、上表皮、叶肉细胞等。叶有典型的外韧维管束，毛状体为单列多细胞毛状突起。叶柄横切面也有外韧维管束，叶柄表皮有毛状体[2]（图 2-4）。

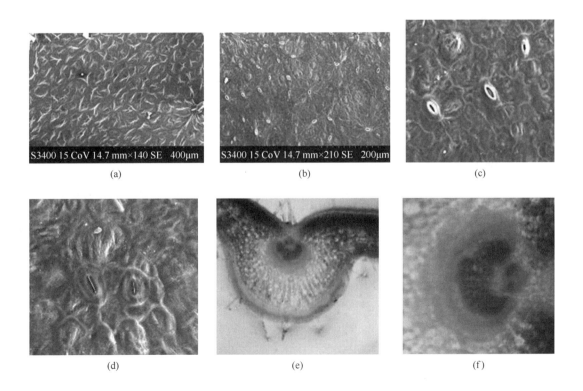

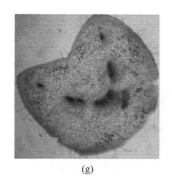 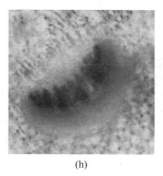 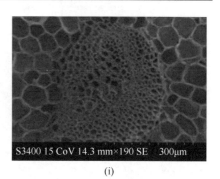

(g)　　　　　　　　　　(h)　　　　　　　　　　(i)

图 2-4　叶片显微图与扫描电镜图

（a，b）气孔的叶片上下表皮扫描电镜图；（c）开气孔；（d）闭气孔；（e）叶片横切面通过中脉区域的显微图；
（f）维管束显微图；（g）叶柄横截面显微图；（h）维管束显微图；（i）叶柄维管束的扫描电镜图

第二节　蜘蛛香资源分布与栽培技术

一、生长习性

野生蜘蛛香常生长于海拔 2500m 以下的山顶草地、林中或溪边，喜湿润环境，耐涝，也耐旱。土壤以中性或弱碱性的砂质壤土为适宜[1]。

在人工栽培时，蜘蛛香喜阴湿肥厚土壤，为较深根性植物。分株无性有土繁殖时，宜在背阳、背风的缓坡和平地，土层深厚肥沃、疏松、排灌方便和富含腐殖质的山地夹沙土壤种植[5]。

二、产地分布及资源现状

蜘蛛香产地分布较为广泛（表 2-1），参考《中国植物志》及相关文献[1, 6]。

表 2-1　蜘蛛香在中国各省区市的分布情况

省区市	分布地区
河南	西峡、太行山、伏牛山、嵩县、鲁山
湖北	武汉、竹溪、秭归、五峰、利川、建始、巴东、宣恩、鹤峰、神农架、来凤、宜昌、长阳、房县、竹溪、随州
湖南	桑植、湘西土家族苗族自治州、溆浦
河北	兴隆、涞源、滦平
广西	龙胜、凌云、西林、德保、那坡、隆林、凌云、乐业、南丹
重庆	南川、城口、武隆、忠县、开州、巫山、石柱、酉阳、涪陵、武隆、丰都、江津
四川	都江堰、广元、旺苍、剑阁、苍溪、峨眉山、兴文、屏山、石棉、南江、九龙、越西、泸州、西昌、雅安、乐山、茂县、古蔺
贵州	贵阳、遵义、桐梓、绥阳、望谟、安龙、纳雍、赫章、雷山、独山、罗甸

续表

省区市	分布地区
云南	昆明、晋宁、嵩明、昭通、丽江、景东、凤庆、镇康、双江、耿马、开远、蒙自、屏边、建水、广南、富宁、大理、漾濞、永平、鹤庆、贡山、维西、会泽、东川、新平、永胜、巧家、文山、永宁、西双版纳、德宏
西藏	波密、江达、贡觉
陕西	西安、南郑、略阳、镇巴、留坝、宁陕、平利、华阳、太白山区、勉县
甘肃	文县、武都、天水
江西	建昌、赣州

三、栽培技术

随着蜘蛛香药材的市场需求增加，野生蜘蛛香已不能满足药材市场需求，因此蜘蛛香逐渐从野生转移到家种。蜘蛛香的栽培种植主要包括分株无性有土繁殖、播种和无土栽培。

（一）蜘蛛香野生转家种研究

近年来，由于市场对蜘蛛香药材的需求，人们开始对蜘蛛香进行种植栽培。同时，在蜘蛛香从野生转到家种的过程中，出现了大量的研究。郜红利和谭玉柱[7]对恩施州产野生与栽培蜘蛛香品种进行质量评价研究，发现野生品与栽培品外观几乎一致，显微和薄层显示没有差异，高效液相色谱（high performance liquid chromatography，HPLC）分析显示15 个色谱峰，其中总黄酮和缬草素类成分含量栽培品高于野生品。此外，何继祥等[8]也对栽培蜘蛛香进行了品质评价，发现家种蜘蛛香和野生蜘蛛香性状基本一致，挥发油含量没有明显差别，以 70%乙醇为溶剂测定浸出物含量也几乎无差异，显微特征也一致，且野生变家种后，其橙皮苷含量反而较高。以上数据均表明，蜘蛛香从野生到家种是可行的。

引种栽培是指将优质的资源品种引种到新的产地，极大地增加了蜘蛛香的栽培资源。蜘蛛香的生长环境是影响其品质的因素之一。有研究报道，安顺、六枝两地的蜘蛛香存在品质上的差异，六枝落别的蜘蛛香植株生长速度、株型、产量等优于安顺西秀，尤其是产量高出 265.4kg/hm²，是蜘蛛香选育扩繁的良好材料[9]。在遮阴或露地栽培条件下，蜘蛛香叶片可溶性蛋白含量和抗氧化酶［过氧化氢酶（catalase，CAT）、过氧化物酶（peroxidase，POD）和超氧化物歧化酶（superoxide dismutase，SOD）］的比活力及丙二醛（malondialdehyde，MDA）含量具有差异性。与遮阴栽培相比，露地栽培条件下蜘蛛香叶片的可溶性蛋白含量下降 11.3%，导致过氧化损伤加剧，叶片 CAT、POD 和 SOD 比活力及 MDA 含量分别升高 11.43%、30.90%、21.58%及 18.48%，强化了叶片细胞的酶类抗氧化能力；叶片可溶性蛋白含量和 CAT 比活力无差异，而 POD 和 SOD 比活力及 MDA含量具有显著差异[10]。此外，对引种栽培蜘蛛香中三种成分（缬草素、乙酰缬草素、缬草醛）进行含量测定，发现贵州地区的蜘蛛香种质适宜在当地栽培和野生生长，而四川的蜘蛛香适宜大面积引种到江苏泰州地区，因引种后的蜘蛛香缬草素类物质含量较原产地高。因此，蜘蛛香的品质不仅与栽培方式有关，还与种质资源有着紧密联系[11]。

（二）分株无性有土繁殖

种苗准备： 于每年秋季土壤封冻前，或翌年春季植株尚未萌发之前，选阴天将全株挖出，抖去泥土，把根茎切成小段，每段有根节 1～2 个，并尽量多留须根。宜随切随栽，以提高栽植成活率。当天栽不完的种根，应挖穴存储于湿润土壤中，防止根茎失水干燥甚至发霉腐烂，降低栽植成活率[5, 8]。

栽植方法： 选阴天在整好的畦面上开横沟或直沟条栽，沟心距 30cm，沟深 5～10cm，沟距 30～40cm。将切好的根茎均匀地摆放在沟内，株距 10～15cm，较大的根茎可稍微稀一点，较小的根茎应稍微密一点，用开第 2 沟的沟土覆盖于第 1 沟的根茎上，压紧，覆土厚度 5～10cm。秋栽宜深，春栽宜浅，时时浇水，4 月、6 月及 8 月于每次除草后，可上肥料，栽种 1～3 年，于 12 月采收[5, 8]。

（三）播种

采种与种子处理： 由于蜘蛛香种子成熟期很不一致，因此应分期分批采集，采收过迟，种子散失；过早，则种子尚未成熟，种子发芽率低甚至不发芽。采收时，连果序一起剪下，放于室内阴凉干燥处脱粒，储藏备用[5]。

播种方法： 春、秋季均可播种，但秋播比春播产量高。秋播在立冬前后进行，春播于土壤解冻后（3 月初）进行。在整好的畦面上按 15cm 行距开沟条播，13～15 天后出苗，生长至 3～4 片真叶时定苗，多余的幼苗再按 20～30cm 的规格移栽到其余田中。秋播应在立冬前后，使冬季前具备 3～5 片真叶，利于越冬，一般每公顷播种量 7.5kg 左右[4]。于播种前 1 个月整地，深耕 25～30cm，整细耙平，结合翻耕每公顷施腐熟厩肥 37500kg，撒布均匀，翻入土中作基肥。再按厢宽 120cm、沟宽 30cm 开厢后，将厢面整成瓦背形，四周开好排水沟[5]。

（四）最新栽培技术研究

近年来，随着科学进步，逐渐产生一些新的农业技术，如无土栽培，包括基质栽培、水培和气雾栽培等。

1. 基质栽培

基质栽培是指通过基质固定植株根系，利用基质自身或营养液供给作物生长所需养分的栽培方式。根据性质不同基质可分为有机基质、无机基质和复合基质，其中复合基质应用较为广泛。基质栽培有三大优点：①可以有效协调植物根系水气矛盾；②相对于水培、气雾栽培，具有投资少、设备简单、易于操作的特点；③可以有效克服传统种植土壤盐渍化、土传病害、营养元素及微生物失衡等连作障碍等问题。目前，基质栽培约占商业性无土栽培面积的 90%，是无土栽培的主要方式[12, 13]。有文献介绍了一种高效、快速的蜘蛛香离体繁殖系统[14]（图 2-5 和图 2-6）。通过在 MS（Murashige & Skoog）培养基上添加不同浓度的植物生长调节剂培养蜘蛛香嫩芽外植体。在被测植物生长调节剂中，添加 10%椰子水可产生最大芽长（6cm）、芽数（13.0）、根长（7.5cm）和根数（19.6）。气相色谱-质谱（gas chromatography-mass spectrometry，GC-MS）分析结果显示，离体培养蜘蛛香提取物中存在 21 种化合物，包括缬草素（valtrate）。这种离体培养方法有助于实现蜘蛛香中缬草素的大规模商业生产。有研究报道，在蜘蛛香毛状根培养基上，通过发根农杆菌 R1601 成功诱导蜘蛛香毛状根[15]（图 2-7）。研究茉莉酸甲酯（methyl jasmonate，MJ）、茉莉酸（jasmonic acid，JA）和水杨酸（salicylic acid，SA）3 种外源诱导子对蜘蛛香毛状根培养物中缬草素产量的影响，结果发现，茉莉酸甲酯（100mg/L）在诱导 7 天时能显著促进缬草素产生，缬草素产量比未诱导对照组高出 3.63 倍。

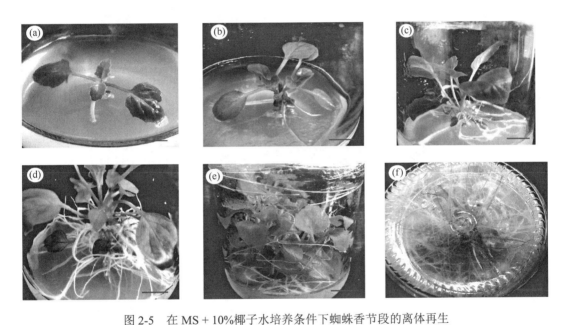

图 2-5 在 MS＋10%椰子水培养条件下蜘蛛香节段的离体再生

（a）培养 5 天后的蜘蛛香节段；（b）培养 8 天后的芽增殖；（c）培养 15 天后的芽增殖；（d）培养 25 天后的不定根形成；（e）培养 50 天后的成熟芽增殖；（f）在 MS＋10%椰子水中形成根

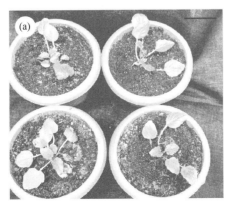
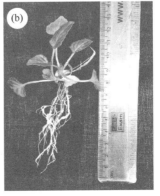

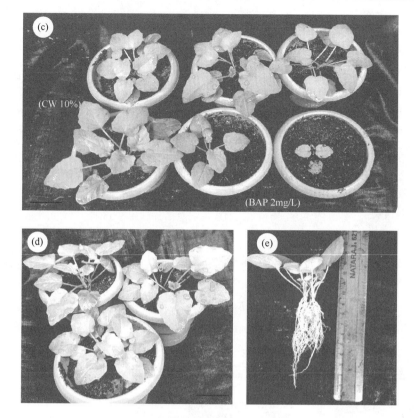

图 2-6　蜘蛛香离体再生植株的驯化

（a）蜘蛛香离体植株在椰子泥炭土（3∶1）上硬化；（b）驯化前形成的根；（c，d）15 天后从 6-苄氨基嘌呤（BAP，2mg/L）
和椰子水（CW，10%）处理中驯化的离体植株；（e）一个月驯化后沿着根茎形成大团的根

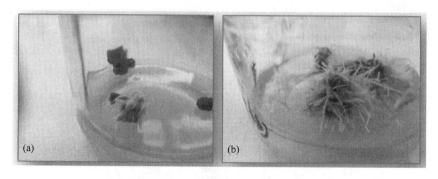

图 2-7　发根农杆菌 R1601 诱导蜘蛛香毛状根

（a）接种 4 周后，在培养基上诱导叶片产生大量毛状根；（b）典型毛状根表型

2. 水培

　　水培是指植物大部分根系直接生长在营养液中的无土栽培方式。该技术的优点是植株根系直接与营养液接触，营养元素供给快速均衡，易于调控，避免了土传病害等；缺点是前期投资大、操作技术要求高[12]。

3. 气雾栽培

气雾栽培是指利用特定的装置将雾化的营养液直接喷射到植物根部的一种栽培方式。其具有两个优点：①采用立体化种植的方式，使单位面积土地利用率提高 5～8 倍；②较好地协调解决了无土栽培中作物根系水气之间的矛盾，达到增加产量、改善品质、缩短生育期等目的[12]。但其一次性投资资金大，对水质和电力依赖性强，目前只停留在实验示范阶段，尚未实现全面推广[16]。有研究报道，利用酵母菌提取物和茉莉酸甲酯等激发剂进行气雾栽培，能够提高蜘蛛香生物量和次生代谢物产量[17]（图 2-8）。在 100μmol/L 茉莉酸甲酯处理下，叶片中缬草酸和羟基缬草酸含量最高，分别为 2.47mg/g 和 8.37mg/g。在 150μmol/L 茉莉酸甲酯处理下，根中缬草酸和羟基缬草酸含量也最高，分别为 1.78mg/g 和 7.89mg/g。在 1.5mg/L 酵母提取液处理下，叶片中乙酰氧基缬草酸含量最高，为 1.02mg/g。在 150μmol/L 茉莉酸甲酯处理下，根中乙酰氧基缬草酸含量最高，为 2.38mg/g。可见，气雾栽培是一种有前景、可持续的农业栽培方法。

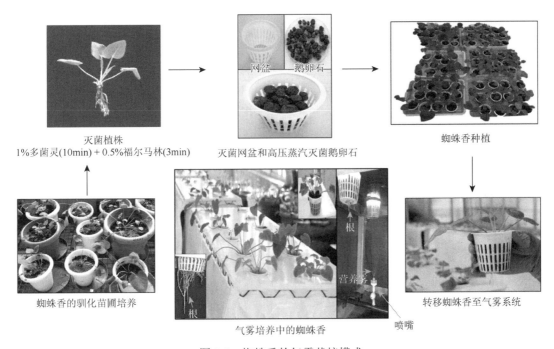

图 2-8　蜘蛛香的气雾栽培模式

这些新的栽培技术都各自具有优缺点，这些优缺点同样也会影响植物的品质。随着科学的进步，新材料、新工艺和栽培技术的不断发展和完善，相信这些新的栽培技术可以更好、更实际地应用于农业。同时，这些技术也将为蜘蛛香的种植栽培提供很好的参考。

参 考 文 献

[1]　中国科学院中国植物志编辑委员会. 中国植物志（第七十三卷·第一分册）[M]. 北京：科学出版社，2019.

[2]　Dhiman B，Sharma P，Shivani，et al. Biology，chemical diversity，agronomy，conservation and industrial importance of

Valeriana jatamansi：a natural sedative[J]. Journal of Applied Research on Medicinal and Aromatic Plants，2020，16（1）：100243.

[3] 中国药典委员会. 中华人民共和国药典（2020 年版，一部）[M]. 北京：中国医药科技出版社，2020.

[4] 林杰，郑宏钧. 蜘蛛香的形态组织鉴定[J]. 中药材，1995，（8）：387-389.

[5] 廖朝林，由金文. 湖北恩施药用植物栽培技术[M]. 武汉：湖北科学技术出版社，2006.

[6] 黄宝康，郑汉臣，张巧艳，等. 缬草和蜘蛛香的资源分布及民族药用调查[J]. 中国野生植物资源，2006，（1）：12-15.

[7] 邰红利，谭玉柱. 蜘蛛香野生转家种品质评价研究[J]. 中成药，2013，35（12）：2710-2713.

[8] 何继祥，许庆，朱正华，等. 蜘蛛香野生变家种可行性研究[J]. 云南中医中药杂志，2008（10）：29-30.

[9] 张雁萍，杨志刚，陈显国. 安顺·六枝（两地）野生蜘蛛香生长发育及产量对比试验[J]. 安徽农业科学，2013，41（7）：2907-2909.

[10] 李桂琼，赵鹏宇，赵昶灵，等. 遮阴和露地栽培条件下蜘蛛香叶片的抗氧化酶比活力和丙二酸含量[J]. 中国农学通报，2021，37（6）：111-116.

[11] 徐璐，吴怀民. 引种栽培蜘蛛香中 3 种缬草素类成分含量比较研究[J]. 花卉，2018，（24）：11-13.

[12] 宁艳民. 不同无土栽培方式对蔬菜品质的影响[J]. 南方农业，2018，12（26）：22-23.

[13] 郭世荣. 无土栽培学[M]. 北京：中国农业出版社，2011.

[14] Pandey S，Sundararajan S，Ramalingam S，et al. Rapid clonal propagation and valepotriates accumulation in cultures of *Valeriana jatamansi* Jones, a high-value medicinal plant[J]. Journal of Applied Botany and Food Quality，2020，93：177-185.

[15] Zhao S，Tang H. Enhanced production of valtrate in hairy root cultures of *Valeriana jatamansi* Jones by methyl jasmonate，jasmonic acid and salicylic acid elicitorss[J]. Notulae Botanicae Horti Agrobotanici Cluj-Napoca，2020，48（2）：839-848.

[16] 张忠德，李焕青，王国师. 气雾培，能否引发大棚种植二次革命[J]. 农村·农业·农民（A 版），2011，（8）：47-48.

[17] Partap M，Kumar P，Kumar A，et al. Effect of elicitors on morpho-physiological performance and metabolites enrichment in *Valeriana jatamansi* cultivated under aeroponic conditions[J]. Frontiers in Plant Science，2020，11：01263.

第三章 蜘蛛香的质量标准研究

第一节 蜘蛛香饮片的国家标准

一、基源

本品为植物蜘蛛香（*Valeriana jatamansi* Jones）的干燥根茎和根，分布于我国四川、贵州、云南、湖北、湖南、陕西、西藏、河南，生于海拔 2500m 以下的山顶草地或溪边。

二、性状

蜘蛛香性状特征描述[1]，详见第二章第一节"二、蜘蛛香药材特征"部分。

三、鉴别

（一）显微鉴别

（1）根茎横切面表皮细胞一列，方形或类长方形，淡棕色，外壁增厚，木栓化。较粗大根茎的表皮细胞分化产生木栓层，木栓细胞 2～5 列，少数至 8 列，壁栓化或微木栓化。有的木栓层外已无表皮细胞存在。皮层由数列薄壁细胞组成，细胞内充满淀粉粒，有时可见小油滴，常见根迹或叶迹维管束。内皮层明显。外韧维管束多个，断续排列成环。髓部宽广，细胞内充满淀粉粒，有时也可见小油滴。在用水合氯醛透化的切片中，有众多淡棕黄色针簇状或扇形橙皮苷结晶存在于薄壁细胞中，见图 3-1。

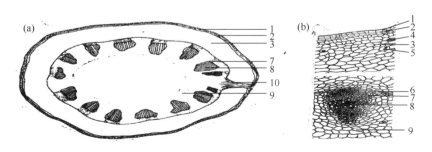

图 3-1 蜘蛛香根茎横切面显微特征图[2]

1. 表皮；2. 木栓层；3. 皮层；4. 含淀粉粒薄壁细胞；5. 橙皮苷结晶；6. 内皮质；7. 韧皮部；8. 木质部；9. 髓；10. 根迹

（2）根横切面表皮细胞一列，淡黄棕色，外壁稍增厚，栓化或微木栓化，有的细胞内含黄棕色物质。皮层宽广，细胞内充满淀粉粒。内皮层明显。外韧维管束。根上端中空，下端中央有髓，见图3-2。

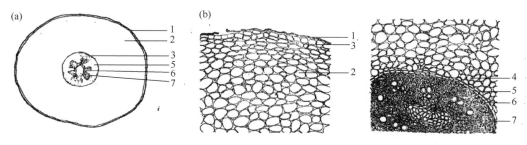

图3-2　蜘蛛香根横切面显微特征图[2]

1. 表皮；2. 皮层；3. 微木栓化细胞；4. 内皮层；5. 韧皮部；6. 木质部；7. 髓

（3）组织解离（图3-3）。

a. 导管：存在于叶柄基部及根中的导管具螺纹、双螺纹、环纹或梯纹增厚，存在于较粗大的根茎中的导管除螺纹等外，尚有孔纹或网纹增厚的，较大的导管中常含有淡黄色物质。

b. 纤维存在于较粗大的根茎木质部中，纤维多成束，无色或淡黄色，长梭形，末端尖、斜尖或平截，长204～410μm，直径25～30μm，壁木化或微木化，纹孔呈裂缝状、十字状或人字形。

c. 淀粉粒以单粒为多，呈圆形、长圆形、广卵形或蚌壳形，有的一端呈尖突，直径3～38μm，脐点多数为点状或裂缝状，有的隐约可见层纹，复粒较少，由2～5分粒组成。

d. 根茎木栓细胞表面呈类多角形，横断面观类长方形，壁稍厚，淡棕色，栓化或微木化，细胞中常含棕褐色物质，有的呈颗粒状。

e. 根表皮细胞表面呈类长方形、长方多角形，细胞壁微波状弯曲，木栓化或微木化。

f. 薄壁细胞存在于叶柄基部和根茎及根中，细胞类圆形、长圆形、类方形或不规则形；有的胞腔内含有淡棕褐色物质；有的胞腔内含细小方晶；有的胞腔内有扇形橙皮苷结晶；有的胞腔内含有黄色细小油滴或充满圆形糊化淀粉粒。

g. 腺毛存在于残留的叶柄或茎的基部，有的腺毛头部细胞呈单行，由1～8个细胞组成；有的腺毛头部细胞为二列或一列、二列相间排列，细胞2～8个，少数10～13个，胞腔内常充满黄棕色物质，有的呈颗粒状。腺柄细胞多数为1个，少数为2～4个；有的腺柄基部细胞膨大呈圆盘状，侧面观凸出于叶的表面；少数腺柄细胞与腺头相接处膨大。腺毛基部周围细胞3～6个。腺毛脱落处常有突起的瘢痕。

h. 非腺毛存在于残留的叶柄或茎的基部，由1～6个细胞组成，细胞内常含淡黄棕色或颗粒状物，有的毛茸中间细胞缢缩。一种表面具明显的疣状突起，先端尖或钝圆，侧面观细胞扁平，毛茸脱落处的瘢痕似气孔状；一种无疣状突起或表面具微细稀疏的点状痕迹，细胞不呈扁平状。

i. 叶柄基部表皮细胞表面呈长方多角形、类长方形、长条形或不规则形，壁较平直，有时在表皮细胞的角隅处有细小的针晶散在；有的细胞内有针簇状或扇形橙皮苷结晶，气孔不定式，呈长圆形或近圆形，副卫细胞 3～6 个，长约 12μm，宽约 21μm。表皮常见腺毛、非腺毛及其脱落后的瘢痕，并可见含有淡黄棕色分泌物的孔隙，孔隙周围也有淡黄棕色分泌物散布。

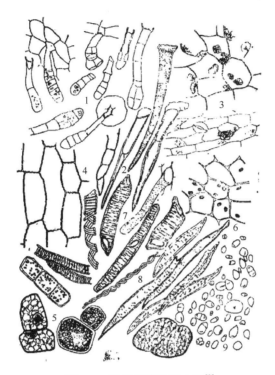

图 3-3　组织解离及粉末图[2]

1. 腺毛；2. 非腺毛；3. 叶柄表皮细胞；4. 根表皮细胞；5. 薄壁细胞；6. 根茎木栓细胞；7. 导管；8. 纤维；9. 淀粉粒

（二）薄层鉴别

取本品粉末 0.2g，加乙醚 5mL，振摇，放置 5min，滤过，滤液挥去乙醚，残渣中加甲醇 0.5mL 使其溶解，作为供试品溶液。另取缬草素对照品、乙酰缬草素对照品，加甲醇制成每 1mL 各含 1mg 的混合溶液，作为对照品溶液。按照薄层色谱法（《中国药典》2020 年版通则 0502）实验，吸取供试品溶液 5μL、对照品溶液 20μL，分别点于同一硅胶 GF254 薄层板上，以石油醚（30～60℃）-丙酮（5∶1）为展开剂，展开，取出，晾干，置紫外光灯（254nm）下检视。供试品色谱中，在与对照品色谱相应的位置上，显相同颜色的斑点。

四、限量成分检查

（1）水分不得超过 13.0%（《中国药典》2020 年版通则 0832 第四法）。
（2）总灰分不得超过 10.0%（《中国药典》2020 年版通则 2302）。

（3）酸不溶性灰分不得超过 3.0%（《中国药典》2020 年版通则 2302）。

（4）浸出物按照醇溶性浸出物测定法（《中国药典》2020 年版通则 2201）项下的冷浸法测定，用乙醇作溶剂，不得少于 8.0%。

第二节　蜘蛛香与同属植物的鉴别

一、蜘蛛香与同属植物的显微鉴别

（一）原植物形态鉴别

缬草属植物全国共 17 种 2 变种[3]。其中作为药用的有 6 种，即蜘蛛香、缬草、宽叶缬草、黑水缬草、长序缬草和柔垂缬草。蜘蛛香株形特殊，与其他缬草极易区分。缬草、宽叶缬草、黑水缬草均作为缬草药用[4, 5]。

1. 缬草

缬草（*Valeriana officinalis* L.）为多年生草本，高 1～1.5m。根茎粗短呈头状，须根簇生；茎中空，有纵棱，被粗毛。基生叶丛生，有长柄，在花期常凋萎。茎生叶对生，羽状深裂，裂片 7～11 片，中央裂片与两侧裂片近同形同大小，有时与第 1 对侧裂片合成 3 裂状，裂片披针形或条形，全缘或有疏锯齿；花序顶生，成伞房状三出聚伞圆锥花序；小苞片膜质，呈长椭圆形、长圆形、倒披针形或线状披针形，先端芒状突尖，边缘多少有粗缘毛；花冠呈淡红色或白色，长 4～6mm；雌雄蕊约与花冠等长。瘦果呈长卵形，长 4～5mm。花期 5～7 月，果期 6～11 月。分布于我国东北至西南的广大地区。生于山坡草地、林下、沟边，海拔 2500m 以下。

2. 蜘蛛香

蜘蛛香（*Valeriana jatamansi* Jones）为多年生草本，高 20～70cm。根茎粗厚，块茎状，节密，有特异气味；茎 1 至数株丛生。基生叶发达，叶片呈心状圆形至卵状心形，长 2～9cm，宽 3～8cm，边缘具疏浅波齿，被短毛或有时无毛，叶柄长为叶片的 2～3 倍；茎生叶不发达，每茎 2 对，有时 3 对，下部的心状圆形，近无柄，上部的常羽裂，无柄。花序为顶生的聚伞花序，苞片和小苞片钻形；花为白色或微红色，杂性；雌花小，长 1.5mm，不育花药着生在极短的花丝上，位于花冠喉部，雌蕊伸出花冠之外，柱头深 3 裂；两性花较大，长 3～4mm，雌雄蕊与花冠等长。瘦果呈长卵形，两面被毛。花期 5～7 月，果期 6～9 月。分布于我国四川、贵州、云南、湖北、湖南、陕西、西藏、河南。生于山顶草地或溪边，海拔 2500m 以下。

3. 黑水缬草

黑水缬草（*Valeriana amurensis* P. A. Smir. ex Kom.）为多年生草本，植株高 80～150cm。

根茎短缩，不明显；茎直立，不分枝，被粗毛，向上至花序，具柄的腺毛逐渐增多。叶 5~7（~11）对羽状全裂；叶裂片呈卵形，通常钝，偶锐尖，具粗牙齿，疏生短毛；较上部叶较小，无柄，叶裂片甚狭、锐尖、具牙齿或全缘。多歧聚伞花序顶生，花梗被具柄的腺毛和粗毛；小苞片草质，边缘膜质，披针形或线形，先端渐尖至急尖，具腺毛。花冠呈淡红色，漏斗状，长 3~5mm。瘦果呈狭三角卵形，长约 3mm，被粗毛。花期 6~7 月，果期 7~8 月。分布于我国黑龙江、吉林、辽宁。生于山坡草甸或落叶松和桦树林下。

4. 宽叶缬草

宽叶缬草（*Valeriana officinalis* L. var. *latifolia* Miq.）为多年生草本，高 40~80cm。根茎短缩；茎直立，光滑无毛，但节部密生白色长毛。茎生叶对生，羽状全裂，裂片 5~7 片，中裂较大，宽卵圆形或宽卵形，长 3~9cm，宽 1~3cm，边缘具钝锯齿，裂片和叶柄上具白色毛。聚伞花序呈伞房状顶生，苞片呈条形；花冠呈淡红色或白色。瘦果披针状椭圆形，长约 4mm，顶端具羽状冠毛。花期 5 月，果期 6 月。分布于我国四川、浙江、甘肃、宁夏等地。生于向阳山坡、山谷混交林下、草丛中，海拔 1000m 以下。

5. 长序缬草

长序缬草（*Valeriana hardwickii* Wall.）为大草本，高达 1.5m，根茎呈块柱状，上部斜升；茎较粗壮，中空。基生叶 3~7 羽状全裂或浅裂；叶柄长约 6cm；中裂片较大，呈卵形或卵状披针形，长 3.5~7cm，宽 1.5~3cm，先端长渐尖，基部近圆形，边缘具齿或全缘，两端裂片依次稍小，疏离；轴粗壮有窄翅；茎生叶与基生叶相似，上部叶渐小，柄渐短；全部叶多少被短毛。极大的圆锥花序顶生或腋生；苞片呈线状钻形；小苞片呈三角状卵形，全缘或具钝齿；花小，白色；花冠长 1.5~2.5mm，漏斗状扩张，裂片 5 片；雄蕊 3 枚，稍伸出；子房下位，呈卵形，多少具白毛。在成熟的植株上，果序长 50~70cm。瘦果呈卵形，长 2~3mm，先端常有羽状冠毛，长达 5mm。花期 6~8 月，果期 7~10 月。分布于我国西南及江西、湖北、湖南、广东、广西、西藏等地。生于高山溪流附近、山坡林下及密林边缘，海拔 2000~3000m。

（二）药材性状鉴定

1. 缬草

根茎呈头状或短柱状，长 0.4~1.4cm，直径 0.4~1cm；表面呈暗棕色或黄棕色，顶端残留黄棕色的地上茎和叶柄残基，四周密生多数细长的根；质坚实，不易折断，断面呈淡黄白色或棕红色，中心絮状而疏松，髓部可见一些黄白色圆点（石细胞群）；纵断面观髓部有多数横隔膜。根的数量较多，长 4~12cm，直径 1~3mm，表面呈灰棕色或灰黄色，具众多深纵皱纹；质脆，易折断，断面呈黄白色。根及根茎均具特异气味，味微苦、辛。

2. 蜘蛛香

根茎呈圆柱状，粗壮，略扁，稍弯曲，长 1.5～8.5cm，直径 0.5～2cm；表面呈暗棕色或灰棕色，有密集隆起的环节及突起的点状根痕，有的顶端略膨大，具茎叶残基；质坚实，不易折断，断面较平整，呈灰棕色，可见筋脉点（维管束）断续排列成环。根的数量较多，呈圆柱状，稍弯曲，长 4～10cm，直径 1～3mm；表面呈灰棕色，具浅纵皱纹；质硬脆，易折断，断面平坦，木质部为点状灰白色。根及根茎均具特异气味，味微苦、辛。

3. 黑水缬草

根茎呈头状，短缩，长 0.3～1.4cm，直径 0.3～4cm；表面呈黄棕色或暗棕色，顶端残留黄棕色的地上茎和叶柄残基，四周密生多数细长的根；质坚实，不易折断，断面呈淡黄色或棕色，中心絮状而疏松，髓部靠近木质部处可见一些黄白色的圆点（石细胞群）；纵断面观髓部有多数横隔膜。根的数量较多，长 5～15cm，直径 0.2～2mm；表面呈灰棕色，具稀浅纵皱纹；质脆，易折断，断面类白色。根和根茎皆具特异气味，味微苦、辛。

4. 宽叶缬草

根茎呈头状，短缩，长 0.7～1.5cm，直径 0.4～1cm。表面呈暗棕色，顶端残留淡黄色的地上茎和叶柄残基，四周密生多数细长的根。质坚实，不易折断，断面呈红棕色或黄白色，中心絮状而疏松，髓部靠近木质部处可见一些黄白色的圆点（石细胞群）；纵断面观髓部有多数横隔膜。根的数量较多，长 5.5～18.5cm，直径 1～6mm；表面呈灰棕色，具众多纵皱纹；质软，不易折断，断面呈灰棕色。根及根茎均具特异气味，味微苦、辛。

5. 长序缬草

根茎短，略呈块柱状，上部斜升，长 2.0～4.5cm，直径 0.2～1.2cm；表面呈暗棕色或灰棕色，顶端残留有黄棕色的茎基和叶柄残基，四周密生多数细长的根；质坚实，不易折断，断面呈淡黄白色；髓部多中空。根的数量较多，长 3～15cm，直径 0.1～0.2cm；表面呈灰棕色或棕黄色，具众多纵皱纹；质脆，易折断，断面呈淡褐色，中央有黄白色木心。根及根茎均具特异气味，味先甜后辛，微苦。

（三）显微鉴别

1. 组织构造

1）缬草

（1）根（直径 1～2mm）：表皮细胞 1 列，多切向延长，类长方形或不规则形，排列紧密，外壁稍厚栓化，呈深黄棕色；可见凸出的乳头状根毛，长度不一，根毛表面光滑。外皮层由 1～3 列切向延长的细胞组成，排列较紧密，细胞稍狭长，较表皮细胞小，有的细胞壁微增厚，栓化，细胞内含淀粉粒。皮层宽广，约占根横切面半径的 3/4，细胞多呈类圆形、类椭圆形，细胞间隙明显，细胞内含众多淀粉粒，淀粉粒呈圆形、椭圆形，皮层从外到内，细胞内淀粉粒逐渐增多，近内皮层的 5～8 列细胞淀粉粒极多，充满胞腔；皮层常散有含树脂的细胞（稍大于周围薄壁细胞），呈类圆形或椭圆形，直径 30～55μm，内含物呈黄色；内皮层由 1 列细胞组成，排列略整齐，多径向延长，类长方形，可见凯氏带。韧皮部由小型薄壁细胞组成，细胞呈类多角形，排列紧密。木质部由导管、木纤维和木薄壁细胞组成，导管单个散在或数个集聚，主要为网纹导管和孔纹导管，导管分子长 90～385μm，直径 15～40μm，壁厚 2～6μm，单穿孔圆形或椭圆形，孔纹导管中单纹孔导管较多，具缘纹孔导管较少，螺纹导管也少见；木纤维数个集聚，长 120～350μm，直径 10～30μm，壁厚 2～5μm，胞腔较大，纹孔口相交成十字形或斜纹孔，互列；木薄壁细胞数个集聚，呈类圆形或类多角形，长 55～120μm，直径 35～65μm，壁厚 2～5μm，胞腔大，纹孔呈类圆形或椭圆形，疏密不均匀。横切面观还可见多原型初生木质部。髓由薄壁细胞组成，细胞呈类圆形或类椭圆形，内含淀粉粒，细胞间隙明显。

（2）根茎（直径 7mm）：木栓层由 1～5 列细胞组成，细胞多呈类长方形，排列较不整齐。皮层较窄，薄壁细胞多呈类圆形或长椭圆形，细胞内含众多淀粉粒，有的皮层细胞中偶见淡黄色的橙皮苷结晶，呈针簇状，排成扇形，多达 2～3 簇，近内皮层的数层细胞排列紧密而形小；与内皮层相邻处有少数石细胞断续围绕内皮层，石细胞单个散在或几个相连，呈类圆形、类长方形、类多角形，长 55～120μm，直径 35～60μm，壁厚 4～10μm，纹孔明显且分布均匀；皮层中可见多个根迹维管束；内皮层断续成环，不明显。外韧维管束排列成环。韧皮部细胞形小而不规则。木质部较窄，导管单个散在或数个、数十个集聚，主要为网纹导管和孔纹导管，导管分子长 50～385μm，直径 15～60μm，壁厚 2～6μm，端壁平置或倾斜，具单穿孔，另有少量螺纹导管；木纤维数个至数十个集聚，长 120～350μm，直径 10～30μm，壁厚 2～6μm，胞腔较大，纹孔口相交成十字形或斜纹孔，互列；木薄壁细胞数个至数十个集聚，呈类圆形、类多角形或类长方形，长 55～120μm，直径 35～65μm，壁厚 2～6μm，胞腔大，纹孔呈圆形或椭圆形，疏密不均匀。髓部宽广，占根茎横切面半径的 1/2～2/3，近木质部处有石细胞群 1～6 个，略呈环状排列，有时可见木栓细胞成环包围大小不等的空腔，或部分空腔及部分石细胞群，石细胞呈类圆形、类长方形、类三角形，长 40～120μm，直径 35～75μm，壁厚 15～50μm，有时可见纹孔，孔沟明显；薄壁细胞呈类圆形、类椭圆形，细胞内含淀粉粒，有的薄壁细胞中含有淡黄色的橙皮苷结晶，呈针簇状，多达 2～3 簇。

2）蜘蛛香

（1）根（直径 2mm）：表皮细胞 1 列，呈类长方形，多切向延长，外壁稍厚，栓化并微木化，呈深黄棕色。外皮层细胞 1 列，呈类长方形，较表皮细胞小，排列较紧密。皮层宽广，占根横切面半径的 2/3～4/5，细胞呈圆形、椭圆形，内含众多淀粉粒；内皮层由 1 列细胞组成，排列略不整齐，可见凯氏带。韧皮部细胞小，壁薄。形成层不明显。木质部由导管、木纤维和木薄壁细胞组成，导管单个散在或数个聚集，主要为网纹导管和孔纹导管，导管分子长 100～240μm，直径 19～38μm，壁厚 2～5μm，端壁平置或倾斜，有的导管两端渐狭成梭形，螺纹导管和具缘纹孔导管少见；木纤维数个集聚，长 90～280μm，直径 10～20μm，壁厚 2～5μm，胞腔较大，纹孔口相交成十字形或斜纹孔，互列；木薄壁细胞数个聚集，呈类长方形、类圆形或不规则形，长 55～140μm，直径 40～55μm，壁厚 2～5μm，胞腔大，纹孔呈类圆形或椭圆形，疏密不均匀。髓部较小，细胞间隙较小，细胞中含众多淀粉粒。

（2）根茎（直径 9～14mm）：木栓细胞 1～8 列，细胞呈类长方形，排列较不整齐。皮层由数列薄壁细胞组成，占根茎横切面半径的 1/3～2/5，细胞间隙明显，细胞内充满淀粉粒；内皮层由 1 列细胞组成，细胞呈类方形、类长方形。维管束外韧型，10～20 个断续环状排列。韧皮部细胞小，壁薄。木质部由导管、木纤维和木薄壁细胞组成，导管单个散在或数个集聚，主要为网纹导管和孔纹导管，导管分子长 80～240μm，直径 19～48μm，壁厚 2～5μm，端壁平置或倾斜，有的导管两端渐狭成梭形，单穿孔明显，呈圆形或椭圆形，有的中间侧壁上也可见穿孔，螺纹导管和具缘纹孔导管少见；木纤维数个集聚，长 110～280μm，直径 10～20μm，壁厚 2～5μm，胞腔较大，纹孔口相交成十字形，也有斜纹孔，互列，孔沟明显；木薄壁细胞数个或十几个集聚，呈类长方形、类圆形或不规则形，长 55～140μm，直径 40～65μm，壁厚 2～5μm，纹孔呈类圆形或类椭圆形，疏密不均匀。髓部宽广，占根茎横切面半径的 1/2～3/5，细胞呈椭圆形、类圆形，细胞中含众多淀粉粒。皮层、髓部均可见众多淡黄色的橙皮苷结晶，呈针簇状，排成扇形，多达 2～3 簇。

3）黑水缬草

（1）根（直径 2mm）：表皮细胞 1 列，多呈切向延长，大小不一，排列不整齐，外壁稍厚，栓化，呈深黄棕色；可见凸出的乳头状根毛，长度不一，根毛表面光滑。外皮层细胞 1 列，较表皮细胞小，几乎无细胞间隙。皮层宽广，约占横切面半径的 2/3，薄壁细胞多呈类圆形或椭圆形，细胞间隙明显，细胞内充满淀粉粒；皮层中常散含含树脂的细胞，呈类圆形、长椭圆形，内含物为黄色；与内皮层相邻处可见少数石细胞，单个散在或数个相连，长 50～120μm，直径 40～70μm，壁厚 5～10μm，胞腔大，纹孔明显且分布均匀；内皮层由一列细胞组成，细胞排列较整齐，多呈切向延长，较皮层细胞小，可见凯氏带。韧皮部由数列小型细胞组成，细胞呈类多角形，排列紧密。木质部发达，导管多个散在或数个集聚，主要为网纹导管、孔纹导管，导管分子长 70～340μm，直径 20～50μm，壁厚 2～6μm，端壁平置或倾斜，有的导管呈梭形，单穿孔，呈圆形或椭圆形，具缘纹孔导管和螺纹导管较少；木纤维数个或十几个集聚，长 195～680μm，直径 12～32μm，壁厚 3～10μm，纹孔口相交成十字形或斜纹孔，互列；木薄壁细胞数个聚集，呈类圆形、类长方形、类多角形，长 40～100μm，直径 35～60μm，壁厚 3～6μm，纹孔呈类圆形、椭圆形，疏密不均匀。横切面观可见多原型初生木质部。髓部较小，由薄壁细胞组成，间隙明显，细胞中含众多淀粉粒。

（2）根茎（直径 4～6mm）：木栓层由 1～8 列细胞组成，细胞呈类长方形，排列较不整齐，有的木栓细胞中含有挥发油滴。皮层较窄，薄壁细胞呈椭圆形或类圆形，内含众多淀粉粒；皮层中散含含树脂的细胞；有的薄壁细胞偶有淡黄色的橙皮苷结晶，呈针簇状，排成扇形；与内皮层相邻处有 1～5 列石细胞围绕中柱呈环状排列，石细胞数个、数十个聚集，呈长方形、类方形、类圆形、类椭圆形，长 50～120μm，直径 40～70μm，壁厚 5～10μm，胞腔大，纹孔明显且分布均匀；内皮层不明显。韧皮部细胞小，为不规则形。木质部发达，几连成环，导管单个散在或数个聚集，主要为网纹导管和孔纹导管，也有少数具缘纹孔导管，导管分子长 45～340μm，直径 20～55μm，壁厚 2～6μm，端壁平置或倾斜，有的导管呈梭形，单穿孔明显，呈圆形或椭圆形，螺纹导管少见；木纤维较多，数个至数十个聚集，长 180～720μm，直径 12～40μm，壁厚 3～10μm，纹孔口相交成十字形，也有斜纹孔，互列；木薄壁细胞数个至数十个聚集，呈类圆形、类多角形、类长方形，长 40～120μm，直径 35～65μm，壁厚 3～6μm，纹孔呈类圆形、椭圆形，疏密不均匀。髓部薄壁细胞含众多淀粉粒；近木质部处有石细胞群 1～6 个，略呈环状排列，有时石细胞脱落而成为空腔，或木栓细胞包围部分石细胞与部分空腔，石细胞呈类圆形、类椭圆形、类三角形、类多角形，长 55～120μm，直径 35～80μm，壁厚 10～40μm，层纹不明显，孔沟明显，有的石细胞含有淡黄色或褐色物。

4）宽叶缬草

（1）根（直径 2.5mm）：表皮细胞 1 列，多呈切向延长，呈类长方形或不规则形，排列不整齐，外壁稍厚，木栓化，呈淡黄棕色；可见凸出的乳头状根毛，长度不一。外皮层细胞 1 列，排列较紧密，细胞形状不规则，较表皮细胞大。皮层宽广，约占根横切面半径的 3/4，最外 3～4 列细胞排列较整齐，细胞间隙较小，形状较外皮层细胞小，向内细胞增大，细胞间隙明显，细胞呈类圆形、类椭圆形、类多角形，内含众多淀粉粒；内皮层由 1 列细胞组成，细胞切向延长，排列整齐，可见凯氏带。韧皮部由 3～6 列小型薄壁细胞组成，细胞形状不规则，排列紧密。木质部可见明显的初生木质部，与次生木质部相间排列，导管单个散在或数个聚集，主要为网纹导管，导管分子长 200～420μm，直径 20～43μm，壁厚 2～5μm，端壁平置或倾斜；有的为尾状，具单穿孔，穿孔呈圆形或椭圆形，也可见具缘纹孔导管和螺纹导管。髓由薄壁细胞组成，细胞呈类圆形、椭圆形，内含众多淀粉粒，细胞间隙明显。

（2）根茎（直径 10～20mm）：表皮细胞 1 列，排列紧密、整齐，细胞多切向延长。外皮层细胞 1 列，排列紧密、整齐，形状与表皮细胞相似。皮层细胞呈类圆形、类长方形与椭圆形，细胞内含淀粉粒，有些细胞中偶见淡黄色的橙皮苷结晶，呈针簇状，排成扇形，有的细胞中含 2～3 簇，横切面观本品所含橙皮苷结晶较缬草多；皮层中有时可见石细胞群，其周围木栓细胞环不明显，石细胞呈类圆形、类多角形，大小与髓部石细胞相近，与内皮层相邻处的石细胞断续成环，此类石细胞与上述石细胞和髓部石细胞不相同，呈类圆形、类长方形、类三角形，长 50～100μm，直径 40～70μm，壁厚 5～10μm，胞腔大，纹孔分布较均匀；内皮层断续排列成环，不明显。韧皮部细胞形小，排列紧密。木质部导管单个散在或数个、数十个聚集，导管主要为网纹导管，也有具缘纹孔导管，导管分子长 160～420μm，直径 20～50μm，壁厚 2～5μm，端壁平置或倾斜，有的为尾状，具单穿孔，穿孔呈圆形或椭圆形，另可见少数螺纹导管；木纤维数个至数十个聚集，长 240～520μm，直径 12～30μm，壁厚 2～5μm，胞腔大，纹孔口相交成十字形，也有斜纹孔，互列；木薄壁细胞数个至数十个集聚，呈类圆形、类多角形或类长方形，长 40～

120μm，直径 30～60μm，壁厚 2～5μm，纹孔呈类圆形、椭圆形，分布不均匀。髓部宽广，约占根茎横切面半径的 2/3；近木质部处有石细胞群 1～6 个，略呈环状排列，有的石细胞脱落成为空腔，或木栓细胞包围部分石细胞与部分空腔；石细胞呈类圆形、类长方形、类三角形或不规则形，长 60～120μm，直径 40～90μm，壁厚 15～45μm，层纹不明显，孔沟明显；有的薄壁细胞中偶见淡黄色的橙皮苷结晶，呈针簇状，排成扇形，多达 2～3 簇。

5) 长序缬草

（1）根横切面（直径 1.8mm）：表皮为一层较大并切向延长的细胞，排列整齐，外切向壁增厚。皮层宽广，外皮层由较小的一层细胞组成，排列整齐；皮层薄壁细胞呈类圆形、类长方形、类多角形，排列疏松；内皮层细胞一列，排列整齐，细胞壁切向延长。维管束为无限外韧型，韧皮部较窄，木质部导管呈多角形。无髓部。

（2）根茎横切面（直径 5.8mm）：木栓层细胞数列。皮层较窄，散有根迹维管束；薄壁细胞含有众多淡黄色的橙皮苷结晶，呈针簇状，排成扇形；内皮层由一列细胞组成，细胞呈类方形、类长方形，壁微木化，可见凯氏带。维管束为外韧型，韧皮部狭窄，细胞小，呈不规则形；木质部发达，几连成环，由导管、木纤维和木薄壁细胞组成，在木质部束内侧及两侧，有木化的木薄壁细胞环髓排列呈环状。髓部宽广，薄壁细胞中含有大量淡黄色的橙皮苷结晶，呈针簇状，排成扇形。

2. 粉末特征

（1）缬草：粉末为灰黄棕色，具特异气味，味微辛而苦。

a. 淀粉粒极多，单粒呈类圆形、椭圆形，直径 5～20μm，脐点呈点状、裂缝状或人字状，有的脐点难以察见，层纹不明显；复粒由 2～3 分粒组成，分粒大小相等或稍不等，以 2 分粒者为多见。

b. 导管主要为网纹导管和孔纹导管，具缘纹孔导管较少，多破碎，直径 15～48μm，壁厚 2～6μm，单穿孔圆形、椭圆形。具缘纹孔呈椭圆形，互列，纹孔口呈裂隙状。另有少数螺纹导管。

c. 石细胞分为两种：皮层石细胞较少，单个散在或数个成群，呈类方形、类圆形或短矩形，长 55～110μm，直径 35～65μm，壁厚 4～10μm，胞腔大，纹孔明显且分布较均匀；髓部石细胞较多，单个散在或数个成群，为淡黄色，呈类圆形、长圆形、类三角形或多角形，长 40～120μm，直径 35～75μm，壁厚 15～50μm，纹孔可见，孔沟明显，层纹不明显，有的胞腔内含淡黄色物。

d. 木纤维较少，单个散在或数个成束，常位于导管旁，为淡黄色。呈长梭形，末端渐尖或尾尖，直径 10～30μm，壁厚 2～6μm，木化，孔沟不明显。

e. 木薄壁细胞较多，呈类长方形、类圆形、类多角形，长 55～120μm，直径 35～65μm，壁厚 2～6μm。纹孔呈类圆形、类椭圆形，分布不均匀。

f. 木栓细胞为淡黄色，呈不整齐长方形或多角形，长 40～80μm，直径 35～55μm，壁厚 3～8μm。

g. 树脂细胞，呈类圆形或类椭圆形，直径 30～55μm，内含黄棕色或红棕色的树脂块，常充满胞腔。

（2）蜘蛛香：粉末为灰棕色，有特异气味，味微辛而苦。

a. 淀粉粒极多，单粒呈类圆形、长圆形或卵形，有的一端尖突呈三角锥形，直径 6～51μm，脐点呈点状、裂隙状、人字状或飞鸟状，有的可见层纹；复粒由 2～4 分粒组成，分粒大小相等或稍不等，以 2 分粒为最多。

b. 导管主要为网纹导管和孔纹导管，少见具缘纹孔导管，多破碎，导管分子长 80～240μm，直径 18～46μm，壁厚 2～5μm，单穿孔明显，呈圆形、椭圆形，穿孔多在导管两端，有的位于中间侧壁；另有螺纹导管，细长，导管分子长 80～280μm，直径 6～25μm，壁厚 2～5μm。

c. 木栓细胞为淡黄色，表面呈多角形，断面观类长方形，长 40～70μm，直径 25～55μm，壁厚 2～8μm。

d. 木纤维极少，单个散在或数个成束，为淡黄色，末端渐尖，有的一末端钝尖或平截，直径 10～20μm，壁厚 2～5μm，胞腔大，纹孔不明显。

e. 木薄壁细胞为淡黄色，呈类圆形、类长方形或不规则形，长 55～140μm，直径 40～65μm，壁厚 2～5μm，胞腔大，纹孔呈类圆形或类椭圆形，分布不均匀。

f. 薄壁细胞中有时可见橙皮苷结晶。

（3）黑水缬草：粉末为灰黄棕色，具特异气味，味微辛而苦。

a. 淀粉粒极多，单粒呈类圆形、类椭圆形，直径 5～16μm，脐点呈点状、裂缝状、人字状或飞鸟状，有的脐点不易察见，层纹不明显；复粒由 2～4 分粒组成，分粒大小相等或稍不等，以 2 分粒者多见。

b. 导管主要为网纹导管和孔纹导管，另有具缘纹孔导管，多破碎，直径 9～52μm，壁厚 2～6μm，单穿孔呈圆形、椭圆形，单纹孔细密均匀，具缘纹孔呈椭圆形，互列。

c. 石细胞分为两种：皮层石细胞较多，单个散在或数个成群，为淡黄色，呈类长方形、类方形、类圆形或类椭圆形，长 50～120μm，直径 40～70μm，壁厚 5～10μm，胞腔大，纹孔明显且分布均匀；髓部石细胞较多，单个散在或数个成群，为淡黄色，呈类圆形、类椭圆形、类三角形，长 55～120μm，直径 35～80μm，孔沟明显，层纹不明显，有的石细胞含有淡黄色或褐色物。

d. 木纤维较多，单个散在或数个成束，为淡黄色，末端渐尖，直径 12～40μm，壁厚 3～10μm，壁较厚，木化，孔沟不明显。

e. 木栓细胞为淡黄色，表面呈不整齐长方形或多角形，长 35～70μm，直径 20～70μm，壁厚 3～8μm。

f. 树脂细胞多见类圆形或椭圆形，直径 20～50μm，含黄棕色或红棕色的树脂块，常充满胞腔。

g. 木薄壁细胞呈类长方形、类多角形、类圆形，长 40～120μm，直径 35～65μm，壁厚 3～6μm，胞腔大，纹孔呈类圆形、类椭圆形，分布不均匀。

（4）宽叶缬草：粉末为灰黄棕色，具特异气味，味微辛而苦。

a. 导管主要为网纹导管，也可见具缘纹孔导管，多破碎，直径 20～45μm，壁厚 2～

5μm，单穿孔呈椭圆形或圆形，具缘纹孔呈椭圆形，互列，纹孔口呈裂隙状；另有螺纹导管，直径 10～45μm，壁厚 2～5μm。

b. 石细胞分为两种：内皮层相邻处石细胞较多，单个散在或数个相连，呈多角形、类圆形、类长方形，长 50～100μm，直径 30～70μm，壁厚 5～10μm，胞腔大，纹孔分布较均匀；髓部石细胞较多，单个散在或数个成群，为淡黄色，呈类圆形、类长方形、类三角形或不规则形，长 60～150μm，直径 40～90μm，壁厚 15～45μm，孔沟明显，层纹不明显，有的石细胞内含淡黄色或褐色物。

c. 木纤维单个散在或数个成群，为淡黄色，末端渐尖或尾尖，直径 12～30μm，壁厚 2～5μm，木化，孔沟不明显。

d. 木薄壁细胞为淡黄棕色，单个散在或数个成群，呈类圆形、类长方形或类多角形，长 40～120μm，直径 30～60μm，壁厚 2～5μm，纹孔呈圆形或椭圆形，分布不均匀。

e. 淀粉粒众多，主为单粒，呈类圆形、椭圆形或类三角形，直径 2～18μm，脐点呈点状、人字状或裂缝状，有的脐点不易察见，层纹不明显；复粒由 2～4 分粒组成，分粒大小相等或稍不等。

f. 树脂细胞少见，呈类圆形或类椭圆形，直径 30～48μm，内含黄棕色或红棕色的树脂块，常充满胞腔。

（5）长序缬草：粉末为灰黄棕色，具特异气味，味先甜后辛，微苦。

a. 导管单个散在或数个成束，主要为网纹导管、孔纹导管，也可见螺纹导管，多破碎，长 80～265μm，直径 13～58μm，壁厚 2～6μm。

b. 木纤维较少，呈长梭形，长 115～315μm，直径 12～30μm，壁厚 2～6μm，具线形纹孔，孔沟不明显。

c. 木薄壁细胞单个散在或数个成群，呈类长方形、类圆形或类多角形，长 40～145μm，直径 40～60μm，壁厚 2～6μm，纹孔呈圆形或椭圆形，分布不均。

d. 木栓细胞呈不整齐长方形或多角形，长 35～70μm，直径 30～70μm，壁厚 2～8μm。

e. 淀粉粒较少，单粒呈类圆形或类椭圆形，直径 3～18μm，脐点不明显。偶见棕色块状物。

（6）欧缬草：粉末为灰棕色，具特异气味，味微辛而苦。

a. 导管单个散在或数个成束，主要为网纹导管、孔纹导管，也可见螺纹导管，多破碎，长 80～265μm，直径 13～60μm，壁厚 2～6μm。

b. 木纤维较少，呈长梭形，长 115～315μm，直径 12～26μm，壁厚 2～6μm，具线形纹孔，孔沟不明显。

c. 木栓细胞呈不整齐长方形或多角形，长 55～135μm，直径 55～135μm，壁厚 2～9μm。

d. 淀粉粒极多，单粒呈类圆形、椭圆形，直径 3～22μm，脐点呈点状、裂缝状或人字状，有的脐点难以察见，层纹不明显；复粒由 2～5 分粒组成，分粒大小相等或稍不等，以 2 分粒者为多见。

e. 树脂细胞多见，呈类圆形或椭圆形，直径 20～55μm，含黄棕色或红棕色的树脂块，常充满胞腔。

二、蜘蛛香与同属植物的理化鉴别

（一）薄层色谱鉴定

1. 正己烷薄层色谱鉴定

化学对照品：缬草素（valtrate）。

方法：精密称取各样品粉末（经 20 目筛）10g，包在滤纸筒中，置于索氏提取器内，用正己烷水浴回流提取至无色，提取液浓缩备用。

展开剂：正己烷-乙酸乙酯-冰醋酸（7∶3∶1），展距 8.5cm。对照品：缬草素。显色：254nm 下观察暗斑。结果：图 3-4 和图 3-5。

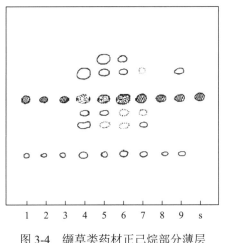

图 3-4　缬草类药材正己烷部分薄层
色谱结果（一）[4]

1. 长序缬草（昆明）；2. 长序缬草（大理）；3. 长序缬草（丽江）；4. 黑水缬草；5. 宽叶缬草（湖北）；6. 宽叶缬草（贵州）；7. 缬草（内蒙古）；8. 缬草（北京）；9. 欧缬草（北京栽培）；s. 缬草素

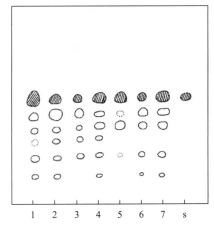

图 3-5　缬草类药材正己烷部分薄层
色谱结果（二）[4]

1. 蜘蛛香（成都）；2. 蜘蛛香（峨眉山）；3. 蜘蛛香（雅安）；4. 蜘蛛香（昆明）；5. 蜘蛛香（贵阳）；6. 蜘蛛香（安国）；7. 蜘蛛香（陕西）；s. 缬草素

2. 二氯甲烷部分薄层色谱鉴定

（1）化学对照品缬草素：取 0.2g 药材粉末于试管中，加 5mL 二氯甲烷，振摇几次后放置 5min，过滤。滤瓶用 2mL 二氯甲烷洗涤，合并滤液和洗涤液并在水浴上加热尽可能短的时间以蒸除溶剂，残留物加 0.2mL 二氯甲烷溶解（注意：保留部分该溶液用于下面薄层色谱鉴别试验）。取约 0.1mL 该溶液，加入 3mL 由等体积冰醋酸和 25%盐酸组成的混合物，振摇，15min 内呈现蓝色。

（2）薄层色谱鉴别试验：以甲苯-乙酸乙酯（75∶25）混合液展开 2 次，每次使溶剂前沿至原点 10cm。取出板，记下溶剂前沿并在空气中挥发干。用盐酸-乙酸（8∶2）混合液喷板并在 110℃下加热 10min，冷却后观察。结果见图 3-6 和图 3-7。

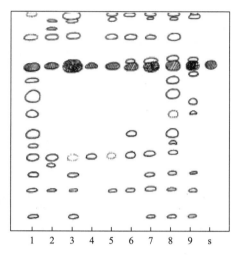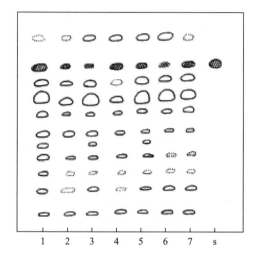

图 3-6　缬草类药材二氯甲烷部分薄层　　　　图 3-7　缬草类药材二氯甲烷部分薄层
色谱结果（一）[4]　　　　　　　　　　　　色谱结果（二）[4]

1. 蜘蛛香（中国安国）；2. 长序缬草（中国昆明）；3. 黑水　　　1. 蜘蛛香（安国）；2. 蜘蛛香（雅安）；3. 蜘蛛香（成都）；
缬草；4. 缬草（中国北京）；5. 缬草（中国内蒙古）；6. 欧　　　4. 蜘蛛香（峨眉山）；5. 蜘蛛香（昆明）；6. 蜘蛛香（贵阳）；
缬草（中国北京栽培）；7. 宽叶缬草（中国湖北）；8. 欧缬草　　　　　　　7. 蜘蛛香（陕西）；s. 缬草素
（德国）；9. 缬草（日本）；s. 缬草素

（二）HPLC 指纹图谱分析

1. 缬草属药用植物非极性成分的 HPLC 指纹图谱研究

（1）仪器与试剂。

仪器：HP1050 型高效液相色谱仪，含四元泵，二极管阵列检测器。

试剂：乙腈为色谱纯（美国 Fisher 公司）；水为纯净水，并经 0.45μm 水系滤膜过滤；自制 0.3mol/L 磷酸水溶液。

对照品：缬草素。

（2）供试品溶液的制备：精密称取各样品粉末（经 20 目筛）10g，包在滤纸筒中，置于索氏提取器内，用正己烷水浴回流提取至无色。提取液浓缩至 25mL，放冷，过滤，取滤液再过 0.45μm 微孔滤膜为供试品溶液。供试品溶液进样 25μL。

（3）对照品溶液的制备：精密称取缬草素 0.1mg，加甲醇配制成 1mL 甲醇含 0.01mg 缬草素的溶液作为对照品溶液。

（4）色谱条件：色谱柱采用默克公司生产的货号为 50943 的分析柱 LiChrospher® 100 RP-18 LiChroCART® 125-4（8mm×12.5cm，5μm）及 LiChrospher® 100RP-18 LiChroCART® 4-4（8mm×1cm，5μm）预备柱。柱温 40℃，流速 0.95mL/min，检测波长 280nm。乙腈和水每 100mL 分别加 0.3mol/L 磷酸 1mL。

色谱条件见表 3-1。

表 3-1 非极性成分指纹图谱分析色谱条件

时间/min	流动相（乙腈-水）	时间/min	流动相（乙腈-水）
0	34∶66	50	40∶60
40	39∶61	60	40∶60

（5）精密度试验：同一份缬草属药材按所述供试品溶液的制备方法提取，所得供试品溶液重复进样 5 次，以缬草素峰为参照峰，计算相对标准偏差（relative standard deviation，RSD）值。

（6）稳定性试验：将上述精密度试验用药材的过滤液，分别在 0h、8h、12h、24h、48h 进样，以缬草素峰为参照峰，计算 RSD 值。

（7）重现性试验：同缬草属药材 5 份，按所述供试品溶液的制备方法分别提取、进样，以缬草素峰为参照峰，计算 RSD 值。

色谱指纹图谱不仅能评价药材或制剂质量的均一性，还能进行药材种间的鉴定。该分析所依据的是药材物种的次生代谢物。次生代谢物因生态环境的变化而变化，但它是遗传物质的代谢产物，所以又具有同种类群体间的相似性和不同种间的差异性，可以对种类进行鉴别。通过对缬草属药用植物非极性成分的 HPLC 指纹图谱比较，可以看出 HPLC 指纹图谱法完全可以评价缬草属药用植物的药材质量状况，也可以用以对缬草属不同种生药进行色谱指纹图谱鉴别。

从结构和性质上讲，由于缬草属药用植物的非极性成分中含有倍半萜、环烯醚萜等不稳定组分，化学结构复杂易变，化学性质极其活泼，在制备过程中受酸、碱、热等较剧烈条件影响，易发生断键、开环、异构化作用，难以获得稳定的标准物质。因此，对缬草属药用植物而言，其非极性成分的 HPLC 指纹图谱仅仅是初步研究，要对缬草属药用植物的药材质量进行控制，还需结合极性成分的 HPLC 指纹图谱进行鉴别[6]。

2. 缬草属药用植物极性成分的 HPLC 指纹图谱研究

（1）仪器与试剂。

仪器：HP1050 型高效液相色谱仪，含四元泵，二极管阵列检测器。

试剂：乙腈为色谱纯；水为纯净水，并经 0.45μm 水系滤膜过滤；自制 0.3mol/L 磷酸水溶液。

对照品：绿原酸及橙皮苷。

（2）供试品溶液的制备：精密称取各样品粉末（经 20 目筛）10g，包在滤纸筒中，置于索氏提取器内，用正己烷水浴回流提取至无色。将提取后的药材粉末干燥，再用二氯甲烷、甲醇依次同上法提取至无色。甲醇提取液浓缩至 25mL，放冷，过滤，取滤液再过 0.45μm 微孔滤膜为供试品溶液。供试品溶液进样 25μL。

（3）对照品溶液的制备：精密称取绿原酸、橙皮苷，加甲醇制成 1mL 甲醇含绿原酸 3.2mg、橙皮苷 3.2mg 的溶液作为对照品溶液。

（4）色谱条件：色谱柱采用默克公司生产的货号为 50943 的分析柱 LiChrospher® 100

RP-18 LiChroCART® 125-4（8mm×12.5cm，5μm）及 LiChrospher® 100 RP-18 LiChroCART® 4-4（8mm×1cm，5μm）预备柱。柱温 40℃，流速 0.95mL/min，检测波长 280nm。乙腈和水每 100mL 分别加 0.3mol/L 的磷酸 1mL。

色谱条件见表 3-2。

表 3-2　极性成分指纹图谱分析色谱条件

时间/min	流动相（乙腈-水）	时间/min	流动相（乙腈-水）
2	4∶96	24	12.5∶87.5
6	5∶95	30	13∶87
9	8∶92	50	14∶86
20	8.7∶91.3	60	15∶85

（5）指纹峰的标定：采用相对保留时间标定指纹峰，以绿原酸对照品作为参照物，把各色谱峰保留时间与同一图谱中绿原酸保留时间的比值作为各色谱峰的相对保留时间。

（6）指纹峰的峰面积比值：精密吸取对照品溶液 10μL，按上述色谱条件测定，所得的绿原酸峰面积作为 1，计算各样品图谱中色谱峰的峰面积比值。

（7）精密度和稳定性试验：取同一份缬草属药用植物的供试液重复进样 5 次，比较不同色谱峰的绝对保留时间、相对保留时间及峰面积比值并计算 RSD 值。因进样间隔时间为 90min，故同时对该方法进行了稳定性考察。

（8）重现性试验：取缬草属药用植物样品 5 份，分别精密称定，按供试品溶液制备方法制备供试品溶液，并分别按上述液相色谱条件测定，计算不同指纹峰的相对保留时间及峰面积比值。结果表明所标定色谱峰的绝对保留时间、相对保留时间及峰面积比值的 RSD 值。

3. 蜘蛛香的 HPLC 指纹图谱的初步研究

（1）仪器与试剂。

仪器：HP1050 型高效液相色谱仪，二极管阵列检测器。

试剂：乙腈为色谱纯；水为纯净水，并经 0.45μm 水系滤膜过滤；自制 0.3mol/L 磷酸水溶液。

对照品：缬草素、绿原酸及橙皮苷。

（2）供试品溶液的制备：精密称取蜘蛛香样品粉末（经 20 目筛）2g，置于具塞三角瓶中，精密量取甲醇 25mL 加入三角瓶中，冷浸 1h，超声振荡 30min，过滤，滤液减压浓缩至 5mL，再过 0.45μm 微孔滤膜后即为供试品溶液。供试品溶液进样 10μL。

（3）对照品溶液的制备。

缬草素：精密称取缬草素 0.1mg，加甲醇配制成 1mL 甲醇含 0.01mg 缬草素的溶液作为对照品溶液。

绿原酸、橙皮苷：精密称取绿原酸、橙皮苷，加甲醇配制成 1mL 甲醇含绿原酸 3.2mg、橙皮苷 3.2mg 的溶液作为对照品溶液。

（4）色谱条件：色谱柱采用默克公司生产的货号为 50943 的分析柱 LiChrospher® 100 RP-18 LiChroCART® 125-4（8mm×12.5cm，5μm）及 LiChrospher® 100 RP-18 LiChroCART® 4-4（8mm×1cm，5μm）预备柱。柱温 40℃，流速 0.95mL/min，检测波长 257nm。乙腈和水每 100mL 分别加 0.3mol/L 的磷酸 1mL。

色谱条件见表 3-3。

表 3-3　蜘蛛香的 HPLC 指纹图谱条件

时间/min	流动相（乙腈-水）	时间/min	流动相（乙腈-水）
5	12.5∶87.5	40	50∶50
25	14∶86	50	50∶50
35	23∶77	60	100∶100

（5）精密度试验：同一份蜘蛛香药材按所述供试品溶液的制备方法提取，所得供试液重复进样 5 次，以缬草素峰为参照峰，计算 RSD 值。

（6）稳定性试验：将上述精密度试验用药材的过滤液，分别在 0h、8h、12h、24h、48h 进样，以缬草素峰为参照峰，计算 RSD 值。

（7）重现性试验：取蜘蛛香药材 5 份，按所述供试品溶液的制备方法分别提取、进样，以缬草素峰为参照峰，计算 RSD 值。

（三）分子标记及序列分析

随着分子生物学技术及分子克隆技术的飞速发展，直接从 DNA 水平上进行遗传分析的分子标记技术得到了迅猛发展。分子标记直接以 DNA 的形式表现，不受环境条件和发育阶段的影响，标记的数目多，多态性高。并且有许多分子标记表现为共显性，能提供完整的遗传信息，当前分子标记已广泛应用于基因组研究的各个方面。分子标记技术在中药鉴定以及生物物种的系统演化与亲缘关系研究方面得到广泛应用，对于物种的种间及种内变异研究方面，各种分子遗传标记技术方法也越来越成熟[7]。目前应用的分子标记方法主要有以下四种。

1. 限制性片段长度多态性（restriction fragment length polymorphism，RFLP）技术

RFLP 是 20 世纪 80 年代中期发展起来的一种最早的分子标记技术，利用限制性内切酶酶切得到不同大小的限制性酶切 DNA 片段，通过电泳分离得到 RFLP 图谱，标记的数目多且稳定，可用于构建高密度的遗传图谱。但该技术在操作过程中涉及 DNA 的提取、酶切、电泳分离、探针的制备和 Southern 印迹转移等一系列分子生物学技术，步

骤繁杂，工作量大，且分析中需要的 DNA 量大（2～10μg），另外由于 RFLP 的产生主要是因为碱基突变导致限制性内切酶识别位点的丢失或获得，所以大多数 RFLP 表现为二态性，其杂合率低于 50%，所提供的信息量较少。而且 RFLP 与限制性内切酶的选用密切相关，只有选用特定的限制性内切酶，某一位点才可能表现出多态性，因此在很大程度上限制了 RFLP 技术的应用。

2. 随机扩增多态性 DNA（random amplified polymorphic DNA，RAPD）技术

RAPD 技术是 1990 年由 Williams 和 Welsh 领导的两个研究小组几乎同时发展起来的建立在聚合酶链式反应（polymerase chain reaction，PCR）基础上的一种新型的 DNA 分子标记技术。采用随机合成的寡核苷酸（通常 10bp）作 PCR 反应的引物，对模板 DNA 进行 PCR 扩增。RAPD 技术不需要 DNA 探针，使用随机引物，合成引物时无须预知研究材料的基因组序列，可以使用通用引物，操作简便、快速，可免去 RFLP 中的克隆制备、同位素标记、Southern 印迹转移等步骤，分析所需 DNA 量少，每个反应仅需几十纳克的 DNA，仅为 RFLP 的 1/1000～1/200。但 RAPD 技术也有明显的自身局限性：①标记为显性分子标记，因此不能在 F_2 代区分纯合体与杂合体，必须进行 F_3 分析；②RAPD 扩增中退火温度较常规的 PCR 反应低，一般为 36℃左右，这样能保证短核苷酸引物与模板的稳定配对并允许适当的错配，增大了引物在基因组 DNA 中配对的随机性，提高了对基因组的分析效率，但是由于采用的引物短，在 RAPD 的分析过程中，要求的熔解温度（T_m）较低，对反应条件的微小变化都很敏感。RAPD 片段在邻近随机引物 5′端位点处易发生碱基对错配，这种错配在不同遗传背景常产生不同的扩增结果，因此可能导致假阳性的产生。此外，扩增结果易受外界因素的影响，实验的重复性较差，不太容易得到可重复、理想的扩增效果。

3. 扩增片段长度多态性（amplified fragment length polymorphism，AFLP）技术

AFLP 技术是 1993 年由荷兰 Keygene 公司科学家 Zabeau 等发明的一种 DNA 分子标记技术，将基因组 DNA 进行限制性酶切后，将特定的接头连接在 DNA 酶切片段的两端，从而形成一个带接头的特异片段，通过接头序列和 PCR 引物 3′端的识别，进行 PCR 扩增，最终经过变性的聚丙烯酰胺凝胶电泳分离，通过银染或放射自显影检测分析，揭示出被扩增基因组相应区域的 DNA 多态性。AFLP 技术实际上是将 RFLP 和 PCR 相结合的一种技术。该技术既继承了 RFLP 的稳定性，又具有 PCR 反应快速、灵敏的特点，同时克服了 RFLP 和 RAPD 的缺点，且扩增的带纹多。由于检出的是通过 PCR 选择扩增的基因组限制性片段，可对来源不同、组成复杂的基因组或部分基因组进行分析检测，多态性强，一次 AFLP 反应的扩增产物带纹可达上百条，其中通常包含 20～30 条多态性带。另外，可以通过特定引物系列的选择来调节和控制所检出限制性片段的数量。双酶切产生的 DNA 片段一般小于 500bp，在 AFLP 反应中能够被优先扩增，而且扩增产物能够在凝胶中很好地分离开来，便于多态性的检出。AFLP 具有许多明显的优点：可在短时间内对大量 DNA 样品进行检测，一次反应就可对大量的位点进行检测，每一次检出的多态性位点

数为 RAPD 的 12 倍之多，因此对检出亲缘关系较远的材料间的单态性位点效率高。与 RAPD 反应不同的是 AFLP 分析过程对反应条件相对来说不太敏感，因此检测结果更为准确。AFLP 标记呈典型的孟德尔方式遗传，多态性高、稳定性好。反应中一组酶的结合使用可以产生 10 万多条不同的 AFLP 扩增片段，其中可供选择的片段达 50～100 条，且绝大部分 AFLP 片段与基因组中的特定位点对应，实验重复性高，每一片段都可用其大小和扩增引物加以描述，因此可以作为一种通用分子标记用于遗传分析的各个方面，如基因定位、基因标记、连锁图的构建、作为遗传图谱和物理图谱中的界标。

4. DNA 测序（DNA sequencing）技术

DNA 测序是通过测定并比较某一 DNA 片段序列差异研究植物亲缘关系的方法，是目前植物分子系统学的研究热点。目前常用于 DNA 测序的主要有叶绿体基因组的 *rbcL*、*matK* 等约 20 个基因，核基因组的内转录间隔区（internal transcribed spacer，ITS）等。其中 ITS 是一个重要的分子标记，稳定可靠，测定方便，可以为植物分类学、系统与进化植物学及系统发育研究提供有力武器。ITS 位于 18S～26S rRNA 基因之间，被 5.8S rDNA 在进化上高度保守的一段序列分为两段，即 ITS-1 和 ITS-2，在核核糖体 DNA（nrDNA）多基因家族成员中，ITS 在核基因组中是高度重复的。全部 nrDNA 重复单位包括千万个拷贝以串联重复（tandem repeats）方式出现在一个或多个染色体基因位点上。这样多的拷贝数有利于发现、扩增、克隆和测序。ITS 通过不等交换（unequal crossing over）和基因转变（gene conversion）能够快速地一致进化这种特性促成重复单位在基因组内的一致性，甚至在一些情况下非同源染色体 nrDNA 基因位点之间也如此。ITS 序列特别短（被子植物 700bp），长度变异很小，但区内核苷酸序列具有高度变异性。此外，两个间隔区（ITS-1 和 ITS-2）两侧的 18S 和 26S 序列却具有高度保守性的特点。ITS 长度变异很少、区内变异程度高等特性，有利于研究被子植物系统发育关系。ITS 已证明在许多被子植物科的系统发育研究中是十分有用的性状来源，适用于科、亚科、族、属、组内的系统发育和分类研究，尤其适用于近缘属和种间关系研究。

近年来 rDNA ITS 因进化速率快且与植物生活型呈相关性，不仅用于近缘属间、属内系统发育及亲缘关系的研究，还被用于研究种间甚至居群间的系统关系。在种内，ITS 序列被用于揭示异域分布或间断分布居群间的关系具有很大潜力。ITS 序列测定过程如下所示。

1）试剂和仪器

10×缓冲液（100mmol/L KCl；100mmol/L 三羟甲基氨基甲烷盐酸（Tris-HCl），pH 9.0；80mmol/L Tris-HCl；NP-40），$MgCl_2$（25mmol/L），dNTP（dATP、dGTP、dCTP、dTTP）10mmol/L，*Taq* 酶（0.5U），BSA（50mg/mL），DNA 模板（20μg/mL）。PCR 扩增仪；CTAB 法提取的 DNA 原液 1 稀释 3 倍。

引物序列和浓度：

P1：5′-GGAAGTAAAAGTCGTAACAAGG-3′（25μmol/L）

D：5′-GCTGCGTTCTTCA-TCGATGC-3′（25μmol/L）

2）DNA 的提取

采用 CTAB 法，操作步骤如下。

（1）取干药材 0.5g 置于碾钵内，加液氮碾磨成细粉，后转移至含有相同体积的 2×CTAB 提取缓冲液 [2% CTAB，100mmol/L Tris-HCl，pH 8.0，EDTA 20mmol/L，NaCl 1.4mol/L，2% 2-巯基乙醇（用前加入）] 的离心管中，轻轻转动离心管，使植物组织在提取缓冲液中均匀分散，65℃温浴 1h，并不时轻轻转动离心管。

（2）混合物冷却至室温后，加入等体积的氯仿/异戊醇（24∶1），轻轻颠倒离心管，使管内混合物呈乳浊状，4℃下 12000r/min 分相。转移上清液至另一洁净离心管中，重复此步骤 3 次。

（3）在最终一次抽提液中加入 2/3 体积的–20℃异戊醇，4℃放置 0.5h 以上，4℃下 12000r/min 离心 15min，倾去上清液，加入 5mL 70%乙醇，0.2mol/L 乙酸钠，冰上放置 30min，4℃下 12000r/min 离心 10min，倾去上清液随即加入 70%乙醇、无水乙醇各清洗一次。4℃下 12000r/min 离心 10min 后放于通风处干燥至无醇味，溶于适量的超纯水中。

（4）取 5μL 用 1.4%琼脂糖凝胶电泳，以标准量的核糖体 DNA（ribosomal DNA，rDNA)为对照，检查 DNA 质量和数量。

3）PCR 扩增

（1）反应体系：10×缓冲液 5μL，MgCl$_2$ 3μL，dNTP 1μL，BSA 5μL，P1 0.6μL，D 0.6μL，*Taq* 酶 0.4μL，DNA 模板 5μL，H$_2$O 29.4μL。

（2）扩增条件：94℃预变性 6min，94℃变性 50s，53℃复性 1min，72℃延伸 1min，循环 40 次，72℃延伸 10min，4℃下保存。

4）序列分析

各样品经纯化后，采用正向测序法测定序列。所得数据用 DNASTAR 软件进行分析。

第三节　蜘蛛香有关成分分析方法的研究

一、蜘蛛香环烯醚萜类成分含量测定方法的研究

蜘蛛香环烯醚萜类化合物主要含缬草素、乙酰缬草素、二氢缬草素等。由于缬草素化学性质较活泼，在制备过程中受酸、碱、热等剧烈条件影响，易发生断键、开环、异构化，故环烯醚萜苷元多采用二氯甲烷提取法，而环烯醚萜苷多采用甲醇提取法。蜘蛛香中总缬草素和缬草烯酸的含量测定方法主要有酸碱滴定法、硝苯吡啶法、光电比色法、电位滴定法、双波长薄层扫描法（$\lambda_s = 256$nm，$\lambda_R = 355$nm）、HPLC 等[8-12]。

缬草素类化合物属环烯醚萜的三酯类，在过量碱作用下易水解生成三个有机酸钠盐，然后用盐酸回滴剩余碱液，即可测得生药中总缬草素的含量。由于酸碱滴定法中提取物本身的颜色会影响酸碱指示剂的指示终点，试验结果偏差较大，而紫外分光光度法需要稳定的具有代表性的对照品，因此目前测定总缬草素含量的方法主要为电位滴定法。以氯仿为提取溶剂，以丙酮为滴定溶剂，测定总缬草素的含量，以酸度计指示电位变化，

用一级微商法确定终点。因该法不需要指示剂确定终点，不受颜色和浑浊度影响，测定结果可靠。

1. 反相高效液相色谱法

测定蜘蛛香中所含缬草素、二氢缬草素和乙酰缬草素的含量[13]。将蜘蛛香用95%乙醇超声提取，回收溶剂所得浸膏上大孔树脂，并用70%乙醇冲洗，洗脱液回收溶剂后得总缬草素。再将其溶于甲醇中，用0.45μm微孔滤膜过滤，采用C_{18}柱，以乙腈-水（40∶60）为流动相，缬草素和乙酰缬草素检测波长为256nm，二氢缬草素检测波长为210nm，柱温为室温，进行HPLC测定。

线性范围考察：取缬草素适量，用甲醇配成不同浓度的对照品溶液，按选定的色谱条件，分别进样20μL，以对照品峰面积（A）对进样量（单位μg）进行线性回归，得到缬草素回归方程，同法求得二氢缬草素回归方程和乙酰缬草素回归方程。

2. HPLC法

（1）色谱条件：色谱柱为C_{18}柱；流动相为乙腈-水（60∶40）；检测波长为256nm；体积流量为0.95mL/min；柱温为40℃。

（2）标准曲线的绘制：分别精密称取缬草素、乙酰缬草素各3mg，置于15mL容量瓶中，用甲醇溶解并稀释至刻度，摇匀制成混合对照品溶液。依次精密吸取混合对照品溶液7个进样体积进行HPLC分析，在上述色谱条件下检测峰面积，同一进样体积连续测3次，两种成分均以进样体积为横坐标（X），以平均峰面积为纵坐标（Y）进行线性回归，计算回归方程。

（3）供试品溶液的制备：将蜘蛛香药材粉碎（60目筛），精密称取1.0g，加甲醇50mL，浸泡0.5h，超声提取40min，甲醇补足损失质量，取上清液经0.45μm膜滤过，即得。

3. 双波长薄层扫描法

缬草素和乙酰缬草素的提取、分离与鉴定：取蜘蛛香根茎粉末1kg，用二氯甲烷冷浸提取，提取液真空回收溶剂，将残渣溶解在乙醇中，再用石油醚萃取；石油醚萃取物回收溶剂后得亮黄色油状物；用苯溶解后进行硅胶柱层析分离，用苯-乙酸乙酯（9∶1）洗脱，每20mL收集1份，合并1～4份、11～24份、25～26份分别进行薄层（使用硅胶GF_{254}板）分离，在荧光灯下定位刮取暗色斑点，比移（R_f）值较大者（缬草素）再经薄层分离得到纯品（浅亮黄色油状物）。R_f值较小者（乙酰缬草素）经正己烷重结晶得白色针晶。两种化合物的熔点、紫外光谱、红外光谱及核磁共振氢谱与从印度产蜘蛛香中所提得的这两种物质数据一致[14]。

（1）标准曲线的绘制：精密称取对照品缬草素10mg和乙酰缬草素4mg，置于10mL容量瓶中，加乙酸乙酯溶解至刻度。分别点上述溶液1μL、2μL、4μL、6μL、8μL在薄层上，正己烷-丁酮（4∶1）作展开剂，饱和30min，展距15cm，待溶剂挥发干后采用反射法锯齿扫描，采用随行标准进行定量测定。精密称取干燥样品粉末1g置于锥形瓶中，加20mL二氯甲烷提取24h，过滤，残渣用15mL二氯甲烷提取2次，每次12h；合并提取液，真空条件下 35℃以下回收溶剂，残渣加乙酸乙酯配成 5mL，按上述操作。采用外标两点法计算含量。

（2）总缬草素的含量测定：精密称取干燥生药粉末（40 目）约 10g，用氯仿提取 1h，滤过，再加入一定量氯仿提取 0.5h，滤过。合并两次滤液，转入 100mL 容量瓶中，稀释至刻度。取 5mL 氯仿提取液蒸干，残渣用丙酮 30mL 溶解，向此溶液中加入 15mL 0.01mol/L 氢氧化钠溶液，在 56～59℃水浴上加热水解 30min。水解后的溶液用 0.01mol/L 盐酸溶液回滴，以酸度计指示电位变化，记录电位值，用一级微商法确定终点，同时作空白试验。

（3）空白试验：取 5mL 上述提取液，蒸干，加入 30mL 丙酮和 30mL 水，在 56～59℃水浴加热 30min，然后用 0.01mol/L 氢氧化钠溶液直接滴定，以酸度计指示电位变化，用一级微商法确定终点。以缬草素为代表，计算生药中总缬草素的含量。

二、蜘蛛香挥发油含量测定方法的研究

1. 气相色谱-飞行时间质谱联用技术分析[15]

（1）色谱条件：DB-5MS 石英毛细管柱（30m×0.25mm，0.25μm），进样口温度 250℃，升温程序：初始温度 60℃保持 5min，以 8℃/min 升至 120℃，再以 2℃/min 升至 200℃保持 2min，然后以 8℃/min 升至 290℃保持 5min，载气（高纯 He）流速 1.0mL/min，分流比 100∶1，进样量 1μL。

（2）质谱条件：电子轰击（EI）离子源，电子能量 70eV，离子源温度 200℃，电离方式 EI+，扫描质量范围 10～800amu。

（3）成分分析：取提取方法所得蜘蛛香挥发油适量，用丙酮稀释 10 倍，按上述条件进行 GC-MS 分析，记录 0～70min 的总离子流图。将所得质谱数据结合 Masslynx SP1 软件和 NIST11 质谱数据库进行化学成分的鉴定，采用峰面积归一化法计算各化学成分的相对含量。

2. 气相色谱-质谱联用法

（1）色谱条件：HP-SMS 色谱柱（0.25mm×30m，0.25μm）；升温程序：柱初温 60℃（2min），程序升温速度 8℃/min，终温 250℃（20min）；载气 He；柱头压 76kPa；进样口温度 250℃；柱流速 1.3mL/min；进样方式为分流进样；分流比 5∶1；进样量 1μL。

（2）质谱条件：EI 离子源；电子能量 70eV；离子源温度 230℃；传输线温度 280℃；扫描质量范围 30～550amu；溶剂延迟时间 3min。

（3）定性分析：取 1μL 蜘蛛香挥发油（二氯甲烷），用气相色谱-质谱仪进行分析鉴定，分离成分，通过 HMPSD 工作站检索 WILEY275 和 NIST98 质谱库，结合有关文献，确认其中的化学成分。通过 HMPSD 工作站数据处理系统，按峰面积归一化法确定各成分在挥发油中的相对含量。

3. 气相色谱法

蜘蛛香根切碎后以水蒸气蒸馏制取其精油，油呈淡黄色，具蜘蛛香特有香气，油样依次用 5% Na_2CO_3 和 0.5% NaOH 溶液除去酸、酚，中性油以下列方法进行分析鉴定[16]。

①分馏和柱层分离：46.5g 中性油，减压分馏，划分为 6 个馏段（I～U），然后各馏段再进行柱层分离，得到的各馏分或单一成分供薄层层析、气相色谱、红外光谱等鉴定。柱层析条件：吸附剂硅胶或中性氧化铝，用前在 110℃下活化 10h，干法装柱；吸附剂：油 =（10～30）：1；洗脱溶剂：硅胶柱依次用石油醚（沸点 60～90℃）、石油醚 + 乙酸乙酯（不同比例）淋洗。氧化铝柱依次用苯、苯 + 乙醚（不同比例）、乙醚、乙醇淋洗。②薄层层析：吸附剂为硅胶 G 硬板，展开剂：萜烯部分用石油醚，含氧部分用石油醚：乙酸乙酯 = 85：15（V/V，体积比）。显色剂：萜烯部分用 5% HNO_3-H_2SO_4（喷洒烘烤），含氧部分用 1%香兰素硫酸液。③气相色谱分析：各鉴定成分均与已知样品或纯品在相同条件下的保留时间相比较和加入法确定，各成分百分含量以色谱峰的面积归一化法定量。分析条件：仪器：GC-IB 型气相色谱仪（日本岛津产）；柱：直径 4mm，长 1.5m 的 U 型不锈钢柱；固定相：琥珀酸聚酯（succinate polyester）；氢火焰离子检测器，气体流速：氮气 45mL/min，氢气 110mL/min，空气 1.5L/min；柱温 90～190℃；程序升温速度：7.0℃/min；汽化室温度：250℃；检测器温度：160℃；样品量：0.05μL；灵敏度：10；衰减：0.2V；记录纸速度：5mm/min。④红外光谱：液体样品采用食盐晶体涂片法，固体样品采用 KBr 压片法。⑤化学方法：显示已知成分分别占总挥发油含量为：α-蒎烯（α-pinene）14.5%，柠檬烯（limonene）0.8%，1,8-桉叶素（1,8-cineole）0.3%，乙酸龙脑酯（bornyl acetate）7.2%，对聚伞花素（p-cymene）1.2%，龙脑（borneol）4.5%，橄榄醇（maaliol）11.6%，橙花叔醇（nerolidol）1.0%。

三、蜘蛛香总黄酮含量测定方法的研究

黄酮类化合物种类繁多，其基本母核为 2-苯基色原酮，都具有 C_6-C_3-C_6 的结构，多数黄酮类化合物存在两个特征吸收带，即在 300～400nm 区间由 B 环桂皮酰基系统电子跃迁引起的 I 带和在 240～285nm 区间由 A 环苯甲酰基系统电子跃迁引起的 II 带[17]。波长扫描发现，标准品溶液和样品溶液在 284nm 处有共同吸收峰，故选择 284nm 作为测定波长。橙皮苷是蜘蛛香中含量较高的一种黄酮类化合物，因此采用橙皮苷作为标准品，测出的总黄酮量以相当于橙皮苷的量表示。

由于橙皮苷属于二氢黄酮类，在碱液中易开环，转变为相应的异构体——查耳黄酮类化合物，显黄色至橙黄色。扫描发现，样品溶液和橙皮苷标准溶液在 370nm 处均有最大吸收峰，但样品溶液显色后的稳定性欠佳。采用紫外分光光度法直接测定蜘蛛香中总黄酮的含量，方法快速、简便，结果可靠，仪器要求不高。该工艺经实验重现性好，对进一步的工艺开发有较好的参考价值。采用 HPLC 法可精确定量蜘蛛香中橙皮苷含量，该法快速、简便、重现性好且样品不易流失，是蜘蛛香质量控制和评价中可靠性最好的方法[18]。

1. 紫外分光光度法测定蜘蛛香中总黄酮含量

（1）样品溶液的制备：将蜘蛛香药材粉碎并过筛（40～180 目），用 1：10 石油醚回流脱脂两次，每次时间为 2h，抽滤，洗涤，再放入 40℃条件下的鼓风烘箱中干燥 1h 左

右，备用。称取 1.0g 已脱脂的蜘蛛香粉末，准确加入 25mL 甲醇，密塞，摇匀，称定质量。超声提取 30min，取出放冷，再称定质量，用甲醇补足减失的质量，摇匀，离心分离，取上清液 5mL，用甲醇定容至 50mL，即得样品溶液。

（2）对照品溶液的制备：准确称取橙皮苷标准品 0.0051g，加甲醇溶解并定容至 50mL，即得浓度为 0.102g/L 的橙皮苷标准溶液，备用。

（3）测定波长的选择：分别取 1mL 对照品溶液和 1mL 样品溶液于 10mL 容量瓶中，加甲醇稀释至刻度，在 200～500nm 区间进行扫描，发现均在 284nm 附近有最大吸收峰，试验中选择测定波长为 284nm。

（4）线性关系考察：分别移取上述标准溶液 0.5mL、1.0mL、1.5mL、2.0mL、2.5mL 于 5 个 10mL 容量瓶中，加甲醇定容，以甲醇作空白，于 284nm 处测吸光度。绘制标准曲线。

（5）精密度试验：精密移取 1mL 样品溶液于 10mL 容量瓶中，加甲醇稀释至刻度，于 284nm 处测吸光度，平行 5 次，计算 RSD 值。

（6）重复性试验：对同一批药材样品，按样品制备方法平行制备 5 份，依法测定，测含量平均值，计算 RSD 值。

（7）稳定性试验：取对照品及样品溶液于室温分别放置 0h、2h、4h、6h、8h、10h、12h、24h 后，测定吸光度（$n = 3$），计算对照品及样品溶液的 RSD 值。

（8）加样回收率：分别精密量取已知总黄酮含量的提取溶液 6 份，分别加入一定量的橙皮苷标准品，按上述操作方法测得吸光度，得出总黄酮含量，计算出加样回收率。

（9）含量测定：取样品溶液于 284nm 处测吸光度，以标准曲线计算得到总黄酮含量。

2. HPLC 法测定蜘蛛香中橙皮苷含量

（1）色谱条件：Shim-Pack VP-ODS C_{18} 柱（150mm×4.6mm，5μm）；甲醇-水（33：67）为流动相；检测波长 284nm；流速 1mL/min；柱温 33℃。

（2）标准溶液的制备：精密称取橙皮苷 5.95mg，置于 50mL 容量瓶中，用甲醇溶解，定容至刻度，即得浓度为 119μg/mL 的橙皮苷标准溶液。

（3）供试品溶液的制备：精密称取 1.0g 已脱脂的蜘蛛香粉末，准确加入 25mL 甲醇，密塞，摇匀，称定质量。超声提取 30min，取出放冷，再称定质量，用甲醇补足减失的质量，摇匀，离心后取上清液 2mL，用甲醇定容至 10mL，经微孔滤膜滤过，即得。

（4）线性关系的考察：分别精密吸取 2μL、5μL、10μL、15μL、20μL 对照品溶液，按上述色谱条件进样测定，记录峰面积，以浓度（X）为横坐标，峰面积（Y）为纵坐标，绘制标准曲线。

（5）精密度测定：取同一份样品溶液，重复进样 5 次，每次进样 10μL，记录峰面积，计算 RSD 值。

（6）回收率试验：分别精密移取 2mL 已知橙皮苷含量的样品溶液 6 份，各精密加入一定量的标准品溶液，按上述色谱条件测定橙皮苷含量，计算平均回收率和 RSD 值。

（7）稳定性试验：取同一份样品溶液分别于 0h、2h、4h、6h、12h 测定橙皮苷的含量，每次进样 10μL，计算 RSD 值。

（8）含量测定：取 10μL 样品溶液，按上述色谱条件测定，计算出样品中橙皮苷的含量。

四、蜘蛛香挥发油成分分析研究

蜘蛛香的根和茎含有丰富的挥发油，其化学成分主要包括单萜烯类、倍半萜烯类及其含氧衍生物等[19]。蜘蛛香挥发油中的酸类主要为异戊酸，异戊酸具有浓烈的特殊气味，是蜘蛛香药材气味的主要来源，可用于制备香料和生产镇静催眠药溴异戊酰脲；有机酸类具有诱导细胞凋亡的作用，包括油酸、亚油酸等。其萜类化合物具有多种重要的生理活性，如抗菌、抗炎、抗氧化及抗肿瘤等。例如，樟脑具有局部刺激和强心作用，临床用作局部抗感染剂、局部止痒剂和危重患者的急救剂；龙脑具有发汗、兴奋、镇痉、驱虫和抗腐蚀等作用；乙酸龙脑酯具有祛痰作用；β-榄香烯具有明显的抗肿瘤作用；石竹烯具有止咳、化痰、平喘作用。

1. 提取方法

目前文献报道蜘蛛香挥发油提取较多的方法有水蒸气蒸馏法、超临界 CO_2 萃取法、索氏提取法、固相微萃取法、同时蒸馏萃取法、微波辅助萃取法等[20-22]。

（1）水蒸气蒸馏法：取蜘蛛香粉 200g（40 目）置于圆底烧瓶，加 2000mL 水浸泡 12h，水蒸气蒸馏提取 8h，用挥发油提取器收集挥发油，得具特殊气味的黄色透明油液，用无水硫酸钠除去水分，即得。

（2）超临界 CO_2 萃取法：取蜘蛛香粉 100g（40 目）置于超临界萃取器，设定萃取温度 45.5℃，萃取压力 25MPa；解析温度 50℃，解析压力 4.2MPa，CO_2 流量 20L/h，萃取时间 60min，得黄褐色油状物。

（3）索氏提取法：取蜘蛛香粉 20g（40 目）置于索氏提取器，加入 150mL 石油醚提取 4h，减压回收石油醚，得黄褐色油状物。

（4）固相微萃取（SPME）法：SPME 的萃取纤维头在 GC 的进样口以 250℃老化 10min，载气体积流量为 1.0mL/min。取阴干的蜘蛛香根茎 0.7g，置于 5mL 样品瓶中，插入 65μm SPME 萃取纤维头，于 80℃顶空取样，30min 后取出，立即插入色谱仪（250℃），脱附 1min。

（5）同时蒸馏萃取法：将采得的蜘蛛香切片自然阴干，然后粉碎成 20 目粉末。取蜘蛛香粉末 50.0g 置于 1000mL 圆底烧瓶中，加入 400mL 蒸馏水并接到同时蒸馏萃取仪的一端，该端用恒温电热套加热；在同时蒸馏萃取仪的另一端接盛有 40mL 二氯甲烷的 150mL 圆底烧瓶，该端用恒温水浴锅加热，水浴温度 60℃；同时蒸馏萃取 4h。所得的提取物用无水硫酸钠干燥除水，除去溶剂，得到淡黄色透明液体[23]。

2. 分离分析方法

采用提取法获得的挥发油往往是混合物，如需获得其中的单一成分，则需要进一步分离，常采用 GC-MS 技术分离分析。

（1）色谱条件：DB-5MS 石英毛细管柱（30m×0.25mm，0.25μm），进样口温度 250℃，升温程序：初始温度 60℃保持 5min，以 8℃/min 升至 120℃，再以 2℃/min 升至 200℃保持 2min，然后以 8℃/min 升至 290℃保持 5min，载气（高纯 He）流速 1.0mL/min，分流比 100∶1，进样量 1μL。

（2）质谱条件：EI 离子源，电子能量 70eV，离子源温度 200℃，电离方式 EI+，扫描质量范围 10～800amu。

（3）成分分析：取提取所得蜘蛛香挥发油适量，用丙酮稀释 10 倍，按上述条件进行 GC-MS 分析，记录 0～70min 的总离子流图。将所得质谱数据结合 Masslynx SP1 软件和 NIST11 质谱数据库进行化学成分的鉴定，采用峰面积归一化法计算各化学成分的相对含量。

GC-MS 分析挥发油具有分离效率高、分辨能力强、灵敏度高、分析速度快的优点，是分析挥发油的较好方法。

五、蜘蛛香黄酮的分析研究

1. 蜘蛛香黄酮的分析

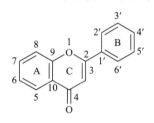

图 3-8　黄酮类化合物基本结构

黄酮类化合物是以 2-苯基色原酮为母核的一类物质，两个芳环（A 环、B 环）之间以一个二碳链相连，具有 C_6-C_3-C_6 基本构型，将三个环分别标为 A、B、C。其母核上带有羟基、甲氧基等取代基分别形成各种黄酮类化合物，以游离苷元或以与糖结合的苷类等形式存在于许多植物中。其基本结构见图 3-8。

蜘蛛香中所含的黄酮类化合物主要有：蒙花苷（linarin，**1**）、蒙花苷异戊酸酯（linarinvaleriate，**2**，**3**）及两种 2-甲基丁酰蒙花苷酯（2-methyl-butyloxy linarin，**4**，**5**）、橙皮苷（hesperidin，**6**），此外，还有山奈酚（kaempferol，**7**）、芹菜素（apigenin，**8**）等[24]，见图 3-9～图 3-12。

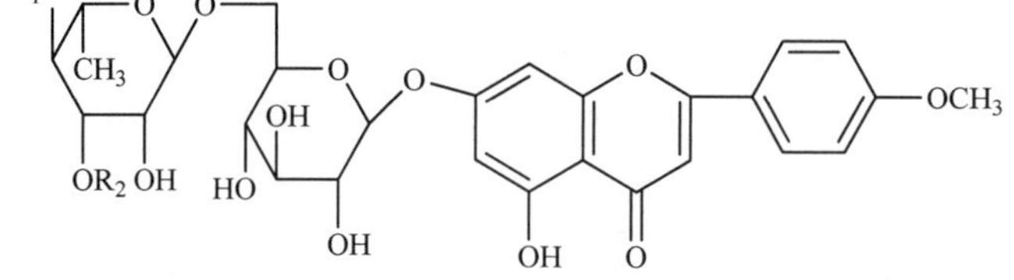

1 $R_1 = R_2 = H$
2 $R_1 = H$　$R_2 = COCH_2CH(CH_3)_2$
3 $R_2 = H$　$R_1 = COCH_2CH(CH_3)_2$

图 3-9　蒙花苷（**1**）及蒙花苷异戊酸酯（**2**，**3**）结构式

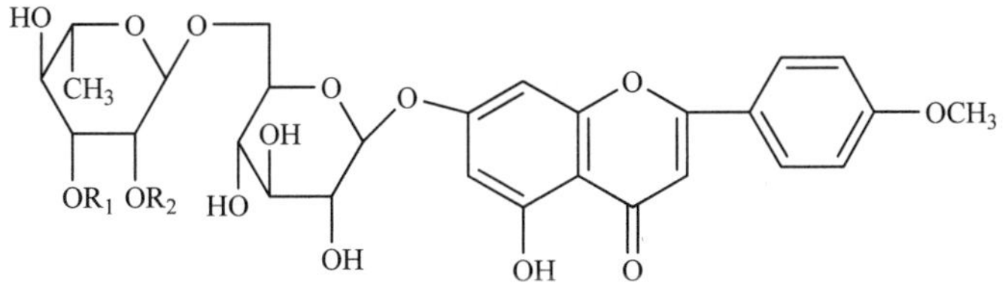

4 R₁ = H　R₂ = Et(Me)CHCO
5 R₂ = H　R₁ = Et(Me)CHCO

图 3-10　两种 2-甲基丁酰蒙花苷酯（**4**，**5**）结构式

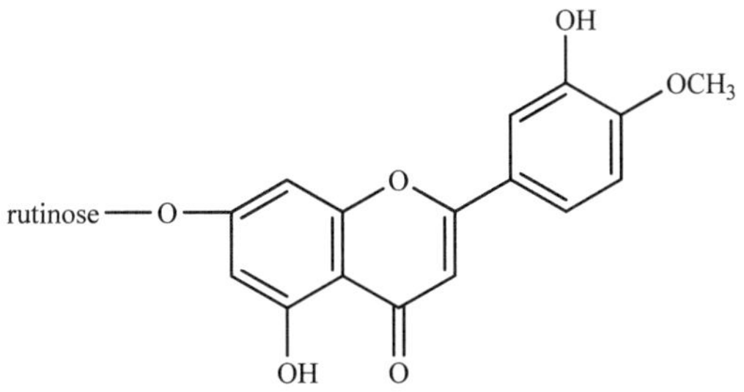

图 3-11　橙皮苷（**6**）结构式

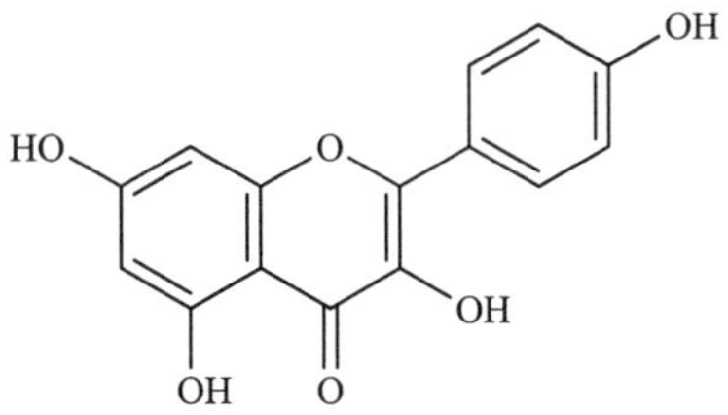

图 3-12　山柰酚（**7**）及芹菜素（**8**）结构式

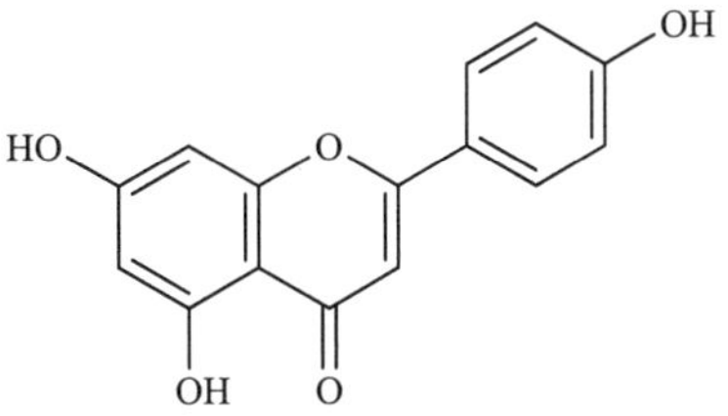

目前，蜘蛛香中黄酮类化合物的提取主要是用醇作溶剂，超声提取。用于蜘蛛香中黄酮类化合物的分析方法常为 HPLC 法、高效毛细管电泳法。HPLC 的指纹图谱及测定方法同"缬草属药用植物极性成分的 HPLC 指纹图谱研究"，此处重点介绍高效毛细管电泳法。

2. 毛细管电泳-电化学检测法

（1）仪器：毛细管电泳-电化学检测（CE-ED）系统为自组装，包括：±30kV 高压电源；BASLC-4C 安培检测器；EB100 型台式单笔记录仪；Model 14901 三维微定位器；75cm 长熔融石英毛细管（内径 25μm，外径 360μm）；毛细管、检测池和三电极体系均组装在一个带有微动开关的树脂玻璃框架中，以保证仪器和操作人员的安全。当框架打开时，微动开关会自动切断电源。工作电极为直径 300μm 的碳圆盘电极，使用前先用金相砂纸抛光，并置于二次蒸馏水中超声清洗 5min，然后借助三维微定位器，使工作电极与毛细管出口在一条直线上，并尽可能靠近毛细管的末端。铂丝为辅助电极，饱和甘汞电极为参比电极。用 BASLC-4C 安培检测器检测氧化电流，电泳图谱由单笔记录仪记录。采用电迁移进样，使用 16kV 电压从毛细管阳极端进样 8s，检测池为阴极电泳池[25]。

（2）试剂：山奈酚、芹菜素、绿原酸和咖啡酸标准品，购自 Sigma 公司；香叶木素。5 种标准储备溶液浓度均为 1.00×10^{-3}g/mL，用无水乙醇（分析纯）配制，避光 4℃下保存。其他不同浓度的工作溶液，用运行缓冲溶液（pH 8.7～9.5，浓度为 50.0mmol/L 的硼砂溶液）稀释得到。所有分析样品均经 0.22μm 聚丙烯滤膜过滤后进样。

（3）试液的配制：将蜘蛛香的根磨成粉状，分别准确称取 2.0g，用 10mL 80%乙醇溶液：去离子水 = 4∶1（V/V）超声萃取 1h 后，先用滤纸过滤，再用 0.22μm 聚丙烯滤膜过滤，将得到的滤液放于阴暗处保存。

该法简便、可靠、灵敏，是一种较为先进的分析方法。

六、蜘蛛香环烯醚萜类的分析研究

环烯醚萜类化合物的母核为环烯醚萜醇，具有环状烯醚及醇羟基。其中，醇羟基属于半缩醛羟基，性质活泼，易与糖结合，所以天然存在的环烯醚萜多为苷的形式，且多为 D-葡萄糖苷。C4—CH$_3$ 易氧化成—CH$_2$OH、—CH$_2$OR、—COOH、—COOR 等，若为—COOH，脱羧后可形成降解环烯醚萜类化合物。C8—CH$_3$ 也易氧化成—COOH 等。此外，分子中的环戊烷部分可呈现不同的氧化状态，C5—C6、C6—C7、C8—C9 可形成双键，C7—C8 可存在环氧结构，C6 或 C7 可形成环酮结构，在 C6、C7、C8 等位上可连接—OH 等[26, 27]，见图 3-13。

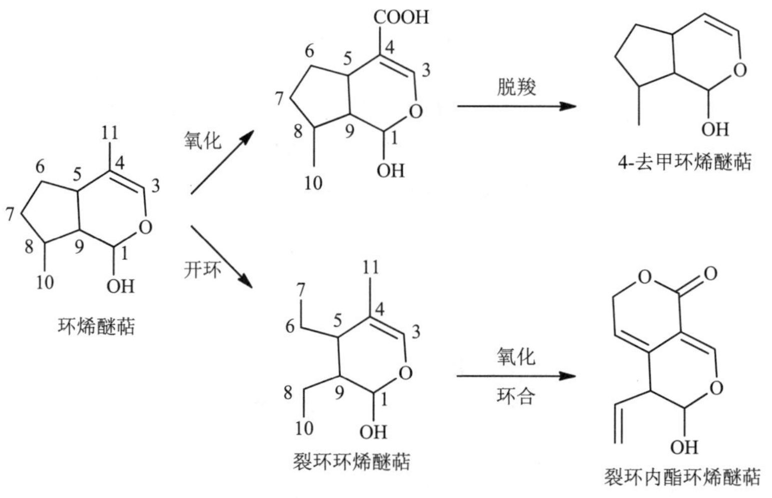

图 3-13　环烯醚萜类化合物结构式

大多数环烯醚萜苷元的分离采用硅胶柱色谱、Lobar 柱色谱、制备薄层色谱（TLC）、半制备或制备 HPLC。对极性较大的苷类化合物采用正丁醇萃取，再上 Diaion-HP20 柱，最后用制备 HPLC 进行分离。考虑到环烯醚萜的性质，在其提取分离中使用惰性气体保护技术，尽可能地排除外界物理化学因素，以避免分解反应及活性消失。

1. 环烯醚萜类鉴别

萜类化合物的通用显色剂主要包括硫酸、香草醛-浓硫酸、茴香醛-浓硫酸、碘蒸气、磷钼酸和五氯化锑等。

（1）硫酸显色剂：多采用 50%浓硫酸-乙醇溶液，或 15%浓硫酸-正丁醇溶液。喷洒试剂后在空气中干燥 15min，随后在 110℃加热，即可呈现不同颜色。

（2）香草醛-浓硫酸显色剂：将 1g 香草醛溶于 100mL 浓硫酸中，或 0.5g 香草醛溶于 100mL 浓硫酸-乙醇（40：10）中配制而成。在室温喷洒后放置，可呈现浅棕色、紫蓝色或紫红色，但在 120℃加热后多转为蓝色。

（3）茴香醛-浓硫酸显色剂：需用前新鲜配制，将 1mL 浓硫酸加入茴香醛-冰醋酸（0.5：50）中。喷洒后在 100～105℃加热，可呈现紫蓝色、紫红色、蓝色、灰色或绿色。

（4）碘蒸气显色剂：一般将已展开的薄层板放入装有碘结晶的密闭玻璃缸中，5min后，多数有机物呈现棕色斑点。

（5）磷钼酸显色剂：采用 5%～10%磷钼酸-乙醇溶液（W/V），对萜烯、酯和醇类化合物敏感。喷洒后在 120℃加热至颜色出现（蓝灰色）。对醇类的灵敏度可达 0.05～1μg。在氨蒸气上熏后可消除黄色背景。

2. 分析方法

对蜘蛛香根的化学成分进行研究，从中分离得到五个化合物。经波谱分析和查阅文献确定它们的结构分别为 IVHD 戊酸（**9**）、戊糖苷（**10**）、baldrinal（**11**）、胡萝卜苷（**12**）和 β-谷甾醇（**13**）。取干燥蜘蛛香根 4kg 切片，用工业乙醇冷浸提取四次，浸出液经减压浓缩得乙醇提取物。将该提取物以硅胶拌样，依次用石油醚、氯仿、丙酮和甲醇进行洗脱，减压浓缩后分别得到石油醚、氯仿、丙酮和甲醇部分。氯仿部分以 0.172～0.216mm 硅胶拌样，进行硅胶柱层析，以 m（石油醚）：m（丙酮）（100：0→0：100）和甲醇梯度洗脱，薄层层析检测，合并为 20 份。第 12 份经反复硅胶柱层析和 Sephadex LH-20 层析 [m（氯仿）：m（甲醇）= 1：1，m（甲醇）：m（水）= 95：5，甲醇] 纯化，得无色油状物（**10**，50mg）和无色针晶（**14**，13mg）。第 20 份经反复硅胶柱层析和 Sephadex LH-20 层析 [m（甲醇）：m（水）= 95：5，甲醇] 纯化，得白色无定形粉末（**13**，15mg）。丙酮部分以 0.172～0.216mm 硅胶拌样，进行硅胶柱层析，分别以 m（氯仿）：m（甲醇）（100：0→0：100）梯度洗脱，薄层层析检测，合并为 17 份。第 5 份经反复硅胶柱层析和 Sephadex LH-20 层析 [m（氯仿）：m（甲醇）= 1：1，m（甲醇）：m（水）= 95：5，甲醇] 纯化，得无色结晶（**11**，20mg）和黄色粉末（**12**，7mg）[28]。

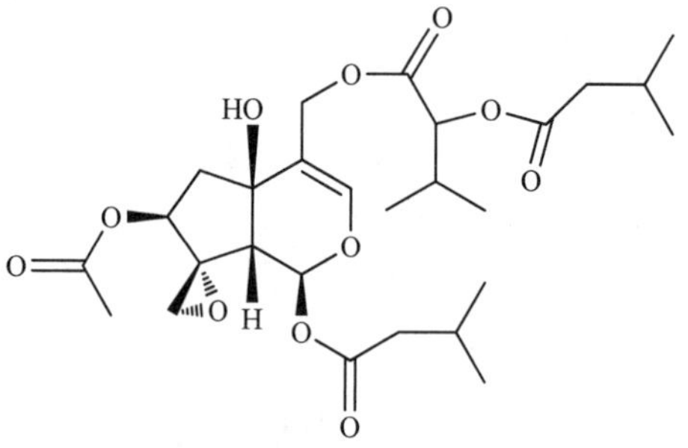

9

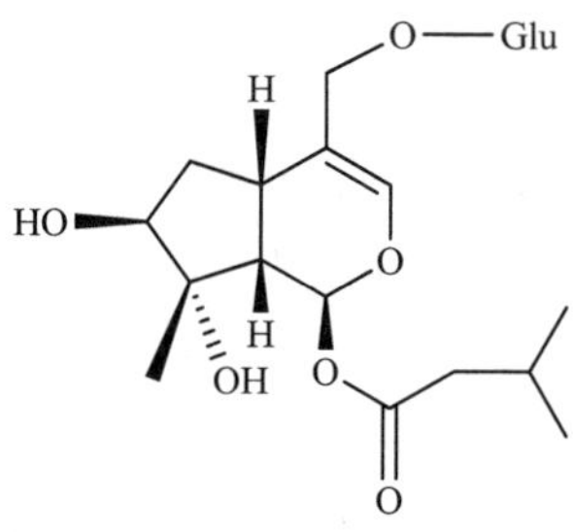

10

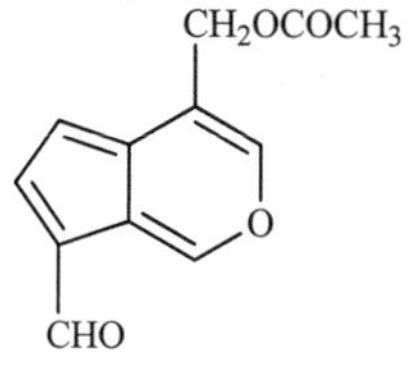

11

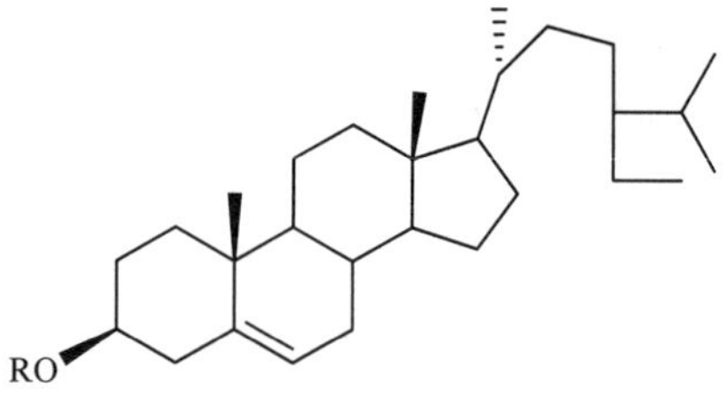

12 R = Glu
13 R = H

七、蜘蛛香酚酸类的分析研究

1. HPLC 法测定蜘蛛香中绿原酸的含量[29]

（1）仪器与试药：HP1050 型高效液相色谱仪，含四元泵，二极管阵列检测器。绿原酸、乙腈为色谱纯；水为超纯水，并经 0.45μm 水系滤膜过滤；自制 0.1mol/L 磷酸水溶液。

（2）色谱条件：色谱柱采用默克公司生产的货号为 50943 的分析柱 LiChrospher® 100 RP-18 LiChroCART® 125-4（8mm×12.5cm，5μm）及 LiChrospher® 100 RP-18 LiChroCART® 4-4（8mm×1cm，5μm）预备柱。流动相为乙腈：水（8：92），乙腈和水每 100mL 分别加 0.1mol/L 磷酸水溶液 1mL；流速 0.95mL/min；检测波长 280nm。

（3）对照品溶液的制备：精密称取干燥至恒重的绿原酸对照品 16mg，加甲醇溶解并定容至 5mL，作为对照品溶液。

（4）供试品溶液的制备：精密称取药材干燥粉末 10g，置于 2mL 容量瓶中，加甲醇至刻度，超声提取 0.5h，提取液经减压浓缩后定容至 5mL，用 0.45μm 微孔滤膜过滤，即得。

（5）标准曲线：分别精密吸取对照品溶液 0.5μL、1μL、5μL、10μL、15μL、20μL、25μL 进样测定，以绿原酸的峰面积积分值为纵坐标，绿原酸对照品的量为横坐标，绘制标准曲线。

（6）精密度试验：取 3.2mg/mL 的绿原酸对照品溶液连续 5 次进样，计算 RSD 值。

（7）重现性试验：取蜘蛛香样品进行 5 次平行试验，计算绿原酸的含量和 RSD 值。

（8）稳定性试验：在室温条件下，精密吸取河北安国购蜘蛛香样品溶液，在 1h、2h、

3h、4h、12h、24h 进样测定，含量不变，计算 RSD 值。

（9）加样回收率试验：精密称取已知绿原酸含量的河北安国购蜘蛛香样品粉末 2g 5 份，准确加入绿原酸对照品适量，依法测定，计算平均回收率及 RSD 值。

2. HPLC 法测定蜘蛛香中新绿原酸等 9 种成分的含量

现代药学研究表明，蜘蛛香主要含有挥发油、缬草素类、黄酮类、酚酸类、生物碱、氨基酸、木脂素和多糖等成分，具有抗肿瘤、抗焦虑、神经保护、保肝、抗氧化、抗菌、抗病毒等药理作用，有良好的新药开发潜力。现行蜘蛛香质量标准较简单，其质量控制主要是 TLC 法鉴别缬草素和乙酰缬草素，尚无含量测定项，药材质量控制及评价困难，亟待建立可靠的蜘蛛香质量评价体系。中药成分复杂，发挥疗效的成分难以确定，开展指纹研究和多成分含量测定并建立质量标准，是保障中药质量和疗效一致性的有效方法。研究表明，新绿原酸、绿原酸、咖啡酸、橙皮苷、异绿原酸 B、异绿原酸 A、异绿原酸 C、乙酰缬草素和缬草素可作为蜘蛛香的定性鉴别和质量差异标记物[30]。

（1）色谱条件：Ultimate® UHPLC Polar-RP 色谱柱（2.1mm×100mm，1.8μm）；流动相为乙腈（A）-0.1%甲酸水溶液（B），梯度洗脱（0～6min，12%～35% A；6～10min，35%～50% A；10～11min，50%～57% A；11～30min，57% A）；体积流量 0.21mL/min；检测波长 327nm（0～11min），256nm（11～30min）；柱温 30℃；进样量 0.8μL。

（2）对照品溶液的制备：精密称取 9 种成分对照品适量，用 70%甲醇溶解分别制成各成分的对照品储备液。精密量取上述 9 种对照品储备液，加 70%甲醇溶解并稀释成分别含 60.00μg/mL 新绿原酸、220.00μg/mL 绿原酸、44.00μg/mL 咖啡酸、380.00μg/mL 橙皮苷、210.00μg/mL 异绿原酸 B、360.00μg/mL 异绿原酸 A、150.00μg/mL 异绿原酸 C、169.20μg/mL 乙酰缬草素、690.00μg/mL 缬草素的混合对照品溶液，即得。

（3）供试品溶液的制备：取蜘蛛香药材打粉，过 60 目筛，称取粉末 0.2g，置于棕色 EP 管中，加入 70%甲醇 10mL，称定质量，于 37℃下超声（150W，40kHz）提取 40min，冷却至室温，称定质量，用 70%甲醇补足减失的质量，经 0.22μm 微孔滤膜过滤，即得。

（4）标准曲线：取（2）项下混合对照品溶液逐级稀释得到不同质量浓度，按（1）项下色谱条件分别进样检测。以峰面积为纵坐标，以混合对照品溶液中各指标成分的质量浓度为横坐标，作线性回归曲线，获得 9 种成分的线性浓度范围及相关系数（r）。

（5）精密度试验：取蜘蛛香样品按（3）项下方法制备供试品溶液，按（1）项下色谱条件连续进样 6 次，测定峰面积，计算 9 种成分 RSD，评估仪器精密度。

（6）重复性试验：取蜘蛛香样品按（3）项下方法平行制备 6 份供试品溶液，按（1）项下色谱条件测定峰面积，计算 9 种成分平均含量及 RSD，评估方法重复性。

（7）稳定性试验：取蜘蛛香样品按（3）项下方法制备供试品溶液，分别于 0h、3h、6h、9h、12h、24h 按（1）项下色谱条件测定峰面积，计算 9 种成分 RSD，评估供试品溶液在 24h 内的稳定性。

（8）加样回收率试验：取蜘蛛香样品 6 份，每份 0.02g，精密称定，分别加入混合对照品溶液适量，按（3）项下方法制备供试品溶液，按（1）项下色谱条件测定，计算回收率。

参 考 文 献

[1] 国家药典委员会. 中华人民共和国药典（2020 年版，一部）[M]. 北京：中国医药科技出版社，2020.

[2] 林杰，郑宏钧. 蜘蛛香的形态组织鉴定[J]. 中药材，1995，（8）：387-389.

[3] 黄宝康. 中国缬草属植物的生药学及缬草的种内变异研究[D]. 上海：中国人民解放军海军军医大学，2005.

[4] 石晋丽. 国产缬草属药用植物资源的研究[D]. 北京：北京中医药大学，2004.

[5] 黄宝康，郑汉臣，秦路平，等. 国产缬草属药用植物资源调查[J]. 中药材，2004（9）：632-634.

[6] 石晋丽，刘勇，肖培根. 缬草属药用植物极性成分的 HPLC 指纹图谱研究[J]. 中国中药杂志，2005，（6）：426-429.

[7] 李隆云，钟国跃，卫莹芳，等. DNA 分子标记及其在中药中的应用[J]. 中国中医药科技，2002，（5）：315-320.

[8] 李少华，闫智勇. 蜘蛛香环烯醚萜类成分的研究进展[J]. 中国新药杂志，2012，21（6）：633-637.

[9] 李蓉. 蜘蛛香化学成分分析方法的研究进展[J]. 科技资讯，2007，（33）：1-2.

[10] 石晋丽，刘勇，肖培根. 缬草属植物化学成分与药理作用[J]. 国外医药（植物药分册），2003，（6）：231-239.

[11] 狄宏晔，石晋丽，闫兴丽，等. HPLC 法测定蜘蛛香中缬草素、乙酰缬草素及其分解产物 baldrinal[J]. 中草药，2007，（12）：1892-1894.

[12] 程盛勇，付洋，郁林娜，等. HPLC 同时测定蜘蛛香中 9 种指标成分的含量[J]. 贵州医科大学学报，2019，44（12）：1413-1418.

[13] 崔亚君，穆赫塔尔·亚森，岳松健，等. 七种缬草属植物中缬草三酯和乙酰缬草三酯含量考察[J]. 西北药学杂志，1999，（4）：152-153.

[14] 明东升，郭济贤. 缬草类生药中总缬草素的含量测定[J]. 上海医科大学学报，1993，（3）：210-212.

[15] 张敏，赵梅，印酬，等. 3 种不同提取方法对蜘蛛香挥发油化学成分的气相色谱-飞行时间质谱分析[J]. 中华中医药杂志，2016，31（8）：3312-3317.

[16] 陈磊，郑清明，郑汉臣，等. 蜘蛛香的研究进展[J]. 中国野生植物资源，2002，（1）：8-11.

[17] 孔义令. 天然药物化学[M]. 北京：化学工业出版社，2018.

[18] 李蓉，李小平，吴莹. 紫外分光光度法测定蜘蛛香中总黄酮的含量[J]. 辽宁中医药大学学报，2008，10（12）：149-150.

[19] 陈玲，鲍家科，徐洪，等. 贵州地产蜘蛛香质量分析[J]. 中国当代医药，2010，17（13）：46-47.

[20] 胡晓娜，周欣，李明，等. 不同提取方法对蜘蛛香挥发油的研究[J]. 分析试验室，2008，（S1）：186-189.

[21] 赵梅. 贵州道地药材蜘蛛香挥发油的提取工艺及抗肿瘤实验研究[D]. 贵州：贵阳医学院，2015.

[22] 吴彩霞，刘红丽，卢素格，等. 固相微萃取法与水蒸气蒸馏法提取蜘蛛香挥发油成分的比较[J]. 中国药房，2008，（12）：918-920.

[23] 杨再波，彭黔荣，杨敏，等. 同时蒸馏萃取/GC-MS 法分析蜘蛛香挥发油的化学成分[J]. 中国药学杂志，2006，（1）：74-75.

[24] 肖婷. 蜘蛛香总黄酮的提取纯化及抗肿瘤作用研究[D]. 成都：西南交通大学，2011.

[25] 傅亮，楚清脆，黄宝康，等. 毛细管电泳-电化学检测法测定蜘蛛香中多元酚类化合物[J]. 分析化学，2005，（2）：161-164.

[26] 王菲菲，张聿梅，郑笑为，等. 环烯醚萜类化合物的结构和生物学活性研究进展[J]. 中国药事，2019，33（3）：323-330.

[27] 王菲菲. 环烯醚萜苷及酯类成分基于抗氧化应激的生物活性研究[D]. 北京：北京中医药大学，2018.

[28] 陈业高，于丽丽，张燕. 马蹄香化学成分的分离与鉴定[J]. 云南化工，2005，（5）：16-19.

[29] 刘开萍，杨军，罗喜荣，等. 蜘蛛香中绿原酸及总酚酸的含量测定[J]. 湖北农业科学，2017，56（2）：288-290.

[30] 程盛勇，付洋，陈慧，等. UPLC 同时测定蜘蛛香中 9 种成分[J]. 中成药，2020，42（9）：2351-2356.

第四章 蜘蛛香及缬草属的化学成分研究

第一节 蜘蛛香化学成分概述

一、环烯醚萜类

环烯醚萜类成分是蜘蛛香中的一类非常重要的活性成分，国内外研究工作者从蜘蛛香的根、根茎等各个不同部位先后分离出了 200 余种化合物，经理化常数测定，化学降解及紫外（UV）、红外（IR）、质谱（MS）、核磁共振（NMR）、气相色谱-质谱联用（GC-MS）、旋光色散（ORD）和 X 射线衍射等光谱分析，确定这些化合物的结构主要为单烯环烯醚萜、双烯环烯醚萜和其他类环烯醚萜。为了使读者更加直观地了解蜘蛛香的化学成分研究概况、更好地开发利用蜘蛛香药用植物资源，本节总结了国内外报道的蜘蛛香相关部位 200 余种化学成分的结构，以及其中部分化合物的 MS、IR、UV、^{1}H NMR、^{13}C NMR 等主要波谱数据。

（一）单烯环烯醚萜类理化性质及波谱数据

蜘蛛香单烯环烯醚萜类化学结构如图 4-1 所示。

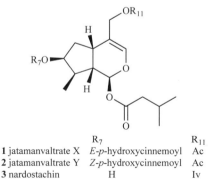

	R$_7$	R$_{11}$
1 jatamanvaltrate X	*E-p*-hydroxycinnemoyl	Ac
2 jatamanvaltrate Y	*Z-p*-hydroxycinnemoyl	Ac
3 nardostachin	H	Iv

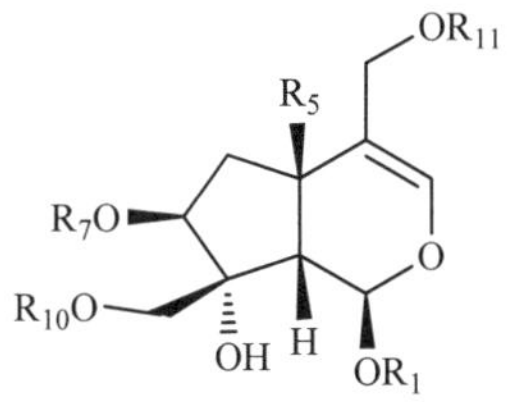

	R$_1$	R$_5$	R$_7$	R$_{10}$	R$_{11}$
4 jatamanvaltrate A	Iv	OH	Ac	Abv	Iiv
5 jatamanvaltrate B	Iv	OH	Ac	Iv	Iiv
6 jatamanvaltrate C	Iv	OH	Ac	Ac	Iiv
7 jatamanvaltrate D	Iv	OH	Ac	X	Iiv
8 jatamanvaltrate E	Iv	OH	Ac	Me	Iiv
9 jatamanvaltrate F	Iv	OH	Ac	Abv	Iv
10 jatamanvaltrate G	Iv	H	H	Ac	Iv
11 jatamanvaltrate H	Iv	H	Ac	H	Iv
12 valeriotetrate A	Iv	OH	Ac	Iiv	Iiv
13 valeriotetrate B	Iv	OH	H	Ac	Iiv
14 didrovaltrate acetoxy hydrin	Iv	H	Ac	Ac	Iv

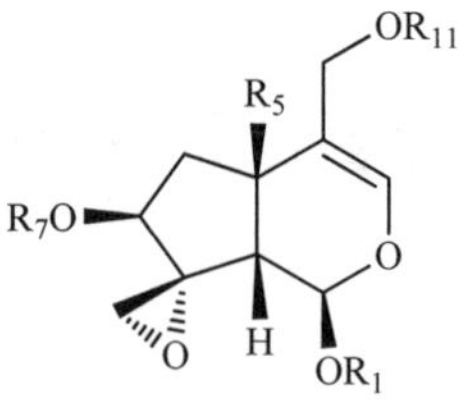

	R₁	R₅	R₇	R₁₁
15 jatamanvaltrate L	Iv	OH	H	Iiv
16 jatamanvaltrate M	Iv	OH	Ac	Et
17 IVHD-valtrate	Iv	OH	Ac	Iiv
18 5-hydroxydidrovaltrate	Iv	OH	Ac	Iv
19 didrovaltrate	Iv	H	Ac	Iv

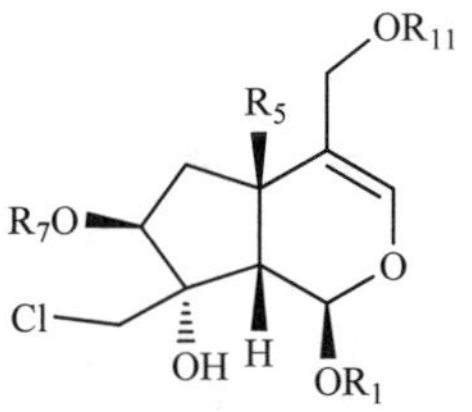

	R₁	R₅	R₇	R₁₁
20 chlorovaltrate E	Iv	OH	H	Iiv
21 chlorovaltrate F	Iv	OH	Ac	Iv
22 chlorovaltrate G	Iv	OH	Ac	H
23 chlorovaltrate H	Iv	OH	Ac	Me
24 chlorovaltrate I	Iv	OH	Ac	Et
25 chlorovaltrate J	Iv	H	H	Iv
26 chlorovaltrate K	Iv	H	Ac	Iv
27 volvaltrate B	Iv	OH	Ac	Iiv
28 jatadoid B	Iv	OH	Ac	Ac

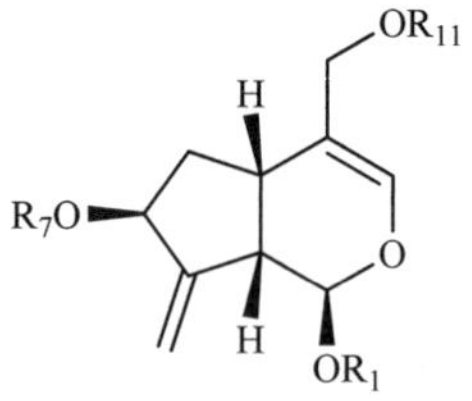

	R₁	R₇	R₁₁
29 desoxidodidrovaltrate	Iv	Ac	Iv

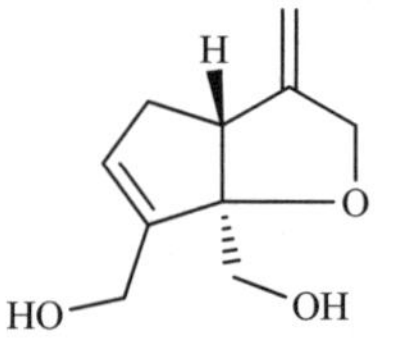

30 jatamanin K

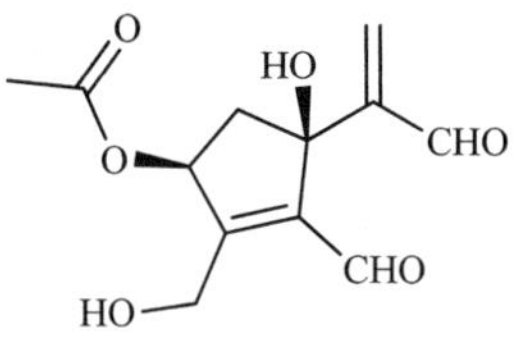

31 jatamanin M

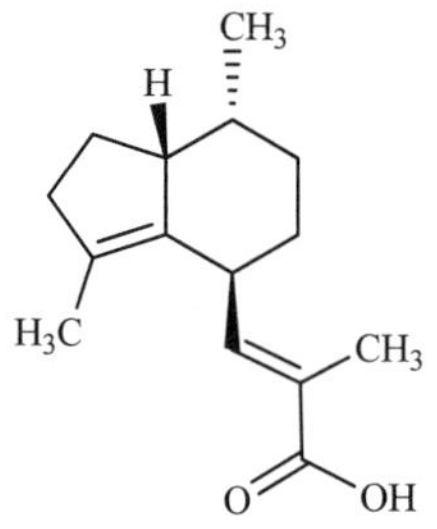

32 valerenic acid

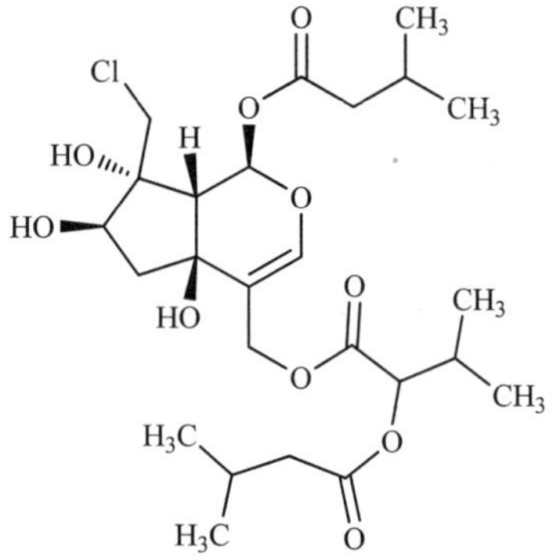

33 jatamandoid A

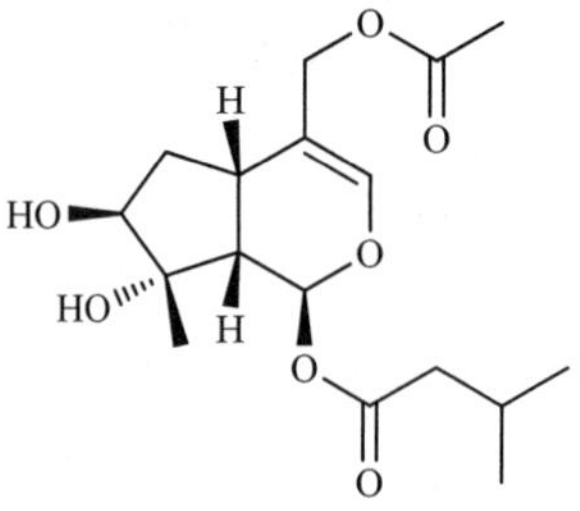

34 8-hydroxynardostachin

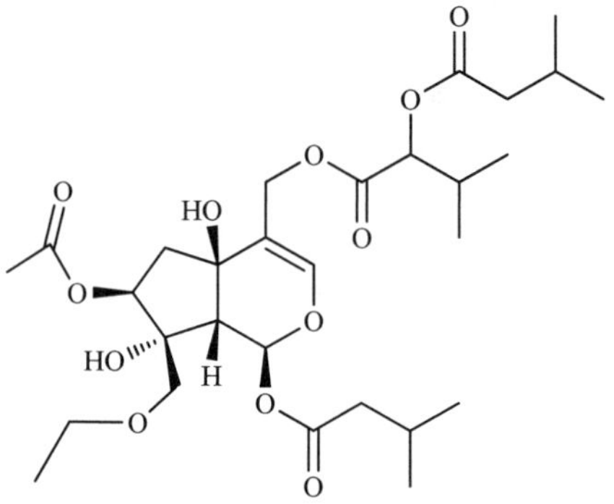

35 valeriotriate A

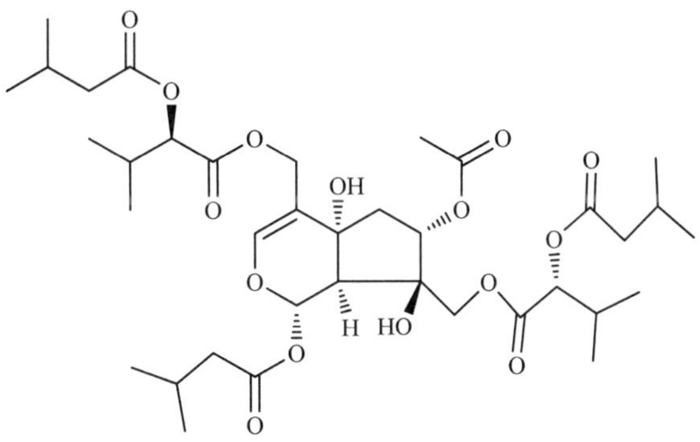

36 valeriotetrate C

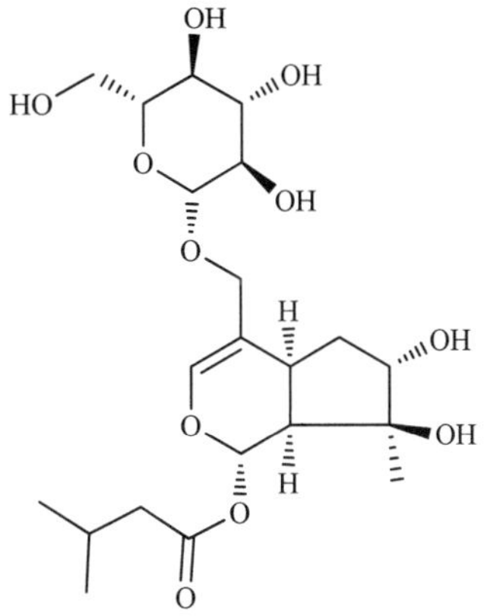

37 valerosidatum

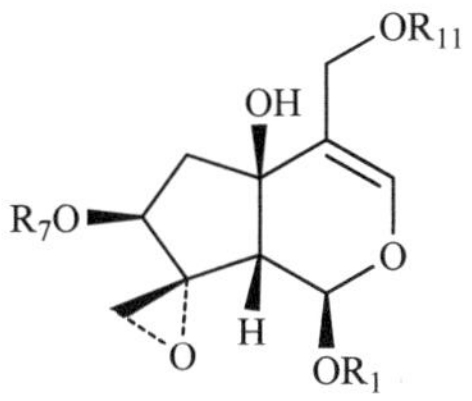

38 11-homohydroxyldihydrovaltrate

R₁	R₇	R₁₁
Iv	Ac	Miv

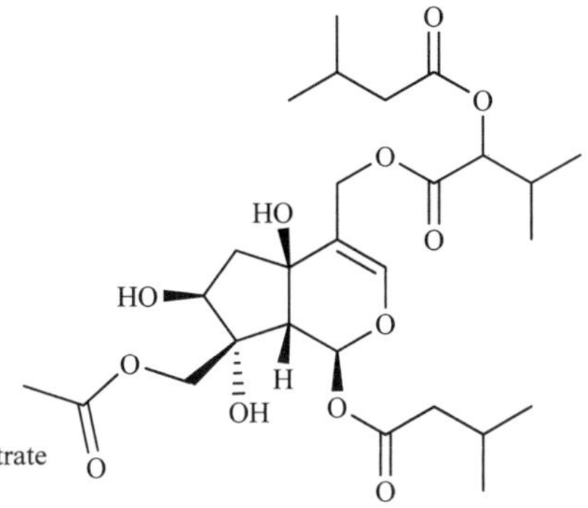

$R_1 \quad R_7 \quad R_{11}$
Iv　Ac　Miv

39 valeriotriate B

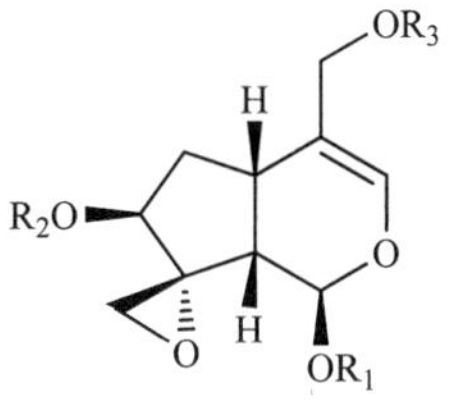

40 isodidrovaltrate
$R_1 = Iv \quad R_2 = Iv \quad R_3 = Ac$

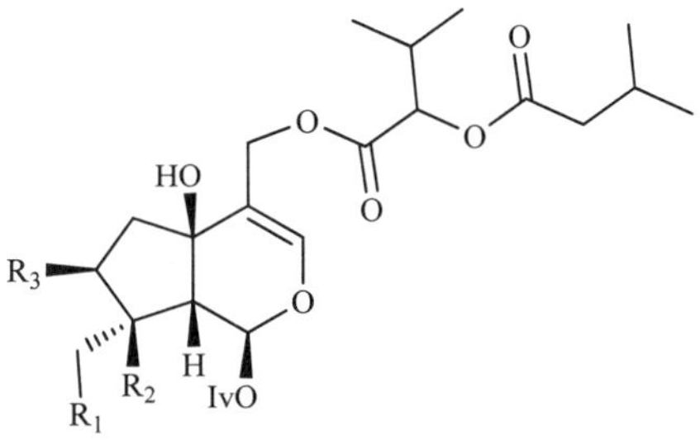

41 valeriotriate A　$R_1 = OH \quad R_2 = OEt \quad R_3 = OAc$
42 valeriotriate B　$R_1 = OAc \quad R_2 = OH \quad R_3 = OH$

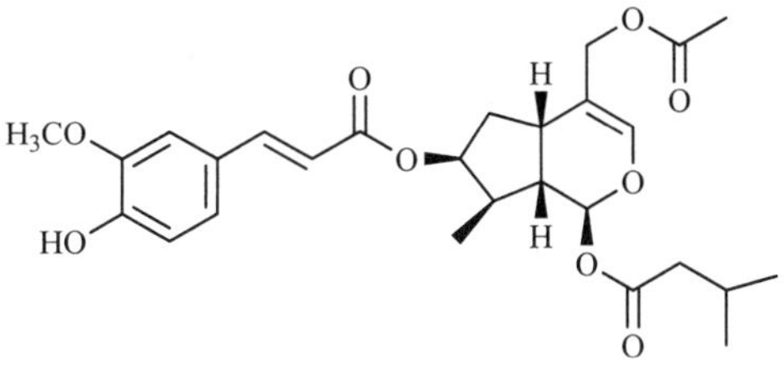

43 8-methylvalepotriate

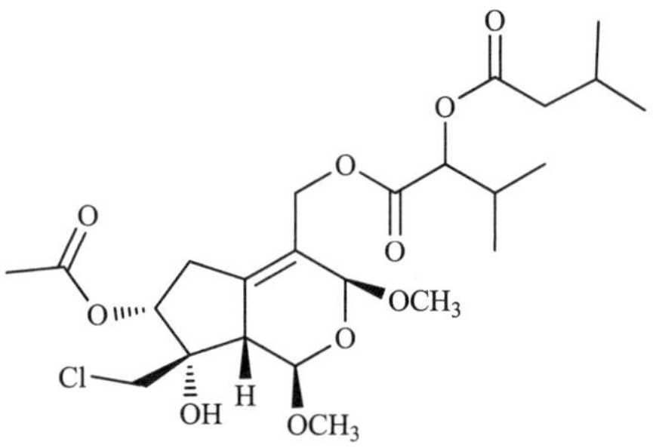

44 jatadomin D

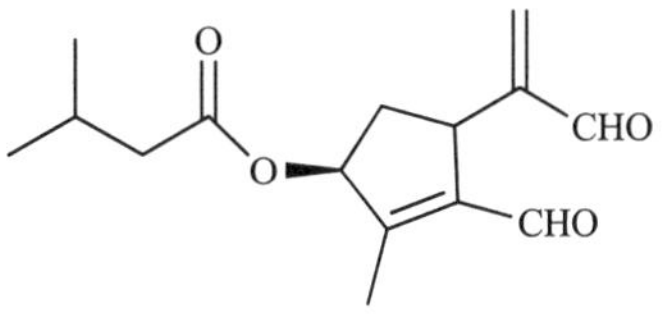

45 valeridoid A

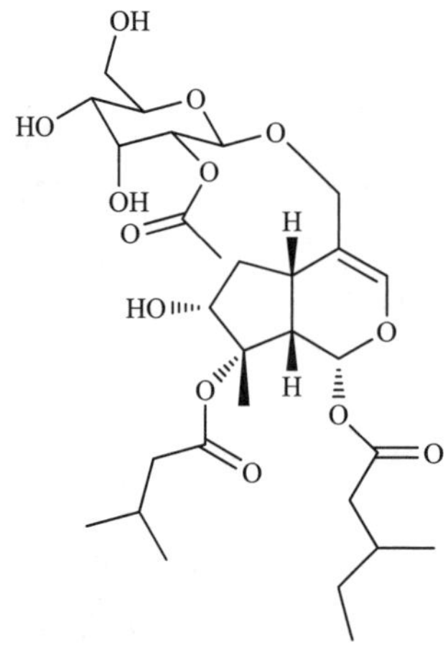

46 valierlloside A 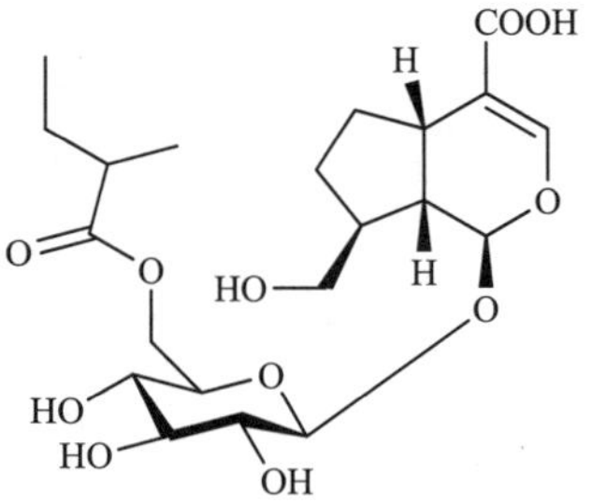　　　　　　　　47 valerianoside A

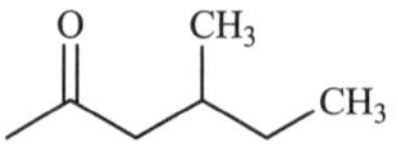

Miv 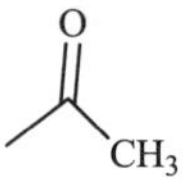　　　　　Ac　　　　　Me　　　　　Et

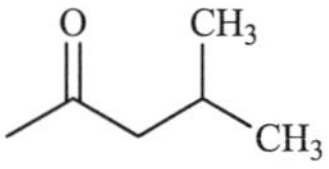

Iv 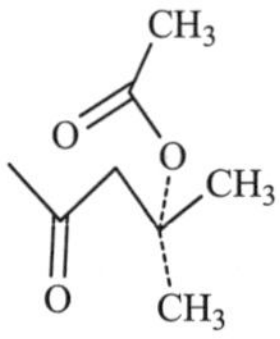　　　　　Abv 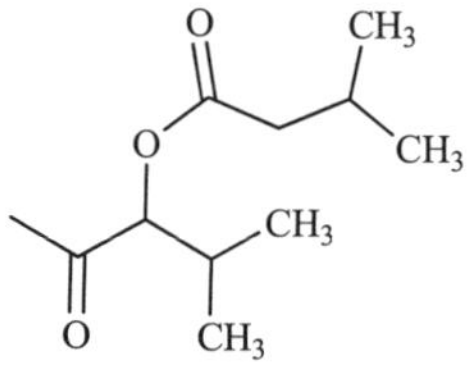　　　　　Iiv 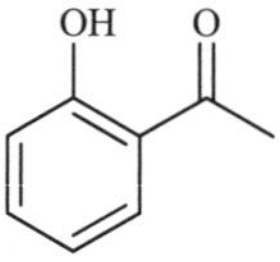　　　　　X

图 4-1　蜘蛛香单烯环烯醚萜类结构

化合物波谱数据如下。

jatamanvaltrate X（**1**）[1]

分子式：$C_{26}H_{32}O_8$；分子量：472；分离部位：蜘蛛香的根、根茎。

无色油状物质；$[\alpha]_D^{20}$ −37.4（*c* 0.08，MeOH）；IR（KBr）v_{max}/cm^{-1}：3464，2972，2863，1738，1640，1601，1477，1364，1228，1082；ESI MS *m/z*：495[M + Na]$^+$和 471[M−H]$^-$；HR ESI MS *m/z*：495.2002[M + Na]$^+$（计算值 495.1995，$C_{26}H_{32}O_8Na$）。

^{1}H NMR（600MHz，Me$_2$CO-d$_6$）δ/ppm：6.45（s，1H），5.98（d，1H），5.32（m，1H），4.63（d，1H），4.42（d，1H），2.97（m，1H），2.26（m），2.18（dd，1H），2.17（m，1H），2.10（m，1H），2.09（m），2.05（m，1H），2.03（s），1.10（d），0.98（d），0.97（d）。

^{13}C NMR（150MHz，Me$_2$CO-d$_6$）δ/ppm：172.4，171.5，141.3，92.6，77.9，64.8，47.4，44.3，40.7，38.5，33.8，26.9，23.1，23.1，21.5，15.5，14.1。

jatamanvaltrate Y（**2**）[1]

分子式：$C_{26}H_{32}O_8$；分子量：472；分离部位：蜘蛛香的根、根茎。

无色油状物质；$[\alpha]_D^{20}$ −51.2（*c* 0.10，MeOH）；IR（KBr）v_{max}/cm^{-1}：3448，2968，2859，

1740，1635，1599，1467，1360，1226，1087；ESI MS m/z：495[M＋Na]$^+$和471[M–H]$^-$；HR ESI MS m/z：495.2010[M＋Na]$^+$（计算值495.1995，$C_{26}H_{32}O_8Na$）。

^{1}H NMR（600MHz，$Me_2CO\text{-}d_6$）δ/ppm：6.43（s，1H），5.95（d，1H），5.27（m，1H），4.62（d，1H），4.41（d，1H），2.90（m，1H），2.26（m），2.18（dd，1H），2.10（m），2.08（m，1H），2.08（m，1H），2.01（m，1H），1.04（d，1H），0.98（d），0.97（d），2.01（s）。

^{13}C NMR（150MHz，$Me_2CO\text{-}d_6$）δ/ppm：171.7，170.9，140.7，114.9，91.9，77.4，64.2，46.7，43.7，39.9，37.8，33.1，26.3，22.5，22.5，20.8，13.4。

nardostachin（**3**）[1]

分子式：$C_{20}H_{32}O_6$；分子量：368；熔点：（464.1±45.0）℃；分离部位：蜘蛛香的根、根茎。

jatamanvaltrate A（**4**）[1]

分子式：$C_{34}H_{52}O_{15}$；分子量：700；分离部位：蜘蛛香的根、根茎。

^{1}H NMR（400MHz，$CDCl_3$）δ/ppm：0.95（6H，d，$J=6.9Hz$，H3-4′，H3-5′），0.96（6H，d，$J=6.6Hz$，H3-4″″，H3-5″″），0.99（6H，d，$J=6.9Hz$，H3-4‴，H3-5‴），1.52（3H，s，H3-4″），1.52（3H，s，H3-5″），1.99（3H，s，Ac-3″），2.08（3H，s，Ac-7），2.11（1H，m，H-3′），2.16（1H，m，H-3″″），2.22（1H，m，H-3‴），2.25（2H，m，H-2′），2.27（2H，m，H-2″″），2.59（2H，m，H6），2.61（1H，d，$J=0.9Hz$，H-8），2.90（1H，d，$J=14.6Hz$，H-2″），2.95（1H，d，$J=14.6Hz$，H-2″），4.10（1H，d，$J=11.5Hz$，H-10），4.23（1H，d，$J=11.6Hz$，H-10），4.67（2H，d，$J=12.3Hz$，H-11），4.77（1H，d，$J=4.8Hz$，H-2‴），4.91（2H，d，$J=12.4Hz$，H-11），4.93（1H，dd，$J=9.0Hz$，6.3Hz，H-7），6.58（1H，d，$J=1.4Hz$，H-1），6.62（1H，s，H-3）。

^{13}C NMR（100MHz，$CDCl_3$）δ/ppm：89.2（C-1），145.1（C-3），112.3（C-4），69.4（C-5），40.3（C-6），79.9（C-7），79.2（C-8），53.3（C-9），67.3（C-10），61.8（C-11），170.7（C-1′），43.0（C-2′），25.7（C-3′），22.3（C-4′，C-5′），171.2，20.8（7-Ac），169.8（C-1″），44.0（C-2″），78.9（C-3″），26.6（C-4″，C-5″），170.7，22.3（3″-Ac），169.9（C-1‴），77.0（C-2‴），29.8（C-3‴），18.6（C-4‴），17.3（C-5‴），173.3（C-1″″），43.0（C-2″″），25.5（C-3″″），22.3（C-4″″，C-5″″）。

jatamanvaltrate B（**5**）[1]

分子式：$C_{32}H_{50}O_{13}$；分子量：642；分离部位：蜘蛛香的根、根茎。

jatamanvaltrate C（**6**）[1]

分子式：$C_{29}H_{44}O_{13}$；分子量：600；分离部位：蜘蛛香的根、根茎。

jatamanvaltrate D（**7**）[1]

分子式：$C_{34}H_{46}O_{14}$；分子量：678；分离部位：蜘蛛香的根、根茎。

jatamanvaltrate E（**8**）[1]

分子式：$C_{28}H_{44}O_{12}$；分子量：572；分离部位：蜘蛛香的根、根茎。

^{1}H NMR（400MHz，$CDCl_3$）δ/ppm：0.64（6H，d，$J=6.8Hz$，H-4′，H-5′），0.67（6H，d，$J=6.7Hz$，H-4″，H-5″），1.81（1H，m，H-3′），1.87（2H，m，H-2′），1.95（1H，dd，$J=16.9Hz$，7.3Hz，H-6），2.23（1H，dd，$J=13.4Hz$，5.9Hz，H-6），2.33（1H，s，

H-9），3.19（1H，d，$J = 9.6$Hz，H-10），3.22（1H，d，$J = 9.6$Hz，H-10），6.19（1H，s，H-1），6.23（1H，s，H-3）。

^{13}C NMR（100MHz，CDCl$_3$）δ/ppm：89.1（C-1），143.3（C-3），112.5（C-4），69.2（C-5），40.8（C-6），78.8（C-7），79.5（C-8），52.9（C-9），75.1（C-10），61.8（C-11），171.1（C-1'），42.3（C-2'），25.1（C-3'），21.5（C-4'，C-5'），170.3，20.0（7-Ac），58.6（10-OMe），169.4（C-1''），76.2（C-2''），29.3（C-3''），18.0（C-4''），16.3（C-5''），172.6（C-1'''），42.3（C-2'''），24.9（C-3'''），21.5（C-4'''）。

jatamanvaltrate F（**9**）[1]

分子式：C$_{29}$H$_{44}$O$_{12}$；分子量：584；分离部位：蜘蛛香的根、根茎。

jatamanvaltrate G（**10**）[1]

分子式：C$_{22}$H$_{34}$O$_9$；分子量：442；分离部位：蜘蛛香的根、根茎。

jatamanvaltrate H（**11**）[1]

分子式：C$_{22}$H$_{34}$O$_9$；分子量：442；分离部位：蜘蛛香的根、根茎。

valeriotetrate A（**12**）[1]

分子式：C$_{37}$H$_{58}$O$_{15}$；分子量：742；分离部位：蜘蛛香的根、根茎。

valeriotetrate B（**13**）[1]

分子式：C$_{27}$H$_{42}$O$_{12}$；分子量：558；分离部位：蜘蛛香的根、根茎。

didrovaltrate acetoxy hydrin（**14**）[1]

分子式：C$_{24}$H$_{36}$O$_{10}$；分子量：484；分离部位：蜘蛛香的根、根茎。

jatamanvaltrate L（**15**）[1]

分子式：C$_{25}$H$_{38}$O$_{10}$；分子量：498；分离部位：蜘蛛香的根、根茎。

jatamanvaltrate M（**16**）[1]

分子式：C$_{19}$H$_{28}$O$_8$；分子量：384；分离部位：蜘蛛香的根、根茎。

IVHD-valtrate（**17**）[1]

分子式：C$_{27}$H$_{40}$O$_{11}$；分子量：540；分离部位：蜘蛛香的根、根茎。

5-hydroxydidrovaltrate（**18**）[1]

分子式：C$_{22}$H$_{32}$O$_9$；分子量：440；分离部位：蜘蛛香的根、根茎。

didrovaltrate（二氢缬草素）（**19**）[1]

分子式：C$_{22}$H$_{32}$O$_8$；分子量：424；熔点：63～64℃；分离部位：蜘蛛香的根、根茎。

chlorovaltrate E（**20**）[1]

分子式：C$_{25}$H$_{39}$ClO$_{10}$；分子量：534；分离部位：蜘蛛香的根、根茎。

无色油状物质，$[\alpha]_D^{20}$ −28.0（c 0.16，MeOH）；UV（MeOH）λ_{max}/nm（lgε）：203（3.92）；IR（KBr）ν_{max}/cm^{-1}：3467，2970，1736，1367，1235，1091；ESI MS m/z：557[M + Na]$^+$ 和 569[M + Cl]$^-$；HR ESI MS m/z：557.2138[M + Na]$^+$（计算值 557.2129，C$_{25}$H$_{39}$ClO$_{10}$Na）。

^{1}H NMR（600MHz，CDCl$_3$）δ/ppm：6.33（d，$J = 4.8$Hz），6.55（s），2.41（dd，$J = 13.8$Hz，4.2Hz），2.10（dd，$J = 13.8$Hz，4.2Hz），4.03（dd，$J = 4.2$Hz，4.2Hz），2.59（d，$J = 4.8$Hz），4.11（d，$J = 11.4$Hz），3.80（d，$J = 11.4$Hz），4.81（d，$J = 12.0$Hz），4.75（d，$J = 12.0$Hz），2.20（m），2.10（m），0.98（d，$J = 6.6$Hz），0.97（d，$J = 6.6$Hz），4.75（d，$J = 4.8$Hz），

2.23（m），1.01（d，J = 7.2Hz），1.00（d，J = 7.2Hz），2.28（m），2.10（m），0.98（d，J = 6.6Hz），0.97（d，J = 6.6Hz）。

^{13}C NMR（150MHz，CDCl$_3$）δ/ppm：90.8（C-1），144.5（C-3），114.8（C-4），75.4（C-5），43.8（C-6），78.2（C-7），83.0（C-8），55.6（C-9），50.5（C-10），62.6（C-11），171.0，43.4，25.9，22.6，22.6。

chlorovaltrate F（**21**）[1]

分子式：C$_{22}$H$_{33}$ClO$_9$；分子量：476；分离部位：蜘蛛香的根、根茎。

无色油状物质，$[\alpha]_D^{20}$ + 76.0（c 0.10，MeOH）；UV（MeOH）λ_{max}/nm（lgε）：204（3.92）；IR（KBr）v_{max}/cm^{-1}：2970，1738，1366，1229，1217，1092；HR ESI MS m/z：499.1722[M + Na]$^+$（计算值 499.1711，C$_{22}$H$_{33}$ClO$_9$Na）。

^{1}H NMR（600MHz，CDCl$_3$）δ/ppm：6.55（d，J = 1.8Hz），6.54（s），2.58（dd，J = 13.2Hz，6.0Hz），2.11（dd，J = 13.2Hz，7.2Hz），4.92（dd，J = 6.0Hz，7.2Hz），2.71（d，J = 1.8Hz），3.77（d，J = 11.4Hz），3.70（d，J = 11.4Hz），4.75（d，J = 12.6Hz），4.67（d，J = 12.6Hz），2.23（m），2.10（m），0.98（d，J = 6.6Hz），0.97（d，J = 6.6Hz），2.11（s），2.22（m），2.10（m），0.98（d，J = 6.6Hz），0.97（d，J = 6.6Hz）。

^{13}C NMR（150MHz，CDCl$_3$）δ/ppm：89.3（C-1），143.1（C-3），113.6（C-4），70.9（C-5），41.0（C-6），79.8（C-7），80.3（C-8），54.4（C-9），61.3（C-10），171.8（C-11），43.4，25.7，22.4，22.4，170.8，20.9，173.0，43.2，25.7，22.4，22.4。

chlorovaltrate G（**22**）[1]

分子式：C$_{17}$H$_{25}$ClO$_8$；分子量：392；分离部位：蜘蛛香的根、根茎。

无色油状物质，$[\alpha]_D^{20}$ + 39.0（c 0.30，MeOH）；UV（MeOH）λ_{max}/nm（lgε）：203（3.90）；IR（KBr）v_{max}/cm^{-1}：3400，2969，1737，1372，1231，1082；ESI MS m/z：415[M + Na]$^+$，391[M−H]$^-$和427[M + Cl]$^-$；HR ESI MS m/z：415.1146[M + Na]$^+$（计算值 415.1136，C$_{17}$H$_{25}$ClO$_8$Na）。

^{1}H NMR（600MHz，Me$_2$CO-d$_6$）δ/ppm：6.45（d，J = 2.4Hz），6.34（s），2.61（dd，J = 13.8Hz，5.4Hz），2.06（dd，J = 13.8Hz，6.0Hz），4.96（dd，J = 5.4Hz，6.0Hz），2.65（d，J = 2.4Hz），3.94（d，J = 11.4Hz），3.90（d，J = 11.4Hz），4.31（brd，J = 12.6Hz），4.17（brd，J = 12.6Hz），2.21（m），2.08（m），0.96（d，J = 6.6Hz），0.96（d，J = 6.6Hz），2.06（s）。

^{13}C NMR（150MHz，CDCl$_3$）δ/ppm：90.4（C-1），139.4（C-3），119.2（C-4），72.7（C-5），43.0（C-6），80.1（C-7），81.8（C-8），55.9（C-9），50.9（C-10），60.8（C-11），170.7，43.7，26.3，22.6，22.6，171.8，21.0。

chlorovaltrate H（**23**）[1]

分子式：C$_{18}$H$_{27}$ClO$_8$；分子量：406；分离部位：蜘蛛香的根、根茎。

无色油状物质，$[\alpha]_D^{20}$ + 43.8（c 0.19，MeOH）；UV（MeOH）λ_{max}/nm（lgε）：204（3.92）；IR（KBr）v_{max}/cm^{-1}：3418，2960，1734，1372，1294，1082；ESI MS m/z：429[M + Na]$^+$和441[M + Cl]$^-$；HR ESI MS m/z：429.1303[M + Na]$^+$（计算值 429.1292，C$_{18}$H$_{27}$ClO$_8$Na）。

^{1}H NMR（600MHz，Me$_2$CO-d$_6$）δ/ppm：6.50（d，J = 1.2Hz），6.39（s），2.58（dd，J = 13.8Hz，6.0Hz），2.10（dd，J = 13.8Hz，5.4Hz），4.89（dd，J = 6.0Hz，5.4Hz），2.68（d，J = 1.2Hz），

3.84（d, $J = 11.4Hz$）, 3.74（d, $J = 11.4Hz$）, 4.18（d, $J = 12.0Hz$）, 3.91（d, $J = 12.0Hz$）, 2.25（m）, 2.11（m）, 0.97（d, $J = 6.6Hz$）, 0.97（d, $J = 6.6Hz$）, 2.09（s）, 3.37（s）。

^{13}C NMR（150MHz, CDCl$_3$）δ/ppm：89.5（C-1）, 114.5（C-4）, 71.9（C-5）, 42.3（C-6）, 79.8（C-7）, 80.9（C-8）, 53.9（C-9）, 49.5（C-10）, 71.4（C-11）, 171.6, 43.4, 25.8, 22.6, 22.6, 171.0, 21.2, 58.2。

chlorovaltrate I（**24**）[1]

分子式：C$_{19}$H$_{29}$ClO$_8$；分子量：420；分离部位：蜘蛛香的根、根茎。

无色油状物质, $[\alpha]_D^{20}$ + 49.6（c 0.15, MeOH）；UV（MeOH）λ_{max}/nm（lgε）：204（3.93）；IR（KBr）ν_{max}/cm^{-1}：3422, 2962, 1736, 1370, 1292, 1080；ESI MS m/z：443[M + Na]$^+$ 和 455[M + Cl]$^-$；HR ESI MS m/z：443.1463[M + Na]$^+$（计算值 443.1449, C$_{19}$H$_{29}$ClO$_8$Na）。

^{1}H NMR（600MHz, Me$_2$CO-d$_6$）δ/ppm：6.46（d, $J = 1.8Hz$）, 6.37（s）, 2.61（dd, $J = 13.8Hz$, 6.0Hz）, 2.02（dd, $J = 13.8Hz$, 5.4Hz）, 4.97（dd, $J = 6.0Hz$, 5.4Hz）, 2.66（d, $J = 1.8Hz$）, 3.94（d, $J = 11.4Hz$）, 3.90（d, $J = 11.4Hz$）, 4.13（d, $J = 12.0Hz$）, 4.04（d, $J = 12.0Hz$）, 2.21（m）, 2.08（m）, 0.94（d, $J = 6.6Hz$）, 0.93（d, $J = 6.6Hz$）, 2.05（s）, 3.51（m）, 1.15（t, $J = 7.2Hz$）。

^{13}C NMR（150MHz, CDCl$_3$）δ/ppm：90.4（C-1）, 140.7（C-3）, 116.3（C-4）, 72.2（C-5）, 43.1（C-6）, 80.1（C-7）, 81.8（C-8）, 55.8（C-9）, 51.0（C-10）, 69.0（C-11）, 170.6, 43.7, 26.3, 22.6, 22.6, 171.7, 21.0, 65.8, 15.5。

chlorovaltrate J（**25**）[1]

分子式：C$_{20}$H$_{31}$ClO$_7$；分子量：418；分离部位：蜘蛛香的根、根茎。

无色油状物质, $[\alpha]_D^{20}$ + 46.0（c 0.27, MeOH）；UV（MeOH）λ_{max}/nm（lgε）：203（3.92）；IR（KBr）ν_{max}/cm^{-1}：3489, 2960, 1735, 1370, 1294, 1094；ESI MS m/z：441[M + Na]$^+$, 417[M−H]$^-$ 和 453[M + Cl]$^-$；HR ESI MS m/z：441.1670[M + Na]$^+$（计算值 441.1656, C$_{20}$H$_{31}$ClO$_7$Na）。

^{1}H NMR（600MHz, Me$_2$CO-d$_6$）δ/ppm：6.14（d, $J = 6.0Hz$）, 6.46（s）, 3.05（m）, 2.04（m）, 1.97（m）, 4.08（brd, $J = 2.4Hz$）, 2.39（dd, $J = 9.6Hz$, 6.0Hz）, 4.04（d, $J = 11.4Hz$）, 3.80（d, $J = 11.4Hz$）, 4.62（d, $J = 12.0Hz$）, 4.44（d, $J = 12.0Hz$）, 2.23（m）, 2.08（m）, 0.98（d, $J = 6.6Hz$）, 0.97（d, $J = 6.6Hz$）。

^{13}C NMR（150MHz, CDCl$_3$）δ/ppm：91.2（C-1）, 141.2（C-3）, 115.5（C-4）, 33.8（C-5）, 38.6（C-6）, 77.8（C-7）, 83.9（C-8）, 46.2（C-9）, 50.8（C-10）, 64.1（C-11）, 171.4, 43.9, 26.5, 22.7, 22.7, 173.0, 43.9, 26.5, 22.7, 22.7, 2.17（m）, 2.07（m）, 0.96, 0.95（d）。

chlorovaltrate K（**26**）[1]

分子式：C$_{22}$H$_{33}$ClO$_8$；分子量：460；分离部位：蜘蛛香的根、根茎。

无色油状物质, $[\alpha]_D^{20}$ + 57.6（c 0.20, MeOH）；UV（MeOH）λ_{max}/nm（lgε）：203（3.90）；IR（KBr）ν_{max}/cm^{-1}：3511, 2962, 1730, 1361, 1314, 1110；ESI MS m/z：483[M + Na]$^+$ 和 495[M + Cl]$^-$；HR ESI MS m/z：483.1771[M + Na]$^+$（计算值 483.1762, C$_{22}$H$_{33}$ClO$_8$Na）。

^{1}H NMR（600MHz，Me$_2$CO-d$_6$）δ/ppm：6.19（d，J = 5.4Hz），6.46（s），2.93（m），2.24（m），2.10（m），5.02（dd，J = 4.2Hz，3.6Hz），2.91（dd，J = 9.6Hz，5.4Hz），3.84（d，J = 11.4Hz），3.73（d，J = 11.4Hz），4.61（d，J = 12.0Hz），4.43（d，J = 12.0Hz），2.19（m），2.10（m），0.96（d，J = 6.6Hz），0.95（d，J = 6.6Hz），2.07（s），2.17（m），2.07（m），0.96（d，J = 6.6Hz），0.95（d，J = 6.6Hz）。

^{13}C NMR（150MHz，CDCl$_3$）δ/ppm：89.4（C-1），141.0（C-3），113.0（C-4），32.7（C-5），35.0（C-6），80.0（C-7），81.8（C-8），45.4（C-9），49.1（C-10），63.3（C-11），171.1，43.4（d），25.7，22.4，22.3，169.8，21.0，172.9，43.3（d），25.7，22.4，22.3。

volvaltrate B（**27**）[1]

分子式：C$_{27}$H$_{41}$ClO$_{11}$；分子量：576；分离部位：蜘蛛香的根、根茎。

jatadoid B（**28**）[1]

分子式：C$_{19}$H$_{27}$ClO$_9$；分子量：434；分离部位：蜘蛛香的根、根茎。

desoxidodidrovaltrate（**29**）[1]

分子式：C$_{22}$H$_{32}$O$_7$；分子量：408；分离部位：蜘蛛香的根、根茎。

jatamanin K（**30**）[1]

分子式：C$_{10}$H$_{14}$O$_3$；分子量：182；分离部位：蜘蛛香的根、根茎。

jatamanin M（**31**）[1]

分子式：C$_{12}$H$_{14}$O$_6$；分子量：254；分离部位：蜘蛛香的根、根茎。

valerenic acid（**32**）[2]

分子式：C$_{15}$H$_{22}$O$_2$；分子量：234；熔点：140～142℃；分离部位：蜘蛛香的根、根茎。

jatamandoid A（**33**）[2]

分子式：C$_{25}$H$_{39}$ClO$_{10}$；分子量：534；分离部位：蜘蛛香的根、根茎。

8-hydroxynardostachin（**34**）[3]

分子式：C$_{20}$H$_{32}$O$_7$；分子量：384；分离部位：蜘蛛香的根、根茎。

valeriotriate A（**35**）[3]

分子式：C$_{29}$H$_{46}$O$_{12}$；分子量：586；分离部位：蜘蛛香的根、根茎。

^{1}H NMR（600MHz，Me$_2$CO-d$_6$）δ/ppm：6.53（d，J = 1.2Hz），6.57（s），2.51（dd，J = 13.2Hz，6.0Hz），2.11（dd，J = 13.2Hz，7.2Hz），4.93（dd，J = 7.2Hz，6.0Hz），2.66（d，J = 1.2Hz），3.60（d，J = 11.4Hz），3.54（d，J = 11.4Hz），4.79（d，J = 12.0Hz），4.73（d，J = 12.0Hz），2.22（m），2.10（m），0.97（d，J = 6.6Hz），0.97（d，J = 6.6Hz），3.53（q，J = 7.2Hz），1.13（t，J = 7.2Hz）。

^{13}C NMR（150MHz，CDCl$_3$）δ/ppm：91.2（C-1），144.7（C-3），71.4（C-4），43.3（C-5），81.0（C-6），81.8（C-7），55.6（C-8），75.0（C-9），63.7（C-10），172.2（C-11），44.1，26.8，23.2，23.2，171.5，21.5。

valeriotetrate C（**36**）[4]

分子式：C$_{37}$H$_{58}$O$_{15}$；分子量：742；分离部位：蜘蛛香的根、根茎。

^{1}H NMR（400MHz，CDCl$_3$）δ/ppm：1.94（3H，s，7-Ac），2.07（1H，m，H-3'），2.09（1H，dd，J = 12.3Hz，5.6Hz，H-6），2.13（2H，m，H-2'），2.45（1H，dd，J = 13.1Hz，

6.2Hz, H-6）, 2.45（1H, s, H-9）, 4.09（1H, d, $J = 15.5$Hz, H-10）, 4.18（1H, d, $J = 11.4$Hz, H-10）, 4.56（1H, d, $J = 12.3$Hz, H-11）, 4.74（1H, d, $J = 12.4$Hz, H-11）, 4.81（1H, dd, $J = 7.6$Hz, 6.3Hz, H-7）, 6.39（1H, s, H-1）, 6.43（1H, s, H-3）。

^{13}C NMR（100MHz, CDCl$_3$）δ/ppm: 89.5（C-1）, 144.8（C-3）, 113.0（C-4）, 70.1（C-5）, 41.5（C-6）, 79.6（C-7）, 79.4（C-8）, 53.9（C-9）, 68.2（C-10）, 62.6（C-11）, 170.5（C-1'）, 43.3（C-2'）, 26.1（C-3'）, 22.5（C-4', C-5'）, 171.3, 21.1（7-Ac）, 170.2（C-1''）, 77.2（C-2''）, 30.3（C-3''）, 19.0（C-4''）, 17.4（C-5''）, 173.8（C-1'''）, 43.3（C-2'''）, 26.1（C-3'''）, 22.6（C4'''）, 22.5（C-5'''）, 170.2（C-1''''）, 77.2（C-2''''）, 30.3（C-3''''）, 19.0（C-4''''）, 17.4（C-5''''）, 173.8（C-1'''''）, 43.3（C-2'''''）, 25.8（C-3'''''）, 22.5（C4'''''）。

valerosidatum（**37**）[5]

分子式：C$_{21}$H$_{34}$O$_{11}$；分子量：462；分离部位：蜘蛛香的根、根茎。

11-homohydroxyldihydrovaltrate（**38**）[6]

分子式：C$_{23}$H$_{33}$O$_9$；分子量：453；分离部位：蜘蛛香的根、根茎。

valeriotriate B（**39**）[7]

分子式：C$_{27}$H$_{42}$O$_{12}$；分子量：558；分离部位：蜘蛛香的根、根茎。

isodidrovaltrate（**40**）[60, 68]

分子式：C$_{22}$H$_{32}$O$_8$；分子量：424；分离部位：蜘蛛香的根、根茎。

valeriotriate A（**41**）[3]经确认与化合物 **35** 是同一种物质

分子式：C$_{29}$H$_{46}$O$_{12}$；分子量：586；分离部位：蜘蛛香的根、根茎。

valeriotriate B（**42**）[7]经确认与化合物 **39** 是同一种物质

分子式：C$_{27}$H$_{42}$O$_{12}$；分子量：558；分离部位：蜘蛛香的根、根茎。

8-methylvalepotriate（**43**）[8]

分子式：C$_{27}$H$_{34}$O$_9$；分子量：502；分离部位：蜘蛛香的根、根茎。

^{1}H NMR（400MHz, CDCl$_3$）δ/ppm: 7.55（1H, d, $J = 15.6$Hz, H-3'''）, 7.02（1H, d, $J = 8.4$Hz, H-8'''）, 6.99（1H, s, H-5'''）, 6.86（1H, dd, $J = 1.6$Hz, 8.4Hz, H-9'''）, 6.30（1H, s, H-3）, 6.23（1H, d, $J = 15.6$Hz, H-2'''）, 5.97（1H, d, $J = 2.8$Hz, H-1）, 5.28（1H, m, H-7）, 4.53（1H, d, $J = 12.0$Hz, H-11b）, 4.37（1H, d, $J = 12.0$Hz, H-11a）, 3.87（3H, s, H-10'''）, 2.89（1H, m, H-5）, 2.22（2H, m, H-2''）, 2.21（1H, m, H-3''）, 2.20（1H, m, H-9）, 2.20（1H, m, H-8）, 2.19（3H, s, H-2'）, 2.09（2H, m, H-6）, 1.18（3H, d, $J = 2.0$Hz, H-10）, 0.94（3H, d, $J = 6.7$Hz, H-4'）, 0.93（3H, d, $J = 6.7$Hz, H-3'）。

^{13}C NMR（100MHz, CDCl$_3$）δ/ppm: 171.6（C-1''）, 170.7（C-1'）, 166.6（C-1'''）, 148.0（C-7'''）, 146.8（C-6'''）, 144.9（C-3'''）, 139.8（C-3）, 126.6（C-4'''）, 122.9（C-9'''）, 115.1（C-2'''）, 114.7（C-8'''）, 113.3（C-4）, 109.3（C-5'''）, 90.8（C-1）, 76.7（C-7）, 63.8（C-11）, 55.7（C-10'''）, 45.6（C-9）, 43.2（C-2''）, 39.0（C-8）, 37.1（C-6）, 31.9（C-5）, 25.5（C-3''）, 22.1（C-4''）, 22.1（C-5''）, 20.8（C-2'）, 12.8（C-10）。

jatadomin D（**44**）[9]

分子式：C$_{23}$H$_{34}$O$_9$；分子量：454；分离部位：蜘蛛香的根、根茎。

无色油状物质；$[\alpha]_D^{26}$ + 54.2（c 0.2, CH$_2$Cl$_2$）；ECD（CH$_3$CN）213（$\Delta\varepsilon$ + 2.90）nm；

IR 26D（薄膜法）ν_{max}/cm^{-1}：3432，2956，2924，1736，1374，1242，1062，1027，940；HR ESI MS m/z：477.2102[M + Na]$^+$（计算值 477.2101，$C_{23}H_{34}NaO_9$）。

^{1}H NMR（400MHz，CDCl$_3$）δ/ppm：4.87（d，J = 8.0Hz），5.08（s），3.00（dd，J = 18.9Hz，5.4Hz），2.48（brd，J = 18.9Hz），5.03（brd，J = 5.6Hz），2.61（d，J = 8.0Hz），3.98（d，J = 11.6Hz），3.89（d，J = 11.6Hz），4.68（d，J = 12.2Hz），4.63（d，J = 12.2Hz），2.07（s），4.82（d，J = 4.6Hz），2.21（m），0.99（d，J = 6.6Hz），0.96（d，J = 6.6Hz），2.28（m），2.13（m），0.98（d，J = 6.6Hz），0.98（d，J = 6.6Hz），3.50（s），3.54（s）。

^{13}C NMR（100MHz，CDCl$_3$）δ/ppm：95.1（C-1，CH），97.9（C-3，CH），125.2（C-4，C），141.3（C-5，C），33.6（C-1，CH$_2$），76.7（C-6，CH），81.1（C-7，C），49.5（C-8，CH），48.1（C-9，CH$_2$），61.3（C-10，CH$_2$），169.4（C-11，C），21.0（CH$_3$），169.6（C），76.5（CH），30.1（CH），18.7（CH$_3$），17.3（CH$_3$），172.7（C），43.1（CH$_2$），25.7（CH），22.4（CH$_3$），22.4（CH$_3$），56.2（CH$_3$），56.0（CH$_3$）。

valeridoid A（**45**）[10]

分子式：$C_{15}H_{20}O_4$；分子量：264；分离部位：蜘蛛香的根、根茎。

黄色油状物质；$[\alpha]_D^{27}$ −23.8（c 0.15，MeOH）；HR ESI MS m/z：287.1239[M + Na]$^+$（计算值 287.1254，$C_{15}H_{20}NaO_4$）。

^{1}H NMR（600MHz，CDCl$_3$）δ/ppm：10.02（s），9.54（s），4.09（d，J = 9.0Hz），2.18（m），2.09，5.90（t，J = 6.9Hz），2.18（s），6.03（s），5.96（s），2.23（d，J = 7.2Hz），2.09，0.97（d，J = 6.6Hz），0.97（d，J = 6.6Hz）。

^{13}C NMR（CDCl$_3$，150MHz）δ/ppm：187.6（C-1，CH），193.6（C-3，CH），150.4（C-4，C），40.5（C-5，CH），36.8（C-6，CH$_2$），81.0（C-7，CH），159.2（C-8，C），139.6（C-9，C），11.8（C-10，CH$_3$），133.6（C-11，CH$_2$），172.5（C），43.4（CH$_2$），25.8（CH），22.4（CH$_3$），22.4（CH$_3$）。

valerialloside A（**46**）[11]

分子式：$C_{29}H_{47}O_{13}$；分子量：603；熔点：183～185℃；分离部位：蜘蛛香的根、根茎。

^{1}H NMR（CD$_3$OD）δ/ppm：6.21（d，J = 3.7Hz），6.32（s），2.97（m），2.02（ddd，J = 12.7Hz，7.4Hz，4.3Hz），1.96（ddd，J = 11.4Hz，8.4Hz，2.9Hz），3.80（m），2.30（dd，J = 10.2Hz，3.7Hz），1.40（s），4.25（d，J = 11.7Hz），4.13（d，J = 11.6Hz），4.90（d，J = 8.2Hz），4.62（dd，J = 8.2Hz，2.8Hz），4.17（t，J = 2.8Hz），3.59（dd，J = 9.7Hz，2.8Hz），3.77（m），3.90（dd，J = 11.8Hz，2.1Hz），3.72（dd，J = 11.8Hz，5.7Hz），2.15（s），2.39（dd，J = 14.8Hz，6.1Hz），2.19（m），1.91（m），0.99（d，J = 6.7Hz），1.45（m），1.28（m），0.94（t，J = 7.3Hz），2.26（m），2.10（m），1.00（d，J = 6.6Hz），1.00（d，J = 6.6Hz）。

^{13}C NMR（CD$_3$OD）δ/ppm：91.9（C-1），139.4（C-3），117.0（C-4），32.0（C-5），38.3（C-6），81.0（C-7），82.2（C-8），48.3（C-9），22.9（C-10），70.0（C-11），98.6，74.0，70.8，68.5，75.5，63.0，171.8，21.0，173.5，42.3，33.2，19.5，30.2，11.5，173.3，44.3，26.8，22.6，22.6。

valerianoside A（**47**）[11]

分子式：$C_{21}H_{32}O_{11}$；分子量：460；熔点：107～110℃；分离部位：蜘蛛香的根、根茎。

^{1}H NMR（CD$_3$OD）δ/ppm：5.06（d，J=7.3Hz），7.51（s），2.83（m），2.24（m），1.37（m），1.85（m），1.42（m），2.18（m），1.97（m），3.60（m），3.54（m），4.71（d，J=7.8Hz），3.26（dd，J=9.1Hz，7.9Hz），3.43（t，J=9.1Hz），3.33（m），3.52（m），4.50（dd，J=11.8Hz，2.1Hz），4.22（dd，J=11.8Hz，6.4Hz），2.44（m），1.17（d，J=6.9Hz），1.69（m），1.51（m），0.95（t，J=7.4Hz）。

^{13}C NMR（CD$_3$OD）δ/ppm：98.5（C-1），153.4（C-3），112.3（C-4），36.6（C-5），33.8（C-6），28.4（C-7），44.3（C-8），44.0（C-9），66.3（C-10），170.9（C-11），100.3，74.7，77.8，71.7，75.8，64.4，178.1，42.5，17.0，27.9，12.0。

（二）双烯环烯醚萜类理化性质及波谱数据

蜘蛛香双烯环烯醚萜类化学结构如图4-2所示。

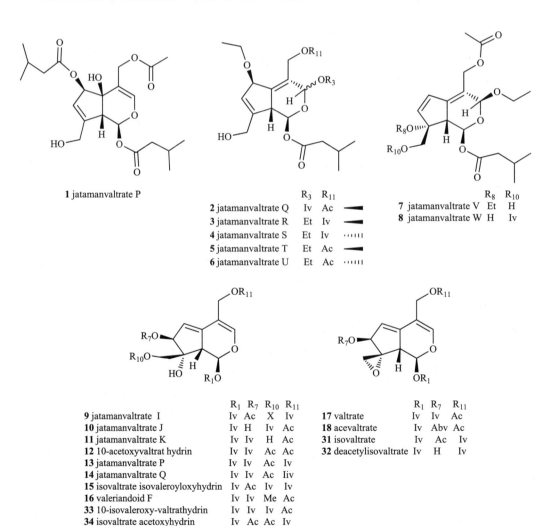

1 jatamanvaltrate P

	R$_3$	R$_{11}$	
2 jatamanvaltrate Q	Iv	Ac	◢
3 jatamanvaltrate R	Et	Iv	◢
4 jatamanvaltrate S	Et	Iv	ⅢⅢ
5 jatamanvaltrate T	Et	Ac	◢
6 jatamanvaltrate U	Et	Ac	ⅢⅢ

	R$_8$	R$_{10}$
7 jatamanvaltrate V	Et	H
8 jatamanvaltrate W	H	Iv

	R$_1$	R$_7$	R$_{10}$	R$_{11}$
9 jatamanvaltrate I	Iv	Ac	X	Iv
10 jatamanvaltrate J	Iv	H	Iv	Ac
11 jatamanvaltrate K	Iv	Iv	Iv	Ac
12 10-acetoxyvaltrat hydrin	Iv	Iv	Ac	Ac
13 jatamanvaltrate P	Iv	Iv	Ac	Iv
14 jatamanvaltrate Q	Iv	Iv	Ac	Iiv
15 isovaltrate isovaleroyloxyhydrin	Iv	Ac	Iv	Iv
16 valeriandoid F	Iv	Iv	Me	Ac
33 10-isovaleroxy-valtrathydrin	Iv	Iv	Iv	Ac
34 isovaltrate acetoxyhydrin	Iv	Ac	Ac	Iv

	R$_1$	R$_7$	R$_{11}$
17 valtrate	Iv	Iv	Ac
18 acevaltrate	Iv	Abv	Ac
31 isovaltrate	Iv	Ac	Iv
32 deacetylisovaltrate	Iv	H	Iv

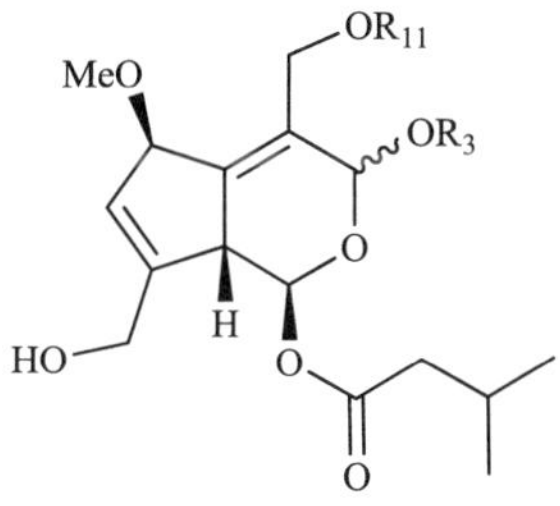

	R₃	R₁₁
26 jatairidoid A·····ıı	Me	Ac
27 jatairidoid B———	Me	Ac
28 jatadoid A ·····ıı	Iv	Ac

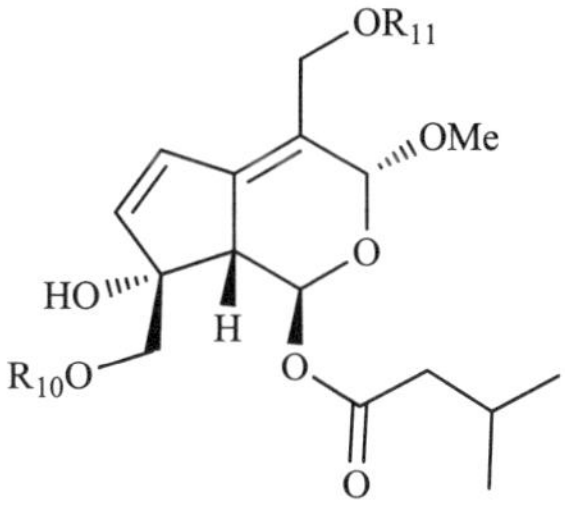

	R₁₀	R₁₁
29 valeriandoid D	Iiv	Iv
30 valeriandoid E	Iiv	Ac

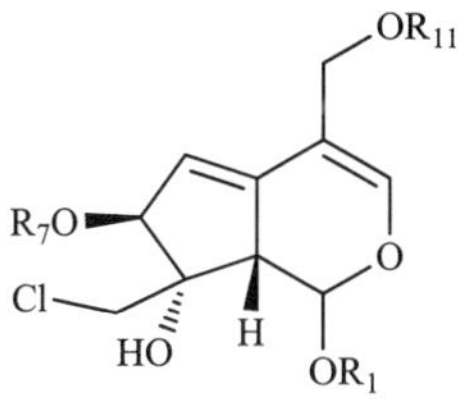

	R₁	R₇	R₁₁
19 chlorovaltrate L	Iv	Iv	Hiv
20 chlorovaltrate M	Iv	Abv	Ac
21 chlorovaltrate N	Iv	Mv	Ac
22 chlorovaltrate O	Iv	Iv	H
23 chlorovaltrate	Iv	Iv	Ac
24 rupesin B	Iv	Ac	Iv
25 valeriandoid A	Ac	H	Iv

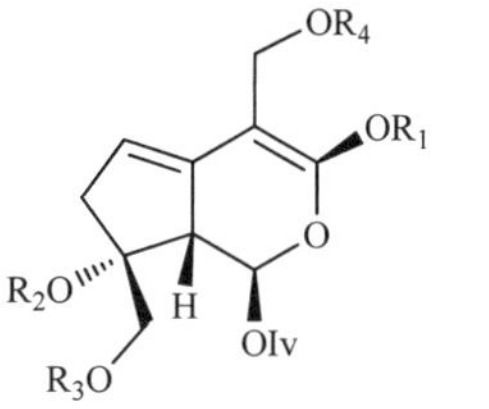

	R₁	R₂	R₃	R₄
35 patriscadoid II	Me	H	H	Iv
36 patriscadoid I	Me	Me	H	Iv

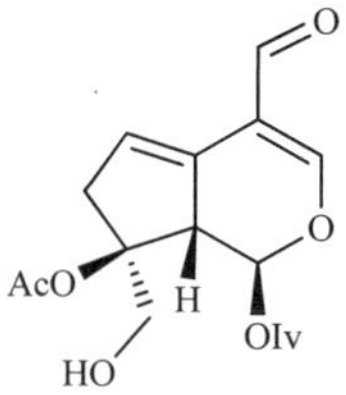

37 valjatrate E

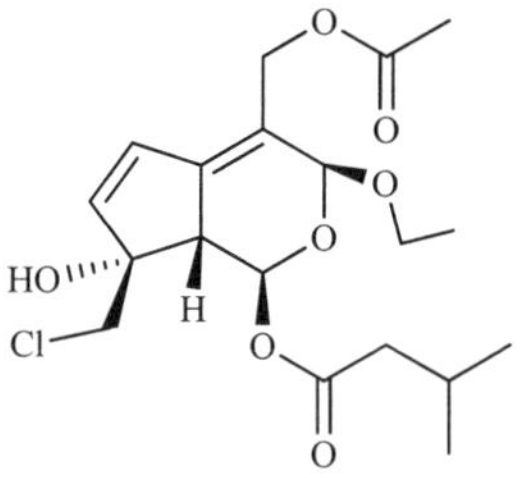

38 chlorovaltrate P

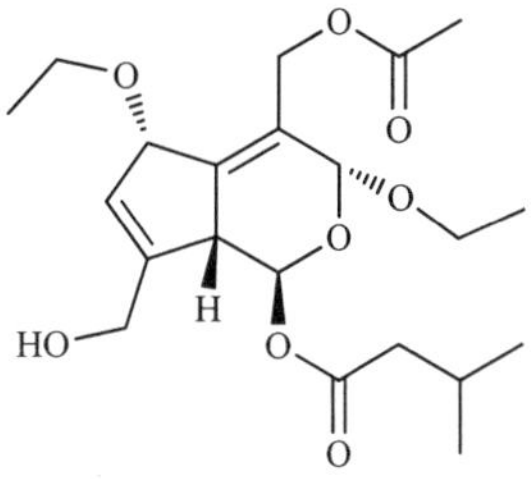

39 jatamanvaltrate U1

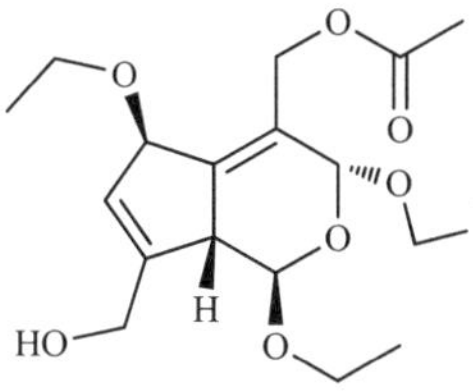

40 jatamanvaltrate U2

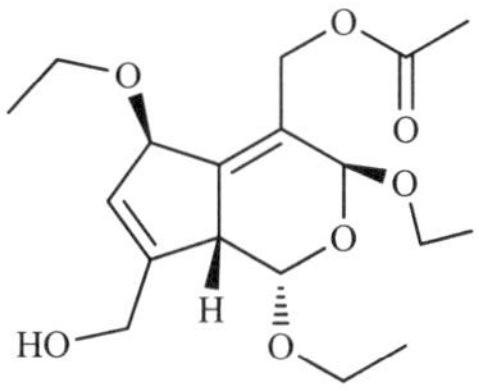

41 jatamanvaltrate U3

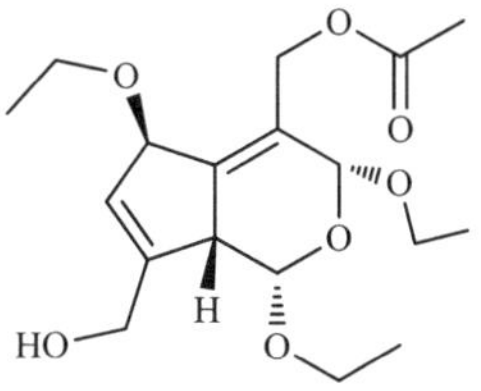

42 jatamanvaltrate U4

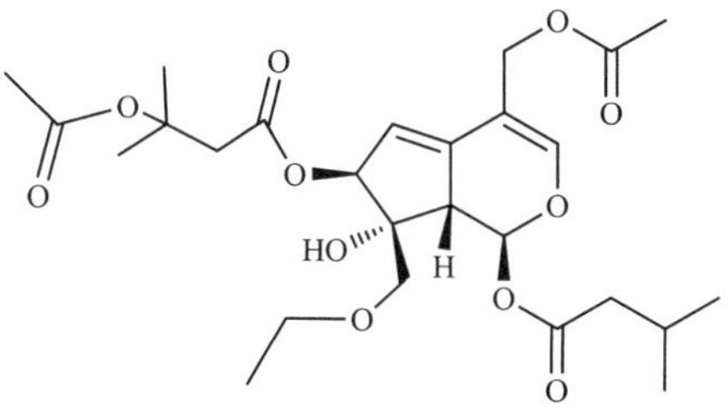

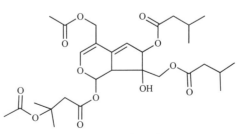

43 10-*O*-ethyl-jatamanvaltrate K

44 valtrate hydrine B8

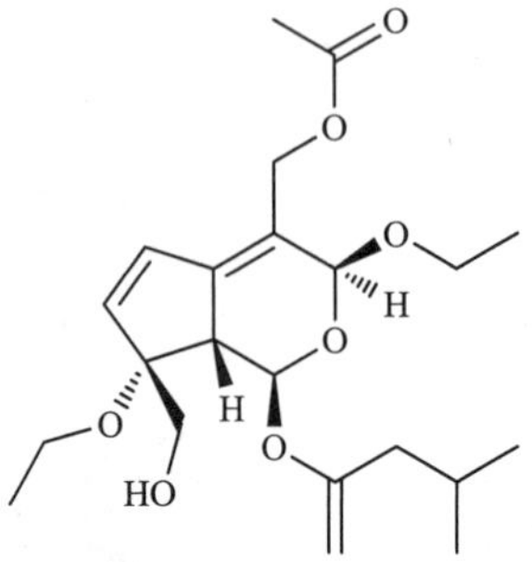

45 valerjatadoid C

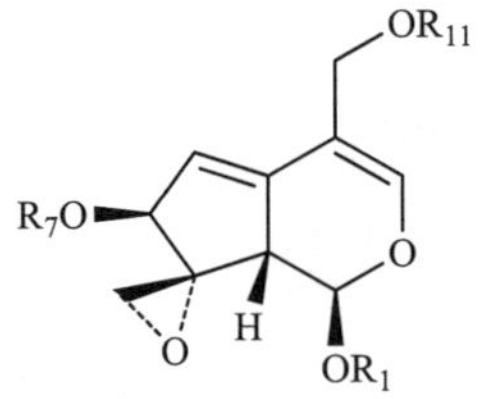

	R_1	R_7	R_{11}
46 1-homoacevaltrate	Miv	Abv	Ac
47 1-homoisoacevaltrate	Miv	Ac	Aav

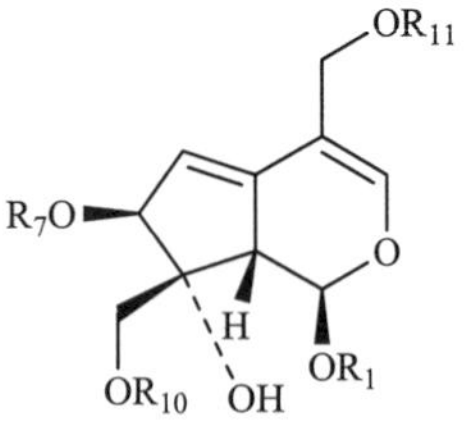

	R_1	R_7	R_{10}	R_{11}
48 10-acetoxy-1-homovaltrate hydrin	Miv	Iv	Ac	Ac
49 10-acetoxy-1-acevaltrate hydrin	Abv	Iv	Ac	Ac

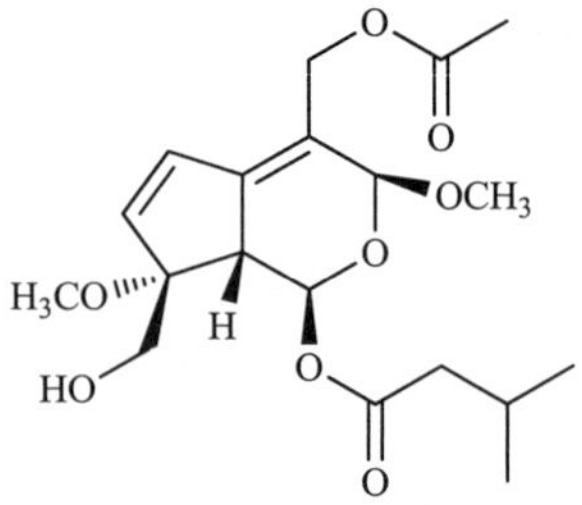

50 jatamanvaltrate N

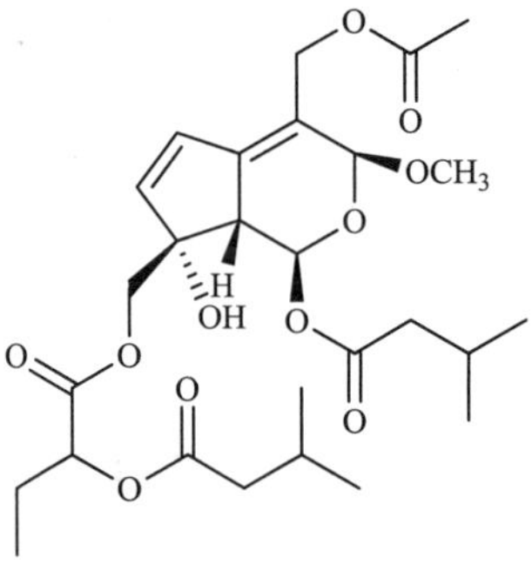

51 jatamanvaltrate O

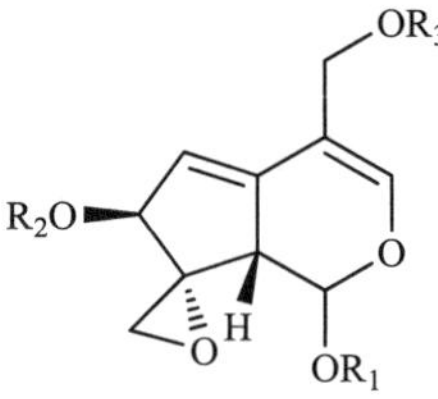

	R_1	R_2	R_3
52 1-β-aceacevaltrate	Abv	Abv	Ac
53 1-α-aceisovaltrate	Aav	Ac	Aav
54 sorbifolivaltrate A	Cr	Iv	Iv
55 sorbifolivaltrate B	Cr	Miv	Ac
56 seneciovaltrate	Cr	Iv	Ac

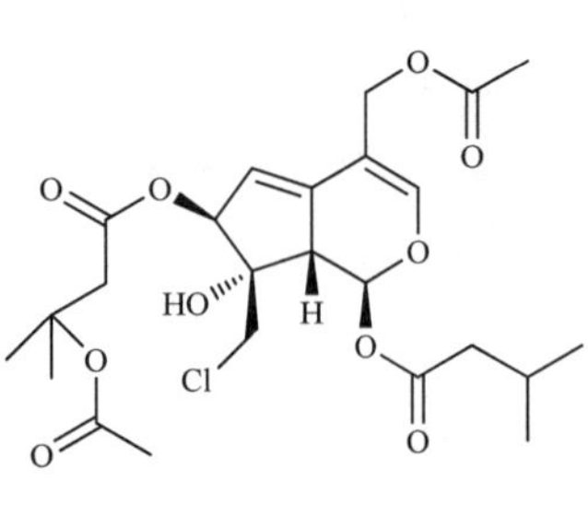

57 valeriandoid B

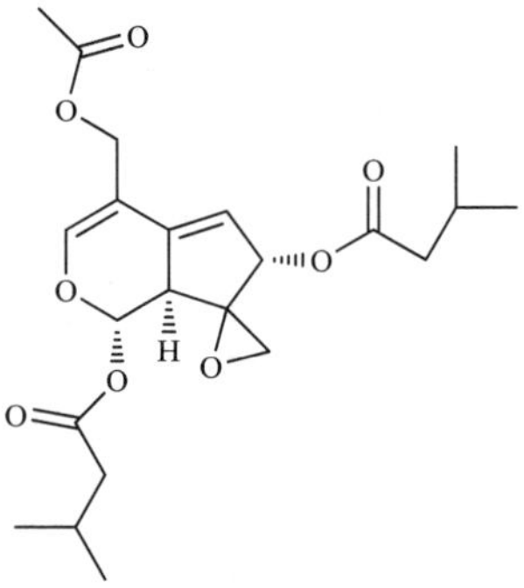

58 valepotriate

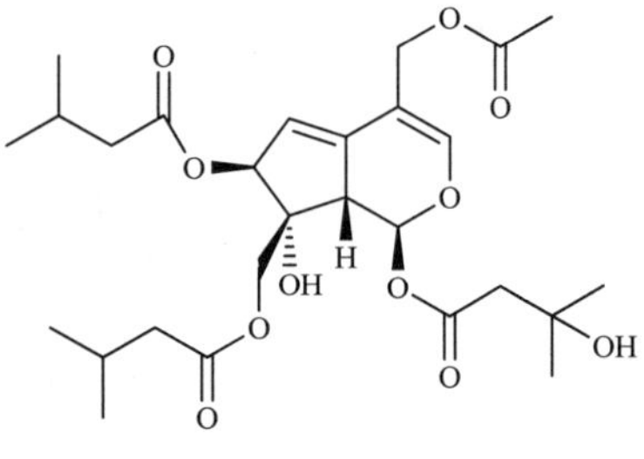

59 valtrate hydrine B3

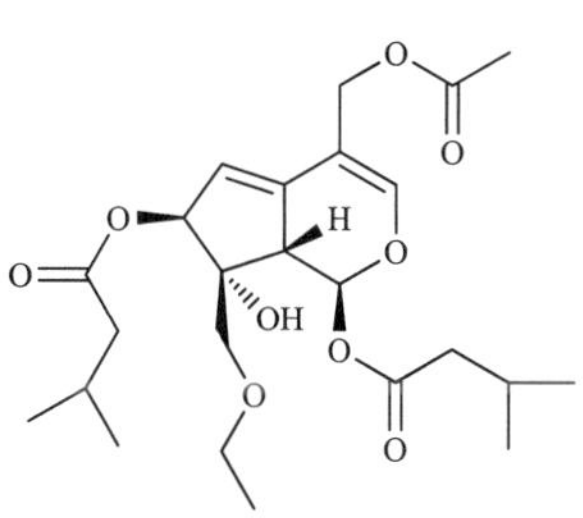

60 valerjatadoid A

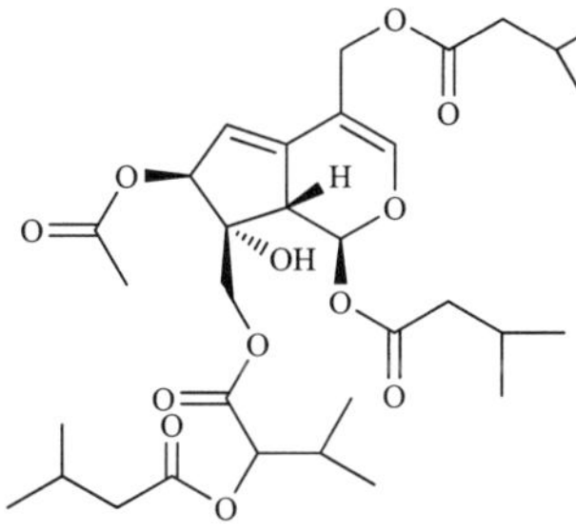

61 valerjatadoid B

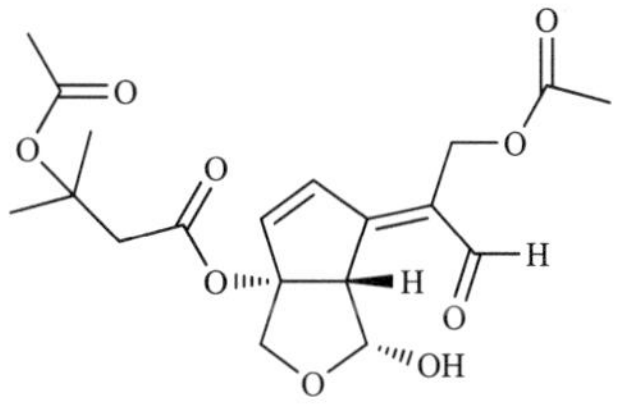

62 valtral A

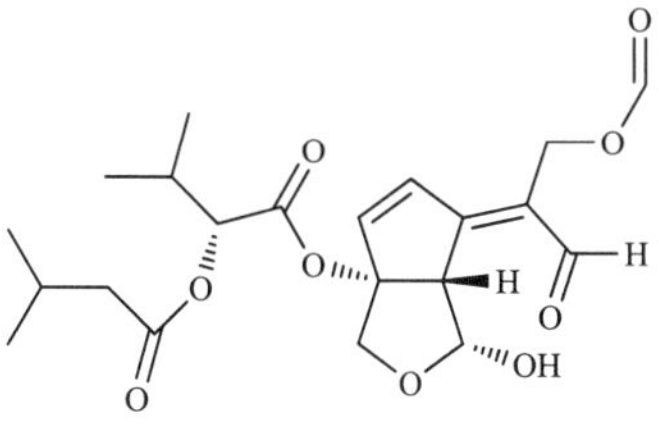

63 valtral B

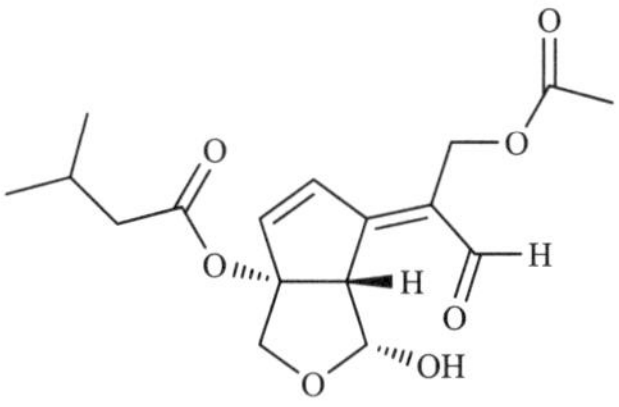

64 valtral C

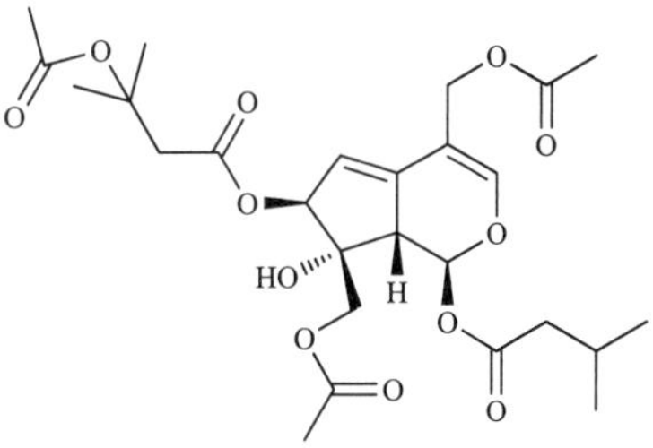

65 jatamanvaltrate Z1

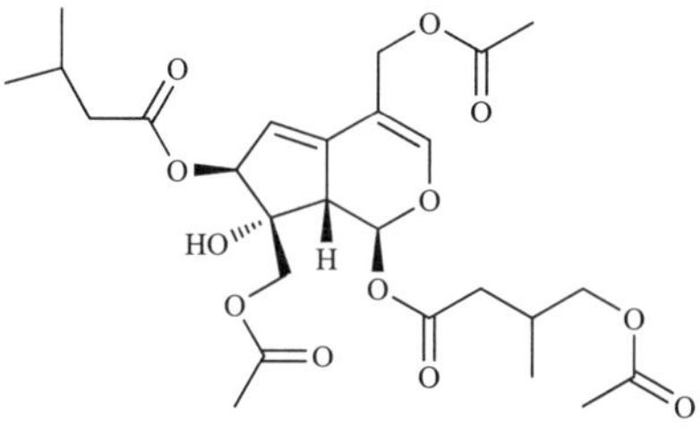

66 jatamanvaltrate Z2

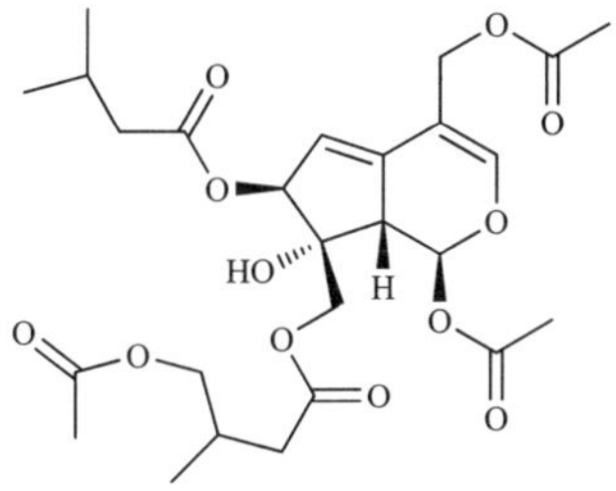

67 jatamanvaltrate Z3

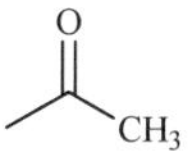

Ac

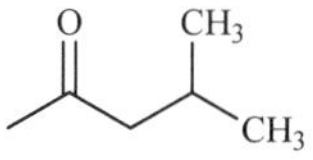

Iv

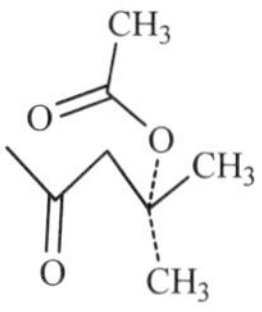

Abv

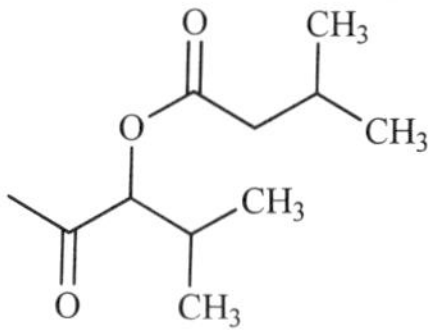

Iiv

—CH_3

Me

—CH_2CH_3

Et

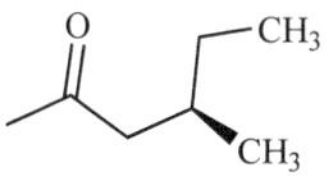

Mv

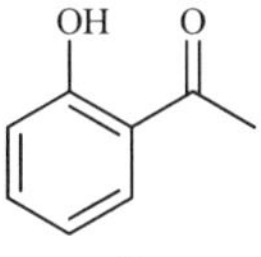

X

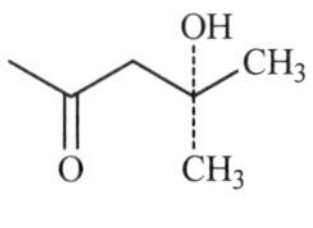

Hiv

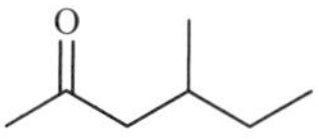

Miv

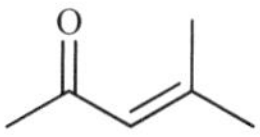

Cr

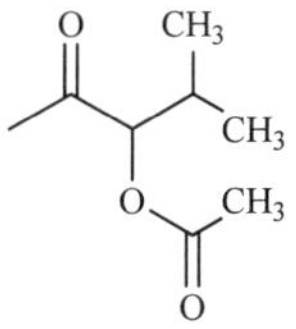

Aav

图 4-2　蜘蛛香双烯环烯醚萜类化学结构

jatamanvaltrate P（**1**）[1]

分子式：$C_{22}H_{32}O_9$；分子量：440；分离部位：蜘蛛香全株。

无色油状物；$[\alpha]_D^{20}$ -79.0（c 0.50，MeOH）；IR（KBr）ν_{max}/cm^{-1}：3485，2972，2870，1736，1693，1520，1460，1372，1222，1075；ESI MS m/z：463[M + Na]$^+$和 475[M + Cl]$^-$；HR ESI MS m/z：475.1742[M + Cl]$^+$（计算值 475.1735，$C_{22}H_{32}ClO_9$）。

^1H NMR（600MHz，Me_2CO-d_6）δ/ppm：6.46（d，J = 3.0Hz），6.53（s），5.70（d，J = 1.2Hz），5.75（d，J = 1.2Hz），3.29（d，J = 3.0Hz），4.27（s），4.76（d，J = 12.0Hz），4.71（d，J = 12.0Hz），2.24（m），2.08（m），0.95（d，J = 6.6Hz），0.94（d，J = 6.6Hz），2.01（s）。

^{13}C NMR（150MHz，Me_2CO-d_6）δ/ppm：90.5（C-1），144.6（C-3），115.1（C-4），75.0（C-5），79.2（C-6），124.9（C-7），150.6（C-8），54.5（C-9），60.9（C-10），62.4（C-11），172.2，44.3，26.8，23.2，23.2，171.6，21.5。

jatamanvaltrate Q（**2**）[1]

分子式：$C_{24}H_{36}O_9$；分子量：468；分离部位：蜘蛛香全株。

无色油状物质；$[\alpha]_D^{20}$ -71.2（c 0.22，MeOH）；IR（KBr）ν_{max}/cm^{-1}：3472，2972，2867，1736，1690，1524，1462，1370，1222，1076；ESI MS m/z：491[M + Na]$^+$和 503[M + Cl]$^-$。

^1H NMR（600MHz，Me_2CO-d_6）δ/ppm：5.73（d，J = 8.4Hz），6.50（s），5.15（d，J = 1.8Hz），6.09（dd，J = 1.8Hz，1.8Hz），3.64（d，J = 8.4Hz），4.20（d，J = 11.4Hz），4.08（d，J = 11.4Hz），4.98（d，J = 12.6Hz），4.63（dd，J = 12.6Hz，1.8Hz），2.23（m），2.10（m），0.97（d，J = 6.6Hz），0.96（d，J = 6.6Hz），2.03（s）。

^{13}C NMR（150MHz，Me_2CO-d_6）δ/ppm：94.4（C-1），90.4（C-3），130.7（C-4），143.7（C-5），80.1（C-6），128.1（C-7），149.3（C-8），48.4（C-9），60.7（C-10），61.0（C-11），172.2，44.3，26.9，23.1，23.1，171.3，21.2，63.5，16.5。

jatamanvaltrate R（**3**）[1]

分子式：$C_{24}H_{38}O_8$；分子量：454；分离部位：蜘蛛香全株。

无色油状物质；$[\alpha]_D^{20}$ -48.2（c 0.16，MeOH）；IR（KBr）ν_{max}/cm^{-1}：2973，2862，1736，1690，1521，1456，1361，1226，1078；ESI MS m/z：477[M + Na]$^+$和 489[M + Cl]$^-$；HR ESI MS m/z：489.2263[M + Cl]$^-$（计算值 489.2255，$C_{24}H_{38}O_8Cl$）。

^1H NMR（600MHz，$CDCl_3$）δ/ppm：5.68（d，J = 8.4Hz），5.35（s），5.07（brs），6.05（d，J = 1.8Hz），3.71（d，J = 8.4Hz），4.26（d，J = 14.4Hz），4.15（d，J = 14.4Hz），5.00（d，J = 12.6Hz），4.63（d，J = 12.6Hz），2.28（m），2.17（m），1.01（d，J = 6.6Hz），1.01（d，J = 6.6Hz），2.20（m），2.10（m），0.96（d，J = 6.6Hz），0.96（d，J = 6.6Hz），3.85（m），3.62（m），1.24（t，J = 7.2Hz），3.51（m），1.04（t，7.2Hz）。

^{13}C NMR（150MHz，$CDCl_3$）δ/ppm：92.8（C-1），97.3（C-3），130.3（C-4），140.1（C-5），78.9（C-6），127.2（C-7），147.4（C-8），46.9（C-9），60.7（C-10），59.4（C-11），171.8，43.3（d），25.7，22.4，22.4，172.7，43.4，25.5，22.4，22.4，64.3，15.0，63.1，15.6。

jatamanvaltrate S（**4**）[1]

分子式：$C_{24}H_{38}O_8$；分子量：454；分离部位：蜘蛛香全株。

无色油状物质；$[\alpha]_D^{20}$ −52.6（c 0.25，MeOH）；IR（KBr）ν_{max}/cm^{-1}：2972，2866，1737，1691，1526，1462，1364，1221，1072；ESI MS m/z：477[M + Na]$^+$和 489[M + Cl]$^-$；HR ESI MS m/z：489.2269[M + Cl]$^-$（计算值 489.2255，$C_{24}H_{38}O_8Cl$）。

^{1}H NMR（600MHz，CDCl$_3$）δ/ppm：5.81（d，J = 9.0Hz），5.29（s），4.89（brs），6.07（d，J = 1.8Hz），3.62（d，J = 9.0Hz），4.27（d，J = 14.4Hz），4.13（d，J = 14.4Hz），4.80（s），2.28（m），2.17（m），1.01（d，J = 6.6Hz），1.01（d，J = 6.6Hz），2.21（m），2.11（m），0.96（d，J = 6.6Hz），0.96（d，J = 6.6Hz），3.98（m），3.56（m），1.25（t，J = 7.2Hz），3.53（m），1.18（t，J = 7.2Hz）。

^{13}C NMR（150MHz，Me$_2$CO-d$_6$ 或 CDCl$_3$）δ/ppm：89.0（C-1），96.7（C-3），127.9（C-4），139.7（C-5），78.1（C-6），127.2（C-7），147.2（C-8），46.8（C-9），60.9（C-10），60.3（C-11），71.2，43.3，25.7，22.4，22.4，172.8，43.3，25.5，22.4，22.4，64.4，15.0，63.6，15.5。

jatamanvaltrate T（**5**）[1]

分子式：$C_{21}H_{32}O_8$；分子量：412；分离部位：蜘蛛香全株。

无色油状物质；$[\alpha]_D^{20}$ −38.8（c 0.20，MeOH）；IR（KBr）ν_{max}/cm^{-1}：2968，2860，1735，1692，1523，1464，1362，1223，1070；ESI MS m/z：435[M + Na]$^+$和 447[M + Cl]$^-$；HR ESI MS m/z：447.1796[M + Cl]$^-$（计算值 447.1786，$C_{21}H_{32}O_8Cl$）。

^{1}H NMR（600MHz，Me$_2$CO-d$_6$）δ/ppm：5.65（d，J = 8.4Hz），5.32（s），5.09（brs），6.03（d，J = 1.8Hz），3.59（d，J = 8.4Hz），4.20（d，J = 14.4Hz），4.07（d，J = 14.4Hz），4.95（d，J = 12.6Hz），4.61（dd，J = 12.6Hz，1.8Hz），2.28（m），2.15（m），0.99（d，J = 6.6Hz），0.99（d，J = 6.6Hz），2.05（s），3.80（m），3.59（m），1.22（t，J = 7.2H），3.56（m），3.51m，1.21（t，J = 7.2Hz）。

^{13}C NMR（150MHz，Me$_2$CO-d$_6$ 或 CDCl$_3$）δ/ppm：93.9（C-1），98.1（C-3），131.5（C-4），141.7（C-5），79.7（C-6），127.4（C-7），149.6（C-8），48.34（C-9），60.8（C-10），60.5（C-11），172.2，44.1，26.4，22.9，22.9，171.2，21.0，64.4，15.7，63.1，16.2。

jatamanvaltrate U（**6**）[1]

分子式：$C_{21}H_{32}O_8$；分子量：412；分离部位：蜘蛛香全株。

无色油状物质；$[\alpha]_D^{20}$ −43.6（c 0.20，MeOH）；IR（KBr）ν_{max}/cm^{-1}：2969，2863，1736，1683，1520，1462，1361，1219，1065；ESI MS m/z：435[M + Na]$^+$和 447[M + Cl]$^-$；HR ESI MS m/z：447.1793[M + Cl]$^-$（计算值 447.1786，$C_{21}H_{32}O_8Cl$）。

^{1}H NMR（600MHz，CDCl$_3$）δ/ppm：6.16（d，J = 7.8Hz），5.28（s），4.89（brs），6.06（brs），3.61（d，J = 8.4Hz），4.26（d，J = 14.4Hz），4.12（d，J = 14.4Hz），4.81（d，J = 12.6Hz），4.77（d，J = 12.6Hz），2.28（m），2.15（m），1.00（d，J = 6.6Hz），1.00（d，J = 6.6Hz），2.09（s），3.98（m），3.73（m），1.25（t，J = 7.2Hz），3.48（m），1.19（t，J = 7.2Hz）。

^{13}C NMR（150MHz，Me$_2$CO-d$_6$ 或 CDCl$_3$）δ/ppm：88.9（C-1），96.8（C-3），127.9（C-4），139.8（C-5），78.1（C-6），127.1（C-7），147.1（C-8），46.8（C-9），60.8（C-10），60.4（C-11），171.1，43.3，25.4，22.4，22.3，170.7，20.9，64.3，15.0，63.5，15.6。

jatamanvaltrate V（**7**）[1]

分子式：$C_{21}H_{32}O_8$；分子量：412；分离部位：蜘蛛香全株。

无色油状物质；$[\alpha]_D^{20}$ −39.8（c 0.12，MeOH）；IR（KBr）ν_{max}/cm^{-1}：3462，2972，2860，1738，1678，1518，1463，1362，1220，1064；ESI MS m/z：435[M + Na]$^+$；HR ESI MS m/z：435.1992[M + Na]$^+$（计算值 435.1995，$C_{21}H_{32}O_8Na$）。

^{1}H NMR（600MHz，CDCl$_3$）δ/ppm：6.16（d，J = 7.8Hz），5.29（s），6.79（d，J = 5.4Hz）6.33（d，J = 5.4Hz），2.80（d，J = 7.2Hz），3.68（d，J = 11.4Hz），3.54（d，J = 11.4Hz），4.81（d，J = 12.6Hz），4.66（d，J = 12.6Hz），2.24（m），2.14（m），0.97（d，J = 6.6Hz），0.97（d，J = 6.6Hz），2.04（s），3.80（m），3.54（m），1.20（t，J = 7.2Hz），3.55（m），3.51（m），1.20（t，J = 7.2Hz）。

^{13}C NMR（150MHz，Me$_2$CO-d$_6$ 或 CDCl$_3$）δ/ppm：90.4（C-1），97.0（C-3），124.0（C-4），143.2（C-5），131.7（C-6），139.6（C-7），87.5（C-8），45.3（C-9），67.5（C-10），60.4（C-11），171.9，43.5，25.5，22.3，22.3，170.7，20.8，63.9，14.9。

jatamanvaltrate W（**8**）[1]

分子式：$C_{24}H_{36}O_9$；分子量：468；分离部位：蜘蛛香全株。

无色油状物质；$[\alpha]_D^{20}$ −48.0（c 0.28，MeOH）；IR（KBr）ν_{max}/cm^{-1}：2972，2862，1734，1678，1519，1461，1363，1223，1067；ESI MS m/z：491[M + Na]$^+$ 和 503[M + Cl]$^-$；HR ESI MS m/z：503.2055[M + Cl]$^-$（计算值 503.2048，$C_{24}H_{36}O_9Cl$）。

^{1}H NMR（600MHz，Me$_2$CO-d$_6$）δ/ppm：6.25（d，J = 7.8Hz），5.34（s），6.75（d，J = 5.4Hz），6.14（d，J = 5.4Hz），3.11（d，J = 7.8Hz），4.28（d，J = 11.4Hz），3.96（d，J = 11.4Hz），4.79（d，J = 12.6Hz），4.67（d，J = 12.6Hz），2.29（m），2.10（m），0.98（d，J = 6.6Hz），0.98（d，J = 6.6Hz），2.03（s），3.80（m），3.65（m），1.18（t，J = 7.2Hz）。

^{13}C NMR（150MHz，Me$_2$CO-d$_6$）δ/ppm：92.0（C-1），99.0（C-3），124.21（C-4），144.2（C-5），130.4（C-6），145.1（C-7），84.3（C-8），54.4（C-9），66.4（C-10），61.1（C-11），172.6，44.5，26.7，23.2，23.2，173.0，21.4，64.6，16.0。

jatamanvaltrate I（**9**）[1]

分子式：$C_{29}H_{36}O_{11}$；分子量：560；分离部位：蜘蛛香的根、根茎。

jatamanvaltrate J（**10**）[1]

分子式：$C_{22}H_{32}O_9$；分子量：440；分离部位：蜘蛛香的根、根茎。

jatamanvaltrate K（**11**）[1]

分子式：$C_{22}H_{32}O_9$；分子量：440；分离部位：蜘蛛香的根、根茎。

^{1}H NMR（600MHz，CD$_3$COCD$_3$）δ/ppm：6.48（1H，d，J = 10.2Hz，H-1），6.55（1H，s，H-3），5.71（1H，dd，J = 2.7Hz，2.3Hz，H-6），5.76（1H，d，J = 2.7Hz，H-7），2.67（1H，dd，J = 10.2Hz，2.3Hz，H-9），3.30（2H，s，H-10），4.76（1H，d，J = 12.1Hz，H-11a），4.73（1H，d，J = 12.1Hz，H-11b），2.29（2H，m，H-2′），2.15（1H，m，H-3′），0.97（3H，d，J = 6.6Hz，H-4′），0.96（3H，d，J = 6.6Hz，H-5′），2.12（2H，m，H-2″），2.08（1H，m，H-3″），0.94（6H，d，J = 6.6Hz，H-4″，H-5″），2.01（3H，s，H-2‴）。

^{13}C NMR（150MHz，CD$_3$COCD$_3$）δ/ppm：89.0（C-1），147.8（C-3），113.6（C-4），149.2（C-5），123.4（C-6），77.8（C-7），73.6（C-8），52.9（C-9），61.0（C-10），59.5（C-11），170.2（C-1′），42.9（C-2′），25.4（C-3′），21.8（C-4′，C-5′），171.9（C-1″），42.6

（C-2″），25.3（C-3″），21.7（C-4″），21.6（C-5″），170.8（C-1‴），20.1（C-2‴）。

10-acetoxyvaltrat hydrin（**12**）[1]

分子式：$C_{24}H_{34}O_{10}$；分子量：482；分离部位：蜘蛛香的根、根茎。

jatamanvaltrate P（**13**）[1]经确认与化合物 **1** 是同一种物质

分子式：$C_{22}H_{32}O_9$；分子量：440；分离部位：蜘蛛香的根、根茎。

jatamanvaltrate Q（**14**）[1]经确认与化合物 **2** 是同一种物质

分子式：$C_{24}H_{36}O_9$；分子量：468；分离部位：蜘蛛香的根、根茎。

^{1}H NMR（600MHz，CD$_3$OD）δ/ppm：6.02（1H，d，J=10.1Hz，H-1），6.69（1H，s，H-3），5.64（1H，d，J=2.8Hz，H-6），5.42（1H，d，J=2.8Hz，H-7），2.84（1H，dd，J=10.1Hz，2.8Hz，H-9），4.33（1H，d，J=11.3Hz，H-10a），4.69（1H，d，J=11.3Hz，H-10b），4.72（1H，d，J=11.2Hz，H-11a），4.66（1H，d，J=11.2Hz，H-11b），2.18（2H，m，H-2′），2.11（1H，m，H-3′），0.92（12H，d，J=6.4Hz，H-4′，H-5′，H-4″，H-5″），2.31（2H，m，H-2″），2.06（1H，m，H-3″），2.04（3H，s，H-2‴），4.63（1H，d，J=4.3Hz，H-2⁗），2.16（1H，m，H-3⁗），0.90（6H，d，J=6.4Hz，H-4⁗，H-5⁗），2.24（2H，m，H-7⁗），2.18（1H，m，H-8⁗），1.00（6H，d，J=6.4Hz，H-9⁗，H-10⁗）。

^{13}C NMR（150MHz，CD$_3$OD）δ/ppm：92.6（C-1），148.1（C-3），109.1（C-4），139.3（C-5），117.1（C-6），83.2（C-7），79.2（C-8），47.6（C-9），66.2（C-10），60.3（C-11），170.6（C-1′），42.8（C-2′），25.6（C-3′），21.5（C-4′），21.4（C-5′），172.8（C-1″），42.4（C-2″），25.5（C-3″），21.2（C-4″，C-5″），170.8（C-1‴），19.7（C-2‴），169.7（C-1⁗），76.5（C-2⁗），29.7（C-3⁗），17.8（C-4⁗），16.1（C-5⁗），173.2（C-6⁗），42.6（C-7⁗），25.5（C-8⁗），21.3（C-9⁗，C-10⁗）。

isovaltrate isovaleroyloxyhydrin（**15**）[1]

分子式：$C_{27}H_{40}O_{10}$；分子量：524；分离部位：蜘蛛香的根、根茎。

valeriandoid F（**16**）[1]

分子式：$C_{23}H_{34}O_9$；分子量：454；分离部位：蜘蛛香的根、根茎。

^{1}H NMR（600MHz，CD$_3$OD）δ/ppm：6.34（1H，d，J=10.1Hz，H-1），6.43（1H，s，H-3），5.62（1H，dd，J=2.6Hz，1.2Hz，H-6），5.65（1H，d，J=2.6Hz，H-7），2.78（1H，dd，J=10.1Hz，1.2Hz，H-9），3.21（1H，d，J=9.3Hz，H-10a），3.19（1H，d，J=9.3Hz，H-10b），4.66（1H，d，J=12.5Hz，H-11a），4.61（1H，d，J=12.5Hz，H-11b），2.21（2H，m，H-2′），2.15（1H，m，H-3′），0.88（3H，d，J=6.5Hz，H-4′），0.87（3H，d，J=6.5Hz，H-5′），2.06（2H，m，H-2″），2.01（1H，m，H-3″），0.87（3H，d，J=6.5Hz，H-4″），0.86（3H，d，J=6.5Hz，H-5″），1.98（3H，s，H-2‴），3.29（3H，s，3-OCH$_3$）。

^{13}C NMR（150MHz，CD$_3$OD）δ/ppm：88.8（C-1），144.0（C-3），112.8（C-4），148.6（C-5），123.3（C-6），77.9（C-7），73.5（C-8），48.2（C-9），61.2（C-10），59.2（C-11），171.4（C-1′），42.8（C-2′），25.4（C-3′），21.4（C-4′，C-5′），173.1（C-1″），42.4（C-2″），25.3（C-3″），21.2（C-4″，C-5″），171.4（C-1‴），19.6（C-2‴），52.4（3-OCH$_3$）。

valtrate（**17**）[1]

分子式：$C_{22}H_{30}O_8$；分子量：422；熔点：63～64℃；分离部位：蜘蛛香的根、根茎。

acevaltrate（**18**）[1]

分子式：$C_{24}H_{32}O_{10}$；分子量：480；熔点：80～81℃；分离部位：蜘蛛香的根、根茎。

白色针状结晶；UV λ_{max}/nm：202，256；IR（KBr）v_{max}/cm^{-1}：2962，1759，1725，1374，1320，1250，1227，1030，970；MS m/z：480（M$^+$），421，361，321，258，247，236，176，148，83。

^{1}H NMR（CDCl$_3$）δ/ppm：0.98（6H，d，J = 6.5Hz，H-19，H-20），1.51（6H，s，H-25，H-26），1.98（3H，s，H-29），2.06（3H，s，H-14），2.18（3H，m，H-17，H-18），2.87，3.03（1H，d，[AB]，J = 4.8Hz，H-10），2.89（2H，s，H-23），3.41（1H，dd，J = 10Hz，2.5Hz，H-9），4.65，4.75（2H，d，[AB]，J = 12.3Hz，H-11），5.38（1H，d，J = 2.63Hz，H-6），5.86（1H，t，J = 2.70Hz，H-7），5.97（1H，d，J = 10.1Hz，H-1），6.71（1H，s，H-3）；

^{13}C NMR（CDCl$_3$）δ/ppm：20.9（C-14），22.2（C-29），22.3（C-19，C-20），25.5（C-18），26.6（C-25），26.7（C-26），42.9（C-9，C-17），44.0（C-23），47.9（C-10），60.7（C-11），64.0（C-8），79.2（C-24），83.3（C-7），92.5（C-1），108.2（C-4），118.3（C-6），141.2（C-5），148.6（C-3），169.5（C-28），170.3（C-16，C-22），170.8（C-13）。

chlorovaltrate L（**19**）[1]

分子式：$C_{25}H_{37}ClO_9$；分子量：516；分离部位：蜘蛛香的根、根茎。

无色油状物质，$[\alpha]_D^{20}$ + 143.6（c 0.45，MeOH）；UV（MeOH）λ_{max}/nm（lgε）：200（4.12），254（3.82）；IR（KBr）v_{max}/cm^{-1}：3446，2963，1735，1640，1614，1430，1370，1195，1101；ESI MS m/z：539[M + Na]$^+$和551[M + Cl]$^-$；HR ESI MS m/z：539.2030[M + Na]$^+$（计算值 539.2024，$C_{25}H_{37}ClO_9Na$）。

^{1}H NMR（600MHz，Me$_2$CO-d$_6$）δ/ppm：6.21（d，J = 9.6Hz），6.85（s），5.81（dd，J = 3.0Hz，2.4Hz），5.49（d，J = 3.0Hz），3.00（dd，J = 9.6Hz，2.4Hz），4.08（d，J = 11.4Hz），3.86（d，J = 11.4Hz），4.81（d，J = 12.6Hz），4.70（d，J = 12.6Hz），2.38（m），2.13（m），1.00（d，J = 6.6Hz），0.99（d，J = 6.6Hz），2.19（m），2.08（m），0.96（d，J = 6.6Hz），0.95（d，J = 6.6Hz），2.45（s），1.24（s），1.24（s）。

^{13}C NMR（150MHz，Me$_2$CO-d$_6$）δ/ppm：93.5（C-1），148.9（C-3），110.2（C-4），140.5（C-5），118.6（C-6），83.6（C-7），81.5（C-8），50.5（C-9），49.4（C-10），61.3（C-11），171.1，43.6，26.4，22.8（d），22.7（d），172.1，44.0，26.4，22.6（d），22.5（d），172.3，48.3，69.5，29.9，29.9。

chlorovaltrate M（**20**）[1]

分子式：$C_{24}H_{33}ClO_{10}$；分子量：516；分离部位：蜘蛛香的根、根茎。

无色油状物质，$[\alpha]_D^{20}$ + 227.3（c 0.59，MeOH）；UV（MeOH）λ_{max}/nm（lgε）：200（4.10），255（3.82）；IR（KBr）v_{max}/cm^{-1}：3461，2963，1736，1641，1612，1429，1370，1245，1148，1022；ESI MS m/z：539[M + Na]$^+$和551[M + Cl]$^-$；HR ESI MS m/z：539.1676[M + Na]$^+$（计算值 539.1660，$C_{24}H_{33}ClO_{10}Na$）。

^{1}H NMR（600MHz，CDCl$_3$）δ/ppm：6.24（d，J = 10.8Hz），6.67（s），5.76（dd，J = 2.4Hz，2.4Hz），5.42（d，J = 2.4Hz），2.91（dd，J = 10.8Hz，2.4Hz），3.98（d，J = 11.4Hz），3.78（d，J = 11.4Hz），4.70（d，J = 12.0Hz），4.62（d，J = 12.0Hz），2.29（m），2.15（m），

1.00（d，$J = 6.6$Hz），1.00（d，$J = 6.6$Hz），3.01（d，$J = 14.4$Hz），2.81（d，$J = 14.4$Hz），1.50（s），1.53（s）。

^{13}C NMR（150MHz，Me$_2$CO-d$_6$）δ/ppm：92.3（C-1），148.1（C-3），108.6（C-4），139.5（C-5），117.1（C-6），83.3（C-7），80.2（C-8），49.3（C-9），48.4（C-10），60.8（C-11），170.5，43.2，25.7，22.3（d），22.2（d），168.9，44.2，79.3，26.6，26.5，170.4，22.2，170.8，20.9。

chlorovaltrate N（**21**）[1]

分子式：C$_{23}$H$_{33}$ClO$_8$；分子量：472；分离部位：蜘蛛香的根、根茎。

无色油状物质，$[\alpha]_D^{20}$ + 142.0（c 0.15，MeOH）；UV（MeOH）λ_{max}/nm（lgε）：201（4.12），254（3.83）；IR（KBr）v_{max}/cm^{-1}：3467，2962，1738，1639，1612，1428，1366，1230，1101；ESI MS m/z：495[M + Na]$^+$和507[M + Cl]$^-$；HR ESI MS m/z：495.1769[M + Na]$^+$（计算值495.1762，C$_{23}$H$_{33}$ClO$_8$Na）。

^{1}H NMR（600MHz，Me$_2$CO-d$_6$）δ/ppm：6.21（d，$J = 9.6$Hz），6.83（s），5.79（dd，$J = 2.4$Hz，2.4Hz），5.49（d，$J = 2.4$Hz），3.01（dd，$J = 9.6$Hz，2.4Hz），4.09（d，$J = 11.4$Hz），3.87（d，$J = 11.4$Hz），4.75（d，$J = 12.0$Hz），4.66（d，$J = 12.0$Hz），2.37（m），2.13（m），1.00（d，$J = 6.6$Hz），1.00（d，$J = 6.6$Hz），2.30（m），1.87（m），1.39（m），1.22（m），0.88（t，$J = 7.2$Hz），1.95（s），2.04（s）。

^{13}C NMR（150MHz，Me$_2$CO-d$_6$）δ/ppm：93.5（C-1），148.8（C-3），110.3（C-4），140.5（C-5），117.1（C-6），83.6（C-7），80.2（C-8），50.5（C-9），49.4（C-10），61.4（C-11），171.1，44.0，26.4，22.6（d），22.5（d），172.3，43.6，32.8，30.5，11.6，19.6，171.0，20.9。

chlorovaltrate O（**22**）[1]

分子式：C$_{20}$H$_{29}$ClO$_7$；分子量：416；分离部位：蜘蛛香的根、根茎。

无色油状物质，$[\alpha]_D^{20}$ + 226.0（c 0.18，MeOH）；UV（MeOH）λ_{max}/nm（lgε）：201（4.13），254（3.84）；IR（KBr）v_{max}/cm^{-1}：3455，2961，1737，1642，1610，1432，1369，1291，1110；ESI MS m/z：439[M + Na]$^+$和451[M + Cl]$^-$；HR ESI MS m/z：439.1514[M + Na]$^+$（计算值439.1500，C$_{20}$H$_{29}$ClO$_7$Na）。

^{1}H NMR（600MHz，Me$_2$CO-d$_6$）δ/ppm：6.17（d，$J = 10.8$Hz），6.65（s），5.80（dd，$J = 3.0$Hz，2.4Hz），5.48（d，$J = 3.0$Hz），2.96（dd，$J = 10.8$Hz，2.4Hz），4.07（d，$J = 11.4$Hz），3.86（d，$J = 11.4$Hz），4.22（s），4.21（s），2.37（m），2.13（m），1.00（d，$J = 6.6$Hz），1.00（d，$J = 6.6$Hz），2.13（m），2.19（m），2.08（m），0.96（d，$J = 6.6$Hz），0.94（d，$J = 6.6$Hz），0.93（d，$J = 6.6$Hz），1.98（s）。

^{13}C NMR（150MHz，Me$_2$CO-d$_6$）δ/ppm：93.5（C-1），145.8（C-3），115.1（C-4），141.1（C-5），117.9（C-6），83.9（C-7），81.4（C-8），50.7（C-9），49.5（C-10），59.5（C-11），171.1，44.0，26.4，22.7（d），22.6（d），172.1，43.6，26.4，22.6（d），22.5（d）。

chlorovaltrate（**23**）[1]

分子式：C$_{22}$H$_{31}$ClO$_8$；分子量：458；分离部位：蜘蛛香的根、根茎。

^{1}H NMR（400MHz，CDCl$_3$）δ/ppm：6.23（1H，d，$J = 9.9$Hz，H-1），6.67（1H，s，H-3），5.76（1H，t，H-6），5.43（1H，d，$J = 2.8$Hz，H-7），2.94（1H，dd，$J = 2.5$Hz，10.0Hz，H-9），3.98（1H，d，$J = 11.2$Hz，H-10），3.78（1H，d，$J = 11.2$Hz，H-10），4.62

（1H，d，J = 12.4Hz，H-11），4.69（1H，d，J = 12.4Hz，H-11），2.17（2H，m，H-2′），2.67（1H，m，H-3′），0.99（6H，d，J = 6.6Hz，H-4′），2.29（2H，m，H-2″），2.08（1H，m，H-3″），0.94（6H，d，J = 6.8Hz，H-4″），2.02（3H，s，H-2‴）。

^{13}C NMR（100MHz，CDCl$_3$）δ/ppm：92.4（C-1），148.0（C-3），108.6（C-4），139.3（C-5），117.4（C-6），83.1（C-7），80.3（C-8），49.3（C-9），48.4（C-10），61.0（C-11），172.1（C-1′），43.5（C-2′），25.7（C-3′），22.4（C-4′），170.7（C-1″），43.2（C-2″），25.8（C-3″），22.3（C-4″），171.2（C-1‴），20.9（C-2‴）。

rupesin B（**24**）[1]

分子式：C$_{22}$H$_{31}$ClO$_8$；分子量：458；分离部位：蜘蛛香的根、根茎。

^{1}H NMR（600MHz，CD$_3$OD）δ/ppm：6.02（1H，d，J = 10.1Hz，H-1），6.67（1H，s，H-3），5.66（1H，t，J = 2.8Hz，H-6），5.34（1H，d，J = 2.8Hz，H-7），2.84（1H，dd，J = 10.1Hz，2.7Hz，H-9），3.90（1H，d，J = 11.4Hz，H-10a），3.67（1H，d，J = 11.4Hz，H-10b），4.67（1H，d，J = 12.3Hz，H-11a），4.56（1H，d，J = 12.3Hz，H-11b），2.23（2H，m，H-2′），2.11（1H，m，H-3′），0.92（3H，d，J = 6.5Hz，H-4′），0.90（3H，d，J = 6.5Hz，H-5′），1.91（3H，s，H-2″），2.07（2H，m，H-2‴），2.00（1H，m，H-3‴），0.87（3H，d，J = 6.5Hz，H-4‴），0.85（3H，d，J = 6.5Hz，H-5‴）。

^{13}C NMR（150MHz，CD$_3$OD）δ/ppm：92.6（C-1），147.9（C-3），109.1（C-4），139.7（C-5），116.9（C-6），82.8（C-7），80.2（C-8），49.4（C-9），47.7（C-10），60.6（C-11），171.3（C-1′），42.9（C-2′），25.6（C-3′），21.4（C-4′），21.3（C-5′），172.3（C-1″），19.4（C-2″），170.（C-1‴），42.5（C-2‴），25.4（C-3‴），21.2（C-4‴，C-5‴）。

valeriandoid A（**25**）[1]

分子式：C$_{17}$H$_{23}$ClO$_7$；分子量：374；分离部位：蜘蛛香的根、根茎。

^{1}H NMR δ/ppm：6.14（d，J = 10.0Hz），6.61（s），5.68（brs），4.47（brs），2.86（dd，J = 10.0Hz，2.1Hz），4.04（d，J = 11.0Hz），3.74（d，J = 11.0Hz），4.67（d，J = 12.3Hz），4.62（d，J = 12.3Hz），2.01（s），2.23（m），2.10（m），0.95（d，J = 6.6Hz），0.95（d，J = 6.6Hz）。

^{13}C NMR δ/ppm：92.4（C-1），147.4（C-3），108.5（C-4），137.5（C-5），119.8（C-6），82.1（C-7），80.5（C-8），48.5（C-9），48.8（C-10），60.9（C-11），170.7，20.8，171.1，43.0，25.5，22.0，22.0。

jatairidoid A（**26**）[1]

分子式：C$_{19}$H$_{28}$O$_8$；分子量：384；分离部位：蜘蛛香的根、根茎。

jatairidoid B（**27**）[1]

分子式：C$_{19}$H$_{28}$O$_8$；分子量：384；分离部位：蜘蛛香的根、根茎。

jatadoid A（**28**）[1]

分子式：C$_{23}$H$_{34}$O$_9$；分子量：454；分离部位：蜘蛛香的根、根茎。

valeriandoid D（**29**）[1]

分子式：C$_{31}$H$_{48}$O$_{11}$；分子量：596；分离部位：蜘蛛香的根、根茎。

^{1}H NMR（600MHz，CD$_3$COCD$_3$）δ/ppm：6.19（1H，d，J = 7.7Hz，H-1），5.11（1H，s，H-3），6.78（1H，d，J = 5.8Hz，H-6），6.10（1H，d，J = 5.8Hz，H-7），2.95（1H，d，

$J = 7.7$Hz，H-9），4.25（1H，d，$J = 11.5$Hz，H-10a），4.19（1H，d，$J = 11.5$Hz，H-10b），4.70（1H，d，$J = 12.6$Hz，H-11a），4.38（1H，d，$J = 12.6$Hz，H-11b），2.29（2H，m，H-2'），2.17（1H，m，H-3'），0.96（3H，d，$J = 6.6$Hz，H-4'），0.95（3H，d，$J = 6.6$Hz，H-5'），4.74（1H，d，$J = 4.6$Hz，H-2″），2.27（1H，m，H-3″），0.95（6H，d，$J = 6.6$Hz，H-4″，H-5″），2.29（2H，m，H-7″），2.22（1H，m，H-8″），1.00（3H，d，$J = 7.2$Hz，H-9″），0.97（3H，d，$J = 7.2$Hz，H-10″），2.33（2H，m，H-2‴），2.21（1H，m，H-3‴），0.99（6H，d，$J = 6.6$Hz，H-4‴，H-5‴），3.48（3H，s，3-OCH$_3$）。

^{13}C NMR（150MHz，CD$_3$COCD$_3$）δ/ppm：92.4（C-1），97.7（C-3），130.5（C-4），143.8（C-5），136.8（C-6），146.9（C-7），80.8（C-8），46.9（C-9），64.9（C-10），60.3（C-11），170.6（C-1'），42.9（C-2'），25.5（C-3'），21.7（C-4'，C-5'），169.9（C-1″），87.1（C-2″），30.0（C-3″），19.9（C-4″），19.8（C-5″），173.0（C-6″），42.7（C-7″），25.5（C-8″），21.7（C-9″），21.6（C-10″），172.4（C-1‴），42.7（C-2‴），25.4（C-3‴），21.6（C-4‴，C-5‴），55.1（3-OCH$_3$）。

valeriandoid E（**30**）[1]

分子式：C$_{28}$H$_{42}$O$_{11}$；分子量：554；分离部位：蜘蛛香的根、根茎。

isovaltrate（**31**）[12]

分子式：C$_{24}$H$_{32}$O$_{10}$；分子量：480；熔点：80～81℃；分离部位：蜘蛛香的根、根茎。

^{1}H NMR（600MHz，CD$_3$OD）δ/ppm：5.93（1H，d，$J = 10.2$Hz，H-1），6.77（1H，s，H-3），5.83（1H，t，$J = 2.8$Hz，H-6），5.73（1H，d，$J = 2.8$Hz，H-7），3.05（1H，dd，$J = 10.2$Hz，2.5Hz，H-9），2.87（1H，d，$J = 12.0$Hz，H-10a），3.01（1H，d，$J = 12.0$Hz，H-10b），4.89（1H，d，$J = 12.0$Hz，H-11a），4.85（1H，d，$J = 12.0$Hz，H-11b），2.24（2H，m，H-2'），2.14（1H，m，H-3'），0.96（6H，d，$J = 6.5$Hz，H-4'，H-5'），2.02（3H，s，H-2″），2.24（2H，m，H-2‴），2.03（1H，m，H-3‴），0.95（6H，d，$J = 6.5$Hz，H-4‴，H-5‴）。

^{13}C NMR（150MHz，CD$_3$OD）δ/ppm：93.0（C-1），149.0（C-3），109.7（C-4），138.4（C-5），120.5（C-6），76.1（C-7），63.9（C-8），43.8（C-9），47.8（C-10），61.8（C-11），171.9（C-1'），44.0（C-2'），25.2（C-3'），22.7（C-4'），22.6（C-5'），174.2（C-1″），20.8（C-2″），172.7（C-1‴），43.8（C-2‴），26.9（C-3‴），22.5（C-4‴），22.4（C-5‴）。

deacetylisovaltrate（**32**）[12]

分子式：C$_{22}$H$_{30}$O$_8$；分子量：422；分离部位：蜘蛛香的根、根茎。

^{1}H NMR（600MHz，CD$_3$OD）δ/ppm：5.88（1H，d，$J = 10.0$Hz，H-1），6.79（1H，s，H-3），5.86（1H，t，$J = 2.8$Hz，H-6），4.58（1H，d，$J = 2.8$Hz，H-7），3.41（1H，dd，$J = 10.4$Hz，2.4Hz，H-9），3.02（1H，d，$J = 4.7$Hz，H-10a），2.93（1H，d，$J = 4.7$Hz，H-10b），4.76（1H，d，$J = 12.5$Hz，H-11a），4.69（1H，d，$J = 12.5$Hz，H-11b），2.24（2H，d，$J = 6.4$Hz，H-2'），2.19（1H，m，H-3'），0.99（3H，d，$J = 6.4$Hz，H-4'），0.97（3H，d，$J = 6.4$Hz，H-5'），2.14（2H，d，$J = 7.2$Hz，H-2″），2.02（1H，m，H-3″），0.96（3H，d，$J = 6.4$Hz，H-4″），0.95（3H，d，$J = 6.4$Hz，H-5″）。

^{13}C NMR（150MHz，CD$_3$OD）δ/ppm：93.9（C-1），149.9（C-3），109.9（C-4），142.6（C-5），119.5（C-6），84.5（C-7），65.4（C-8），44.2（C-9），48.6（C-10），61.8（C-11），

171.9（C-1'），44.1（C-2'），26.9（C-3'），22.6（C-4'，C-5'），174.2（C-1″），43.7（C-2″），26.8（C-3″），22.5（C-4″，C-5″）。

10-isovaleroxy-valtrathydrin（**33**）[12]

分子式：$C_{27}H_{40}O_{10}$；分子量：524；分离部位：蜘蛛香的根、根茎。

^{1}H NMR（500MHz，CD$_3$OD）δ/ppm：6.12（1H，d，$J=10.1$Hz，H-1），6.77（1H，s，H-3），5.75（1H，d，$J=2.7$Hz，H-6），5.48（1H，d，$J=2.7$Hz，H-7），2.93（1H，d，$J=10.1$Hz，H-9），4.26（1H，d，$J=11.0$Hz，H-10a），4.29（1H，d，$J=11.0$Hz，H-10b），4.64（1H，d，$J=12.3$Hz，H-11a），4.67（1H，d，$J=12.3$Hz，H-11b），2.21（2H，m，H-2'），2.06（1H，m，H-3'），0.90（18H，d，$J=6.6$Hz，H-4'，H-5'，H-4″，H-5″，H-4‴，H-5‴），2.20（4H，m，H-2″，H-2‴），2.05（1H，m，H-3″），2.04（1H，m，H-3‴），2.03（3H，s，H-2⁗）。

^{13}C NMR（125MHz，CD$_3$OD）δ/ppm：94.0（C-1），149.4（C-3），110.4（C-4），140.8（C-5），118.5（C-6），84.6（C-7），80.7（C-8），48.9（C-9），66.7（C-10），61.9（C-11），174.4（C-1'），44.3（C-2'），26.9（C-3'），22.7（C-4'，C-5'，C-4″，C-5″），173.6（C-1″），44.0（C-2″），26.8（C-3″），172.6（C-1‴），43.9（C-2‴），26.7（C-3‴），22.6（C-4‴，C-5‴），172.1（C-1⁗），20.8（C-2⁗）。

isovaltrate acetoxyhydrin（**34**）[12]

分子式：$C_{24}H_{34}O_{10}$；分子量：482；分离部位：蜘蛛香的根、根茎。

^{1}H NMR（600MHz，CD$_3$OD）δ/ppm：6.03（1H，d，$J=10.1$Hz，H-1），6.68（1H，s，H-3），5.66（1H，dd，$J=3.0$Hz，2.7Hz，H-6），5.38（1H，d，$J=3.0$Hz，H-7），2.84（1H，dd，$J=10.1$Hz，2.7Hz，H-9），4.25（1H，d，$J=11.4$Hz，H-10a），4.19（1H，d，$J=11.4$Hz，H-10b），4.68（1H，d，$J=12.3$Hz，H-11a），4.57（1H，d，$J=12.3$Hz，H-11b），2.26（2H，m，H-2'），2.11（1H，m，H-3'），0.90（3H，d，$J=6.2$Hz，H-4'），0.89（3H，d，$J=6.2$Hz，H-5'），2.02（3H，s，H-2″），2.06（3H，s，H-2‴），1.98（2H，m，H-2⁗），2.05（1H，m，H-3⁗），0.86（3H，d，$J=6.4$Hz，H-4⁗），0.85（3H，d，$J=6.4$Hz，H-5⁗）。

^{13}C NMR（150MHz，CD$_3$OD）δ/ppm：92.6（C-1），148.1（C-3），109.0（C-4），139.4（C-5），117.1（C-6），83.2（C-7），79.3（C-8），48.2（C-9），65.3（C-10），60.6（C-11），171.3（C-1'），42.6（C-2'），25.4（C-3'），21.4（C-4'，C-5'），170.8（C-1″），21.3（C-2″），172.4（C-1‴），19.4（C-2‴），173.0（C-1⁗），42.6（C-2⁗），25.4（C-3⁗），21.3（C-4⁗，C-5⁗）。

patriscadoid Ⅱ（**35**）[12]

分子式：$C_{21}H_{32}O_8$；分子量：412；分离部位：蜘蛛香的根、根茎。

^{1}H NMR（600MHz，CD$_3$OD）δ/ppm：6.23（1H，d，$J=7.5$Hz，H-1），5.22（1H，s，H-3），6.74（1H，d，$J=5.7$Hz，H-6），6.24（1H，d，$J=5.7$Hz，H-7），2.94（1H，d，$J=7.5$Hz，H-9），4.02（1H，d，$J=11.1$Hz，H-10a），4.00（1H，d，$J=11.1$Hz，H-10b），4.71（1H，d，$J=12.6$Hz，H-11a），4.58（1H，d，$J=12.5$Hz，H-11b），2.27（2H，d，$J=7.5$Hz，H-2'），2.19（1H，m，H-3'），0.99（3H，d，$J=6.6$Hz，H-4'），0.98（3H，d，$J=6.6$Hz，H-5'），2.26（2H，d，$J=7.5$Hz，H-2″），2.09（1H，m，H-3″），0.94（3H，d，$J=6.5$Hz，H-4″），0.93（3H，d，$J=6.5$Hz，H-5″），3.41（3H，s，3-OCH$_3$）。

^{13}C NMR（150MHz，CD$_3$OD）δ/ppm：92.4（C-1），100.3（C-3），126.1（C-4），143.9

（C-5），130.9（C-6），145.0（C-7），81.8（C-8），46.3（C-9），68.2（C-10），61.3（C-11），173.4（C-1'），44.4（C-2'），26.8（C-3'），22.7（C-4'，C-5'），174.2（C-1″），44.1（C-2″），26.8（C-3″），22.6（C-4″），22.7（C-5″），55.9（3-OCH$_3$）。

patriscadoid Ⅰ（**36**）[12]

分子式：C$_{22}$H$_{34}$O$_8$；分子量：426；分离部位：蜘蛛香的根、根茎。

^{1}H NMR（600MHz，CD$_3$OD）δ/ppm：6.24（1H，d，J=7.9Hz，H-1），5.28（1H，s，H-3），6.74（1H，d，J=5.8Hz，H-6），6.13（1H，d，J=5.8Hz，H-7），2.81（1H，d，J=7.9Hz，H-9），3.94（1H，d，J=11.3Hz，H-10a），3.45（1H，d，J=11.3Hz，H-10b），4.81（1H，d，J=12.5Hz，H-11a），4.69（1H，d，J=12.5Hz，H-11b），2.34（2H，dd，J=7.2Hz，5.0Hz，H-2'），2.06（1H，m，H-3'），1.04（3H，d，J=6.5Hz，H-4'），1.03（3H，d，J=6.5Hz，H-5'），2.14（2H，dd，J=7.2Hz，5.0Hz，H-2″），2.02（1H，m，H-3″），0.98（6H，d，J=6.5Hz，H-4″，H-5″），3.33（3H，s，3-OCH$_3$），3.08（3H，s，8-OCH$_3$）。

^{13}C NMR（150MHz，CD$_3$OD）δ/ppm：90.5（C-1），98.9（C-3），122.1（C-4），143.2（C-5），128.9（C-6），143.4（C-7），82.4（C-8），47.8（C-9），64.7（C-10），59.6（C-11），172.4（C-1'），42.8（C-2'），25.4（C-3'），21.4（C-4'，C-5'），171.1（C-1″），42.5（C-2″），25.2（C-3″），21.3（C-4″，C-5″），54.5（3-OCH$_3$），52.4（8-OCH$_3$）。

valjatrate E（**37**）[12]

分子式：C$_{17}$H$_{22}$O$_7$；分子量：338；分离部位：蜘蛛香的根、根茎。

^{1}H NMR（500MHz，CD$_3$COCD$_3$）δ/ppm：5.31（1H，d，J=3.2Hz，H-1），4.91（1H，s，H-3a），3.93（1H，s，H-3b），6.86（1H，d，J=5.6Hz，H-6），6.97（1H，d，J=5.6Hz，H-7），3.97（1H，d，J=3.2Hz，H-9），4.29（1H，d，J=10.0Hz，H-10a），4.18（1H，d，J=10.0Hz，H-10b），8.25（1H，s，H-11），2.15（2H，m，H-2'），2.22（1H，m，H-3'），0.96（6H，d，J=6.4Hz，H-4'，H-5'），2.02（3H，s，H-2″）。

^{13}C NMR（125MHz，CD$_3$COCD$_3$）δ/ppm：104.0（C-1），58.6（C-3），129.2（C-4），165.2（C-5），135.9（C-6），146.1（C-7），97.1（C-8），59.7（C-9），71.8（C-10），191.9（C-11），174.0（C-1'），44.4（C-2'），26.9（C-3'），22.7（C-4'），20.7（C-5'），172.5（C-1″），20.6（C-2″）。

chlorovaltrate P（**38**）[3]

分子式：C$_{19}$H$_{27}$ClO$_7$；分子量：402；分离部位：蜘蛛香的根、根茎。

^{1}H NMR δ/ppm：4.93（brs），5.14（s），2.97（m），1.84（ddd，J=13.7Hz，7.3Hz，2.9Hz），1.94（m），3.81（s），2.27（brd，J=5.0Hz），3.79（d，J=11.0Hz），4.13（d，J=11.0Hz），4.81（brs），4.91（brs），3.34（s）。

^{13}C NMR δ/ppm：98.0（C-1，CH），92.1（C-3，CH），148.7（C-4，C），38.9（C-5，CH），42.6（C-6，CH$_2$），75.1（C-7，CH），82.9（C-8，C），41.7（C-9，CH），47.7（C-10，CH$_2$），107.7（C-11，CH$_2$），55.5（CH$_3$）。

jatamanvaltrate U1（**39**）[3]

分子式：C$_{21}$H$_{32}$O$_8$；分子量：412；分离部位：蜘蛛香的根、根茎。

^{1}H NMR δ/ppm：5.82（d，J=8.4Hz），5.24（s），5.25（brs），6.00（brs），3.23（d，J=8.4Hz），4.17（d，J=11.4Hz），4.12（d，J=11.4Hz），5.19（d，J=12.6Hz），4.61

（d，$J = 12.6\text{Hz}$），2.29（m），2.15（m），0.98（d，$J = 6.6\text{Hz}$），0.98（d，$J = 6.6\text{Hz}$），2.03（s），3.92（m），3.60（m），1.17（t，$J = 7.2\text{Hz}$），3.60（m），1.18（t，$J = 7.2\text{Hz}$）。

$^{13}\text{C NMR}$ δ/ppm：89.8（C-1），98.2（C-3），141.7（C-4），83.7（C-5），128.7（C-6），146.6（C-7），48.2（C-8），61.5（C-9），61.2（C-10），172.1（C-11），44.3，26.7，23.1，23.1，65.0，16.0，171.3，21.3，63.8，16.4。

jatamanvaltrate U2（**40**）[3]

分子式：$C_{18}H_{28}O_7$；分子量：356；分离部位：蜘蛛香的根、根茎。

$^{1}\text{H NMR}$ δ/ppm：4.50（d，$J = 7.8\text{Hz}$），5.27（s），4.91（brs），5.99（t，$J = 2.4\text{Hz}$），3.22（d，$J = 7.8\text{Hz}$），4.22（brs），4.74（s），3.93（m），3.58（m），1.11（t，$J = 7.2\text{Hz}$），2.01（s），3.89（m），3.58（m），1.21（t，$J = 7.2\text{Hz}$），3.50（m），3.49（m），1.19（t，$J = 7.2\text{Hz}$）。

$^{13}\text{C NMR}$ δ/ppm：98.0（C-1），98.2（C-3），142.1（C-4），79.3（C-5），126.6（C-6），150.5（C-7），49.8（C-8），61.6（C-9），61.5（C-10），65.2（C-11），16.0，65.2，16.0，171.3，21.3，63.8，16.5。

jatamanvaltrate U3（**41**）[3]

分子式：$C_{18}H_{28}O_7$；分子量：356；分离部位：蜘蛛香的根、根茎。

$^{1}\text{H NMR}$ δ/ppm：5.28（d，$J = 3.6\text{Hz}$），5.25（s），5.04（brs），5.85（d，$J = 1.8\text{Hz}$），3.58（d，$J = 4.2\text{Hz}$），4.21（s），4.90（d，$J = 12.0\text{Hz}$），4.57（d，$J = 12.0\text{Hz}$），3.72（m），3.56（m），1.10（t，$J = 7.2\text{Hz}$），2.03（s），3.72（m），3.56（m），1.10（t，$J = 7.2\text{Hz}$），3.43（m），1.16（t，$J = 7.2\text{Hz}$）。

$^{13}\text{C NMR}$ δ/ppm：99.0（C-1），95.1（C-3），141.4（C-4），80.6（C-5），125.4（C-6），150.5（C-7），47.9（C-8），60.7（C-9），60.6（C-10），64.0（C-11），16.1，63.5，15.9，171.1，21.1，63.1，15.8。

jatamanvaltrate U4（**42**）[3]

分子式：$C_{18}H_{28}O_7$；分子量：356；分离部位：蜘蛛香的根、根茎。

$^{1}\text{H NMR}$ δ/ppm：5.18（d，$J = 3.6\text{Hz}$），5.12（s），4.94（brs），5.85（d，$J = 1.8\text{Hz}$），3.53（d，$J = 4.2\text{Hz}$），4.21（s），4.83（d，$J = 12.0\text{Hz}$），4.72（d，$J = 12.0\text{Hz}$），3.72（m），3.56（m），1.10（t，$J = 7.2\text{Hz}$），2.03（s），3.72（m），3.58（m），1.10（t，$J = 7.2\text{Hz}$），3.92（m），3.57（m），1.16（t，$J = 7.2\text{Hz}$）。

$^{13}\text{C NMR}$ δ/ppm：95.0（C-1），94.5（C-3），141.1（C-4），79.9（C-5），125.6（C-6），150.5（C-7），48.5（C-8），60.7（C-9），60.6（C-10），63.7（C-11），15.8，65.5，15.7，63.2，15.8。

10-*O*-ethyl-jatamanvaltrate K（**43**）[3]

分子式：$C_{26}H_{38}O_{11}$；分子量：526；分离部位：蜘蛛香的根、根茎。

$^{1}\text{H NMR}$ δ/ppm：6.27（d，$J = 10.2\text{Hz}$），6.67（s），5.77（dd，$J = 2.4\text{Hz}$，3.0Hz），5.46（d，$J = 3.0\text{Hz}$），3.52（dd，$J = 10.2\text{Hz}$，2.4Hz），3.74（d，$J = 9.6\text{Hz}$），3.55（d，$J = 9.6\text{Hz}$），4.71（d，$J = 12.6\text{Hz}$），4.63（d，$J = 12.6\text{Hz}$），2.29（m），2.12（m），1.00（d，$J = 6.6\text{Hz}$），1.00（d，$J = 6.6\text{Hz}$），2.04（s），3.53（q，$J = 7.2\text{Hz}$），1.19（t，$J = 7.2\text{Hz}$）。

$^{13}\text{C NMR}$ δ/ppm：92.7（C-1），147.9（C-3），139.2（C-4），117.8（C-5），84.0（C-6），80.1（C-7），48.1（C-8），71.0（C-9），61.0（C-10），170.6（C-11），43.3，25.7，22.4，

22.3，170.4，44.1，79.3，26.5，26.6，168.9，22.3，170.9，20.9，67.1，15.0。

valtrate hydrine B8（**44**）[4]

分子式：$C_{29}H_{42}O_{12}$；分子量：582；分离部位：蜘蛛香的根、根茎。

^1H NMR（400MHz，CDCl₃）δ/ppm：0.88（6H，m，—CH₂CHMe₂），1.50（3H，s，—Me），1.96（3H，s，—Me），2.05（3H，s，—Me），2.06（2H，m，H-23，H-28），2.13（2H，m，H-22a，H-22b），2.19（2H，m，H-27a，H-27b），2.91（1H，m，H-9），2.76（1H，d，$J=14.2Hz$，H-13a），2.96（1H，d，$J=14.3Hz$，H-13b），4.36（2H，s，H-10a，H-10b），4.64（1H，d，$J=12.4Hz$，H-11a），4.72（1H，m，H-11b），5.48（1H，d，$J=2.7Hz$，H-7），5.73（1H，m，H-6），6.24（1H，d，$J=10.0Hz$，H-1），6.69（1H，s，H-3）。

^{13}C NMR（100MHz，CDCl₃）δ/ppm：92.5（C-1），148.2（C-3），108.6（C-4），139.3（C-5），117.3（C-6），83.3（C-7），80.2（C-8），48.4（C-9），65.4（C-10），60.8（C-11），169.0（C-12），44.0（C-13），80.2（C-14），25.6（C-15），26.5（C-16），170.4（C-17），22.3（C-18），170.8（C-19），22.2（C-20），170.9（C-21），44.0（C-22），26.5（C-23），22.3（C-24），22.3（C-25），173.2（C-26），44.0（C-27），26.5（C-28），22.3（C-29），22.3（C-30）。

valerjatadoid C（**45**）[13]

分子式：$C_{21}H_{32}O_8$；分子量：412；分离部位：蜘蛛香的根、根茎。

无色油状物，$[\alpha]_D^{25}-28.2$（$c\,0.10$，甲醇），IR (CHCl₃)v_{max}/cm⁻¹：3474，2965，2924，1735，1235，1065；HR ESI MS m/z：435.2049[M + Na]⁺（计算值 435.1995，$C_{21}H_{32}NaO_8$），847.4203[2M + Na]⁺（计算值 847.4092，$C_{42}H_{64}NaO_{16}$）。

1-homoacevaltrate（**46**）[6]

分子式：$C_{25}H_{33}O_{10}$；分子量：493；分离部位：蜘蛛香的根、根茎。

1-homoisoacevaltrate（**47**）[6]

分子式：$C_{25}H_{33}O_{10}$；分子量：493；分离部位：蜘蛛香的根、根茎。

10-acetoxy-1-homovaltrate hydrin（**48**）[6]

分子式：$C_{25}H_{35}O_{10}$；分子量：495；分离部位：蜘蛛香的根、根茎。

10-acetoxy-1-acevaltrate hydrin（**49**）[6]

分子式：$C_{26}H_{35}O_{12}$；分子量：539；分离部位：蜘蛛香的根、根茎。

jatamanvaltrate N（**50**）[14]

分子式：$C_{19}H_{28}O_8$；分子量：384；分离部位：蜘蛛香的根、根茎。

jatamanvaltrate O（**51**）[14]

分子式：$C_{28}H_{42}O_{11}$；分子量：554；分离部位：蜘蛛香的根、根茎。

1-β-aceacevaltrate（**52**）[60]

分子式：$C_{26}H_{34}O_{12}$；分子量：538；分离部位：蜘蛛香全株。

1-α-aceisovaltrate（**53**）[60]

分子式：$C_{26}H_{34}O_{12}$；分子量：538；分离部位：蜘蛛香的根。

sorbifolivaltrate A（**54**）[60, 64]

分子式：$C_{25}H_{34}O_8$；分子量：462；分离部位：蜘蛛香地上部分。

sorbifolivaltrate B（**55**）[60, 64]

分子式：$C_{23}H_{30}O_8$；分子量：434；分离部位：蜘蛛香地上部分。

seneciovaltrate（**56**）[60, 64]

分子式：$C_{22}H_{28}O_8$；分子量：420；分离部位：蜘蛛香地上部分。

valeriandoid B（**57**）[15]

分子式：$C_{24}H_{33}ClO_{10}$；分子量：516；分离部位：蜘蛛香的根、根茎。

^{1}H NMR δ/ppm：6.22（d，$J = 10.0$Hz），6.67（s），5.75（dd，$J = 2.6$Hz，2.2Hz），5.42（d，$J = 2.6$Hz），2.91（dd，$J = 10.0$Hz，2.2Hz），3.96（d，$J = 11.2$Hz），3.77（d，$J = 11.2$Hz），4.70（d，$J = 12.5$Hz），4.61（d，$J = 12.5$Hz），2.23（m），2.10（m），0.99（d，$J = 6.7$Hz），0.99（d，$J = 6.7$Hz），2.80（d，$J = 14.2$Hz），3.01（d，$J = 14.2$Hz），1.49（s），1.52（s），1.94（s），2.02（s）。

^{13}C NMR δ/ppm：92.2（C-1），148.1（C-3），108.4（C-4），139.4（C-5），117.0（C-6），83.1（C-7），80.2（C-8），49.1（C-9），48.3（C-10），60.7（C-11），170.5，43.0，25.6，22.3，22.3，168.9，44.0，79.2，26.4，26.5，170.5，22.1，170.9，20.8。

valepotriate（**58**）[16]

分子式：$C_{22}H_{30}O_8$；分子量：422；分离部位：蜘蛛香干燥根茎和根。

黄色油状物；UV（MeOH）λ_{max}/nm：202，256；IR（KBr）ν_{max}/cm^{-1}：2959，2927，1735，1639，1609，1289，1226，1144，1089；MS m/z：422（M^+），321，261，219，191。

^{1}H NMR（CDCl$_3$）δ/ppm：0.98（3H，s，H-19），1.00（3H，s，H-20），1.10（3H，s，H-25），1.15（3H，s，H-26），2.08（3H，s，H-14），2.10～2.25（6H，m，H-17，H-18，H-23，H-24），2.90，3.02（2H，d，[AB]，$J = 4.9$Hz，H-10），3.44（1H，dd，$J = 10.1$Hz，2.6Hz，H-9），4.66，4.75（2H，d，[AB]，$J = 12.2$Hz，H-11），5.36（1H，d，$J = 2.9$Hz，H-6），5.85（1H，t，$J = 2.8$Hz，H-7），5.98（1H，d，$J = 10.1$Hz，H-1），6.70（1H，s，H-3）。

^{13}C NMR（CDCl$_3$）δ/ppm：20.9（C-14），22.2（C-25，C-26），22.3（C-19，C-20），25.5（C-24），25.8（C-18），43.0（C-9，C-23），43.3（C-17），47.9（C-10），60.8（C-11），64.1（C-8），83.0（C-7），92.5（C-1），108.4（C-4），118.6（C-6），140.9（C-5），148.4（C-3），170.2（C-16），170.9（C-22），172.4（C-13）。

valtrate hydrine B3（**59**）[8]

分子式：$C_{27}H_{40}O_{11}$；分子量：540；分离部位：蜘蛛香干燥根茎和根。

^{1}H NMR（300MHz，CDCl$_3$）δ/ppm：6.68（1H，s，H-3），6.22（1H，d，$J = 9.9$Hz，H-1），5.69（1H，m，H-6），5.53（1H，d，$J = 2.7$Hz，H-7），4.72（1H，d，$J = 12.6$Hz，H-11a），4.67（1H，d，$J = 12.6$Hz，H-11b），4.64（1H，d，$J = 11.4$Hz，H-10a），4.20（1H，d，$J = 11.4$Hz，H-10b），2.92（1H，dd，$J = 10.2$Hz，2.7Hz，H-9），2.50（2H，s，H-2′），2.32（2H，m，H-2″），2.31（2H，m，H-2‴），2.21（1H，m，H-3″），2.10（3H，s，H-2⁗），2.01（1H，m，H-3‴），1.33（3H，s，H-4′），1.30（3H，s，H-5′），1.01（3H，d，$J = 6.6$Hz，H-4″），0.99（3H，d，$J = 6.6$Hz，H-5″），0.96，（3H，d，$J = 6.6$Hz，H-4‴），0.95（3H，d，$J = 6.6$Hz，H-5‴）。

^{13}C NMR（150MHz）δ/ppm：172.4（C-1‴），171.5（C-1″），170.9（C-1⁗），170.8（C-1′），148.1（C-3），139.1（C-5），117.1（C-6），108（C-4），92.5（C-1），83.4（C-7），79.9（C-8），69.7（C-3′），65.3（C-10），60.9（C-11），48.2（C-9），47.0（C-2′），43.5（C-2‴），43.1（C-2″），29.6（C-5′），28.4（C-4′），25.7（C-3″），25.5（C-3‴），22.4（C-2⁗），22.3（C-4″），22.3（C-5″），22.2（C-4‴），20.9（C-5″）。

valerjatadoid A（**60**）[17]

分子式：$C_{24}H_{36}O_9$；分子量：468；分离部位：蜘蛛香干燥根茎和根。

^{1}H NMR δ/ppm：6.29（d，J = 10.0Hz，1H），6.68（s，1H），5.80（s，1H），5.47（d，J = 2.8Hz，1H），2.86（dd，J = 10.0Hz，2.6Hz，1H），3.57，3.77（2d，J = 9.1Hz，2H），4.66，4.72（d，J = 12.4Hz，2H），2.31～2.32（m，2H），2.09～2.13（m，1H），1.02（d，J = 1.3Hz，3H），1.03（d，J = 1.3Hz，3H），2.18～2.19（m，2H），2.09～2.13（m，1H），0.97（d，J = 2.3Hz，3H），0.98（d，J = 2.3Hz，3H），3.53，3.55（2d，J = 7.0Hz，2H），1.20（t，J = 7.0Hz，3H），2.06（s，3H）。

^{13}C NMR δ/ppm：92.7（C-1），147.7（C-3），108.7（C-4），139.0（C-5），118.1（C-6），83.7（C-7），80.2（C-8），48.1（C-9），71.1（C-10），61.1（C-11），170.7，43.3，25.7，22.3，22.3，170.9，43.7，25.8，22.4，22.5，67.1，15.0，171.9，20.9。

valerjatadoid B（**61**）[17]

分子式：$C_{32}H_{50}O_{12}$；分子量：626；分离部位：蜘蛛香干燥根茎和根。

^{1}H NMR δ/ppm：6.24（d，J = 4.6Hz，1H），6.47（s，1H），2.91（dd，J = 16.0Hz，7.8Hz，1H），2.12～2.14（m，2H），5.01（t，J = 4.5Hz，1H），2.42（dd，J = 9.5Hz，4.6Hz，1H），4.31，4.37（2d，J = 11.5Hz，2H），4.44，4.64（2d，J = 12.4Hz，2H），2.20～2.22（m，2H），2.13～2.14（m，1H），1.02（d，J = 6.8Hz，6H），2.09（s，3H），4.76（d，J = 4.7Hz，1H），1.28（s，1H），1.01（s，6H），2.25～2.26（m，2H），2.14～2.15（m，1H），1.00（d，J = 2.8Hz，6H），2.31～2.32（m，2H），2.14～2.15（m，1H），0.98（d，J = 6.6Hz，6H）。

^{13}C NMR δ/ppm：89.2（C-1），141.0（C-3），112.9（C-4），31.8（C-5），34.9（C-6），80.1（C-7），80.9（C-8），44.5（C-9），66.8（C-10），63.4（C-11），173.0，43.5，25.7，22.4，22.4，170.2，21.0，169.7，76.9，30.0，18.7，17.3，173.3，43.0，25.6，22.3，22.3，173.0，43.0，25.7，22.4，22.4。

valtral A（**62**）[18]

分子式：$C_{19}H_{24}O_9$；分子量：396；分离部位：蜘蛛香干燥根茎和根。

^{1}H NMR（600MHz，$CDCl_3$）δ/ppm：5.31（s），9.96（s），6.91（d，J = 6.0Hz），6.84（d，J = 6.0Hz），3.99（s），4.36（d，J = 10.2Hz），4.27（d，J = 10.2Hz），4.94（s），2.95（d，J = 14.4Hz），2.86（d，J = 14.4Hz），1.55（s），1.57（s），2.07（s）。

^{13}C NMR（150MHz，$CDCl_3$）δ/ppm：103.0（C-1），190.5（C-3），127.7（C-4），162.3（C-5），134.8（C-6），144.8（C-7），95.7（C-8），58.6（C-9），70.8（C-10），57.8（C-11），169.9，44.1，79.2，26.9，26.9，170.5，1.99，22.2，170.8，20.8。

valtral B（**63**）[18]

分子式：$C_{22}H_{30}O_9$；分子量：438；分离部位：蜘蛛香干燥根茎和根。

^{1}H NMR（600MHz，CDCl$_3$）δ/ppm：5.31（s），9.96（s），6.90（d，J=6.0Hz），6.82（d，J=6.0Hz），4.01（s），4.35（d，J=10.2Hz），4.32（d，J=10.2Hz），4.93（s），4.77（d，J=4.8Hz），2.25～2.27（m），1.01（d，J=6.6Hz），1.01（d，J=6.6Hz），2.20～2.25（m），2.10～2.13（m），0.98（d，J=6.6Hz），0.98（d，J=6.6Hz），2.08（s）。

^{13}C NMR（150MHz，CDCl$_3$）δ/ppm：103.0（C-1），190.4（C-3），127.9（C-4），162.4（C-5），135.0（C-6），144.2（C-7），96.3（C-8），58.5（C-9），70.6（C-10），57.7（C-11），169.6，76.8，30.0，18.7，17.3，172.9，42.9，25.7，22.3，22.3，170.8，20.8。

valtral C（**64**）[18]

分子式：C$_{17}$H$_{22}$O$_7$；分子量：338；分离部位：蜘蛛香干燥根茎和根。

^{1}H NMR（600MHz，CDCl$_3$）δ/ppm：5.31（s），9.97（s），6.90（d，J=6.0Hz），6.84（d，J=6.0Hz），4.01（s），4.35（d，J=10.2Hz），4.28（d，J=10.2Hz），4.93（s），2.08（s）。

^{13}C NMR（150MHz，CDCl$_3$）δ/ppm：103.1（C-1），190.5（C-3），127.7（C-4），162.7（C-5），134.6（C-6），145.1（C-7），95.4（C-8），58.5（C-9），70.8（C-10），57.7（C-11），172.8，43.1，25.7，22.3，22.3，170.8，20.8。

jatamanvaltrate Z1（**65**）[19]

分子式：C$_{26}$H$_{36}$O$_{12}$；分子量：540；分离部位：蜘蛛香干燥根茎和根。

^{1}H NMR（600MHz，Me$_2$CO-d$_6$）δ/ppm：6.21（d，J=10.2Hz），6.84（s），5.79（dd，J=2.4Hz，3.0Hz），5.56（d，J=2.4Hz），2.96（dd，J=10.2Hz，3.0Hz），4.40（d，J=11.4Hz），4.32（d，J=11.4Hz），4.77（d，J=12.0Hz），4.60（d，J=12.0Hz），2.34～2.36（m），2.13～2.15（m），0.98（d，J=6.6Hz），0.98（d，J=6.6Hz），2.95（d，J=14.4Hz），2.78（d，J=14.4Hz），1.49（s），1.47（s），1.91（s），2.01（s），2.01（s）。

^{13}C NMR（150MHz，Me$_2$CO-d$_6$）δ/ppm：94.1（C-1），149.4（C-3），110.7（C-4），140.8（C-5），118.9（C-6），84.8（C-7），81.0（C-8），49.8（C-9），66.9（C-10），61.8（C-11），171.6，44.1，23.1，23.0，170.2，80.2，171.1，22.8，171.4，21.4，171.5，21.3。

jatamanvaltrate Z2（**66**）[19]

分子式：C$_{26}$H$_{36}$O$_{12}$；分子量：540；分离部位：蜘蛛香干燥根茎和根。

无色油状物质；$[\alpha]_D^{20}$ +76.2（c 0.09，MeOH）；UV（MeOH）λ_{max}/nm（lgε）：223（4.11），255（4.04）；IR（KBr）ν_{max}/cm^{-1}：2973，2875，1738，1690，1532，1464，1366，1226，1069；ESI MS m/z：563[M + Na]$^+$和575[M + Cl]$^-$；HR ESI MS m/z：575.1903[M + Cl]$^-$（计算值575.1895，C$_{26}$H$_{36}$ClO$_{12}$）。

^{1}H NMR（600MHz，Me$_2$CO-d$_6$）δ（ppm）：6.21（d，J=10.2Hz），6.84（s），5.79（dd，J=2.4Hz，3.0Hz），5.56（d，J=2.4Hz），2.96（dd，J=10.2Hz，3.0Hz），4.39（d，J=11.4Hz），4.32（d，J=11.4Hz），4.77（d，J=12.0Hz），4.60（d，J=12.0Hz），2.62（dd，J=15.0Hz，5.4Hz），2.39（dd，J=15.0Hz，7.8Hz），2.37～2.39（m），4.01（dd，J=11.4Hz，6.0Hz），3.96（dd，J=11.4Hz，7.2Hz），1.02（d，J=6.6Hz），2.03（s），2.15～2.17（m），2.02～2.04（m），0.92（d，J=6.6Hz），0.92（d，J=6.6Hz），1.99（s），1.99（s）。

^{13}C NMR（150MHz，Me$_2$CO-d$_6$）δ/ppm：94.2（C-1），149.3（C-3），110.8（C-4），140.6（C-5），119.2（C-6），84.5（C-7），81.0（C-8），49.8（C-9），66.9（C-10），61.9

（C-11），171.3，39.2，31.2，69.0，17.3，171.5，21.3，172.6，44.4，27.0，23.1，23.0，171.3，21.4，171.5，21.3。

jatamanvaltrate Z3（**67**）[19]

分子式：$C_{26}H_{36}O_{12}$；分子量：540；分离部位：蜘蛛香干燥根茎和根。

无色油状物质；$[\alpha]_D^{20}$ + 80.2（c 0.09，MeOH）；UV（MeOH）λ_{max}/nm（lgε）：223（4.10），255（4.02）；IR（KBr）v_{max}/cm^{-1}：2970，2876，1738，1690，1530，1466，1366，1228，1072；ESI MS m/z：563[M + Na]$^+$和575[M + Cl]$^-$；HR ESI MS m/z：575.1907[M + Cl]$^-$（计算值 575.1895，$C_{26}H_{36}ClO_{12}$）。

^{1}H NMR（600MHz，Me_2CO-d_6）δ/ppm：6.21（d，J = 10.2Hz），6.84（s），5.79（dd，J = 2.4Hz，3.0Hz），5.56（d，J = 2.4Hz），2.96（dd，J = 10.2Hz，3.0Hz），4.38（d，J = 11.4Hz），4.34（d，J = 11.4Hz），4.77（d，J = 12.0Hz），4.60（d，J = 12.0Hz），1.99（s），2.15～2.17（m），2.02～2.04（m），0.92（d，J = 6.6Hz），0.92（d，J = 6.6Hz），2.62（dd，J = 15.0Hz，5.4Hz），2.4（dd，J = 15.0Hz，7.8Hz），2.36～2.38（m），4.01（dd，J = 11.4Hz，6.0Hz），3.95（dd，J = 11.4Hz，7.2Hz），1.02（d，J = 6.6Hz），2.03（s），1.99（s）。

^{13}C NMR（150MHz，Me_2CO-d_6）δ/ppm：94.2（C-1），149.2（C-3），110.8（C-4），140.6（C-5），119.2（C-6），84.5（C-7），81.0（C-8），49.8（C-9），66.9（C-10），61.9（C-11），171.3，21.3，172.6，44.4，26.9，171.4，39.2，31.2，69.0，17.4，171.5，21.2，171.3，21.3。

（三）其他环烯醚萜类理化性质及波谱数据

蜘蛛香其他环烯醚萜类化学结构如图 4-3 所示。

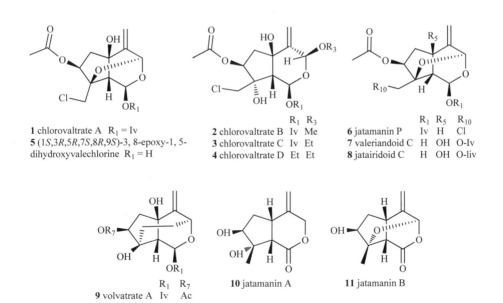

1 chlorovaltrate A R$_1$ = Iv
5 (1*S*,3*R*,5*R*,7*S*,8*R*,9*S*)-3, 8-epoxy-1, 5-dihydroxyvalechlorine R$_1$ = H

	R$_1$	R$_3$
2 chlorovaltrate B	Iv	Me
3 chlorovaltrate C	Iv	Et
4 chlorovaltrate D	Et	Et

	R$_1$	R$_5$	R$_{10}$
6 jatamanin P	Iv	H	Cl
7 valeriandoid C	H	OH	O-Iv
8 jatairidoid C	H	OH	O-liv

	R$_1$	R$_7$
9 volvatrate A	Iv	Ac

10 jatamanin A

11 jatamanin B

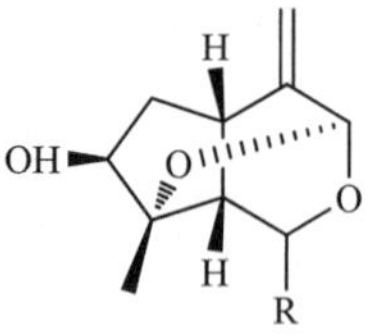

12 jatamanin C R = H

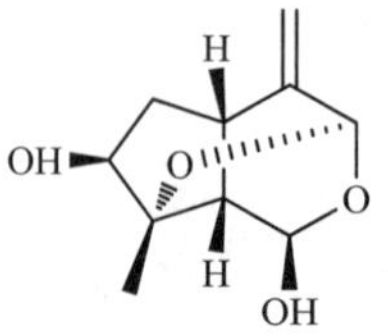

13 jatamanin D

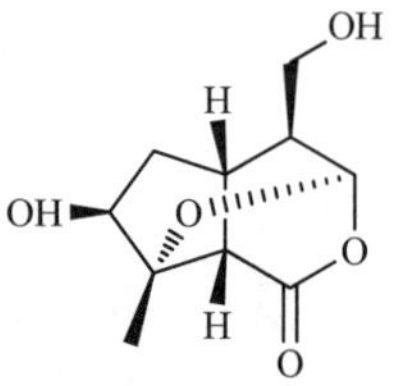

14 jatamanin E

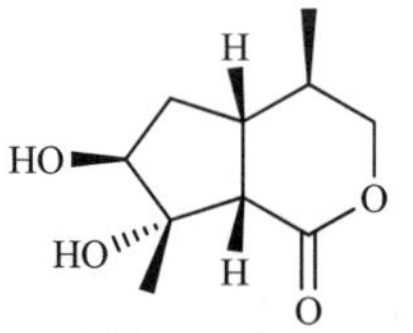

15 jatamanin F

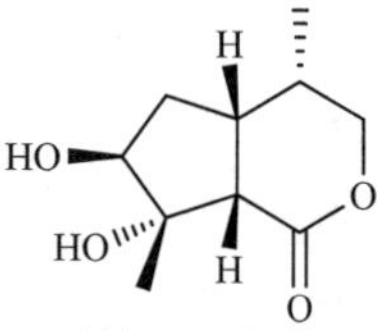

16 jatamanin G

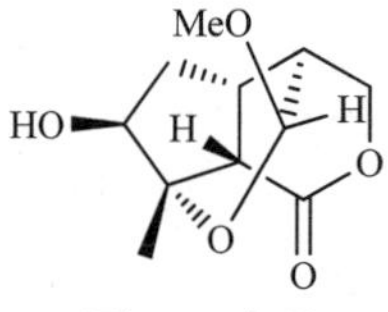

17 jatamanin H

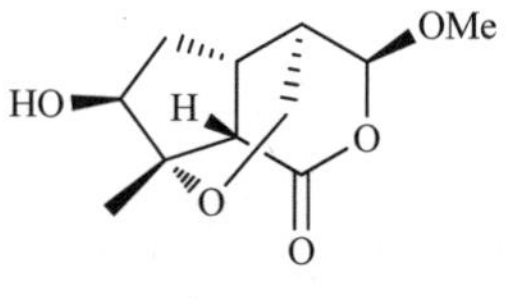

18 jatamanin I

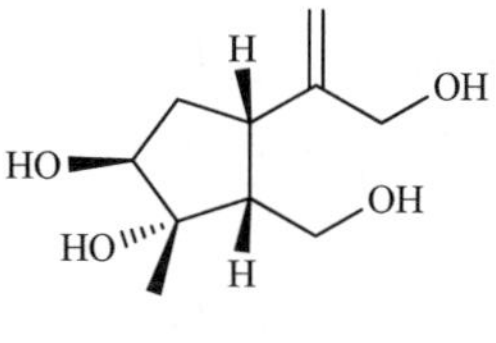

19 jatamanin J

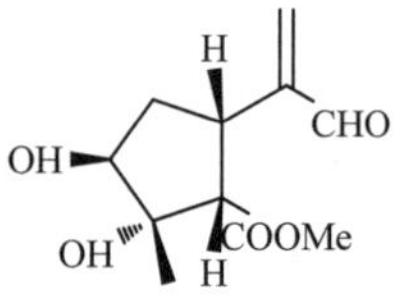

20 jatamanin L

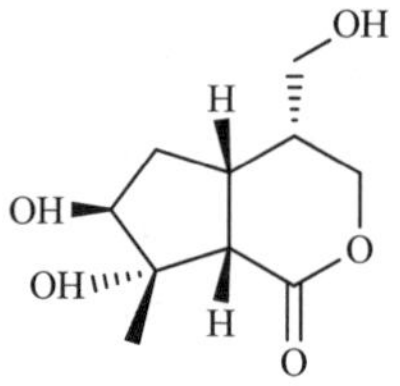

21 longiflorone

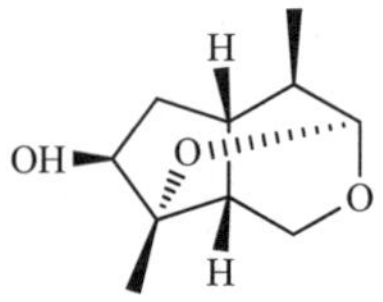

22 (3S, 4R, 5S, 7S, 8S, 9S)-3, 8-epoxy-7-hydroxy-4, 8-dimethyl-perhydrocyclopenta[c]pyran

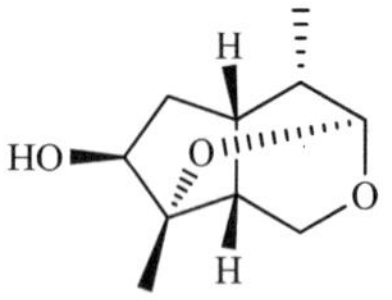

23 (3S, 4S, 5S, 7S, 8S, 9S)-3, 8-epoxy-7-hydroxy-4, 8-dimethyl-perhydrocyclopenta[c]pyran

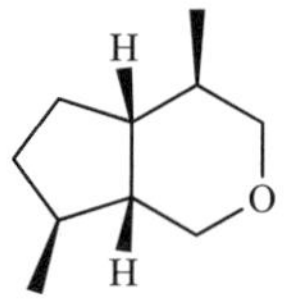

24 4, 7-dimethyl-octahydro-cyclo-penta[c]pyran

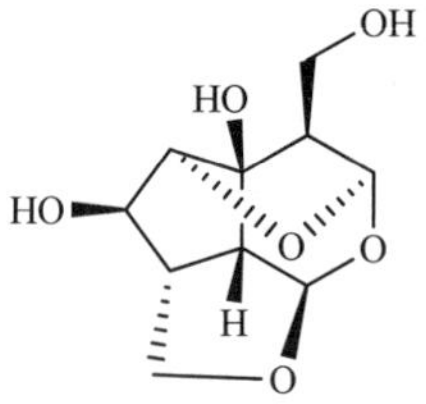

25 jatamanin N

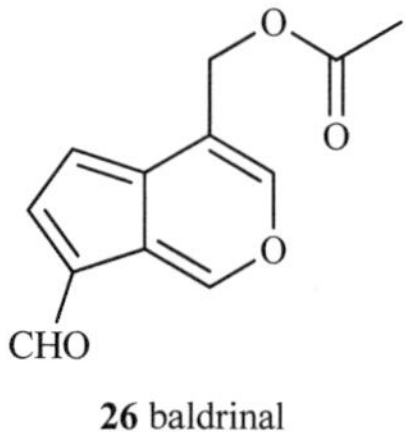

26 baldrinal

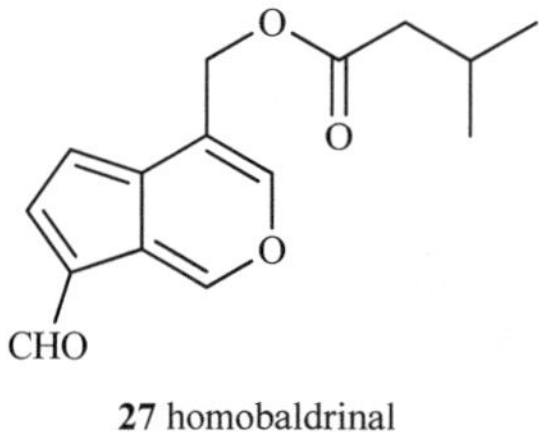

27 homobaldrinal

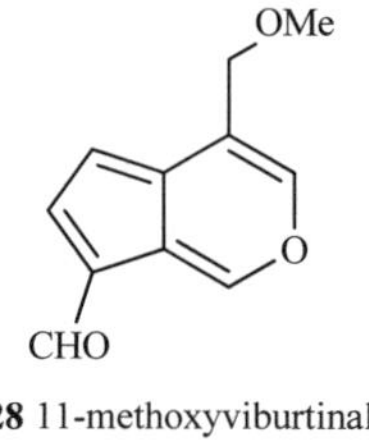

28 11-methoxyviburtinal

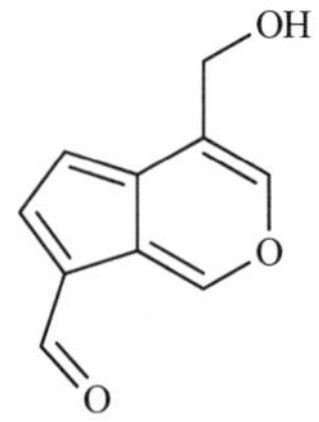

29 desacylbaldrinal

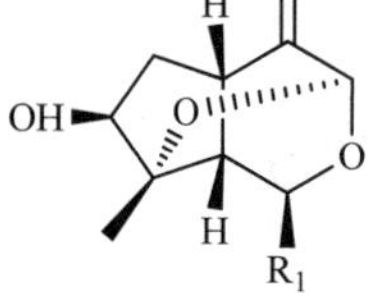

30 (1S, 3R, 5S, 7S, 8S, 9S)-1-methoxy-7-hydroxy-8-methyl-3, 8-epoxy-$\Delta^{4,11}$-dihyronepetane　R$_1$ = OMe

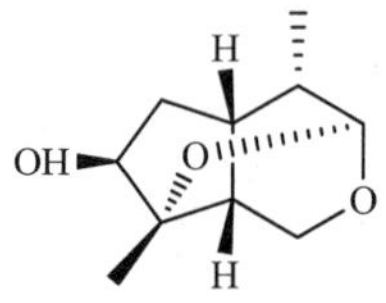

31 (3S, 4S, 5S, 7S, 8S, 9S)-3, 8-ethoxy-7-dihydroxy-4, 8-dimethylperhydrocyclopenta[c]pyran

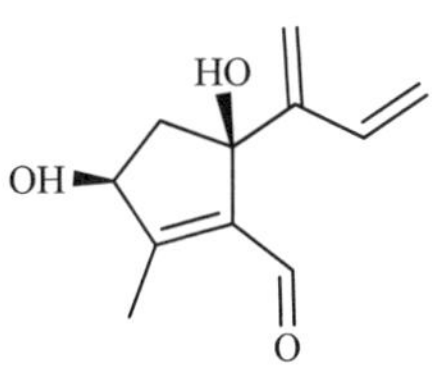

32 8, 9-didehydro-
7-hydroxy-dolichodial

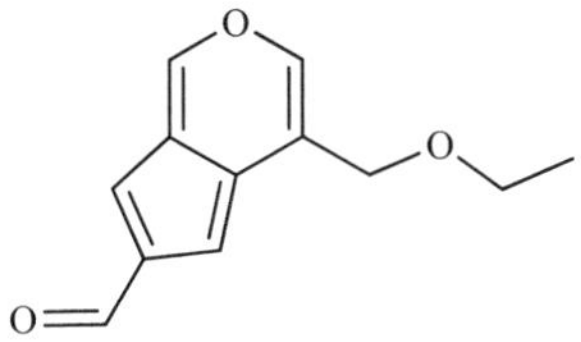

33 11-ethoxyviburtinal

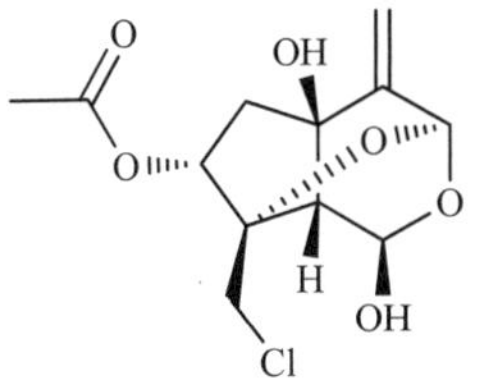

34 1, 5-dihydroxy-3, 8-epoxyvalechlorine A

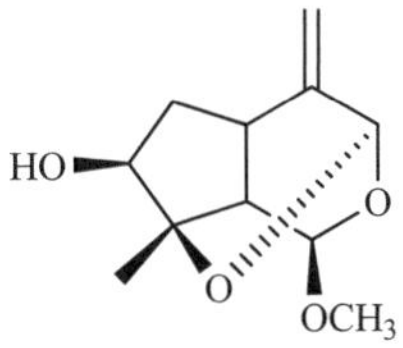

35 2, 5-methanocyclopenta-1, 3-dioxin-7-ol

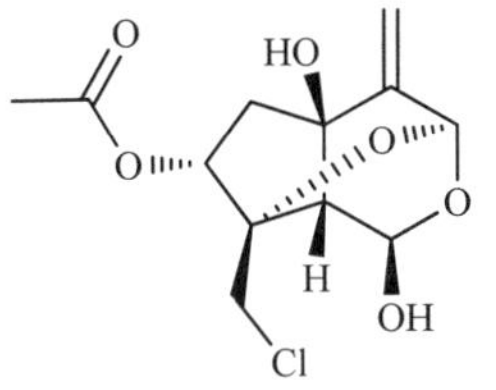

36 1, 5-dihydroxy-3, 8-epoxyvalechlorine A

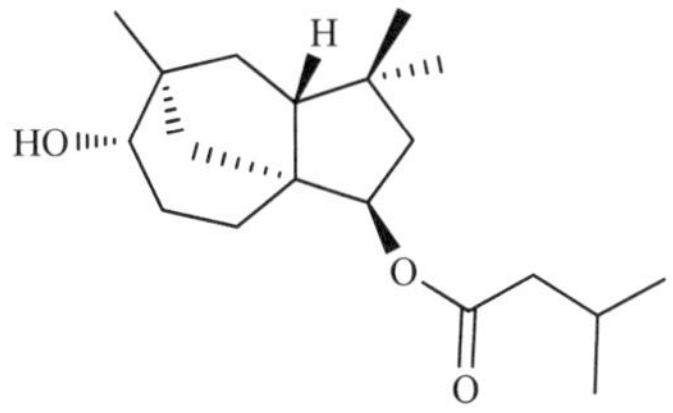

37 clovane-2β-isovaleroxy-9α-ol

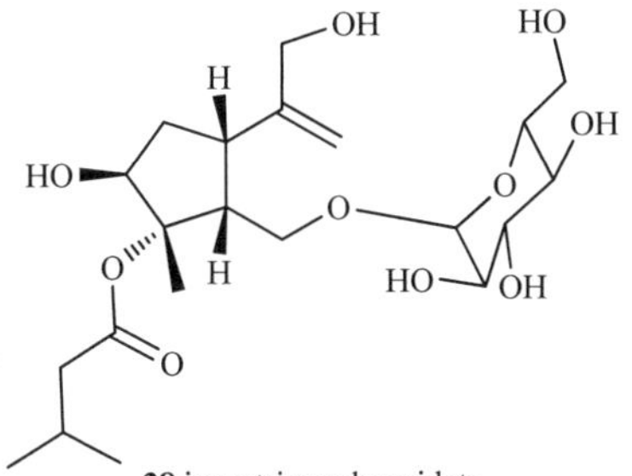

38 isopatrinovalerosidate

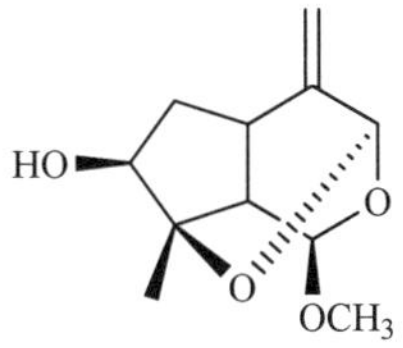

39 5-methanocyclopenta-l, 3-dioxin-7-ol

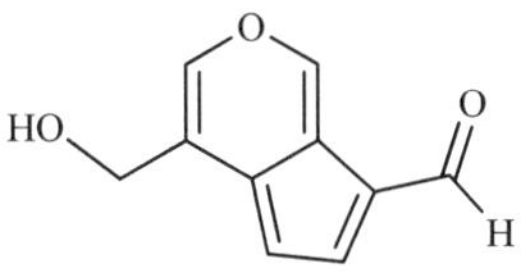

40 vibutinal

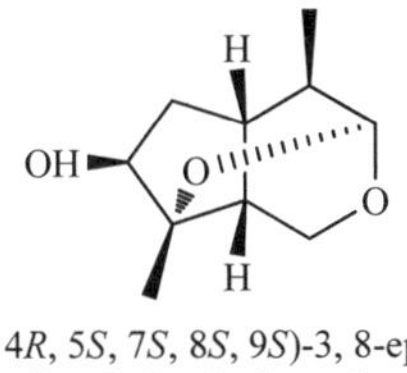

41 (3S, 4R, 5S, 7S, 8S, 9S)-3, 8-epoxy-7-hydroxy
-4, 8-dimethylperhydrocyclopenta[c]pyran

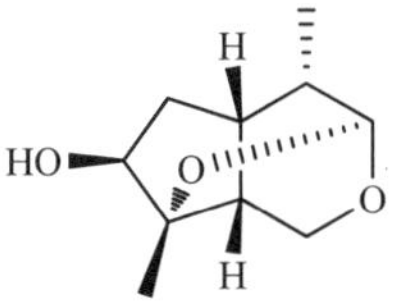

42 (3S, 4S, 5S, 7S, 8S, 9S)-3, 8-ethoxy-7-dihydroxy-4, 8-
dimethylperhydrocyclopenta[c]pyran

43 4, 7-dimethyloctahydrocyclopenta[c]pyran

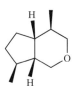

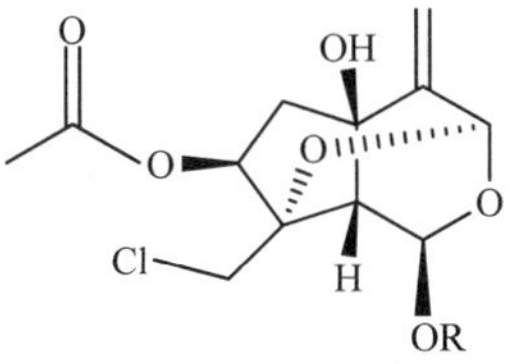

44 (1S, 3R, 5R, 7S, 8R, 9S)-1, 5-dihydroxy-3, 8-epoxyvalechlorine R = H
45 (1S, 3R, 5R, 7S, 8R, 9S)-3, 8-epoxy-1-O-ethyl-5-hydroxyvalechlorine R = Et
47 (1R, 3R, 5R, 7S, 8R, 9S)-3, 8-epoxy-1-O-methyl-5-hydroxyvalechlorine R = Me

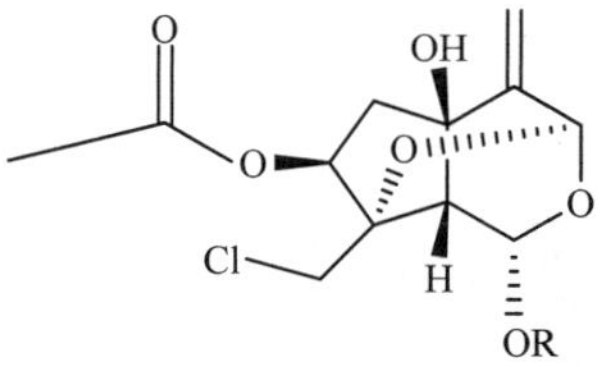

46 (1*R*, 3*R*, 5*R*, 7*S*, 8*R*, 9*S*)-3, 8-epoxy-1-*O*-ethyl-5-hydroxyvalechlorine R = Et
48 (1*S*, 3*R*, 5*R*, 7*S*, 8*R*, 9*S*)-3, 8-epoxy-1-*O*-methyl-5-hydroxyvalechlorine R = Me

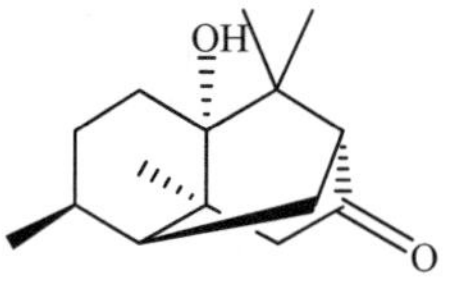

49 valeriananoid A 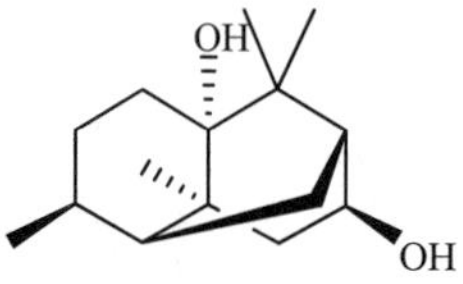   **50** valeriananoid B 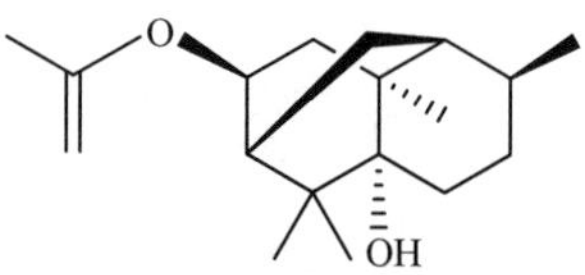   **51** valeriananoid C

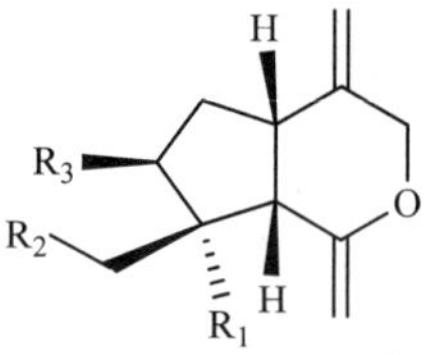

52 (5*S*, 7*S*, 8*S*, 9*S*)-7-hydroxy-8-isovaleroyloxy- $\Delta^{4,11}$-dihyronepetalactone
R$_1$ = OIv R$_2$ = H R$_3$ = OH
53 (5*S*, 7*S*, 8*S*, 9*S*)-7-hydroxy-10-isovaleroyloxy- $\Delta^{4,11}$-dihyronepetalactone
R$_1$ = H R$_2$ = OIv R$_3$ = OH
54 (5*S*, 8*S*, 9*S*)-10-isovaleroyloxy- $\Delta^{4,11}$-dihyronepetalactone
R$_1$ = H R$_2$ = OIv R$_3$ = H

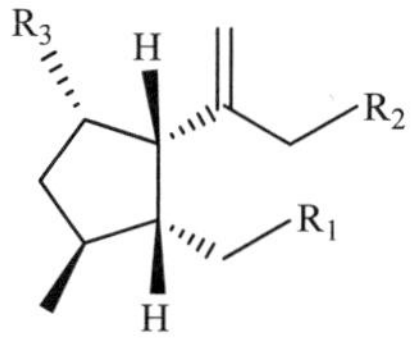

55 (5*S*, 6*S*, 8*S*, 9*R*)-6-isovaleroyloxy- $\Delta^{4,11}$-1, 3-diol
R$_1$ = OH R$_2$ = OH R$_3$ = OIv
56 (5*S*, 6*S*, 8*S*, 9*R*)-1, 3-isovaleroxy- $\Delta^{4,11}$-1, 3-diol
R$_1$ = OIv R$_2$ = OIv R$_3$ = OH
57 (5*S*, 6*S*, 8*S*, 9*R*)-3-isovaleroxy-6-isovaleroyloxy- $\Delta^{4,11}$-1, 3-diol
R$_1$ = OH R$_2$ = OIv R$_3$ = OIv

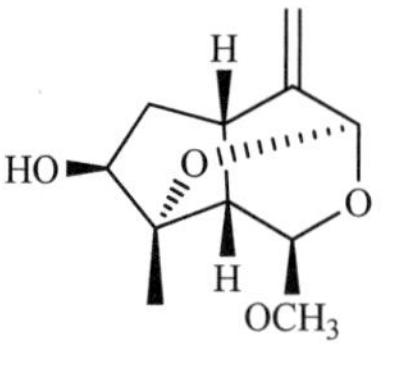

58 4-β-hydroxy-8-β-methoxy-10-methylene-
2, 9-dioxatricyclo[4.3.1.03.7]decan

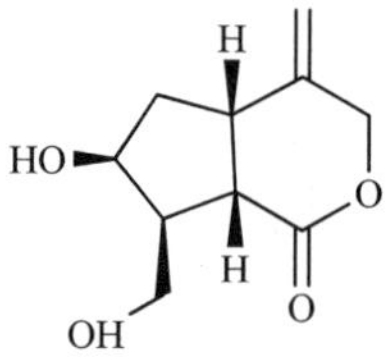

59 6-hydroxy-7-(hydroxylmethyl)-4-methyl-
enehexahydrocyclopenta[*c*]pyran-1(3*H*)-one

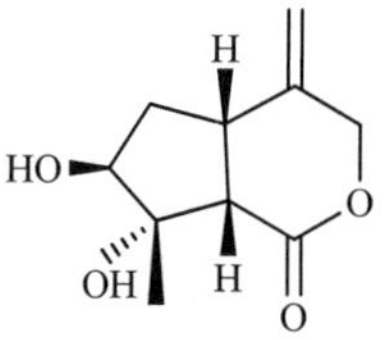

60 jatamansi A

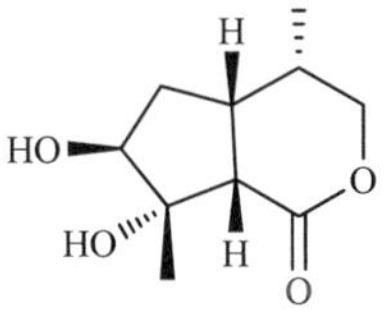

61 jatamansi G

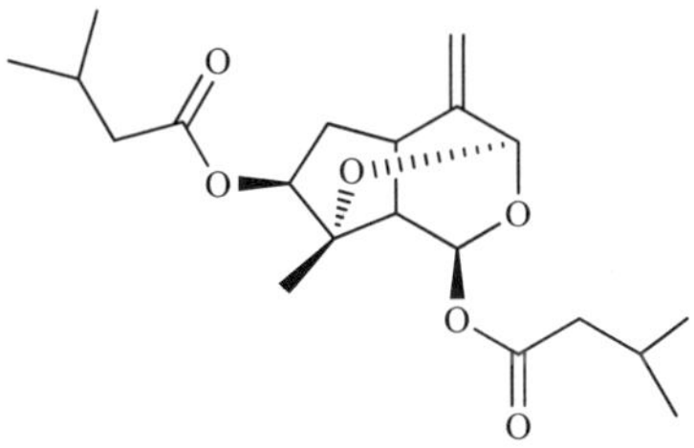

62 valjatrate D

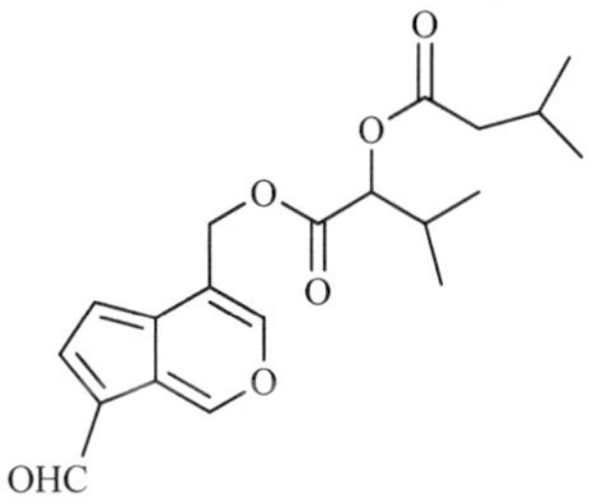

63 valejatanin A

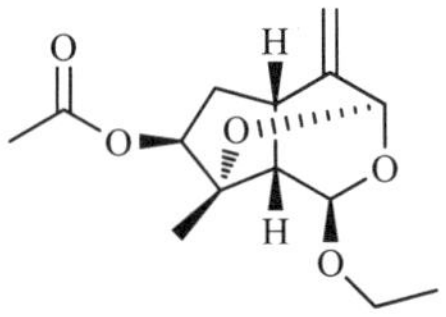

64 valejatanin B

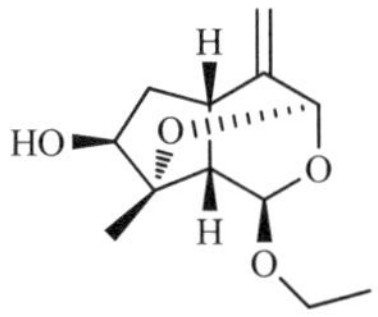

65 (4β,8β)-8-ethoxy-3-methyl-
10-methylen-2, 9-dioxatricyclo
[4.3.1.03,7]decan-4-ol

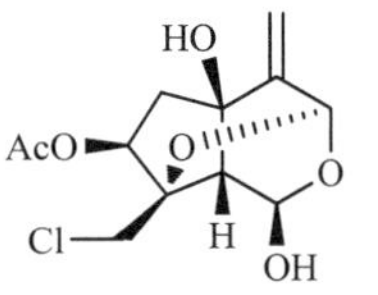

66 (1R,3R,5R,7S,8R,9S)-1, 5-
dihydroxy-3, 8-epoxyvalechlorine

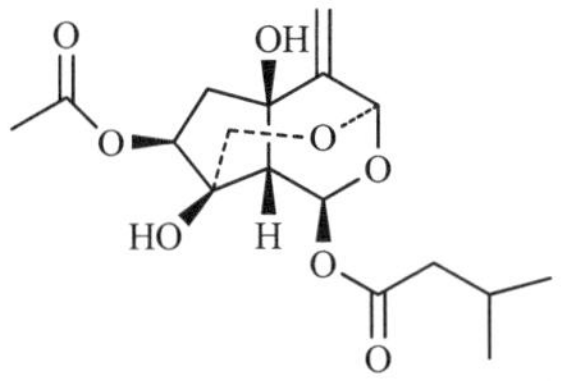

67 volvaltrate A

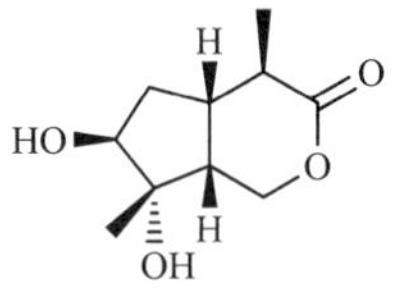

68 patriscabrol

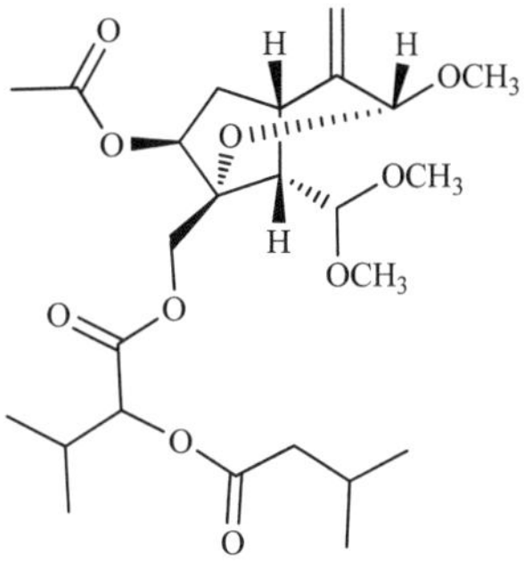

69 jatadomin A

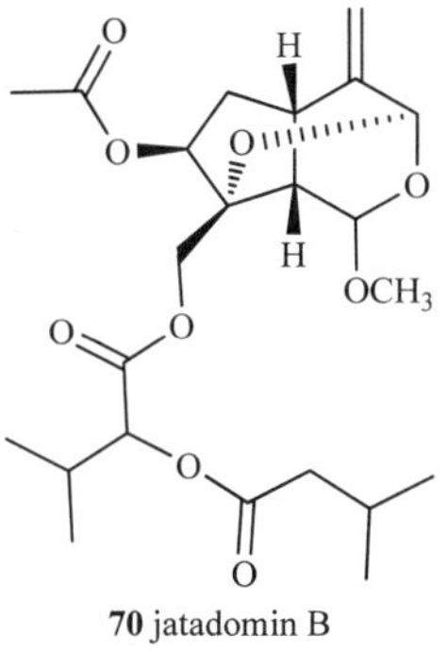

70 jatadomin B

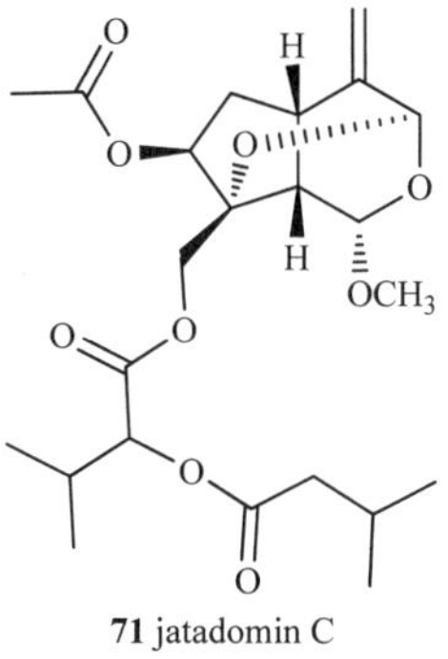

71 jatadomin C

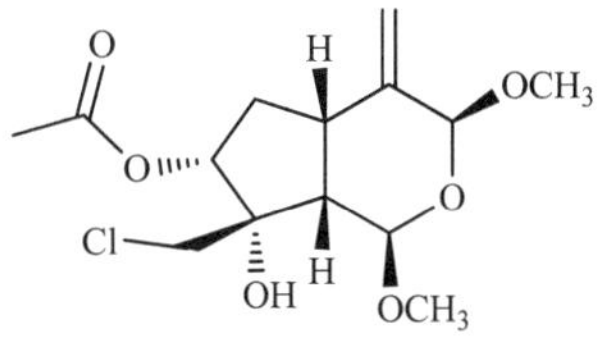

72 jatadomin E

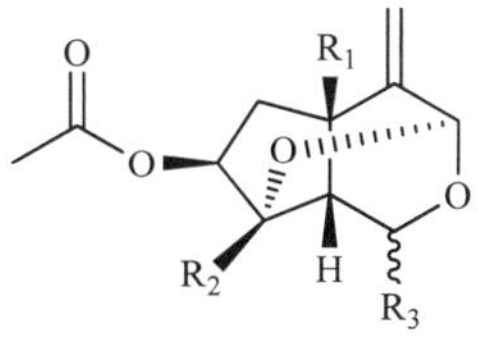

	R$_1$	R$_2$	R$_3$
73 chlorovaltrate U	H	CH$_2$Cl	β-OEt
74 chlorovaltrate V	OH	CH$_2$O-liv	α-OEt
75 chlorovaltrate W	OH	CH$_2$O-lv	β-OMe

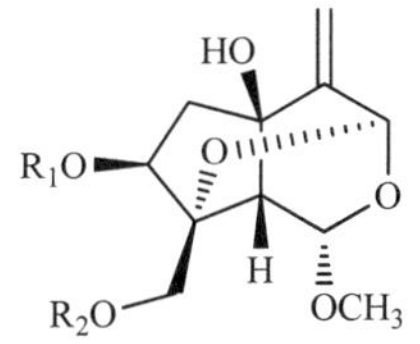

76 jatamanin R　R$_1$ = R$_2$ = H
77 jatamanin S　R$_1$ = H　R$_2$ = Ac
78 jatamanin T　R$_1$ = Ac　R$_2$ = Me
79 jatamanin U　R$_1$ = Ac　R$_2$ = Iv

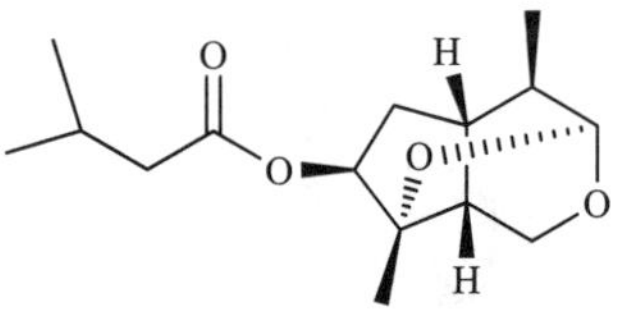

80 jatamanin V

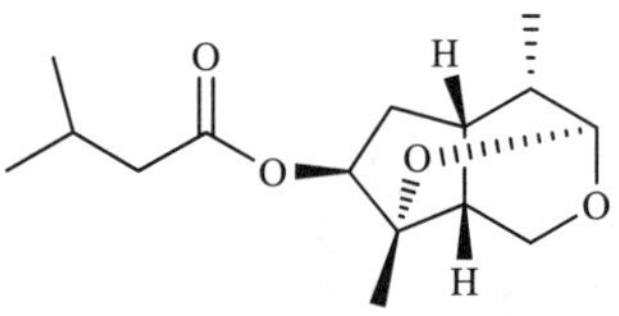

81 jatamanin W

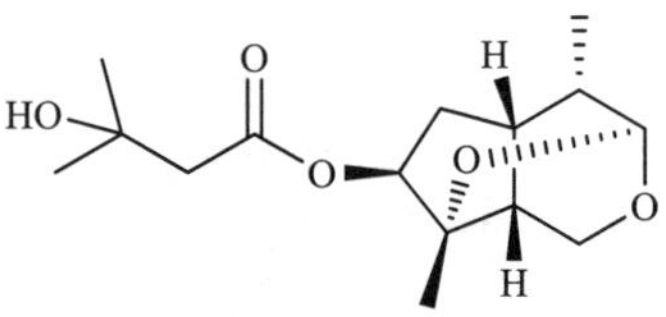

82 jatamanin X

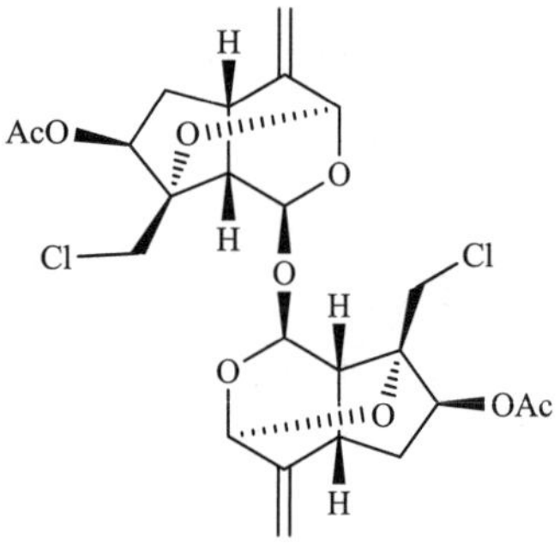

83 valeridoid B

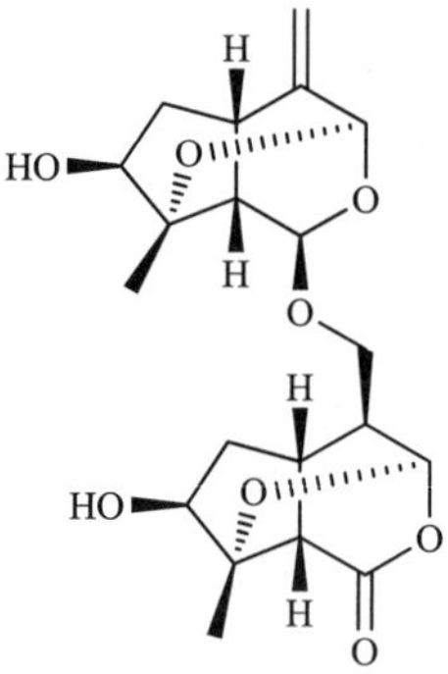

84 valeridoid C

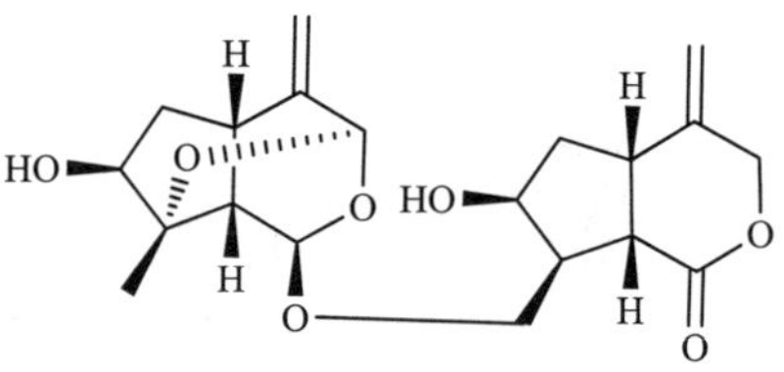

85 valeridoid D

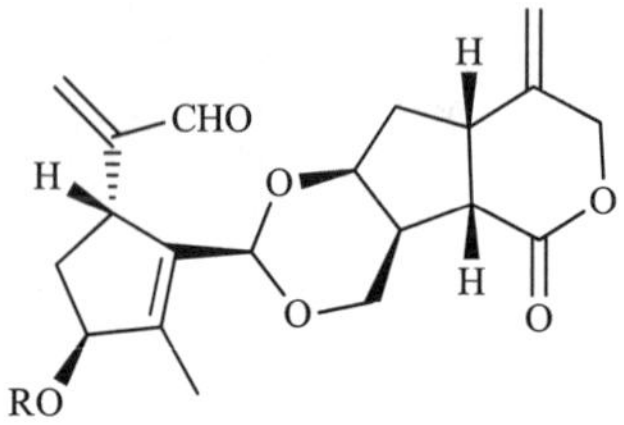

86 valeridoid E R = H
87 valeridoid F R = Iv

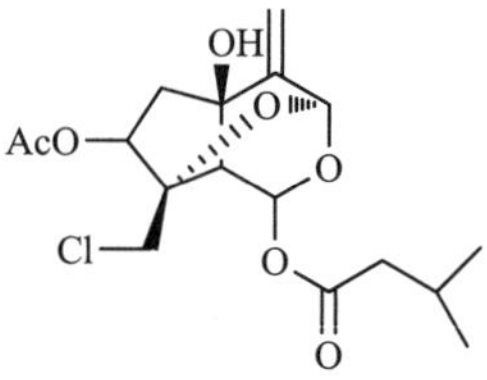

88 jatamanin O

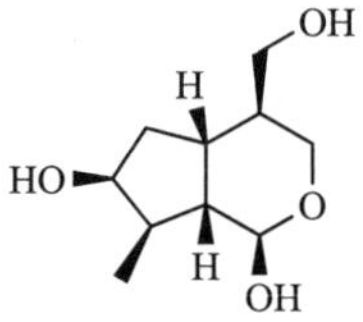

89 jatamanin Q

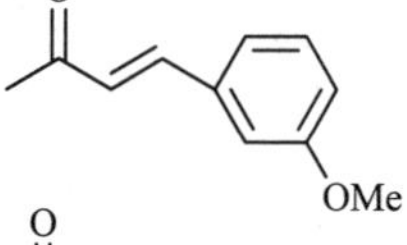

90 valeriananoid D R =

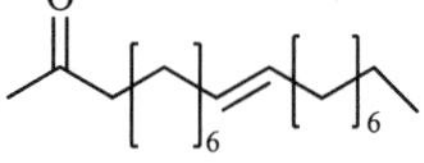

91 valeriananoid E R =

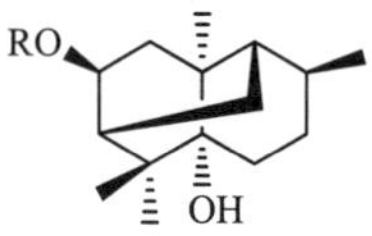

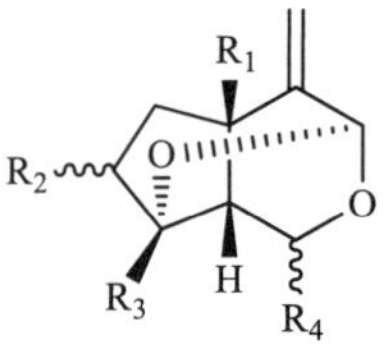

	R$_1$	R$_2$	R$_3$	R$_4$
92 chlorovaltrate Q	OH	β-OH	CH$_2$Cl	α-OMe
93 chlorovaltrate R	H	α-OH	CH$_2$Cl	α-OMe
94 chlorovaltrate S	OH	β-OAc	O-liv	α-OMe
95 chlorovaltrate T	OH	β-OH	CH$_2$OH	α-OEt
96 (4β, 8β)-8-methoxy-3-methoxy-10-methylene-2, 9-dioxatricyclo [4.3.1.0]decan-4-ol	H	β-OH	Me	β-OMe
97 8-methoxy-4-acetoxy-3-chlormethyl-10-methylen-2, 9-dioxatricyclo[4.3.1.0]decan	H	β-OAc	CH$_2$Cl	β-OMe

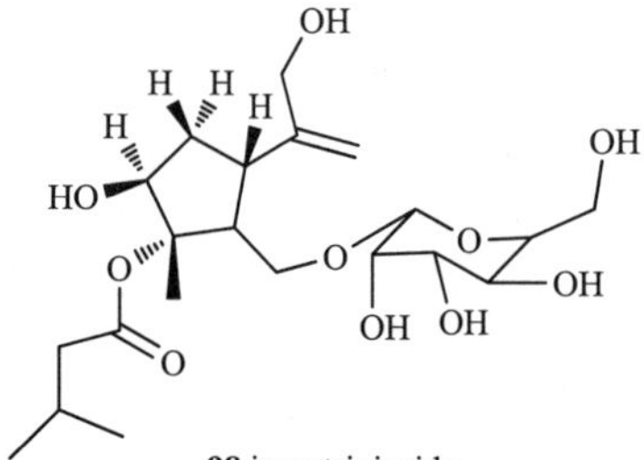

98 isopatrinioside

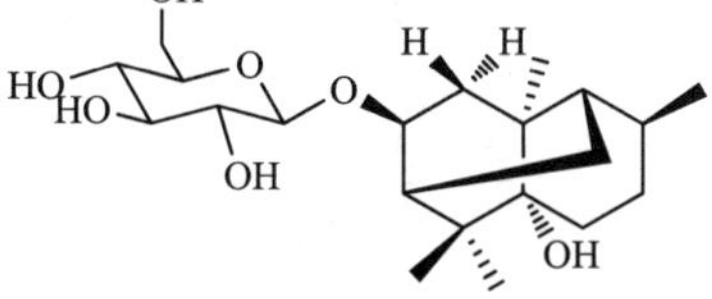

99 valeriananoid F

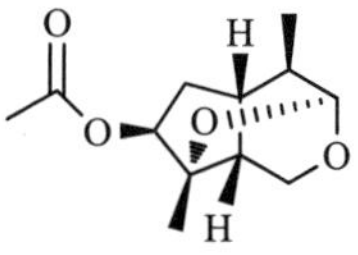

100 valejatanin C

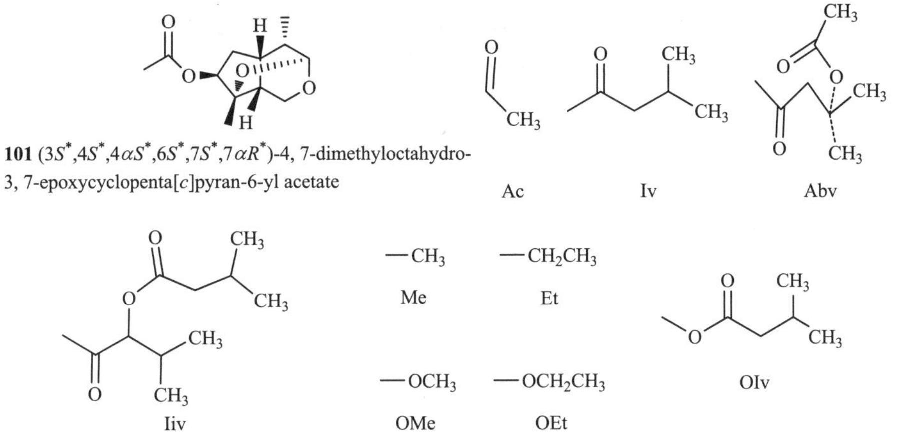
101 (3S*,4S*,4αS*,6S*,7S*,7αR*)-4, 7-dimethyloctahydro-3, 7-epoxycyclopenta[c]pyran-6-yl acetate
Ac
Iv
Abv
Iiv
Me
Et
OMe
OEt
OIv

图 4-3　蜘蛛香其他环烯醚萜类化学结构

chlorovaltrate A（**1**）[1]

分子式：$C_{17}H_{23}ClO_7$；分子量：374；分离部位：蜘蛛香的根、根茎。

^{1}H NMR（400MHz，$CDCl_3$）δ/ppm：0.92（3H，d，J = 6.6Hz，H-5′），0.93（3H，d，J = 6.5Hz，H-4′），2.01（1H，m，H-3′），2.19（2H，m，H-2′），2.57（1H，dd，J = 14.7Hz，7.2Hz，H-6），2.64（1H，d，J = 3.3Hz，H-9），3.76（1H，d，J = 11.6Hz，H-10），3.80（1H，d，J = 11.7Hz，H-10），4.93（1H，d，J = 7.2Hz，H-7），5.13（1H，s，H-11），5.31（1H，s，H-3），5.39（1H，s，H-11），6.40（1H，d，J = 3.2Hz，H-1）。

^{13}C NMR（100MHz，$CDCl_3$）δ/ppm：89.5（C-1），94.3（C-3），151.0（C-4），77.5（C-5），46.4（C-6），74.0（C-7），83.1（C-8），45.4（C-9），45.2（C-10），108.9（C-11），170.7（C-1′），43.1（C-2′），25.6（C-3′），22.3（C-4′），22.2（C-5′），169.5（C-1″），20.9（C-2″）。

chlorovaltrate B（**2**）[1]

分子式：$C_{18}H_{27}ClO_8$；分子量：406；分离部位：蜘蛛香的根、根茎。

无色油状物质，$[\alpha]_D^{20}$ +83.5（c 0.31，MeOH）；UV（MeOH）λ_{max}/nm（lgε）：203（3.82）；IR（KBr）ν_{max}/cm^{-1}：3447，2959，1736，1373，1242，1086，964；ESI MS m/z：429[M + Na]$^+$，405[M−H]$^-$，441[M + Cl]$^-$；HR ESI MS m/z：405.1332[M−H]$^-$（计算值 405.1316，$C_{18}H_{26}ClO_8$）。

^{1}H NMR（600MHz，$CDCl_3$）δ/ppm：6.25（d，J = 2.4Hz），5.20（s），2.70（dd，J = 14.4Hz，6.0Hz），2.04（dd，J = 14.4Hz，6.0Hz），5.03（dd，J = 6.0Hz，6.0Hz），2.57（d，J = 2.4Hz），3.86（d，J = 11.4Hz），3.77（d，J = 11.4Hz），5.45（s），5.39（s），2.22（m），2.11（m），0.96（d，J = 6.6Hz），0.95（d，J = 6.6Hz），2.10（s），3.50（s）。

^{13}C NMR（150MHz，$CDCl_3$）δ/ppm：89.9（C-1），101.0（C-3），142.5（C-4），76.1（C-5），40.3（C-6），79.4（C-7），81.2（C-8），57.5（C-9），49.1（C-10），114.1（C-11），171.5，43.4，25.4，22.4，22.4，170.5，21.0，55.9。

chlorovaltrate C（**3**）[1]

分子式：$C_{19}H_{29}ClO_8$；分子量：420；分离部位：蜘蛛香的根、根茎。

无色油状物质，$[\alpha]_D^{20}$ 69.5（c 0.15，MeOH）；UV（MeOH）λ_{max}/nm（lgε）：204（3.85）；IR（KBr）ν_{max}/cm^{-1}：2966，1736，1368，1222，935；ESI MS m/z：443[M + Na]$^+$和 455[M + Cl]$^-$；HR ESI MS m/z：443.1165[M + Na]$^+$（计算值 443.1449，$C_{19}H_{29}ClO_8Na$）。

^{1}H NMR（600MHz，CDCl$_3$）δ/ppm：6.26（d，J = 6.0Hz），5.31（s），2.88（dd，J = 15.0Hz，6.0Hz），2.01（dd，J = 15.0Hz，2.4Hz），5.13（dd，J = 6.0Hz，2.4Hz），2.52（d，J = 6.0Hz），3.85（d，J = 11.4Hz），3.81（d，J = 11.4Hz），5.49（s），5.36（s），2.22（m），2.10（m），0.96（d，J = 6.6Hz），0.95（d，J = 6.6Hz），2.09（s），3.96（m），3.57（m），1.25（t，J = 6.6Hz）。

^{13}C NMR（150MHz，CDCl$_3$）δ/ppm：89.0（C-1），99.2（C-3），145.4（C-4），79.1（C-5），43.7（C-6），80.4（C-7），82.5（C-8），58.8（C-9），49.5（C-10），114.8（C-11），171.2，43.7，25.7，22.6，22.6，170.0，21.3，64.8，15.1。

chlorovaltrate D（**4**）[1]

分子式：$C_{16}H_{25}ClO_7$；分子量：364；分离部位：蜘蛛香的根、根茎。

无色油状物质，$[\alpha]_D^{20}$ + 100.4（c 0.85，MeOH）；UV（MeOH）λ_{max}/nm（lgε）：204（3.86）；IR（KBr）ν_{max}/cm^{-1}：3459，2977，1731，1376，1245，1072；ESI MS m/z：387[M + Na]$^+$和399[M + Cl]$^-$；HR ESI MS m/z：387.1196[M + Na]$^+$（计算值 387.1187，$C_{16}H_{25}ClO_7Na$）。

^{1}H NMR（600MHz，Me$_2$CO-d$_6$）δ/ppm：5.02（d，J = 3.6Hz），5.29（s），2.57（dd，J = 15.0Hz，7.2Hz），1.84（dd，J = 15.0Hz，6.0Hz），5.15（dd，J = 7.2Hz，6.0Hz），2.42（d，J = 3.6Hz），4.08（d，J = 11.4Hz），3.96（d，J = 11.4Hz），5.34（s），5.29（s），3.84（m），3.45（m），1.13（t，J = 6.6Hz），2.04（s），3.93（m），3.59（m），1.22（t，J = 6.6Hz）。

^{13}C NMR（150MHz，Me$_2$CO-d$_6$）δ/ppm：98.2（C-1），99.1（C-3），148.7（C-4），78.8（C-5），43.7（C-6），80.9（C-7），83.0（C-8），60.5（C-9），51.6（C-10），110.9（C-11），64.3，15.8，64.8，15.9。

(1S, 3R, 5R, 7S, 8R, 9S)-3, 8-epoxy-1, 5-dihydroxyvalechlorine（**5**）[1]

分子式：$C_{12}H_{15}ClO_6$；分子量：290；分离部位：蜘蛛香的根、根茎。

jatamanin P（**6**）[1]

分子式：$C_{17}H_{23}ClO_6$；分子量：358；分离部位：蜘蛛香的根、根茎。

valeriandoid C（**7**）[1]

分子式：$C_{17}H_{24}O_8$；分子量：356；分离部位：蜘蛛香的根、根茎。

^{1}H NMR δ/ppm：5.57（brs），5.24（s），2.56（dd，J = 13.2Hz，9.6Hz），1.97（dd，J = 13.2Hz，6.0Hz），4.88（dd，J = 9.6Hz，6.0Hz），2.53（brs），4.39（d，J = 11.6Hz），4.16（d，J = 11.6Hz），5.33（brs），5.08（brs），2.01（s），2.21（m），2.07（m），0.94（d，J = 6.6Hz），0.94（d，J = 6.6Hz）。

^{13}C NMR δ/ppm：90.3（C-1），93.7（C-3），151.7（C-4），77.2（C-5），46.6（C-6），74.3（C-7），81.7（C-8），45.7（C-9），64.0（C-10），108.0（C-11），169.5，21.0，172.8，43.0，25.4，22.2，22.2。

jatairidoid C（**8**）[1]

分子式：$C_{19}H_{28}O_8$；分子量：384；分离部位：蜘蛛香的根、根茎。

volvatrate A（**9**）[1]

分子式：$C_{17}H_{24}O_8$；分子量：356；分离部位：蜘蛛香的根、根茎。

jatamanin A（**10**）[1]

分子式：$C_{10}H_{14}O_4$；分子量：198；分离部位：蜘蛛香的根、根茎。

^{1}H NMR（500MHz，MeOD）δ/ppm：5.13（1H，s，H-11），5.05（1H，s，H-11），5.09（1H，d，$J=11.4$Hz，H-3a），4.42（1H，dd，$J=11.4$Hz，1.2Hz，H-3b），3.76（1H，d，$J=3.7$Hz，H-7），3.32（1H，dd，$J=10.8$Hz，9.6Hz，H-5），2.99（1H，d，$J=10.8$Hz，H-9），2.17（1H，ddd，$J=13.6$Hz，9.6Hz，2.4Hz，H-6a），1.98（1H，dd，$J=13.48$Hz，H-6b），1.47（s，$3J$，8-Me）；

^{13}C NMR（126MHz，MeOD）δ/ppm：174.94（C-1），71.06（C-3），44.18（C-4），41.02（C-5），40.73（C-6），81.39（C-7），86.51（C-8），53.64（C-9），21.94（C-10），113.56（C-11）。

jatamanin B（**11**）[1]

分子式：$C_{10}H_{12}O_4$；分子量：196；分离部位：蜘蛛香的根、根茎。

jatamanin C（**12**）[1]

分子式：$C_{10}H_{14}O_3$；分子量：182；分离部位：蜘蛛香的根、根茎。

^{1}H NMR（600MHz，CD_3COCD_3）δ/ppm：4.07（1H，dd，$J=9.6$Hz，2.9Hz，H-1a），3.90（1H，d，$J=9.6$Hz，H-1b），4.84（1H，s，H-3），2.93（1H，dd，$J=6.6$Hz，5.4Hz，H-5），2.04（1H，dd，$J=13.6$Hz，6.6Hz，H-6a），1.85（1H，ddd，$J=13.6$Hz，7.2Hz，3.2Hz，H-6b），3.73（1H，dd，$J=7.2$Hz，2.7Hz，H-7），2.04（1H，d，$J=5.4$Hz，H-9），1.35（3H，s，H-10），4.77（1H，s，H-11a），4.80（1H，s，H-11b）。

^{13}C NMR（150MHz，CD_3COCD_3）δ/ppm：60.2（C-1），92.9（C-3），151.1（C-4），39.0（C-5），42.0（C-6），78.5（C-7），82.4（C-8），41.0（C-9），18.1（C-10），105.9（C-11）。

jatamanin D（**13**）[1]

分子式：$C_{10}H_{14}O_4$；分子量：198；分离部位：蜘蛛香的根、根茎。

jatamanin E（**14**）[1]

分子式：$C_{10}H_{14}O_5$；分子量：214；分离部位：蜘蛛香的根、根茎。

jatamanin F（**15**）[1]

分子式：$C_{10}H_{16}O_4$；分子量：200；分离部位：蜘蛛香的根、根茎。

jatamanin G（**16**）[1]

分子式：$C_{10}H_{16}O_4$；分子量：200；分离部位：蜘蛛香的根、根茎。

jatamanin H（**17**）[1]

分子式：$C_{11}H_{16}O_5$；分子量：228；分离部位：蜘蛛香的根、根茎。

jatamanin I（**18**）[1]

分子式：$C_{11}H_{16}O_5$；分子量：228；分离部位：蜘蛛香的根、根茎。

jatamanin J（**19**）[1]

分子式：$C_{10}H_{18}O_4$；分子量：202；分离部位：蜘蛛香的根、根茎。

jatamanin L（**20**）[1]

分子式：$C_{11}H_{16}O_5$；分子量：228；分离部位：蜘蛛香的根、根茎。

longiflorone（**21**）[1]

分子式：$C_{10}H_{16}O_5$；分子量：216；分离部位：蜘蛛香的根、根茎。

(3*S*, 4*R*, 5*S*, 7*S*, 8*S*, 9*S*)-3, 8-epoxy-7-hydroxy-4, 8-dimethyl-perhydrocyclopenta[*c*]pyran（**22**）[1]

分子式：$C_{10}H_{16}O_3$；分子量：184；分离部位：蜘蛛香的根、根茎。

(3*S*, 4*S*, 5*S*, 7*S*, 8*S*, 9*S*)-3, 8-epoxy-7-hydroxy-4, 8-dimethyl-perhydrocyclopenta[*c*]pyran（**23**）[1]

分子式：$C_{10}H_{16}O_3$；分子量：184；分离部位：蜘蛛香的根、根茎。

4, 7-dimethyl-octahydro-cyclo-penta[*c*]pyran（**24**）[1]

分子式：$C_{10}H_{18}O$；分子量：154；分离部位：蜘蛛香的根、根茎。

jatamanin N（**25**）[1]

分子式：$C_{10}H_{14}O_6$；分子量：230；分离部位：蜘蛛香的根、根茎。

baldrinal（**26**）[1]

分子式：$C_{12}H_{10}O_4$；分子量：218；分离部位：蜘蛛香的根、根茎。

^{1}H NMR（500MHz，CD_3COCD_3）δ/ppm：9.19（1H，s，H-1），8.18（1H，s，H-3），6.67（1H，d，$J = 3.2Hz$，H-6），7.95（1H，d，$J = 3.2Hz$，H-7），9.93（1H，s，H-10），5.28（2H，s，H-11），2.07（3H，s，—$OCOCH_3$）。

^{13}C NMR（125MHz，CD_3COCD_3）δ/ppm：151.4（C-1），143.4（C-3），120.4（C-4），134.1（C-5），110.1（C-6），146.5（C-7），125.8（C-8），123.6（C-9），184.9（C-10），60.9（C-11），170.8（—$OCOCH_3$），20.5（—$OCOCH_3$）。

homobaldrinal（**27**）[1]

分子式：$C_{15}H_{16}O_4$；分子量：260；分离部位：蜘蛛香的根、根茎。

11-methoxyviburtinal（**28**）[1]

分子式：$C_{11}H_{10}O_3$；分子量：190；分离部位：蜘蛛香的根、根茎。

^{1}H NMR（600MHz，CD_3COCD_3）δ/ppm：9.19（1H，s，H-1），8.08（1H，s，H-3），6.64（1H，d，$J = 3.2Hz$，H-6），7.93（1H，d，$J = 3.2Hz$，H-7），9.92（1H，s，H-10），4.65（2H，s，H-11），3.40（3H，s，—OCH_3）。

^{13}C NMR（150MHz，CD_3COCD_3）δ/ppm：151.4（C-1），142.4（C-3），122.4（C-4），134.1（C-5），110.1（C-6），146.5（C-7），125.8（C-8），123.6（C-9），184.8（C-10），69.2（C-11），58.4（—OCH_3）。

desacylbaldrinal（**29**）[12]

分子式：$C_{10}H_8O_3$；分子量：176；分离部位：蜘蛛香的根、根茎。

^{1}H NMR（500MHz，CD_3COCD_3）δ/ppm：9.20（1H，s，H-1），8.02（1H，s，H-3），6.65（1H，d，$J = 3.2Hz$，H-6），7.92（1H，d，$J = 3.2Hz$，H-7），9.86（1H，s，H-10），4.87（2H，s，H-11）。

^{13}C NMR（125MHz，CD_3COCD_3）δ/ppm：151.4（C-1），141.7（C-3），123.5（C-4），

134.5（C-5），119.5（C-6），146.2（C-7），125.7（C-8），125.4（C-9），184.7（C-10），59.3（C-11）。

(1S, 3R, 5S, 7S, 8S, 9S)-1-methoxy-7-hydroxy-8-methyl-3, 8-epoxy-$\Delta^{4, 11}$-dihyronepetane（**30**）[12]

分子式：$C_{11}H_{16}O_4$；分子量：212；分离部位：蜘蛛香的根、根茎。

^{1}H NMR（600MHz，CD$_3$COCD$_3$）δ/ppm：4.69（1H，d，J = 3.2Hz，H-1），4.97（1H，s，H-3），3.02（1H，dd，J = 5.8Hz，4.2Hz，H-5），2.03（1H，dd，J = 13.2Hz，5.8Hz，H-6a），1.85（1H，ddd，J = 13.2Hz，5.8Hz，4.2Hz，H-6b），3.80（1H，dd，J = 4.2Hz，3.2Hz，H-7），2.26（1H，dd，J = 5.0Hz，3.2Hz，H-9），1.32（3H，s，H-10），4.79（1H，s，H-11a），4.80（1H，s，H-11b），3.32（3H，s，1-OCH$_3$）。

^{13}C NMR（150MHz，CD$_3$COCD$_3$）δ/ppm：96.8（C-1），93.2（C-3），150.7（C-4），37.0（C-5），42.9（C-6），78.3（C-7），81.9（C-8），42.8（C-9），18.4（C-10），105.2（C-11），54.0（1-OCH$_3$）。

(3S, 4S, 5S, 7S, 8S, 9S)-3, 8-ethoxy-7-dihydroxy-4, 8-dimethylperhydrocyclopenta[c]pyran（**31**）[12]

分子式：$C_{10}H_{16}O_3$；分子量：184；分离部位：蜘蛛香的根、根茎。

^{1}H NMR（600MHz，CDCl$_3$）δ/ppm：4.09（1H，d，J = 2.4Hz，H-1），4.64（1H，d，J = 3.0Hz，H-3），1.65（1H，m，H-4），1.97（1H，m，H-5），2.10（1H，dd，J = 13.8Hz，7.8Hz，H-6a），1.63（1H，ddd，J = 13.8Hz，7.2Hz，3.6Hz，H-6b），3.88（1H，dd，J = 7.8Hz，3.6Hz，H-7），1.82（1H，dd，J = 3.0Hz，2.4Hz，H-9），1.39（3H，s，H-10），1.04（3H，d，J = 7.2Hz，H-11）。

^{13}C NMR（150MHz，CDCl$_3$）δ/ppm：59.6（C-1），93.7（C-3），43.7（C-4），39.9（C-5），42.9（C-6），77.2（C-7），79.5（C-8），38.7（C-9），18.3（C-10），17.9（C-11）。

8, 9-didehydro-7-hydroxy-dolichodial（**32**）[12]

分子式：$C_{10}H_{12}O_3$；分子量：180；分离部位：蜘蛛香的根、根茎。

^{1}H NMR（600MHz，CD$_3$COCD$_3$）δ/ppm：10.04（1H，s，H-1），9.58（1H，s，H-3），3.95（1H，m，H-5），2.06（1H，m，H-6a），1.97（1H，m，H-6b），4.82（1H，m，H-7），2.27（3H，s，H-10），5.99（2H，overlapped，H-11）。

^{13}C NMR（150MHz，CD$_3$COCD$_3$）δ/ppm：187.9（C-1），193.76（C-3），151.0（C-4），39.8（C-5），38.6（C-6），78.5（C-7），164.8（C-8），137.2（C-9），10.7（C-10），132.0（C-11）。

11-ethoxyviburtinal（**33**）[20]

分子式：$C_{12}H_{12}O_3$；分子量：204；分离部位：蜘蛛香的根、根茎。

^{1}H NMR（500MHz，MeOD）δ/ppm：9.81（s，1H），9.21（s，1H），8.07（s，1H），7.97（d，J = 3.4Hz，1H），6.69（dd，J = 3.3Hz，0.7Hz，1H），4.70（d，J = 1.0Hz，2H），3.63（q，J = 7.0Hz，2H），1.25（t，J = 7.0Hz，3H）。

^{13}C NMR（125MHz，MeOD）δ/ppm：186.46（C-10），152.04（C-1），148.19（C-7），143.46（C-3），136.69（C-5），125.39（C-8），124.31（C-9），123.10（C-4），110.85（C-6），67.76（C-1′），67.29（C-2′），15.42（C-3′）。

1, 5-dihydroxy-3, 8-epoxyvalechlorine A（**34**）[21, 23]

分子式：$C_{12}H_{15}ClO_6$；分子量：290；分离部位：蜘蛛香的根、根茎。

^{1}H NMR（400MHz，CDCl$_3$）δ/ppm：5.60（1H，d，$J = 3.2$Hz，H-1），5.30（1H，s，H-3），2.59（1H，dd，$J = 14.3$Hz，7.3Hz，H-6），2.03（1H，dd，$J = 14.3$Hz，2.6Hz，H-6），4.95（1H，dd，$J = 2.6$Hz，7.3Hz，H-7），2.64（1H，d，$J = 3.2$Hz，H-9），5.38（1H，s，H-10），5.12（1H，s，H-10），3.78（1H，d，$J = 11.5$Hz，H-11），3.73（1H，d，$J = 11.5$Hz，H-11），2.08（3H，s，H-13）。

^{13}C NMR（100MHz，CDCl$_3$）δ/ppm：90.5（C-1），94.1（C-3），151.6（C-4），77.4（C-5），46.5（C-6），74.6（C-7），82.5（C-8），46.6（C-9），45.5（C-10），108.3（C-11），169.6（C-12），21.0（C-13）。

2, 5-methanocyclopenta-1, 3-dioxin-7-ol（**35**）[22]

分子式：$C_{11}H_{16}O_4$；分子量：212；分离部位：蜘蛛香的根、根茎。

^{1}H NMR（400MHz，CDCl$_3$）δ/ppm：5.02（1H，s，7-OH），4.98（1H，d，$J = 3.2$Hz，H-1），4.85（1H，d，$J = 0.8$Hz，H-11a），4.77（1H，d，$J = 1.6$Hz，H-11b），3.90（1H，dd，$J = 7.2$Hz，3.1Hz，H-7），3.40（3H，s，1-OCH$_3$），3.10（1H，m，H-5），2.30（1H，dd，$J = 4.6$Hz，3.2Hz，H-9），1.79～1.85（2H，m，H-6a，H-6b），1.38（3H，s，10—CH$_3$）。

^{13}C NMR（100MHz，CDCl$_3$）δ/ppm：149.1（C-4），107.0（C-11），97.0（C-3），93.6（C-1），81.9（C-8），79.0（C-7），55.2（12-OCH$_3$），43.0（C-9），42.7（C-6），36.4（C-5），18.8（C-10）。

1, 5-dihydroxy-3, 8-epoxyvalechlorine A（**36**）[23]经确认与化合物 **34** 是同一种物质

分子式：$C_{12}H_{15}ClO_6$ 分子量：290；分离部位：蜘蛛香的根、根茎。

clovane-2β-isovaleroxy-9α-ol（**37**）[23]

分子式：$C_{20}H_{34}O_3$；分子量：322；分离部位：蜘蛛香的根、根茎。

^{1}H NMR δ/ppm：4.80（dd，$J = 8.3$Hz，5.8Hz），1.76（dd，$J = 12.4$Hz，5.6Hz），1.53（dd，$J = 12.4$Hz，5.6Hz），1.52（m），1.47（m），1.37（m），1.36（m），1.13（m），3.24（brs），1.99（m），1.58（m），1.65（m），1.16（m），1.48（m），0.97（m），0.91（s），1.06（s），0.87（s）。

^{13}C NMR δ/ppm：45.8（C-1，s），83.5（C-3，d），45.4（C-4，t），39.1（C-5，s），51.6（C-6，d），21.8（C-7，t），34.3（C-8，t），35.6（C-9，s），75.4（C-10，d），27.3（C-11，t），28.6（t），36.5（t），25.8（q），31.9（q），29.0（q）。

isopatrinovalerosidate（**38**）[24]

分子式：$C_{21}H_{36}O_{10}$；分子量：448；分离部位：蜘蛛香的根、根茎。

5-methanocyclopenta-l, 3-dioxin-7-ol（**39**）[24]

分子式：$C_{11}H_{16}O_4$；分子量：212；分离部位：蜘蛛香的根、根茎。

vibutinal（**40**）[24]

分子式：$C_{10}H_8O_3$；分子量：176；分离部位：蜘蛛香的根、根茎。

(3S, 4R, 5S, 7S, 8S, 9S)-3, 8-epoxy-7-hydroxy-4, 8-dimethylperhydrocyclopenta[c]pyran（**41**）[25]

分子式：$C_{10}H_{16}O_3$；分子量：184；分离部位：蜘蛛香的根、根茎。

^{1}H NMR δ/ppm：5.61（d，J = 3.6Hz），5.31（s），2.59（dd，J = 14.4Hz，7.2Hz），2.02（dd，J = 14.4Hz，5.4Hz），4.95（dd，J = 7.2Hz，5.4Hz），2.64（d，J = 3.6Hz），3.79（d，J = 11.4Hz），3.72（d，J = 11.4Hz），5.38（s），5.13（s），2.09（s）。

^{13}C NMR δ/ppm：90.5（C-1），94.1（C-3），151.5（C-4），77.4（C-5），46.5（C-6），74.6（C-7），82.5（C-8），46.6（C-9），45.5（C-10），108.4（C-11），169.7，21.0。

（3S，4S，5S，7S，8S，9S）-3，8-ethoxy-7-dihydroxy-4，8-dimethylperhydrocyclopenta[c]pyran（**42**）[25]

分子式：$C_{10}H_{16}O_3$；分子量：184；分离部位：蜘蛛香的根、根茎。

^{1}H NMR δ/ppm：5.31（d，J = 3.0Hz），5.30（s），2.40（dd，J = 14.4Hz，7.2Hz），1.93（dd，J = 14.4Hz，2.4Hz），4.82（dd，J = 7.2Hz，2.4Hz），2.60（d，J = 2.4Hz），3.97（d，J = 11.4Hz），3.81（d，J = 11.4Hz），5.24（s），5.11（s），3.79（m），3.51（m），1.15（t，J = 7.2Hz），2.05（s）。

^{13}C NMR δ/ppm：96.7（C-1），95.2（C-3），154.9（C-4），78.7（C-5），48.1（C-6），75.3（C-7），84.0（C-8），48.0（C-9），47.6（C-10），107.9（C-11），64.5，15.8，170.4，21.5。

4，7-dimethyloctahydrocyclopenta[c]pyran（**43**）[25]

分子式：$C_{10}H_{16}O_3$；分子量：184；分离部位：蜘蛛香全草。

^{1}H NMR δ/ppm：5.20（s），5.23（s），2.67（dd，J = 14.4Hz，7.2Hz），1.94（dd，J = 14.4Hz，3.6Hz），4.88（dd，J = 7.2Hz，3.6Hz），2.37（s），4.35（d，J = 11.4Hz），3.84（d，J = 11.4Hz），5.30（s），5.15（s），3.92（m），3.51（m），1.28（t，J = 7.2Hz），2.06（s）。

13C NMR δ/ppm：93.8（C-1），94.8（C-3），151.0（C-4），77.0（C-5），46.9（C-6），74.2（C-7），82.6（C-8），49.0（C-9），47.5（C-10），108.2（C-11），64.6，15.2，169.5，21.0。

（1S，3R，5R，7S，8R，9S）-1，5-dihydroxy-3，8-epoxyvalechlorine（**44**）[25]

分子式：$C_{10}H_{18}O$；分子量：154；分离部位：蜘蛛香全草。

^{1}H NMR δ/ppm：5.18（J = 3.6Hz），5.30（s），2.38（dd，J = 14.4Hz，7.2Hz），1.92（dd，J = 14.4Hz，2.4Hz），4.82（dd，J = 7.2Hz，2.4Hz），2.61（d，J = 2.4Hz），3.96（d，J = 11.4Hz），3.81（d，J = 11.4Hz），5.23（s），5.10（s），3.37（s），2.05（s）。

^{13}C NMR δ/ppm：98.1（C-1），95.3（C-3），154.9（C-4），78.7（C-5），48.3（C-6），75.2（C-7），84.0（C-8），48.0（C-9），47.6（C-10），107.9（C-11），55.8，170.4，21.4。

（1S，3R，5R，7S，8R，9S）-3，8-epoxy-1-O-ethyl-5-hydroxyvalechlorine（**45**）[25]

分子式：$C_{12}H_{15}ClO_6$；分子量：290；分离部位：蜘蛛香全草。

^{1}H NMR δ/ppm：5.11（J = 1.2Hz），5.22（s），2.50（dd，J = 14.4Hz，7.2Hz），1.94（dd，J = 14.4Hz，3.0Hz），4.76（dd，J = 7.2Hz，3.0Hz），2.35（d，J = 1.2Hz），4.26（d，J = 11.4Hz），3.86（d，J = 11.4Hz），5.29（s），5.15（s），3.43（s），2.04（s）。

^{13}C NMR δ/ppm：98.0（C-1），95.2（C-3），153.1（C-4），78.0（C-5），48.8（C-6），75.5（C-7），83.8（C-8），50.4（C-9），49.1（C-10），109.0（C-11），56.8，170.3，21.4。

（1R，3R，5R，7S，8R，9S）-3，8-epoxy-1-O-ethyl-5-hydroxyvalechlorine（**46**）[25]

分子式：$C_{14}H_{19}ClO_6$；分子量：318；分离部位：蜘蛛香全草。

^{1}H NMR δ/ppm：6.57（d，J = 1.8Hz），6.61（s），2.63（dd，J = 13.2Hz，6.0Hz），2.11

（dd，$J = 13.2Hz$，$6.6Hz$），4.98（dd，$J = 6.0Hz$，$6.6Hz$），2.73（d，$J = 1.8Hz$），3.75（d，$J = 11.4Hz$），3.68（d，$J = 11.4Hz$），4.92（d，$J = 12.6Hz$），4.69（d，$J = 12.6Hz$），2.23（m），2.10（m），0.98（d，$J = 6.6Hz$），0.98（d，$J = 6.6Hz$），2.09（s）。

^{13}C NMR δ/ppm：89.4（C-1），144.7（C-3），112.9（C-4），70.2（C-5），40.7（C-6），79.7（C-7），80.2（C-8），54.2（C-9），49.7（C-10），61.9（C-11），170.8，43.1，25.7，22.3，22.3，170.7，20.9。

（1R, 3R, 5R, 7S, 8R, 9S)-3, 8-epoxy-1-O-methyl-5-hydroxyvalechlorine（**47**）[9]

分子式：$C_{13}H_{17}ClO_6$；分子量：304；分离部位：蜘蛛香的根。

^1H NMR δ/ppm：6.57（brs），6.61（s），2.59（$J = 13.2Hz$，$6.0Hz$），2.09（$J = 13.2Hz$，$7.2Hz$），4.92（dd，$J = 6.0Hz$，$7.2Hz$），2.59（brs），4.27（d，$J = 12.6Hz$），4.22（d，$J = 12.6Hz$），4.90（d，$J = 12.6Hz$），4.69（d，$J = 12.6Hz$），2.20（m），2.10（m），0.96（d，$J = 6.6Hz$），0.97（d，$J = 6.6Hz$），2.08（s）。

^{13}C NMR δ/ppm：89.0（C-1），144.9（C-3），112.5（C-4），69.6（C-5），40.5（C-6），79.7（C-7），79.0（C-8），53.3（C-9），67.3（C-10），61.9（C-11），170.7，43.1，25.7，22.3，22.3，171.2，20.8。

（1S, 3R, 5R, 7S, 8R, 9S)-3, 8-epoxy-1-O-methyl-5-hydroxyvalechlorine（**48**）[9]

分子式：$C_{13}H_{17}ClO_6$；分子量：304；分离部位：蜘蛛香的根。

valeriananoid A（**49**）[26]

分子式：$C_{15}H_{24}O_2$；分子量：236；分离部位：蜘蛛香的根、根茎。

^1H NMR δ/ppm：2.63（d，$J = 19.3Hz$），1.77（d，$J = 19.3Hz$），1.84（dd，$J = 5.0Hz$，$5.6Hz$），1.72（m），1.88（m），1.42（m），1.58（m），2.04（m），1.53（m），1.43（m），1.61（m），0.84（d，$J = 6.7Hz$），1.71（s），1.01（s），0.97（s）。

^{13}C NMR δ/ppm：46.5（C-1），215.9（C-2），57.7（C-3），40.5（C-4），74.3（C-5），33.1（C-6），28.3（C-7），27.9（C-8），43.6（C-9），42.4（C-10），20.7（C-11），16.7，23.0，27.7，19.4。

valeriananoid B（**50**）[26]

分子式：$C_{15}H_{26}O_2$；分子量：238；分离部位：蜘蛛香的根、根茎。

^1H NMR δ/ppm：2.00（dd，$J = 13.6Hz$，$6.6Hz$），1.57（dd，$J = 13.6Hz$，$7.8Hz$），3.84（ddd，$J = 7.8Hz$，$6.6Hz$，$1.4Hz$），1.44（t，$J = 7.5Hz$），1.50（m），1.70（m），1.31（m），1.52（m），1.93（m），1.37（m），1.35（m），1.53（m），0.77（d，$J = 6.7Hz$），1.20（s），1.05（s），0.84（s）。

^{13}C NMR δ/ppm：39.5（C-1），72.6（C-2），46.8（C-3），39.5（C-4），77.2（C-5），32.6（C-6），28.6（C-7），27.7（C-8），42.5（C-9），40.9（C-10），24.1（C-11），16.9，25.4，28.1，20.2。

valeriananoid C（**51**）[26]

分子式：$C_{17}H_{28}O_3$；分子量：280；熔点：74～76℃；分离部位：蜘蛛香的根、根茎。

^1H NMR δ/ppm：1.95（dd，$J = 14.1Hz$，$7.6Hz$），1.63（dd，$J = 14.1Hz$，$10.4Hz$），4.78（ddd，$J = 10.4Hz$，$7.6Hz$，$1.8Hz$），1.46（t，$J = 6.4Hz$），1.51（m），1.74（m），1.34

（m），1.53（m），1.94（m），1.41（m），1.37（m），1.54（m），0.80（d，$J = 6.7$Hz），1.14（s），1.10（s），0.89（s）。

^{13}C NMR δ/ppm：36.0（C-1），74.6（C-2），43.4（C-3），39.1（C-4），75.0（C-5），32.7（C-6），28.6（C-7），27.7（C-8），42.5（C-9），40.1（C-10），23.5（C-11），18.7，25.0，27.8，20.0，170.8，21.5。

(5S, 7S, 8S, 9S)-7-hydroxy-8-isovaleroyloxy-$\Delta^{4, 11}$-dihyronepetalactone（**52**）[27]

分子式：$C_{15}H_{22}O_5$；分子量：282；分离部位：蜘蛛香的根、根茎。

(5S, 7S, 8S, 9S)-7-hydroxy-10-isovaleroyloxy-$\Delta^{4, 11}$-dihyronepetalactone（**53**）[27]

分子式：$C_{15}H_{22}O_5$；分子量：282；分离部位：蜘蛛香的根、根茎。

(5S, 8S, 9S)-10-isovaleroyloxy-$\Delta^{4, 11}$-dihyronepetalactone（**54**）[27]

分子式：$C_{15}H_{23}O_4$；分子量：267；分离部位：蜘蛛香的根、根茎。

(5S, 6S, 8S, 9R)-6-isovaleroyloxy-$\Delta^{4, 11}$-1, 3-diol（**55**）[27]

分子式：$C_{15}H_{26}O_4$；分子量：270；分离部位：蜘蛛香的根、根茎。

(5S, 6S, 8S, 9R)-1, 3-isovaleroxy-$\Delta^{4, 11}$-1, 3-diol（**56**）[27]

分子式：$C_{20}H_{35}O_5$；分子量：355；分离部位：蜘蛛香的根、根茎。

(5S, 6S, 8S, 9R)-3-isovaleroxy-6-isovaleroyloxy-$\Delta^{4, 11}$-1, 3-diol（**57**）[27]

分子式：$C_{20}H_{35}O_5$；分子量：355；分离部位：蜘蛛香的根、根茎。

4-β-hydroxy-8-β-methoxy-10-methylene-2, 9-dioxatricyclo[4.3.1.03.7]decan（**58**）[28]

分子式：$C_{11}H_{14}O_4$；分子量：210；分离部位：蜘蛛香的根、根茎。

6-hydroxy-7-(hydroxylmethyl)-4-methylenehexahydrocyclopenta[c]pyran-1(3H)-one（**59**）[28]

分子式：$C_{10}H_{12}O_4$；分子量：196；分离部位：蜘蛛香的根、根茎。

jatamansi A（**60**）[28]

分子式：$C_{10}H_{12}O_4$；分子量：196；分离部位：蜘蛛香的根、根茎。

jatamansi G（**61**）[28]

分子式：$C_{10}H_{16}O_4$；分子量：200；分离部位：蜘蛛香的根、根茎。

valjatrate D（**62**）[29]

分子式：$C_{20}H_{30}O_6$；分子量：366；分离部位：蜘蛛香的根、根茎。

^{1}H NMR（400MHz，CDCl$_3$）δ/ppm：6.35（d，$J = 3.2$Hz），5.14（s），3.61（dd，$J = 4.8$Hz，6.6Hz），2.09（dd，$J = 6.6$Hz，13.2Hz），1.90（ddd，$J = 4.8$Hz，7.8Hz，13.2Hz），4.91（dd，$J = 2.6$Hz，7.8Hz），2.22（dd，$J = 3.4$Hz，4.8Hz），1.42（s），5.14（s），4.93（s），2.25，2.10，0.98（d，$J = 6.4$Hz），0.98（d，$J = 6.4$Hz），2.25，2.10，0.97（d，$J = 6.4$Hz），0.97（d，$J = 6.4$Hz）。

^{13}C NMR（100MHz，CDCl$_3$）δ/ppm：89.88（C-1），93.69（C-3），147.45（C-4），29.71（C-5），36.78（C-6），79.56（C-7），81.36（C-8），42.71（C-9），18.97（C-10），108.54（C-11），172.14，43.54，25.72，22.44，22.38，172.00，43.46，25.63，22.38，22.36。

valejatanin A（**63**）[8]

分子式：$C_{20}H_{24}O_6$；分子量：360；分离部位：蜘蛛香的根、根茎。

黄色油状物；$[\alpha]_D^{20}$ + 30.00（c 0.10，CHCl$_3$）；IR（KBr）ν_{max}/cm^{-1}：2963，1738，1647，

1638，1468，1392，1183，1124，1025，763；HR ESI MS m/z：361.1644[M＋H]$^+$（计算值 361.1646，$C_{20}H_{25}O_6$）。

^{1}H NMR（600MHz，CDCl$_3$）δ/ppm：9.16（s），7.88（s），6.59（d，J＝3.0Hz），7.86（d，J＝3.0Hz），9.91（s），5.31（s），4.84（d，J＝4.2Hz），2.22（m），0.97（d，J＝6.0Hz），0.95（d，J＝6.0Hz），2.26（d，J＝7.2Hz），2.11（m），0.94（d，J＝6.6Hz），0.92（d，J＝6.6Hz）。

^{13}C NMR（150MHz，CDCl$_3$）δ/ppm：150.6（C-1），142.2（C-3），118.8（C-4），133.8（C-5），109.6（C-6），146.4（C-7），124.7（C-8），123.0（C-9），184.8（C-10），60.8（C-11），169.6，76.5，30.0，18.6，17.2，172.8，42.9，25.6，22.3，22.3。

valejatanin B（**64**）[8]

分子式：$C_{14}H_{20}O_5$；分子量：268；分离部位：蜘蛛香的根、根茎。

^{1}H NMR（600MHz，CDCl$_3$）δ/ppm：5.10（d，J＝2.4Hz），5.04（s），3.15（m），2.18（dd，J＝14.4Hz，7.2Hz），1.83（ddd，J＝12.3Hz，9.3Hz，3.0Hz），4.89（dd，J＝7.2Hz，3.6Hz），2.26（m），1.34（s），4.79（s），4.87（s），3.81（m），3.49（m），1.17（t），2.03（s）。

^{13}C NMR（150MHz，CDCl$_3$）δ/ppm：94.9（C-1），93.4（C-3），148.5（C-4），36.5（C-5），40.6（C-6），80.1（C-7），81.0（C-8），44.0（C-9），18.8（C-10），107.3（C-11），63.1，5.1，170.0，21.1。

(4β，8β)-8-ethoxy-3-methyl-10-methylen-2, 9-dioxatricyclo[4.3.1.0^{3,7}]decan-4-ol（**65**）[8]

分子式：$C_{12}H_{18}O_4$；分子量：226；分离部位：蜘蛛香的根、根茎。

^{1}H NMR（300MHz，CDCl$_3$）δ/ppm：5.11（1H，d，J＝2.7Hz，H-1），5.02（1H，s，H-3），4.85（1H，s，H-11a），4.77（1H，s，H-11b），3.91（1H，dd，J＝7.2Hz，3.0Hz，H-7），3.81（1H，dd，J＝9.6Hz，7.2Hz，H-12a），3.50（1H，dd，J＝9.6Hz，7.2Hz，H-12b），3.13（1H，t，J＝6.0Hz，H-5），2.28（1H，dd，J＝4.8Hz，3.0Hz，H-9），2.13（1H，dd，J＝14.1Hz，7.2Hz，H-6α），1.83（1H，d，J＝4.2Hz，H-6β），1.39（3H，s，H-10），1.18（3H，t，J＝7.2Hz，H-13）。

^{13}C NMR（75MHz，CDCl$_3$）δ/ppm：149.0（C-4），106.8（C-11），95.3（C-1），93.5（C-3），81.8（C-8），78.8（C-7），63.0（C-12），43.1（C-9），42.5（C-6），36.3（C-5），18.7（C-10），15.1（C-13）。

(1R, 3R, 5R, 7S, 8R, 9S)-1, 5-dihydroxy-3, 8-epoxyvalechlorine（**66**）[8]

分子式：$C_{12}H_{15}ClO_6$；分子量：290；分离部位：蜘蛛香的根、根茎。

^{1}H NMR（300MHz，CDCl$_3$）δ/ppm：5.59（1H，d，J＝3.3Hz，H-1），5.37（1H，s，H-11a），5.30（1H，s，H-3），5.12（1H，s，H-11b），4.93（1H，dd，J＝7.5Hz，3.0Hz，H-7），3.80（1H，d，J＝11.7Hz，H-10a），3.72（1H，d，J＝11.7Hz，H-10b），2.63（1H，d，J＝3.0Hz，H-9），2.58（1H，dd，J＝14.4Hz，7.2Hz，H-6a），2.09（1H，m，H-6b），2.05（3H，s，H-2′）。

^{13}C NMR（75MHz，CDCl$_3$）δ/ppm：169.7（C-1′），151.4（C-4），108.3（C-11），94.0（C-3），90.2（C-1），82.3（C-8），77.4（C-5），74.5（C-7），46.5（C-9），46.4（C-6），45.5（C-10），21.0（C-2′）。

volvaltrate A（**67**）[8]

分子式：$C_{17}H_{24}O_8$；分子量：356；分离部位：蜘蛛香的根、根茎。

^{1}H NMR（300MHz，CDCl$_3$）δ/ppm：6.55（1H，d，$J=2.4$Hz，H-1），5.41（1H，s，H-3），5.39（1H，s，H-11a），5.15（1H，s，H-11b），4.98（1H，d，$J=6.3$Hz，H-7），3.98（1H，d，$J=12.3$Hz，H-10a），3.71（1H，d，$J=12.3$Hz，H-10b），2.69（1H，s，H-9），2.59（1H，dd，$J=15.6$Hz，3.3Hz，H-6a），2.31（1H，d，$J=3.3$Hz，H-6b），2.18（2H，m，H-2'），2.16（3H，s，H-2''），2.04（1H，m，H-3'），0.95（3H，d，$J=6.5$Hz，H-4'），0.94（3H，d，$J=6.5$Hz，H-5'）。

^{13}C NMR（75MHz，CDCl$_3$）δ/ppm：171.0（C-1'），170.8（C-1''），149.6（C-4），110.3（C-11），96.2（C-3），91.1（C-1），79.2（C-8），78.6（C-7），74.2（C-5），66.5（C-10），56.9（C-9），46.9（C-6），43.1（C-2'），25.6（C-3'），22.2（C-4'），22.1（C-5'），21.0（C-2''）。

patriscabrol（**68**）[8]

分子式：$C_{10}H_{16}O_4$；分子量：200；分离部位：蜘蛛香的根、根茎。

^{1}H NMR（300MHz，CDCl$_3$）δ/ppm：4.49（1H，m，H-1b），4.25（1H，m，H-1a），3.88（1H，m，H-7），2.55（1H，dd，$J=12.9$Hz，6.6Hz，H-9），2.42（1H，d，$J=6.6$Hz，H-4），2.18（1H，m，H-5），1.91（2H，m，H-6），1.32（3H，s，H-10），1.07（3H，d，$J=6.6$Hz，H-11）。

^{13}C NMR（75MHz，CDCl$_3$）δ/ppm：179.3（C-3），81.6（C-8），81.4（C-7），66.0（C-1），45.3（C-9），41.3（C-5），39.5（C-4），38.9（C-6），22.3（C-10），14.0（C-11）。

jatadomin A（**69**）[9]

分子式：$C_{25}H_{40}O_{10}$；分子量：500；分离部位：蜘蛛香的根、根茎。

^{1}H NMR（400MHz，CDCl$_3$）δ/ppm：4.45（d，$J=8.9$Hz），4.93（s），2.98（dd，$J=6.9$Hz，4.8Hz），2.63（dd，$J=14.5$Hz，6.9Hz），1.64（ddd，$J=14.5$Hz，6.9Hz，2.9Hz），5.49（dd，$J=7.2$Hz，2.9Hz），2.25（m），4.35（d，$J=12.2$Hz），4.30（d，$J=12.2$Hz），5.02（s），4.98（s），2.04（s），4.76（d，$J=4.6$Hz），2.21（m），1.02（d，$J=6.6$Hz），0.98（d，$J=6.6$Hz），2.27（d，$J=6.6$Hz），2.14（m），0.99（d，$J=6.6$Hz），0.99（d，$J=6.6$Hz），3.37（s），3.34（s），3.44（s）。

^{13}C NMR（100MHz，CDCl$_3$）δ/ppm：101.7（C-1，CH），100.8（C-3，CH），143.7（C-4，C），43.2（C-5，CH），37.6（C-6，CH$_2$），76.7（C-7，CH），83.2（C-8，C），48.2（C-9，CH），67.2（C-10，CH$_2$），113.5（C-11，CH$_2$），169.6（C），21.1（CH$_3$），169.7（C），76.4（CH），30.0（CH），18.8（CH$_3$），17.4（CH$_3$），172.5（C），43.1（CH$_2$），25.7（CH），22.4（CH$_3$），22.4（CH$_3$），52.7（CH$_3$），54.2（CH$_3$），55.4（CH$_3$）。

jatadomin B（**70**）[9]

分子式：$C_{23}H_{34}O_9$；分子量：454；分离部位：蜘蛛香的根、根茎。

^{1}H NMR（400MHz，CDCl$_3$）δ/ppm：4.96（d，$J=3.1$Hz），5.09（s），3.22（m），2.25（m），1.87（ddd，$J=14.8$Hz，7.3Hz，3.0Hz），5.07（dd，$J=7.3$Hz，3.0Hz），2.47（dd，$J=5.1$Hz，3.1Hz），4.46（d，$J=11.4$Hz），4.36（d，$J=11.4$Hz），4.92（s），4.84（s），2.04（s），4.79（d，$J=4.5$Hz），2.23（m），1.01（d，$J=6.7$Hz），0.97（d，$J=6.7$Hz），

2.29（brd, $J = 7.0$Hz）, 2.27（dd, $J = 7.0$Hz, 1.5Hz）, 2.13（m）, 0.99（d, $J = 6.7$Hz）, 0.99（d, $J = 6.7$Hz）, 3.39（s）。

^{13}C NMR（100MHz, CDCl$_3$）δ/ppm: 96.0（C-1, CH）, 93.1（C-3, CH）, 148.1（C-4, C）, 36.6（C-5, CH）, 40.8（C-6, CH$_2$）, 77.6（C-7, CH）, 81.2（C-8, C）, 41.7（C-9, CH）, 65.1（C-10, CH$_2$）, 108.0（C-11, CH$_2$）, 169.7（C）, 21.0（CH$_3$）, 169.5（C）, 76.5（CH）, 29.9（CH）, 18.7（CH$_3$）, 17.2（CH$_3$）, 172.6（C）, 43.0（CH$_2$）, 25.7（CH）, 22.4（CH$_3$）, 22.4（CH$_3$）, 55.1（CH$_3$）。

jatadomin C（**71**）[9]

分子式：C$_{23}$H$_{34}$O$_9$；分子量：454；分离部位：蜘蛛香的根、根茎。

^{1}H NMR（400MHz, CDCl$_3$）δ/ppm: 4.99（d, $J = 0.9$Hz）, 5.11（s）, 3.02（m）, 2.33（m）, 1.89（ddd, $J = 14.3$Hz, 7.3Hz, 3.2Hz）, 5.05（dd, $J = 7.3$Hz, 3.2Hz）, 2.30（brd, $J = 4.4$Hz）, 4.78（d, $J = 11.9$Hz）, 4.41（d, $J = 11.9$Hz）, 4.95（s）, 4.87（s）, 2.03（s）, 4.75（d, $J = 4.4$Hz）, 2.22（m）, 1.00（d, $J = 6.6$Hz）, 0.97（d, $J = 6.6$Hz）, 2.27（dd, $J = 7.1$Hz, 2.5Hz）, 2.26（dd, $J = 7.1$Hz, 1.6Hz）, 2.13（m）, 0.98（d, $J = 6.6$Hz）, 0.98（d, $J = 6.6$Hz）, 3.46（s）。

^{13}C NMR（100MHz, CDCl$_3$）δ/ppm: 97.8（C-1, CH）, 92.7（C-3, CH）, 147.3（C-4, C）, 39.2（C-5, CH）, 41.1（C-6, CH$_2$）, 77.5（C-7, CH）, 81.8（C-8, C）, 42.4（C-9, CH）, 67.2（C-10, CH$_2$）, 108.7（C-11, CH$_2$）, 169.8（C-1', C）, 21.0（C-2', CH$_3$）, 169.5（C-1″, C）, 76.4（C-2″, CH）, 29.9（C-3″, CH）, 18.8（C-4″, CH$_3$）, 17.2（C-5″, CH$_3$）, 172.5（C-6″, C）, 43.1（C-7″, CH$_2$）, 25.7（C-8″, CH）, 22.4（C-9″, CH$_3$）, 22.4（C-10″, CH$_3$）, 55.9（C-1a-OMe, CH$_3$）。

jatadomin E（**72**）[9]

分子式：C$_{14}$H$_{21}$ClO$_6$；分子量：320；分离部位：蜘蛛香的根、根茎。

1H NMR（400MHz, CDCl3）δ/ppm: 4.86（d, $J = 8.0$Hz）, 5.13（s）, 3.09（m）, 2.40（m）, 2.03（m）, 5.06（dd, $J = 8.9$Hz, 4.1Hz）, 2.38（dd, $J = 8.0$Hz, 3.4Hz）, 3.81（d, $J = 11.5$Hz）, 3.77（d, $J = 11.5$Hz）, 5.31（s）, 5.07（s）, 2.07（s）, 3.50（s）, 3.54（s）。

^{13}C NMR（100MHz, CDCl$_3$）δ/ppm: 96.6（C-1, CH）, 99.9（C-3, CH）, 144.3（C-4, C）, 38.0（C-5, CH）, 33.6（C-6, CH$_2$）, 79.8（C-7, CH）, 81.6（C-8, C）, 49.8（C-9, CH）, 48.6（C-10, CH$_2$）, 112.3（C-11, CH$_2$）, 169.7（C-1', C）, 21.1（C-2', CH$_3$）, 56.3（C-1a-OMe, CH$_3$）, 55.5（C-3-OMe, CH$_3$）。

chlorovaltrate U（**73**）[30]

分子式：C$_{14}$H$_{19}$ClO$_5$；分子量：302；分离部位：蜘蛛香的根、根茎。

^{1}H NMR δ/ppm: 5.09（d, $J = 3.1$Hz）, 5.14（s）, 3.26（m）, 1.88（ddd, $J = 14.5$Hz, 7.6Hz, 2.8Hz）, 2.25,（dd, $J = 14.5$Hz, 7.3Hz）, 5.09（m）, 2.52（dd, $J = 5.0$Hz, 3.1Hz）, 3.78（d, $J = 11.5$Hz）, 3.82（d, $J = 11.5$Hz）, 4.84（d, $J = 0.9$Hz）, 4.93（d, $J = 0.9$Hz）, 2.06（s）, 3.49（m）, 3.80（m）, 1.17（t, $J = 7.1$Hz）。

^{13}C NMR δ/ppm: 94.5（C-1）, 93.7（C-3）, 148.2（C-4）, 37.1（C-5）, 40.6（C-6）, 78.2（C-7）, 82.2（C-8）, 42.9（C-9）, 46.0（C-10）, 108.1（C-11）, 169.7, 21.2, 63.4, 15.3。

chlorovaltrate V（**74**）[30]

分子式：$C_{24}H_{36}O_{10}$；分子量：484；分离部位：蜘蛛香的根、根茎。

^{1}H NMR δ/ppm：5.19，（d，$J = 3.2$Hz），5.21（s），2.00（dd，$J = 14.4$Hz，2.8Hz），2.56（dd，$J = 14.4$Hz，7.3Hz），4.91（dd，$J = 7.3$Hz，2.8Hz），2.52（d，$J = 3.2$Hz），4.29（d，$J = 11.5$Hz），4.43（d，$J = 11.5$Hz），5.05（s），5.32（s），2.05（s），3.28（s），3.49（m），3.80（m），1.18（t，$J = 7.1$Hz）。

^{13}C NMR δ/ppm：95.6（C-1），94.1（C-3），152.5（C-4），77.4（C-5），46.8（C-6），74.6（C-7），81.9（C-8），45.7（C-9），65.0（C-10），107.9（C-11），169.9，21.2，63.6，15.2。

chlorovaltrate W（**75**）[30]

分子式：$C_{18}H_{26}O_8$；分子量：370；分离部位：蜘蛛香的根、根茎。

^{1}H NMR δ/ppm：5.06（d，$J = 0.7$Hz），5.21（s），1.94（dd，$J = 14.1$Hz，3.4Hz），2.65（dd，$J = 14.1$Hz，7.4Hz），4.90（dd，$J = 7.4$Hz，3.4Hz），2.38（brs），4.46（d，$J = 12.0$Hz），4.62（d，$J = 12.0$Hz），5.14，（s），5.29（s），1.99（s），3.47（s）。

^{13}C NMR δ/ppm：96.4（C-1），93.9（C-3），151.4（C-4），77.4（C-5），47.3（C-6），74.1（C-7），82.5（C-8），47.9（C-9），66.0（C-10），108.2（C-11），169.6，21.1，56.3。

jatamanin R（**76**）[31]

分子式：$C_{11}H_{16}O_6$；分子量：244；分离部位：蜘蛛香的根、根茎。

^{1}H NMR（600MHz，CDCl$_3$）δ/ppm：5.13（d，$J = 3.1$Hz），5.21（s），2.00（dd，$J = 13.7$Hz，3.2Hz），2.06（brd，$J = 14.0$Hz），4.02（dd，$J = 7.3$Hz，3.2Hz），2.58（d，$J = 3.1$Hz），3.81（d，$J = 11.9$Hz）4.18（d，$J = 11.8$Hz），5.05（s）5.02（s），3.40（s）。

^{13}C NMR（150MHz，CDCl$_3$）δ/ppm：97.7（C-1，d），94.1（C-3，d），152.5（C-4，s），76.9（C-5，s），48.1（C-6，t），74.5（C-7，d），84.0（C-8，s），44.4（C-9，d），64.0（C-10，t），108.0（C-11，t），55.3（q）。

jatamanin S（**77**）[31]

分子式：$C_{13}H_{18}O_7$；分子量：286；分离部位：蜘蛛香的根、根茎。

^{1}H NMR（600MHz，CDCl$_3$）δ/ppm：5.07（d，$J = 3.0$Hz），5.23（s），1.98（dd，$J = 14.2$Hz，3.1Hz），1.94（dd，$J = 14.4$Hz，2.8Hz），3.92（brd，$J = 7.2$Hz），2.57（d，$J = 3.0$Hz），3.55（d，$J = 10.2$Hz），4.22（d，$J = 11.8$Hz），5.04（s），5.08（s），3.40（s），2.15（s）。

^{13}C NMR（125MHz，CDCl$_3$）δ/ppm：97.5（C-1，d），94.1（C-3，d），152.8（C-4，s），77.1（C-5，s），47.7（C-6，t），72.7（C-7，d），83.1（C-8，s），44.5（C-9，d），64.7（C-10，t），107.2（C-11，t），55.3（q），171.8（s），20.9（q）。

jatamanin T（**78**）[31]

分子式：$C_{14}H_{20}O_7$；分子量：300；分离部位：蜘蛛香的根、根茎。

^{1}H NMR（500MHz，CDCl$_3$）δ/ppm：5.16（d，$J = 3.3$Hz），5.25（s），2.43（dd，$J = 13.7$Hz，7.3Hz），2.42（dd，$J = 14.0$Hz，7.2Hz），4.88（dd，$J = 7.4$Hz，3.1Hz），2.53（d，$J = 3.3$Hz），3.87（d，$J = 11.9$Hz），4.57（d，$J = 11.8$Hz），5.31（s），5.29（s），3.39（s），3.38（s），2.04（s）。

^{13}C NMR（125MHz，CDCl$_3$）δ/ppm：97.6（C-1，d），94.0（C-3，d），152.5（C-4， s），77.1（C-5，s），46.4（C-6，t），75.2（C-7，d），83.1（C-8，s），45.9（C-9，d），73.4（C-10，t），107.6（C-11，t），55.2（q），59.8（q），169.7（s），21.0（q）。

jatamanin U（**79**）[31]

分子式：$C_{18}H_{26}O_8$；分子量：370；分离部位：蜘蛛香的根、根茎。

^{1}H NMR（500MHz，CD$_3$OD）δ/ppm：5.14（d，J = 3.1Hz），5.24（s），2.51（dd，J = 14.2Hz，7.4Hz），2.43（dd，J = 14.4Hz，7.3Hz），4.83（dd，J = 7.3Hz，2.8Hz），2.57（d，J = 3.1Hz），3.60（d，J = 10.2Hz），4.40（d，J = 11.8Hz），5.29（s），5.24（s），3.38（s），2.02（s），2.20（d，J = 7.1Hz），2.02～2.10（m），0.95（d，J = 0.5Hz），0.94（d，J = 0.5Hz）。

^{13}C NMR（125MHz，CD$_3$OD）δ/ppm：98.3（C-1，d），95.3（C-3，d），154.1（C-4，s），78.2（C-5，s），48.4（C-6，t），75.5（C-7，d），83.5（C-8，s），46.9（C-9，d），65.2（C-10，t），107.7（C-11，t），55.4（q），171.3（s），20.9（q），174.1（s），44.1（t），26.8（d），22.7（q），22.7（q）。

jatamanin V（**80**）[32]

分子式：$C_{15}H_{24}O_4$；分子量：268；分离部位：蜘蛛香的根、根茎。

^{1}H NMR（600MHz，CDCl$_3$）δ/ppm：4.17（1H，dd，J = 9.8Hz，3.1Hz），4.13（1H，d，J = 9.8Hz），4.48（1H，s），2.32（1H，m），2.48（1H，m），2.46（1H，m），1.38（1H，m），4.73（1H，dd，J = 7.4Hz，3.3Hz），1.92（1H，m），1.35（3H，s），0.94（3H，d，J = 6.5Hz），2.16（2H，d，J = 6.6Hz），2.09（1H，m），0.95（3H，d，J = 6.5Hz），0.95（3H，d，J = 6.5Hz）。

^{13}C NMR（150MHz，CDCl$_3$）δ/ppm：59.9（C-1，t），95.1（C-3，d），36.5（C-4，d），37.1（C-5，d），31.9（C-6，t），80.0（C-7，d），81.2（C-8，s），39.9（C-9，d），18.8（C-10，q），13.7（C-10，q），172.1（C-11，s），43.6（t），25.7（d），22.4（q），22.4（q）。

jatamanin W（**81**）[32]

分子式：$C_{15}H_{24}O_4$；分子量：268；分离部位：蜘蛛香的根、根茎。

^{1}H NMR（600MHz，CDCl$_3$）δ/ppm：4.09（2H，d，J = 1.5Hz），4.67（1H，d，J = 2.7Hz），1.73（1H，m），2.01（1H，m），2.20（1H，dd，J = 14.3Hz，7.4Hz），1.65（1H，ddd，J = 14.3Hz，6.9Hz，3.5Hz），4.85（1H，dd，J = 7.4Hz，3.5Hz），1.83（1H，m），1.36（3H，s），1.06（3H，d，J = 7.3Hz），2.15（2H，d，J = 6.9Hz），2.08（1H，m），0.94（3H，d，J = 6.6Hz），0.94（3H，d，J = 6.6Hz）。

^{13}C NMR（150MHz，CDCl$_3$）δ/ppm：59.3（C-1，t），93.6（C-3，d），43.6（C-4，d），40.1（C-5，d），41.2（C-6，t），80.3（C-7，d），80.5（C-8，s），39.1（C-9，d），18.6（C-10，q），17.9（C-11，q），172.1（s），43.6（t），25.7（d），22.4（q），22.4（q）。

jatamanin X（**82**）[32]

分子式：$C_{15}H_{24}O_4$；分子量：268；分离部位：蜘蛛香的根、根茎。

^{1}H NMR（600MHz，CDCl$_3$）δ/ppm：4.09（2H，d，J = 1.6Hz），4.68（1H，d，J = 2.7Hz），1.74（1H，m），2.03（1H，m），2.22（1H，dd，J = 14.3Hz，7.4Hz），1.68（1H，ddd，J = 14.3Hz，6.9Hz，3.6Hz），4.92（1H，dd，J = 7.4Hz，3.6Hz），1.82（1H，m），1.37（3H，s），1.06（3H，d，J = 7.2Hz），2.46（2H，s），1.28（3H，s），1.29（3H，s）。

^{13}C NMR（150MHz，CDCl$_3$）δ/ppm：59.2（C-1，t），93.6（C-3，d），43.6（C-4，d），

40.1（C-5，d），41.1（C-6，t），80.8（C-7，d），80.4（C-8，s），39.1（C-9，d），18.6（C-10，q），17.8（C-11，q），172.1（s），46.4（t），69.0（s），29.1（q），29.2（q）。

valeridoid B（**83**）[10]

分子式：$C_{24}H_{28}Cl_2O_9$；分子量：530；分离部位：蜘蛛香的根、根茎。

^{1}H NMR（600MHz，C_6D_5N）δ/ppm：5.84（d，$J=3.1$Hz），5.49（s），3.38（m），2.27（dd，$J=14.3$Hz，7.1Hz），1.95（ddd，$J=14.3$Hz，7.5Hz，2.6Hz），5.40（dd，$J=7.1$Hz，2.6Hz），2.71（dd，$J=4.6$Hz，3.1Hz），2.71（dd，$J=4.6$Hz，3.1Hz），3.97（d，$J=11.6$Hz），5.00（s），4.89（s），5.84（d，$J=3.1$Hz），5.49（s），3.38（m），2.27（dd，$J=14.3$Hz，7.1Hz），1.95（ddd，$J=14.3$Hz，7.5Hz，2.6Hz），5.40（dd，$J=7.1$Hz，2.6Hz），2.71（dd，$J=4.6$Hz，3.1Hz），4.07（d，$J=11.6$Hz），3.97（d，$J=11.6$Hz），5.00（s），4.89（s），2.08（s）。

^{13}C NMR（150MHz，C_6D_5N）δ/ppm：91.5（C-1，CH），93.6（C-3，CH），149.0（C-4，C），37.3（C-5，CH），40.6（C-6，CH_2），77.9（C-7，CH），82.6（C-8，C），42.9（C-9，CH），46.6（C-10，CH_2），108.0（C-11，CH_2），91.5（CH），93.6（CH），149.0（C），37.3（CH），40.6（CH_2），77.9（CH），82.6（C），42.9（CH），46.6（CH_2），108.0（CH_2），169.5（C），20.7（CH_3）。

valeridoid C（**84**）[10]

分子式：$C_{20}H_{26}O_8$；分子量：394；分离部位：蜘蛛香的根、根茎。

^{1}H NMR（600MHz，$CDCl_3$）δ/ppm：5.55（d，$J=2.0$Hz），2.11（m），2.16（m），2.34（dd，$J=14.1$Hz，7.2Hz），1.79（m），4.09（dd，$J=6.8$Hz，4.1Hz），2.77（d，$J=4.7$Hz），2.77（d，$J=4.7$Hz），3.60（dd，$J=10.0$Hz，6.6Hz），3.28（t，$J=10.0$Hz），5.05（d，$J=2.9$Hz），5.02（s），3.09（m），2.13（m），1.85（ddd，$J=13.9$Hz，7.4Hz，2.7Hz），3.92（dd，$J=7.0$Hz，2.7Hz），2.30（dd，$J=4.6$Hz，3.1Hz），1.38（s），4.85（s），4.78（s）。

^{13}C NMR（150MHz，$CDCl_3$）δ/ppm：170.9（C-1，C），96.7（C-3，CH），48.0（C-4，CH），34.3（C-5，CH），42.5（C-6，CH_2），77.8（C-7，CH），86.1（C-8，C），48.2（C-9，CH），19.6（C-10，CH_3），67.0（C-11，CH_2），96.3（C-1′，CH），93.5（C-3′，CH），149.3（C-4′，C），36.5（C-5′，CH），42.4（C-6′，CH_2），78.9（C-7′，CH），81.8（C-8′，C），42.8（C-9′，CH），18.7（C-10′，CH_3），106.9（C-11′，CH_2）。

valeridoid D（**85**）[10]

分子式：$C_{20}H_{26}O_7$；分子量：378；分离部位：蜘蛛香的根、根茎。

^{1}H NMR（600MHz，$CDCl_3$）δ/ppm：4.70（d，$J=11.8$Hz），4.63（d，$J=11.8$Hz），3.50（dd，$J=18.8$Hz，11.4Hz），2.14，1.61（m），4.40（m），2.51（m），3.25（dd，$J=11.4$Hz，9.5Hz），3.25（dd，$J=11.4$Hz，9.5Hz），3.90（dd，$J=10.0$Hz，4.9Hz），5.16（d，$J=1.7$Hz），5.04（d，$J=1.7$Hz），5.10（d，$J=3.1$Hz），5.07（s），3.07（m），2.14，1.88（ddd，$J=14.1$Hz，7.6Hz，2.7Hz），3.94（d，$J=6.3$Hz），2.38（dd，$J=4.7$Hz，3.1Hz），1.40（s），4.91（s），4.83（s）。

^{13}C NMR（150MHz，$CDCl_3$）δ/ppm：174.3（C-1，C），71.6（C-3，CH_2），141.6（C-4，C），39.6（C-5，CH），39.8（C-6，CH_2），74.8（C-7，CH），48.0（C-8，CH），42.1（C-1，CH），66.7（C-9，CH_2），113.6（C-10，CH_2），96.4（C-11，CH），93.5（CH），148.9（C），

36.6（CH），42.5（CH$_2$），78.8（CH），81.9（C），42.6（CH），18.7（CH$_3$），107.6（CH$_2$）。

valeridoid E（**86**）[10]

分子式：C$_{20}$H$_{24}$O$_6$；分子量：360；分离部位：蜘蛛香的根、根茎。

^{1}H NMR（600MHz，CDCl$_3$）δ/ppm：4.71（d，$J=11.7$Hz），4.61（d，$J=11.7$Hz），3.32（m），2.16（dd，$J=13.5$Hz，7.1Hz），1.61（dd，$J=13.2$Hz，2.9Hz），4.16（t），2.18（m），3.28（m），3.28（m），4.02（dd，$J=11.9$Hz，2.3Hz），5.16（brs），4.99（brs），5.12（s），9.54（s），4.02（d，$J=7.6$Hz），2.09（m），1.98（m），4.75（m），1.89（s），6.18（s），5.92（s）。

^{13}C NMR（150MHz，CDCl$_3$）δ/ppm：174.5（C-1，C），71.8（C-3，CH$_2$），141.7（C-4，C），40.0（C-5，CH），38.0（C-6，CH$_2$），77.8（C-7，CH），43.1（C-8，CH），42.9（C-9，CH），67.1（C-10，CH$_2$），113.5（C-11，CH$_2$），97.2（CH），193.9（CH），153.0（C），41.5（CH），41.2（CH$_2$），80.0（CH），143.3（C），135.1（C），11.7（CH$_3$），132.8（CH$_2$）。

valeridoid F（**87**）[10]

分子式：C$_{25}$H$_{32}$O$_7$；分子量：444；分离部位：蜘蛛香的根、根茎。

^{1}H NMR（600MHz，CDCl$_3$）δ/ppm：4.71（d，$J=11.7$Hz），4.61（d，$J=11.7$Hz），3.32（m），2.12，1.61（m），4.16，2.18（m），3.26（m），3.26（m），4.02（dd，$J=12.1$Hz，2.8Hz），5.16（d，$J=1.9$Hz），5.00（d，$J=1.9$Hz），5.14（s），9.54（s），4.05（d，$J=7.6$Hz），2.12，2.03（m），5.77（m），1.81（s），6.21（s），5.94（s），2.19（d，$J=7.1$Hz），2.12，0.95（d，$J=6.6$Hz），0.95（d，$J=6.6$Hz）。

^{13}C NMR（150MHz，CDCl$_3$）δ/ppm：174.4（C-1，C），71.8（C-3，CH$_2$），141.6（C-4，C），39.9（C-5，CH），38.0（C-6，CH$_2$），77.8（C-7，CH），43.1（C-8，CH），42.9（C-9，C），67.2（C-10，CH$_2$），113.5（C-11，CH），96.9（CH），193.7（CH），152.8（C），41.8（CH），38.0（CH$_2$），81.5（CH），139.8（C），137.3（C），11.9（CH$_3$），133.0（CH$_2$），173.0（C），43.6（CH$_2$），25.8（CH），22.4（CH$_3$），22.4（CH$_3$）。

jatamanin O（**88**）[17]

分子式：C$_{17}$H$_{23}$ClO$_7$；分子量：374；分离部位：蜘蛛香的根、根茎。

jatamanin Q（**89**）[33]

分子式：C$_{10}$H$_{18}$O$_4$；分子量：202；分离部位：蜘蛛香的根、根茎。

^{1}H NMR（600MHz，CD$_3$OD）δ/ppm：4.72（1H，d，$J=2.4$Hz，H-1），4.10（1H，dd，$J=3.0$Hz，1.2Hz，H-3a），3.85（1H，dd，$J=3.0$Hz，1.2Hz，H-3b），1.74（1H，brs，H-4），2.62（1H，ddd，$J=10.8$Hz，10.2Hz，1.8Hz，H-5），1.88（1H，m，H-6a），1.90（1H，m，H-6b），4.10（1H，m，H-7），1.94（1H，m，H-8），2.07（1H，ddd，$J=12.0$Hz，10.2Hz，2.4Hz，H-9），1.03（3H，d，$J=7.2$Hz，H-10），4.11（1H，dd，$J=6.0$Hz，3.0Hz，H-11a），3.86（1H，dd，$J=6.0$Hz，3.0Hz，H-11b）。

^{13}C NMR（150MHz，CD$_3$OD）δ/ppm：93.2（C-1，CH），70.2（C-3，CH$_2$），31.5（C-4，CH），37.5（C-5，CH），37.2（C-6，CH$_2$），77.5（C-7，CH），42.6（C-8，CH），51.0（C-9，CH），13.5（C-10，CH$_3$），64.2（C-11，CH$_2$）。

valeriananoid D（**90**）[33]

分子式：C$_{25}$H$_{34}$O$_5$；分子量：414；分离部位：蜘蛛香的根、根茎。

^{1}H NMR δ/ppm：2.08（dd，$J = 14.0$Hz，7.6Hz），1.61（dd，$J = 14.0$Hz，7.6Hz），4.83（d，$J = 8.4$Hz），1.46（t，$J = 8.0$Hz），1.72（dd，$J = 11.2$Hz，4.4Hz），1.60（dd，$J = 11.2$Hz，4.4Hz），1.48（m），1.35（m），1.94（m），1.40（m），1.56（m），1.39（m），0.80（d，$J = 6.7$Hz），1.18（s），1.09（s），0.89（s）。

^{13}C NMR δ/ppm：76.1（C-2，d），44.8（C-3，d），40.0（C-4，s），76.3（C-5，s），32.9（C-6，t），29.5（C-7，t），28.9（C-8，d），44.0（C-9，d），41.4（C-10，s），24.6（C-11，t），19.2（C-12，q），25.5（C-13，q），29.1（C-14，q），20.9（C-15，q）。

valeriananoid E（**91**）[33]

分子式：$C_{33}H_{58}O_3$；分子量：502；分离部位：蜘蛛香的根、根茎。

^{1}H NMR δ/ppm：1.91（dd，$J = 14.0$Hz，7.6Hz），1.63（dd，$J = 14.0$Hz，7.6Hz），4.77（dd，$J = 9.6$Hz，7.6Hz），1.44（t，$J = 6.8$Hz），1.72（dd，$J = 14.0$Hz，6.4Hz），1.48（dd，$J = 14.0$Hz，6.4Hz），1.52（m），1.34（m），1.94（m），1.41（m），1.54（m），1.37（m），0.79（d，$J = 6.8$Hz），1.14（s），1.09（s），0.89（s）。

^{13}C NMR δ/ppm：35.9（C-1，t），74.2（C-2，d），43.3（C-3，d），39.0（C-4，s），75.0（C-5，s），32.6（C-6，t），28.1（C-7，t），27.6（C-8，d），42.3（C-9，d），40.0（C-10，s），23.4（C-11，t），18.7（C-12，q），25.0（C-13，q），27.8（C-14，q），19.9（C-15，q）。

chlorovaltrate Q（**92**）[34]

分子式：$C_{11}H_{15}ClO_5$；分子量：262；分离部位：蜘蛛香的根、根茎。

^{1}H NMR δ/ppm：5.00（brs），5.19（s），1.85（dd，$J = 13.4$Hz，3.0Hz），2.25（dd，$J = 13.4$Hz，7.1Hz），3.65（m），2.22（brs），3.82（d，$J = 11.1$Hz），4.09（d，$J = 11.1$Hz），5.03（brs），5.13（brs），3.34（s）。

^{13}C NMR δ/ppm：96.7（C-1，CH），93.2（C-3，CH），152.2（C-4，C），76.1（C-5，C），49.7（C-6，CH_2），71.6（C-7，CH），83.2（C-8，C），47.9（C-9，CH），47.7（C-10，CH_2），107.2（C-11，CH_2），55.8（CH_3）。

chlorovaltrate R（**93**）[34]

分子式：$C_{11}H_{15}ClO_4$；分子量：246；分离部位：蜘蛛香的根、根茎。

^{1}H NMR δ/ppm：4.92（d，$J = 2.3$Hz），5.13（s），3.21（m），1.90（ddd，$J = 14.0$Hz，7.4Hz，3.1Hz），2.14（dd，$J = 14.0$Hz，7.4Hz），4.26（dd，$J = 7.3$Hz，2.9Hz），2.44（dd，$J = 4.8$Hz，3.1Hz），3.85（d，$J = 11.2$Hz），3.92（d，$J = 11.2$Hz），4.83（d，$J = 1.0$Hz），4.92（d，$J = 1.0$Hz），3.39（s）。

^{13}C NMR δ/ppm：96.3（C-1，CH），93.9（C-3，CH），148.3（C-4，C），37.0（C-5，CH），41.4（C-6，CH_2），77.1（C-7，CH），83.1（C-8，C），42.2（C-9，CH），47.5（C-10，CH_2），108.1（C-11，CH_2），55.3（CH_3）。

chlorovaltrate S（**94**）[34]

分子式：$C_{23}H_{34}O_{10}$；分子量：470；分离部位：蜘蛛香的根、根茎。

^{1}H NMR δ/ppm：5.08（d，$J = 3.1$Hz），5.30（s），1.85（dd，$J = 14.2$Hz，2.9Hz），2.30（dd，$J = 14.3$Hz，7.3Hz），4.65（dd，$J = 7.3$Hz，2.9Hz），2.52（d，$J = 3.0$Hz），4.24（d，$J = 11.7$Hz），4.37（d，$J = 11.7$Hz），5.07（brs），5.14（brs），3.27（s）。

^{13}C NMR δ/ppm：96.3（C-1，CH），92.9（C-3，CH），152.2（C-4，C），76.3（C-5，C），47.6（C-6，CH$_2$），73.3（C-7，CH），81.8（C-8，C），44.9（C-9，CH），64.8（C-10，CH$_2$），107.2（C-11，CH$_2$），54.8（CH$_3$）。

chlorovaltrate T（**95**）$^{[34]}$

分子式：C$_{12}$H$_{18}$O$_6$；分子量：258；分离部位：蜘蛛香的根、根茎。

^{1}H NMR（400MHz）δ/ppm：5.26（d，J = 3.2Hz），5.20（s），2.01（dd，J = 13.7Hz，3.3Hz），2.45（dd，J = 13.7Hz，7.4Hz），4.03（dd，J = 7.4Hz，3.3Hz），2.57（d，J = 3.1Hz），3.82（d，J = 11.4Hz），3.89（d，J = 11.4Hz），5.05（brs），5.32（brs），3.50（m），3.81（m），1.18（t，J = 7.1Hz）。

^{13}C NMR（100MHz）δ/ppm：96.4（C-1，CH），94.3（C-3，CH），152.9（C-4，C），77.0（C-5，C），48.3（C-6，CH$_2$），74.9（C-7，CH），84.2（C-8，C），44.7（C-9，CH），64.3（C-10，CH$_2$），108.1（C-11，CH$_2$），63.6（C-11，CH$_3$），15.3。

（4β，8β）-8-methoxy-3-methoxy-10-methylene-2，9-dioxatricyclo[4.3.1.0]decan-4-ol（**96**）$^{[34]}$

分子式：C$_{11}$H$_{16}$O$_4$；分子量：212；分离部位：蜘蛛香的根。

8-methoxy-4-acetoxy-3-chlormethyl-10-methylen-2，9-dioxatricyclo[4.3.1.0]decan（**97**）$^{[34]}$

分子式：C$_{13}$H$_{17}$ClO$_5$；分子量：288；分离部位：蜘蛛香的根。

isopatrinioside（**98**）$^{[35]}$

分子式：C$_{21}$H$_{36}$O$_{10}$；分子量：448；分离部位：蜘蛛香的根、根茎。

^{1}H NMR（600MHz，MeOD-d$_4$）δ/ppm：4.02（dd，J = 9.6Hz，4.0Hz），3.50（dd，J = 9.6Hz，8.6Hz），5.28（d，J = 1.1Hz），4.98（brs），2.97（brq，J = 9.1Hz），2.12（ddd，J = 14.5Hz，6.8Hz，1.9Hz），1.72（ddd，J = 14.5Hz，8.6Hz，3.6Hz），4.49（dd，J = 6.8Hz，3.6Hz），2.57（td，J = 8.6Hz，4.0Hz），1.6（s），4.10（brd，J = 14.5Hz），4.00（brd，J = 14.5Hz），4.13（d，J = 7.8Hz），3.13（dd，J = 8.8Hz，7.9Hz），3.33（brt，J = 8.8Hz），3.27（brt，J = 9.5Hz），3.23（m），3.85（dd，J = 11.9Hz，2.3Hz），3.66（dd，J = 11.9Hz，5.6Hz），2.16（m），2.05（m），0.96（d，J = 6.6Hz），0.96（d，J = 6.6Hz）。

^{13}C NMR（150MHz，MeOD-d$_4$）δ/ppm：68.0（C-1），110.2（C-3），150.7（C-4），40.2（C-5），37.1（C-6），76.7（C-7），93.1（C-8），51.4（C-9），19.2（C-10），66.7（C-11），104.6，75.2，78.1，71.6，77.8，62.7，1 74.4，45.3，26.9，22.8，22.8。

valeriananoid F（**99**）$^{[35]}$

分子式：C$_{21}$H$_{36}$O$_7$；分子量：400；分离部位：蜘蛛香的根、根茎。

^{1}H NMR（600MHz，MeOD-d$_4$）δ/ppm：2.05（dd，J = 14.0Hz，7.6Hz），1.60（dd，J = 14.0Hz，6.7Hz），3.96（ddd，J = 7.6Hz，6.7Hz，1.2Hz），1.48（t，J = 5.9Hz），1.73（dd，J = 14.3Hz，5.2Hz），1.54（m），1.52（m），1.38（m），1.96（m），1.36（m），1.55（m），1.32（m），0.81（d，J = 6.7Hz），1.09（s），1.17（s），0.89（s），4.33（d，J = 7.8Hz），3.15（dd，J = 8.8Hz，7.9Hz），3.35（brt，J = 8.8Hz），3.29（m），3.24（m），3.86（dd，J = 11.9Hz，2.3Hz），3.67（dd，J = 11.9Hz，5.6Hz）。

^{13}C NMR（150MHz，MeOD-d$_4$）δ/ppm：37.8（C-1），80.4（C-3），46.0（C-4），40.0（C-5），76.6（C-6），32.8（C-7），29.6（C-8），29.0（C-9），44.3（C-10），41.5（C-11），

25.0，19.3，25.7，28.9，21.0，103.3，75.3，77.8，71.8，76.6，62.9。

valejatanin C（**100**）[36]

分子式：$C_{12}H_{18}O_4$；分子量：226；分离部位：蜘蛛香的根。

^{1}H NMR（CDCl$_3$）δ/ppm：4.07（d，$J=1.2$Hz），4.65（d，$J=2.4$Hz），1.72（m），1.99（m），2.18，（dd，$J=14.4$Hz，7.8Hz），1.65（ddd，$J=12.3$Hz，8.7Hz，4.2Hz），4.85（dd，$J=7.2$Hz，4.2Hz），1.81（m），1.33（s），1.04（d，$J=6.6$Hz），2.03（s）。

^{13}C NMR（CDCl$_3$）δ/ppm：59.3（C-1），93.6（C-3），43.5（C-4），40.0（C-5），41.0（C-6），80.4（C-7），80.5（C-8），39.0（C-9），18.4（C-10），17.8（C-11），170.0，21.1。

（3S^*，4S^*，4aS^*，6S^*，7S^*，7aR^*）-4，7-dimethyloctahydro-3，7-epoxycyclopenta[c]pyran-6-yl acetate（**101**）[36]

分子式：$C_{12}H_{18}O_4$；分子量：226；分离部位：蜘蛛香的根、根茎。

^{1}H NMR（CDCl$_3$）δ/ppm：4.13（d，$J=2.4$Hz），4.46（s），2.31（d，$J=7.8$Hz），2.44（m），2.42（dd，$J=15.0$Hz，7.2Hz），1.36（ddd，$J=13.5$Hz，9.3Hz，3.0Hz），4.72（dd，$J=7.2$Hz，3.0Hz），1.91（m），1.34（s），0.92（d，$J=7.8$Hz），2.02（s）。

^{13}C NMR（CDCl$_3$）δ/ppm：59.9（C-1），95.0（C-3），36.4（C-4），37.0（C-5），36.4（C-6），80.1（C-7），80.5（C-8），39.7（C-9），18.6（C-10），13.6（C-11），170.0，21.1。

二、挥发油类成分

蜘蛛香中挥发油类成分主要包括单萜、倍半萜和一些含氧的衍生物。提取蜘蛛香中挥发油类成分的方法目前有水蒸气蒸馏法、微波萃取分离法、顶空萃取法、索氏提取法、超临界CO$_2$萃取法、固相微萃取法等[37-41]，其中1994年，明东升[42]采用水蒸气蒸馏法提取并鉴定了α-蒎烯、柠檬烯、1,8-桉叶素、对聚伞花素、龙脑、橄榄醇、橙花叔醇等10种主要的挥发油成分。

（一）不同提取方法的蜘蛛香挥发油化合物成分

张敏等[37]用水蒸气蒸馏法分离得到97个组分，鉴定出96种化合物（占总产物的99.96%）；用超临界CO$_2$萃取法分离得到80个组分，鉴定出67种化合物；用索氏提取法检出76个组分，鉴定出66种化合物，其成分种类与超临界CO$_2$萃取法得到的大致相同。蜘蛛香挥发油化学成分见表4-1。

表4-1　不同方法提取蜘蛛香挥发油化学成分比较[37]

峰号	保留时间/min	化合物名称	分子式	分子量	相对含量/%			制备方式
					SFE法	SD法	SE法	
1	2.73	己醛（hexylaldehyde）	$C_6H_{12}O$	100	—	0.01	—	GC-MS
2	3.27	乙基甲基二硫醚（ethyl methyl disulfide）	$C_3H_8S_2$	108	0.27	—	—	GC-MS

峰号	保留时间/min	化合物名称	分子式	分子量	相对含量/%			制备方式
					SFE法	SD法	SE法	
3	3.53	丁酸 （butyric acid）	$C_4H_8O_2$	88	—	—	0.02	GC-MS
4	5.27	二乙基二硫醚 （diethyl disulfide）	$C_4H_{10}S_2$	122	0.03	—	—	GC-MS
5	5.53	α-蒎烯 （α-pinene）	$C_{10}H_{16}$	136	—	0.06	—	GC-MS
6	6.03	莰烯 （camphene）	$C_{10}H_{16}$	136	—	0.27	—	GC-MS
7	6.93	异戊酸 （isovaleric acid）	$C_5H_{10}O_2$	102	19.04	30.62	16.48	GC-MS
8	7.00	3-甲基-2-丁烯酸 （3-methyl-2-butenoic acid）	$C_5H_8O_2$	100	0.06	—	0.02	GC-MS
9	7.85	3-甲基戊酸 （3-methylvaleric acid）	$C_6H_{12}O_2$	116	1.44	6.92	1.09	GC-MS
10	8.75	正己酸 （hexanoic acid）	$C_6H_{12}O_2$	116	—	0.01	—	GC-MS
11	9.08	二氢吡喃酮 （dihydropyrone）	$C_5H_6O_2$	98	—	—	9.26	GC-MS
12	9.68	*trans*-thujenol	$C_{10}H_{16}O$	152	—	0.01	—	GC-MS
13	10.25	（±）-*trans*-4-thujanol	$C_{10}H_{16}O$	152	—	0.01	—	GC-MS
14	10.33	异戊酸异戊酯 （isoamyl isovalerate）	$C_{10}H_{20}O_2$	172	—	0.32	—	GC-MS
15	11.25	右旋樟脑 [(*R*)-camphor]	$C_{10}H_{16}O$	152	—	0.11	—	GC-MS
16	11.50	薄荷二烯 （mintdiene）	$C_{10}H_{16}O$	152	—	0.04	—	GC-MS
17	11.70	3, 4-二甲基-2, 5-己二酮 （3, 4-dimethyl-2, 5-hexanedione）	$C_8H_{14}O_2$	142	1.12	—	0.60	GC-MS
18	11.83	龙脑 （borneol）	$C_{10}H_{18}O$	154	—	0.71	0.01	GC-MS
19	11.96	*p*-menth-2-en-7-ol, *trans*-	$C_{10}H_{18}O$	154	—	0.05	—	GC-MS
20	12.28	α-松油醇 （α-terpineol）	$C_{10}H_{18}O$	154	—	0.07	—	GC-MS
21	12.48	4-methylpentyl pentanoate	$C_{11}H_{22}O_2$	186	—	0.03	—	GC-MS
22	12.78	异麝香草酚甲醚 （isothymol methyl ether）	$C_{11}H_{16}O$	164	—	0.07	—	GC-MS
23	12.88	2-异丙基-5-甲基茴香醚 （2-isopropyl-5-methyl anisole）	$C_{11}H_{16}O$	164	—	0.03	—	GC-MS
24	13.15	异戊酸己酯 （hexyl isovalerate）	$C_{11}H_{22}O_2$	186	—	0.01	—	GC-MS
25	13.25	麝香草酚 （thymol）	$C_{10}H_{14}O$	150	0.03	0.01	0.02	GC-MS
26	13.95	4-乙基愈创木酚 （4-ethylguaiacol）	$C_9H_{12}O_2$	152	—	0.13	—	GC-MS
27	14.01	异戊酸酐 （isovaleric anhydride）	$C_{10}H_{18}O_3$	186	—	0.11	—	GC-MS

续表

峰号	保留时间/min	化合物名称	分子式	分子量	相对含量/%			制备方式
					SFE法	SD法	SE法	
28	14.17	L-乙酸龙脑酯 （L-bornyl acetate）	$C_{12}H_{20}O_2$	196	0.09	1.95	0.07	GC-MS
29	14.26	茴香脑 （anethole）	$C_{10}H_{12}O$	148	—	0.01	—	GC-MS
30	14.33	黄樟脑 （safrole）	$C_{10}H_{10}O_2$	162	—	0.01	—	GC-MS
31	14.48	β-甲基萘 （β-methylnaphthalene）	$C_{11}H_{10}$	142	—	0.01	—	GC-MS
32	14.86	α-甲基萘 （α-methylnaphthalene）	$C_{11}H_{10}$	142	—	0.01	—	GC-MS
33	15.06	二甲氧基-4-乙烷基苯 （dimethoxy-4-ethyl benzene）	$C_{10}H_{14}O_2$	166	—	0.01	—	GC-MS
34	15.70	乙酸松油酯 （terpinyl acetate）	$C_{12}H_{20}O_2$	196	—	0.02	—	GC-MS
35	15.95	丁香酚 （eugenol）	$C_{10}H_{12}O_2$	164	—	0.14	—	GC-MS
36	16.50	古巴烯 （copaene）	$C_{15}H_{24}$	204	—	0.02	—	GC-MS
37	16.75	β-绿叶烯 （β-patchoulene）	$C_{15}H_{24}$	204	0.01	2.59	0.01	GC-MS
38	16.90	β-榄香烯 （β-elemene）	$C_{15}H_{24}$	204	0.02	0.18	0.02	GC-MS
39	17.48	马兜铃烯 [(−)-aristolene]	$C_{15}H_{24}$	204	—	0.12	—	GC-MS
40	17.83	石竹烯 （caryophyllene）	$C_{15}H_{24}$	204	0.07	2.01	0.04	GC-MS
41	18.35	愈创木烯 （guaiene）	$C_{15}H_{24}$	204	0.16	2.58	0.10	GC-MS
42	17.95	pentanoic acid, oct 4-ylester	$C_{13}H_{26}O_2$	214	10.40	—	6.59	GC-MS
43	18.68	异丁子香烯 （isocaryophillene）	$C_{15}H_{24}$	204	0.07	0.86	0.06	GC-MS
44	18.82	tricyclo[6.3.0.0(2, 4)]undec-8-ene, 3, 3, 7, 11-tetramethyl-	$C_{15}H_{24}$	204	0.20	2.66	0.20	GC-MS
45	18.95	(−)-古芸烯 (−)-gurjunene	$C_{15}H_{24}$	204	0.17	2.20	0.13	GC-MS
46	19.08	α-蛇床烯 （α-selinene）	$C_{15}H_{24}$	204	0.08	1.31	0.07	GC-MS
47	19.25	广藿香烯 （patchoulene）	$C_{15}H_{24}$	204	0.11	2.36	0.08	GC-MS
48	19.33	人参烯 （panacen）	$C_{15}H_{24}$	204	—	1.08	—	GC-MS
49	19.42	甲基-4, 7, 7-三甲基-3-氧代-2-氧杂二环[2.2.1]庚烷-1-甲酸叔丁酯	$C_{11}H_{16}O_4$	212	0.10	—	0.07	GC-MS
50	19.45	10S, 11S-himachala-3(12), 4-diene	$C_{15}H_{24}$	204	—	0.12	—	GC-MS

续表

峰号	保留时间/min	化合物名称	分子式	分子量	相对含量/%			制备方式
					SFE 法	SD 法	SE 法	
51	19.62	2-异丙烯基-4a 中，8-二甲基-1, 2, 3, 5, 6, 7-八氢萘	$C_{15}H_{24}$	204	0.01	0.25	0.01	GC-MS
52	19.83	(+)-γ-古芸烯 [(+)-γ-gurjunene]	$C_{15}H_{24}$	204	0.01	0.09	0.01	GC-MS
53	20.18	β-蛇床烯 （β-selinene）	$C_{15}H_{24}$	204	0.02	0.43	0.02	GC-MS
54	20.32	水菖蒲烯 （calarene）	$C_{15}H_{24}$	204	0.01	0.15	0.01	GC-MS
55	20.47	芹子二烯	$C_{15}H_{24}$	204	0.05	1.50	0.04	GC-MS
56	20.57	8-异丙烯基-1, 5-二甲基-1, 5-环癸二烯 （8-isopropenyl-1, 5-dimethyl-1, 5-cyclodecadiene）	$C_{15}H_{24}$	204	0.04	1.02	0.03	GC-MS
57	20.65	布藜烯 （hydroazulene）	$C_{15}H_{24}$	204	0.86	4.75	0.48	GC-MS
58	21.00	(2-异丙基苯基)-3-甲基丁酸 [(2-isopropylphenyl)-3-methylbutanoic acid]	$C_{14}H_{20}O_2$	220	—	0.15	—	GC-MS
59	21.33	eudesma-3, 7(11)-diene	$C_{15}H_{24}$	204	0.16	2.06	0.10	GC-MS
60	21.66	蓝桉醇 [(-)-globulol]	$C_{15}H_{26}O$	222	0.01	0.16	—	GC-MS
61	21.72	(-)-α-costol	$C_{15}H_{24}O$	220	—	0.24	—	GC-MS
62	21.93	三环[5.3.1.1(2, 6)]十二烷-11-醇，11-甲基-12-亚甲基 {tricyclo[5.3.1.1(2, 6)]dodecane-11-ol，11-methyl-12-methylene}	$C_{14}H_{22}O$	206	—	0.03	—	GC-MS
63	22.27	桉叶油醇 （eudesmol）	$C_{15}H_{26}O$	222	0.01	0.09	0.01	GC-MS
64	22.50	榄香醇 {2-[(1R, 3S, 4S)-4-ethenyl-4-methyl-3-prop-1-en-2-ylcyclohexyl]propan-2-ol}	$C_{15}H_{26}O$	222	—	0.05	—	GC-MS
65	23.42	松香芹醇 （pinocarveol）	$C_{15}H_{24}O$	220	0.01	—	0.01	GC-MS
66	23.58	7-四环[6.2.1.0(3.8)0(3.9)]十一醇，4, 4, 11, 11-四甲基	$C_{15}H_{24}O$	220	0.01	0.28	0.01	GC-MS
67	23.75	6-异丙烯基-4, 8a-二甲基-3-氧代-1, 2, 3, 5, 6, 7, 8, 8a-八氢-萘-2-醇	$C_{15}H_{24}O$	220	0.01	0.13	0.01	GC-MS
68	23.92	but-3-enal, 2-methyl-4-(2, 6, 6-trimethyl-1-cyclohexenyl)	$C_{14}H_{22}O$	206	0.02	0.39	0.03	GC-MS
69	24.55	1, 4-methanoazulen-9-one, decahydro-1, 5, 5, 8a-tetramethyl-[1R-(1π3aπ4π8aπ)]	$C_{15}H_{24}O$	220	—	0.03	—	GC-MS
70	24.93	5-羟甲基-1, 1, 4a-三甲基-6-甲基八氢萘-2-醇	$C_{15}H_{26}O_2$	238	0.03	—	0.02	GC-MS
71	25.00	7-甲基-4-(1-甲基亚乙基)-双环[5.3.1]十一碳-1-烯-8-醇	$C_{15}H_{24}O$	220	—	4.15	—	GC-MS

续表

峰号	保留时间/min	化合物名称	分子式	分子量	相对含量/%			制备方式
					SFE 法	SD 法	SE 法	
72	25.35	α-细辛醚（α-asarone）	$C_{12}H_{16}O_3$	208	0.04	0.23	0.02	GC-MS
73	25.93	刺柏脑 [enantio-7(11)-eudesmen-4-ol]	$C_{15}H_{26}O$	222	—	0.25	—	GC-MS
74	26.47	2-(4a, 8-二甲基-1, 2, 3, 4, 4a, 8a-六氢-2-萘基)-2-丙醇	$C_{15}H_{24}O$	220	0.04	1.63	0.04	GC-MS
75	27.20	沉香螺醇（agarospirol）	$C_{15}H_{26}O$	222	0.20	3.66	0.15	GC-MS
76	27.42	愈创木醇（guaiol）	$C_{15}H_{26}O$	222	0.99	5.56	0.95	GC-MS
77	28.07	ledene oxide-(Ⅰ)	$C_{15}H_{24}O$	220	—	0.25	—	GC-MS
78	28.72	ledene alcohol	$C_{15}H_{24}O$	220	0.02	1.15	—	GC-MS
79	29.38	9πacetoxy-3, 5π8-trimethyltricyclo[6.3.1.0(1, 5)]dodec-3-ene	$C_{17}H_{26}O_2$	262	—	2.43	—	GC-MS
80	29.58	长叶醛（longifolenaldehyde）	$C_{15}H_{24}O$	220	0.01	0.26	—	GC-MS
81	29.98	2, 6-二甲基-10-亚甲基-12-氧杂三环[7.3.1.0(1, 6)]十三碳-2-烯	$C_{15}H_{22}O$	218	0.01	0.04	0.01	GC-MS
82	30.37	bicyclo[4.4.0]dec-6-en-9πol，1, 7-dimethyl-4πisopropenyl-	$C_{17}H_{26}O_2$	262	0.02	0.37	0.02	GC-MS
83	30.63	santanol acetate	$C_{17}H_{26}O_2$	262	—	0.13	—	GC-MS
84	31.88	檀香醇（santalol）	$C_{15}H_{24}O$	220	—	0.14	—	GC-MS
85	32.43	豆蔻酸（tetradecanoic acid）	$C_{14}H_{28}O_2$	228	—	0.04	—	GC-MS
86	32.73	[2, 6-二甲基-6-(4-甲基-3-戊烯基)-2-环己烯-1-基]甲醇	$C_{15}H_{26}O$	222	—	0.04	—	GC-MS
87	33.00	9πacetoxy-3, 5, 8-trimethyltricyclo[6.3.1.0(1, 5)]dodec-2-ene	$C_{17}H_{26}O_2$	262	—	0.86	—	GC-MS
88	36.72	乙酸愈创木酯（guaiol acetate）	$C_{17}H_{28}O_2$	264	—	0.04	—	GC-MS
89	37.72	cedran-diol, 8S, 14-	$C_{15}H_{26}O_2$	238	—	0.06	—	GC-MS
90	37.82	corymbolone	$C_{15}H_{24}O_2$	236	0.06	—	0.06	GC-MS
91	38.90	缬草醛（baldrinal）	$C_{12}H_{10}O_4$	218	15.13	—	15.47	GC-MS
92	39.62	十六酸甲酯（methyl hexadecanoate）	$C_{17}H_{34}O_2$	270	0.02	0.03	0.01	GC-MS
93	40.00	neocembren A	$C_{20}H_{32}$	272	0.08	0.19	0.08	GC-MS
94	40.17	1, 2, 3, 3a, 4a, 5, 6, 7, 8, 9, 9a, 9b-十二氢环戊二烯并菲	$C_{15}H_{22}$	202	—	0.06	—	GC-MS
95	42.17	棕榈酸（palmitic acid）	$C_{16}H_{32}O_2$	256	3.70	3.02	4.45	GC-MS
96	43.02	9πAcetoxy-3πhydroxy-3, 5π8-trimethyltricyclo[6.3.1.0(1, 5)]dodecane	$C_{17}H_{28}O_3$	280	2.78	0.62	2.77	GC-MS
97	47.03	亚油酸甲酯（methyl linoleate）	$C_{19}H_{34}O_2$	294	0.03	0.03	0.03	GC-MS

续表

峰号	保留时间/min	化合物名称	分子式	分子量	相对含量/%			制备方式
					SFE 法	SD 法	SE 法	
98	47.40	油酸甲酯（methyl oleate）	$C_{19}H_{36}O_2$	296	0.02	0.02	0.02	GC-MS
99	49.32	亚油酸（linoleic acid）	$C_{18}H_{32}O_2$	280	7.05	0.32	6.55	GC-MS
100	49.62	油酸（oleic acid）	$C_{18}H_{34}O_2$	282	5.53	0.59	6.66	GC-MS
101	49.82	反油酸（elaidic acid）	$C_{18}H_{34}O_2$	282	—	0.16	—	GC-MS
102	50.63	硬脂酸（stearic acid）	$C_{18}H_{36}O_2$	284	—	0.12	—	GC-MS
103	55.00	异戊酰紫草素（isovalerylshikonin）	$C_{21}H_{24}O_6$	372	0.18	—	0.08	GC-MS
104	55.62	甲基-8-乙酰氧基二十烷酸（methy-8-acetoxyeicosanic acid）	$C_{23}H_{44}O_4$	384	0.07	—	0.07	GC-MS
105	56.85	豆甾-3, 5-二烯（stigmasta-3, 5-diene）	$C_{29}H_{48}$	396	—	0.78	—	GC-MS
106	58.70	正二十四烷（tetracosane）	$C_{24}H_{50}$	338	—	0.01	—	GC-MS
107	60.17	7-乙酰氧基-4-甲基香豆素（7-acetoxy-4-methyl coumarin）	$C_{12}H_{10}O_4$	218	0.23	—	0.07	GC-MS
108	60.62	3(10)-caren-4-ol, acetoacetic acid ester	$C_{14}H_{20}O_3$	236	0.43	—	0.43	GC-MS
109	62.47	2, 2-dimethylpentansaeure-(7-methoxy-2-oxo-2H-chromen-4-yl)-methylester	$C_{18}H_{22}O_5$	318	1.78	—	2.14	GC-MS
110	63.20	缬草素（valtrate）	$C_{22}H_{30}O_8$	422	1.62	—	0.79	GC-MS
111	63.85	14-oxononadec-10-enoicacid, methyl ester	$C_{20}H_{36}O_3$	324	0.34	—	0.27	GC-MS
112	64.39	角鲨烯（squalene）	$C_{30}H_{50}$	410	0.23	—	0.24	GC-MS
113	65.30	正二十九烷（nonacosane）	$C_{29}H_{60}$	408	—	—	0.01	GC-MS
114	65.40	草酸（oxalic acid）	$C_{15}H_{28}O_4$	272	0.18	—	0.10	GC-MS
115	65.65	β-谷甾醇乙酸酯（β-sitosterol acetate）	$C_{31}H_{52}O_2$	456	0.06	0.02	0.06	GC-MS
116	67.02	clionasterol acetate	$C_{31}H_{52}O_2$	456	0.08	1.00	0.04	GC-MS
117	67.27	醋戊曲酯（acevaltrate）	$C_{24}H_{32}O_{10}$	480	1.85	—	2.18	GC-MS
118	67.60	维生素 E（vitamin E）	$C_{29}H_{50}O_2$	430	0.46	0.01	0.49	GC-MS
119	68.74	4-甲基胆甾-4-烯-3-醇（4-methylcholest-4-en-3-ol）	$C_{28}H_{48}O$	400	0.03	—	0.04	GC-MS
120	70.00	γ-谷甾醇（γ-sitosterol）	$C_{29}H_{50}O$	414	1.16	0.04	1.56	GC-MS

注：SFE 法表示超临界 CO_2 萃取法；SD 法表示水蒸气蒸馏法；SE 法表示索氏提取法。

蜘蛛香挥发油类部分化合物的化学结构如图 4-4 所示。

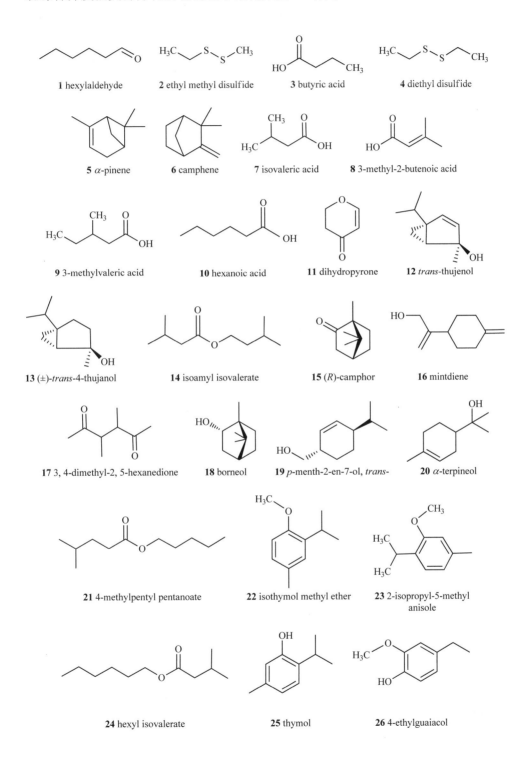

1 hexylaldehyde　　2 ethyl methyl disulfide　　3 butyric acid　　4 diethyl disulfide

5 α-pinene　　6 camphene　　7 isovaleric acid　　8 3-methyl-2-butenoic acid

9 3-methylvaleric acid　　10 hexanoic acid　　11 dihydropyrone　　12 trans-thujenol

13 (±)-trans-4-thujanol　　14 isoamyl isovalerate　　15 (R)-camphor　　16 mintdiene

17 3, 4-dimethyl-2, 5-hexanedione　　18 borneol　　19 p-menth-2-en-7-ol, trans-　　20 α-terpineol

21 4-methylpentyl pentanoate　　22 isothymol methyl ether　　23 2-isopropyl-5-methyl anisole

24 hexyl isovalerate　　25 thymol　　26 4-ethylguaiacol

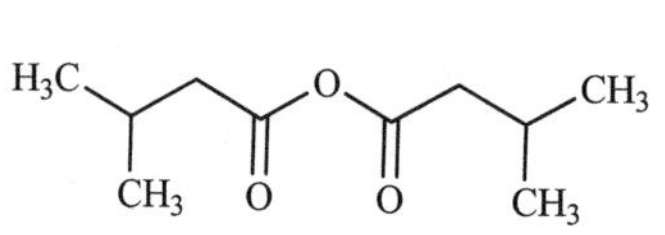

27 isovaleric anhydride

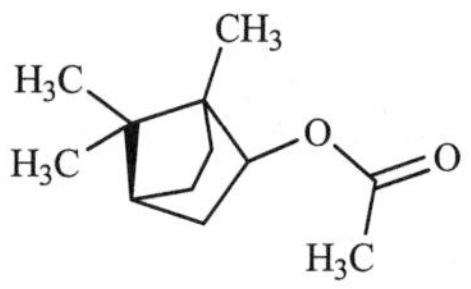

28 L-bornyl acetate

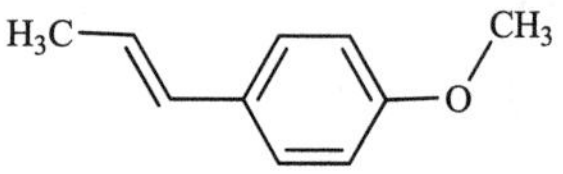

29 anethole

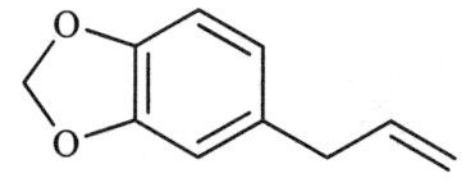

30 safrole

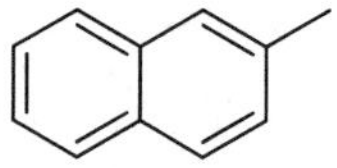

31 β-methylnaphthalene

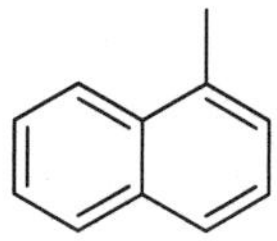

32 α-methylnaphthalene

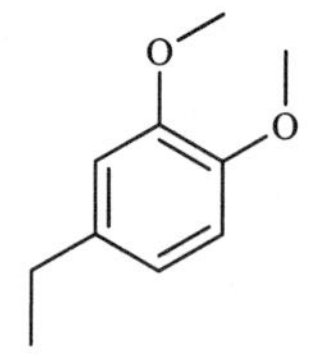

33 dimethoxy-4-ethyl benzene

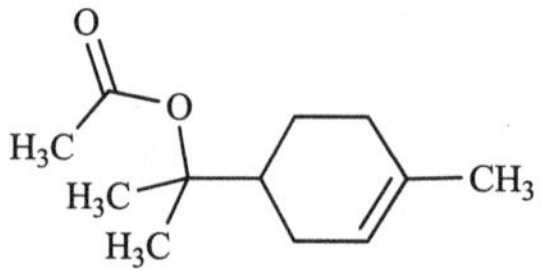

34 terpinyl acetate

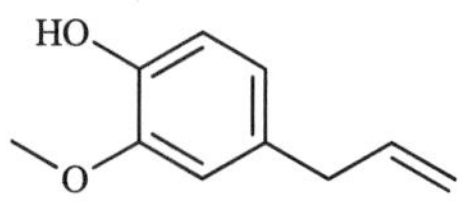

35 eugenol

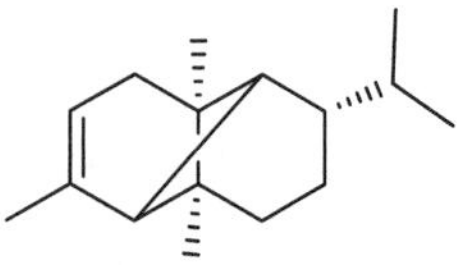

36 copaene

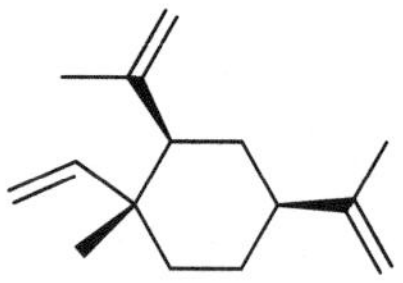

38 β-elemene

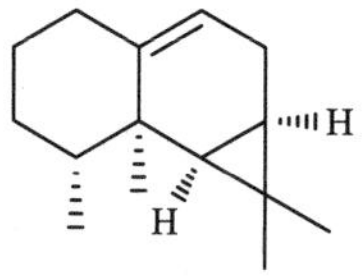

39 (−)-aristolene

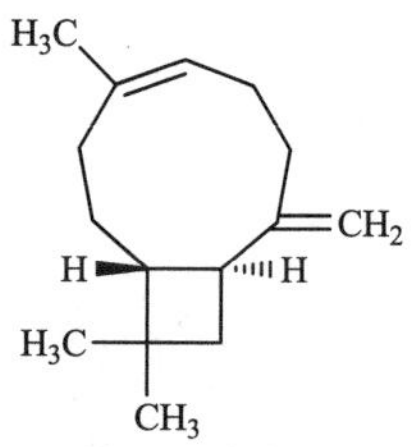

40 caryophyllene

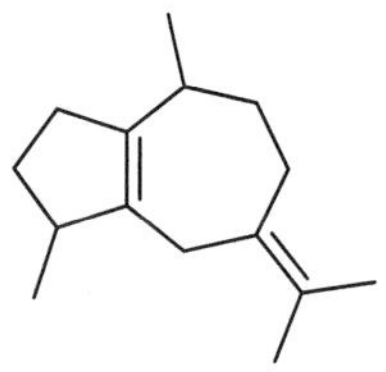

41 guaiene

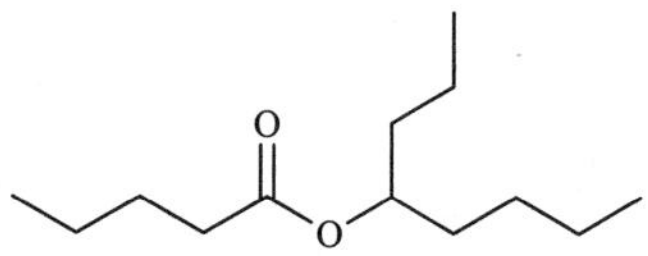

42 pentanoic acid, oct 4-ylester

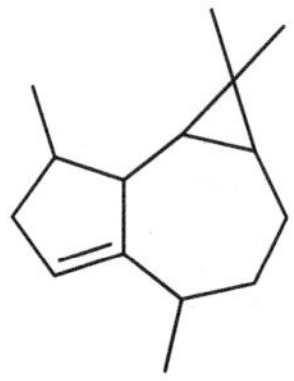

44 tricyclo[6.3.0.0(2,4)]undec-8-ene, 3, 3, 7, 11-tetramethyl-

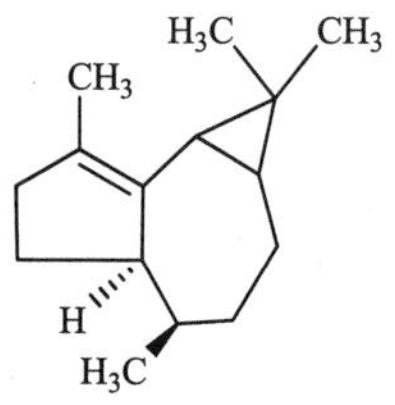

45 (−)-gurjunene

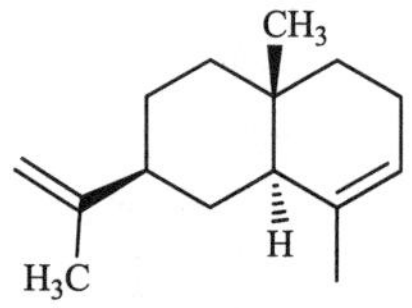

46 α-selinene

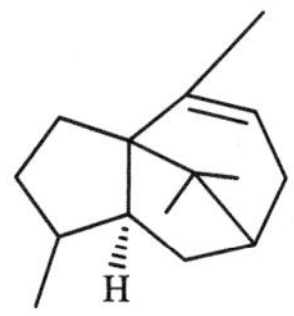

47 patchoulene

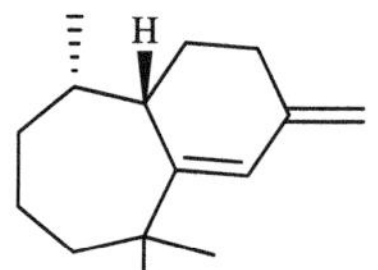

50 10S, 11S-himachala-3(12), 4-diene

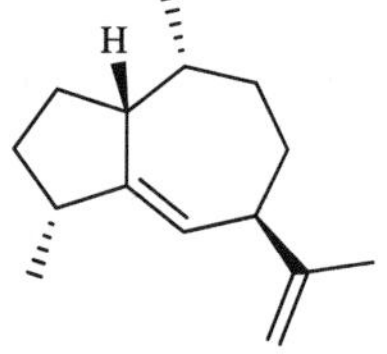

52 (+)-γ-gurjunene

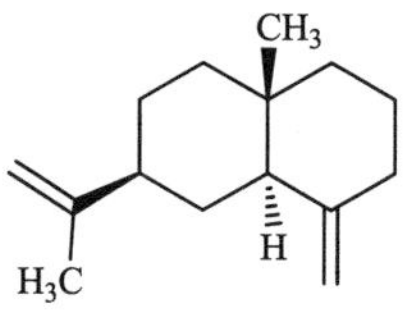

53 β-selinene

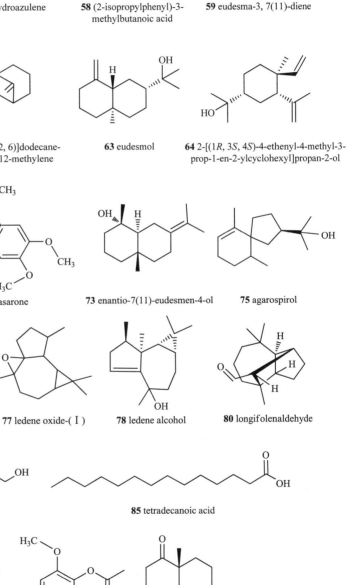

56 8-isopropenyl-1, 5-dimethyl-1, 5-cyclodecadiene

57 hydroazulene

58 (2-isopropylphenyl)-3-methylbutanoic acid

59 eudesma-3, 7(11)-diene

60 (−)-globulol

62 tricyclo[5.3.1.1(2, 6)]dodecane-11-ol, 11-methyl-12-methylene

63 eudesmol

64 2-[(1R, 3S, 4S)-4-ethenyl-4-methyl-3-prop-1-en-2-ylcyclohexyl]propan-2-ol

65 pinocarveol

72 α-asarone

73 enantio-7(11)-eudesmen-4-ol

75 agarospirol

76 guaiol

77 ledene oxide-(Ⅰ)

78 ledene alcohol

80 longifolenaldehyde

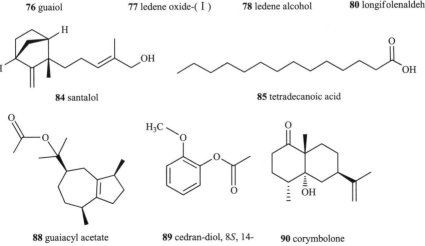

84 santalol

85 tetradecanoic acid

88 guaiacyl acetate

89 cedran-diol, 8S, 14-

90 corymbolone

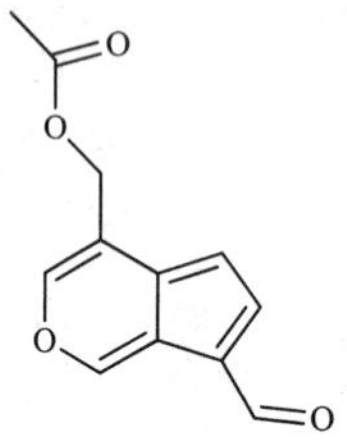

91 baldrinal

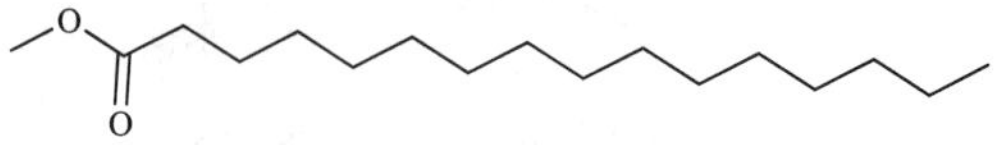

92 methyl hexadecanoate

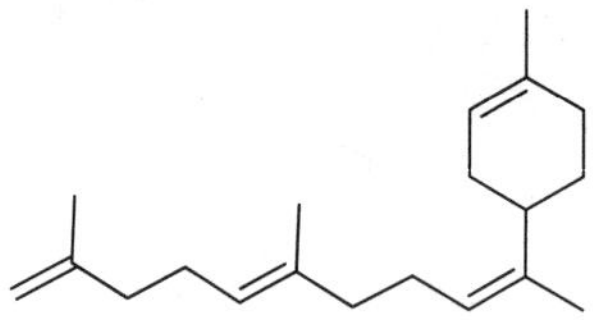

93 neocembren A

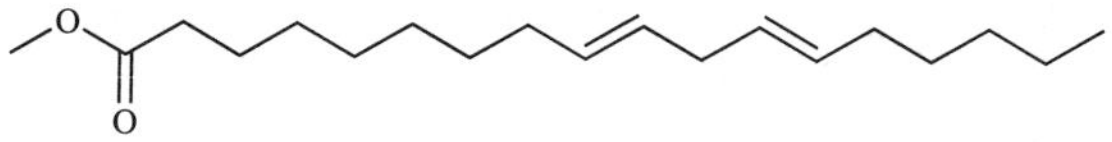

97 methyl linoleate

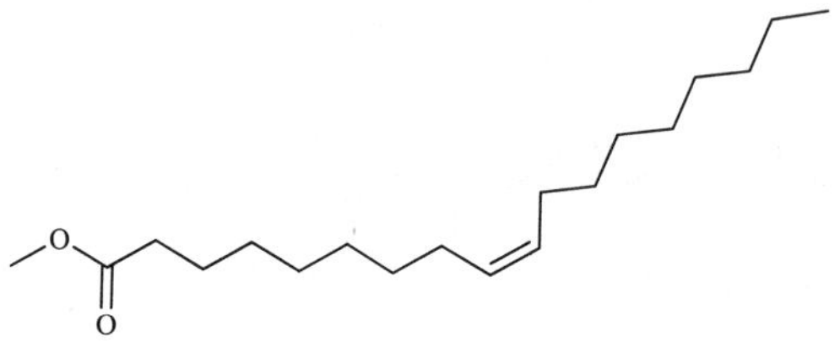

98 methyl oleate

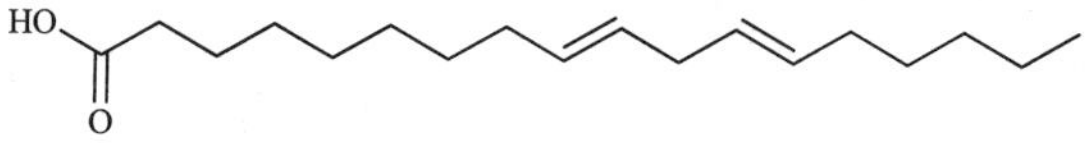

99 linoleic acid

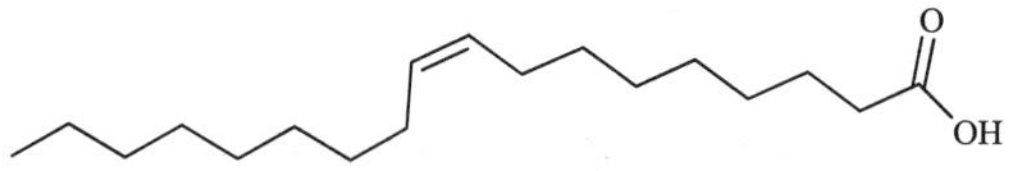

100 oleic acid

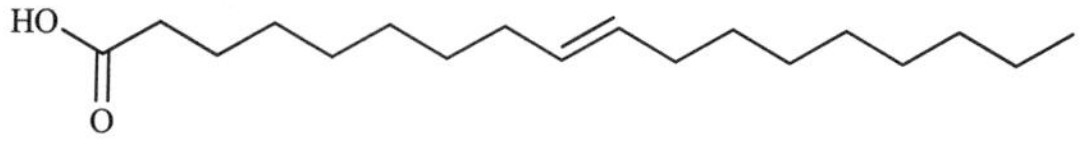

101 elaidic acid

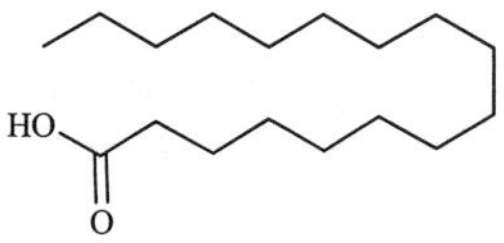

102 stearic acid

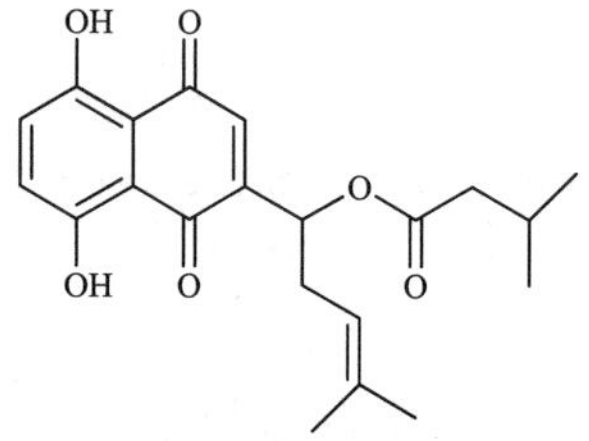

103 isovalerylshikonin

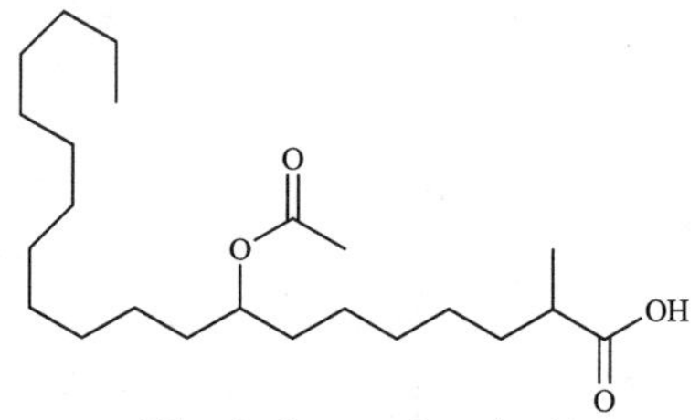

104 methy-8-acetoxyeicosanic acid

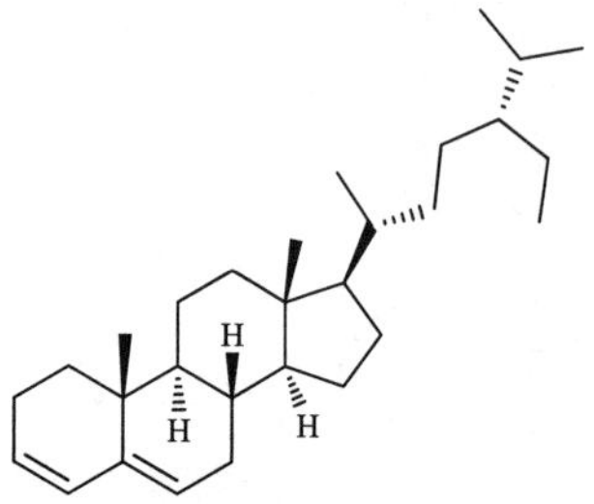

105 stigmasta-3,5-diene

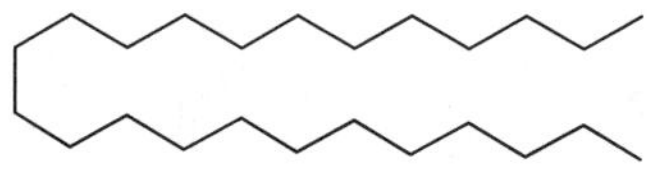

106 tetracosane

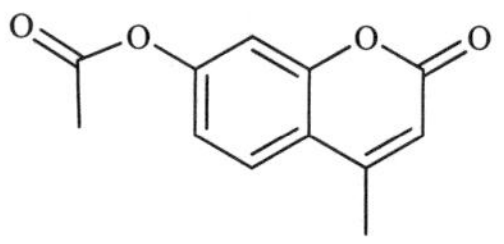

107 7-acetoxy-4-methyl coumarin

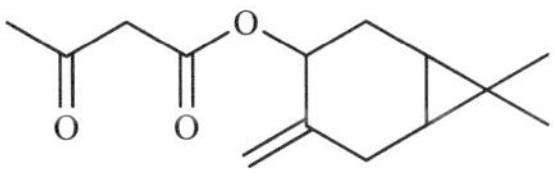

108 3(10)-caren-4-ol,
acetoacetic acid ester

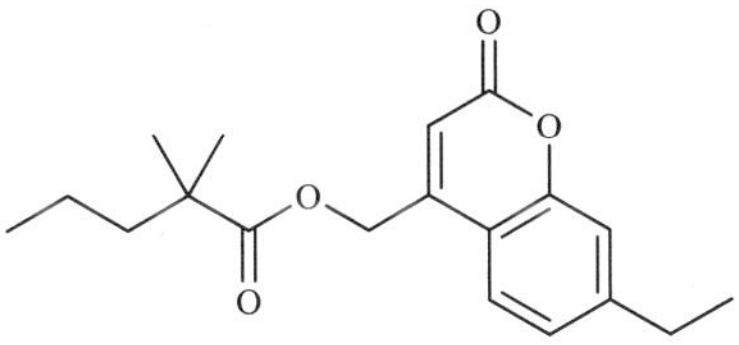

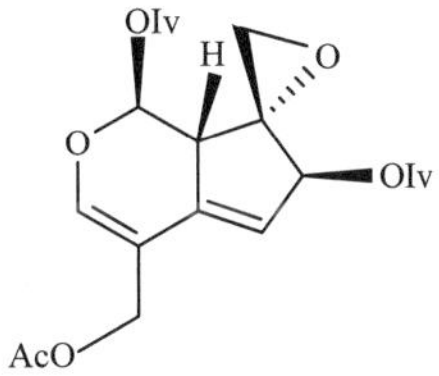

110 valtrate

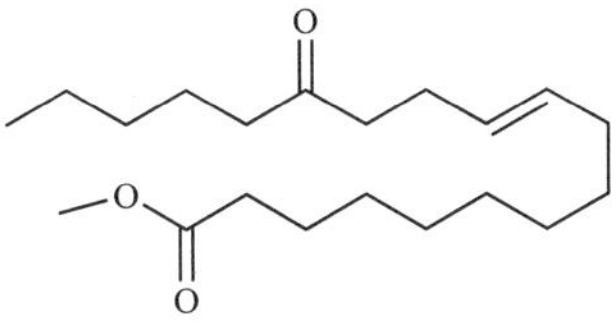

111 14-oxononadec-10-
enoicacid, methyl ester

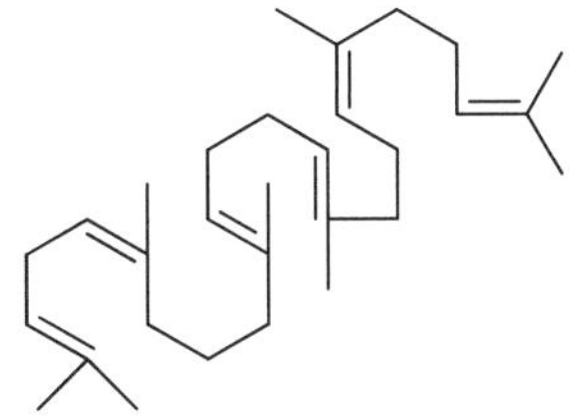

112 squalene

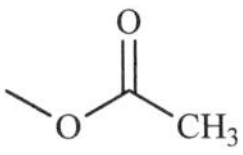

OAc

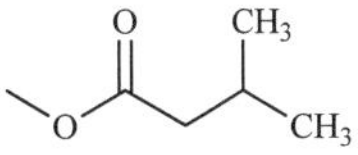

OIv

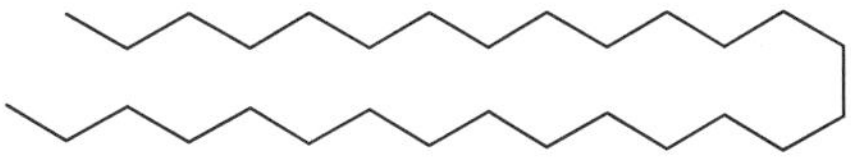

113 nonacosane

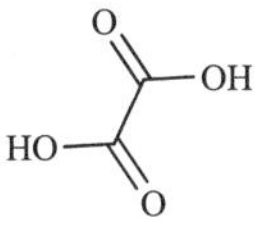

114 oxalic acid

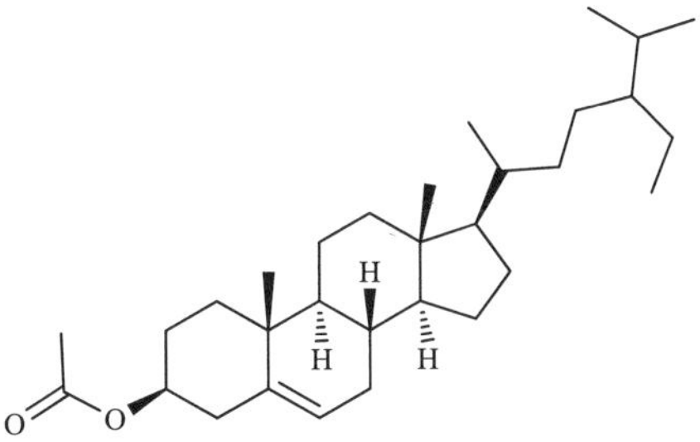

115 β-sitosterol acetate

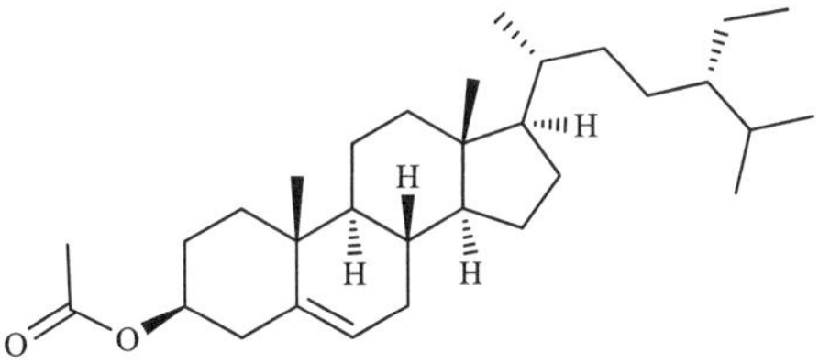

116 clionasterol acetate

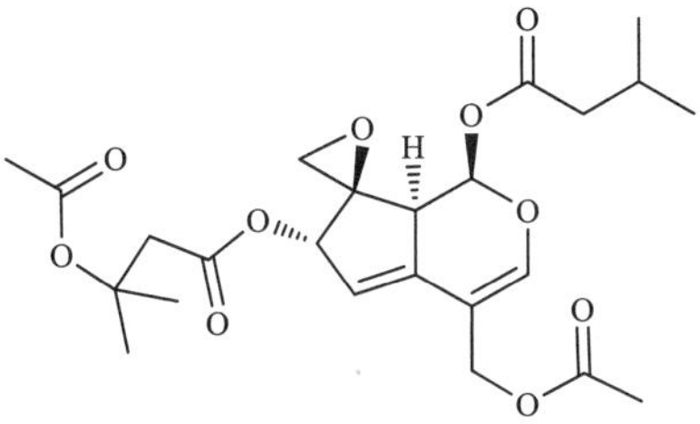

117 acevaltrate

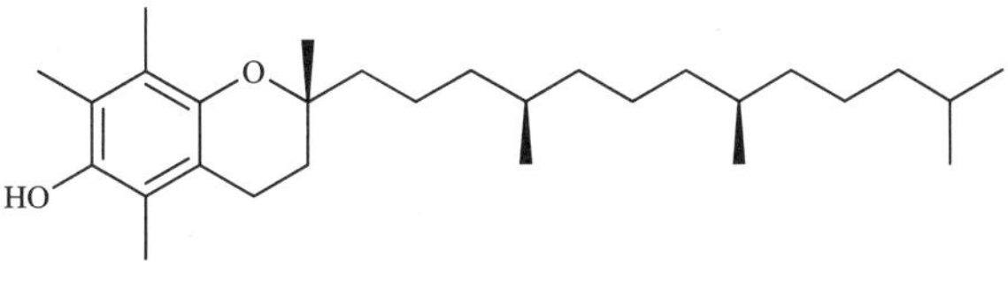

118 vitamin E

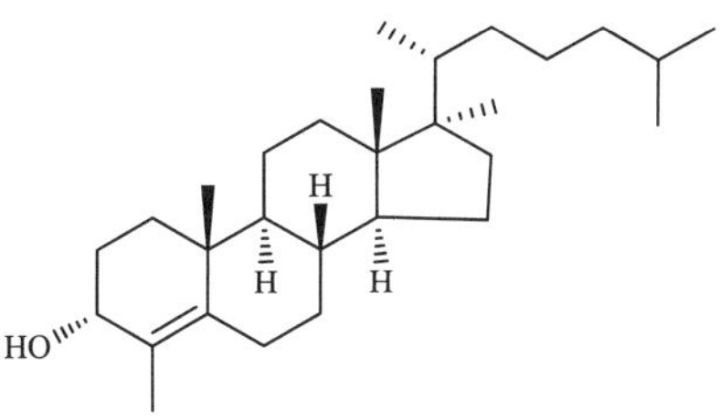

119 4-methylcholest-4-en-3-ol

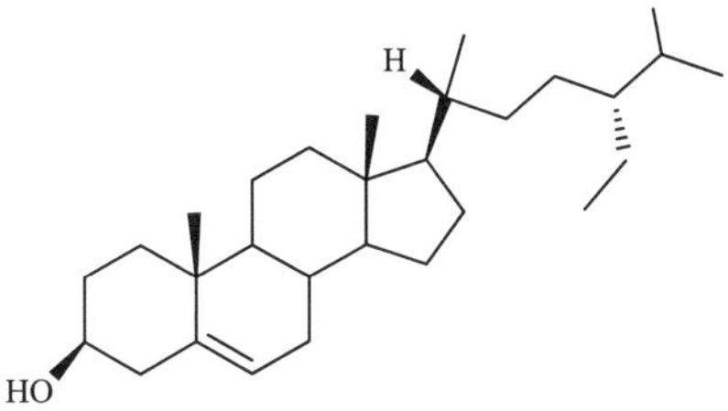

120 γ-sitosterol

图 4-4　蜘蛛香挥发油类部分化合物的化学结构

缬草醛（**91**）[22]

黄褐色粉末；ESI-MS m/z：217[M−H]⁻。

¹H NMR（400MHz，CDCl₃）δ/ppm：9.94（1H，s，H-10），9.19（1H，s，H-1），7.89（1H，s，H-3），7.88（1H，d，J = 3.2Hz，H-7），6.62（1H，d，J = 3.2Hz，H-6），5.26（2H，s，H-11），2.13（3H，s，H-13）。

¹³C NMR（100MHz，CDCl₃）δ/ppm：146.2（C-1），150.7（C-3），119.2（C-4），124.9（C-5），109.4（C-6），142.1（C-7），133.8（C-8），123.0（C-9），185.0（C-10），60.5（C-11），170.7（C-12），20.8（C-13）。

β-谷甾醇乙酸酯（**115**）[4]

白色针晶。

¹H NMR（400MHz，CDCl₃）δ/ppm：0.69（3H，s，18-Me），0.85（9H，m，26-Me，27-Me，29-Me），0.93（3H，d，J = 6.5Hz，21-Me），1.03（3H，s，19-Me），2.04（3H，s，—CH₃O），4.61（1H，m，H-3），5.38（1H，d，J = 5.1Hz，H-6）。

¹³C NMR（100MHz，CDCl₃）δ/ppm：37.0（C-1），31.9（C-2），74.0（C-3），39.7（C-4），139.7（C-5），122.6（C-6），31.9（C-7），31.9（C-8），50.1（C-9），36.2（C-10），21.0（C-11），38.1（C-12），42.3（C-13），56.7（C-14），24.3（C-15），29.2（C-16），56.1（C-17），12.0（C-18），19.3（C-19），36.2（C-20），18.8（C-21），34.0（C-22），28.2（C-23），45.9（C-24），29.2（C25），19.8（C-26），19.0（C-27），23.1（C-28），11.9（C-29），170.5（C-30），21.4（C-31）。

（二）其他文献中蜘蛛香挥发油类化合物成分

王海来等[43]利用超临界CO₂萃取法分离蜘蛛香中挥发油类成分，还得到了对（邻）二甲苯[$p(o)$-xylene]、1, 4-二甲基-2-(2-甲基丙基)-(1à, 2á, 5à)-环己烷[1, 4-dimethyl-2-(2-methylpropyl)-(1à, 2á, 5à)-cyclohexane]、2, 6-二甲基多氢萘（decahydro-2, 6-dimethyl-naphthalene）、乙酸桃金娘烯酯（myrtenyl acetate）、α-雪松烯（α-cedrene）、α-檀香烯（α-santalene）、$\beta(\gamma)$-石竹烯[$\beta(\gamma)$-caryophyllene)]、塞舌尔烯（seychellene）、1, 2-二去氢香木兰（1, 2-didehydroaromabendrane）、α-绿叶烯（α-patchoulene）、$\beta(\alpha, \delta)$-愈创木烯[$\beta(\alpha, \delta)$-guaiene]、α-蛇床烯（α-selinene）、芹子-3, 7(11)-二烯[selina-3, 7(11)-diene]、7-表-α-蛇床烯（7-epi-α-selinene）、7β-羟基-4α, 6β, 10α(H)-香木兰-1(5)-烯[7β-hydroxy-4α, 6β, 10α(H)-aromadendr-1(5)-ene]、β-石竹烯-8R, 9R-氧化物（β-caryophyllene-8R, 9R-oxide）、(−)-匙叶桉油烯醇[(−)-spathulenol]、(+)-β-木香醇[(+)-β-costol]、喇叭茶醇（ledol）、1(5)-3-香木兰二烯[1(5)-3-aromadendradiene]、1β-羟基别木兰烯（1β-hydroxyalloaromadendrene）、阿泼路定（apoludin）、α-香脂树醇（α-multijugenol）、乙酸金合欢酯（farnesylacetate）、(−)-长蠕吉码烯[(−)-isobicyclogermacrenal]、1, 10-二氢诺卡酮（1, 10-dihydronootkatone）、β, γ-诺卡酮（β, γ-nootkatone）、α-维替酮（α-vetivone）、山金车茂林乙酸酯（arnimollin acetate）、(5S, 7R, 10S)-2-氧基桉-3, 11-二烯[(5S, 7R, 10S)-2-oxoeudesma-3, 11-diene]、(±)-芹子-3, 11-二烯-14-醛[(±)-selina-3, 11-dien-14-al]、(−)-α-木香醇[(−)-α-costol]、(−)-β-榄香烯-12-醛[(−)-β-elemene-12-

al]、(5*S*, 7*R*, 10*R*)-2-氧基桉-3, 11-二烯[(5*S*, 7*R*, 10*R*)-2-oxoeudesma-3, 11-diene]、利皮多烯醛（lepidozenal）、9, 10-二氢异长叶烯（9, 10-dihydroisolongifolene）等化合物。

胡晓娜等[44]采用水蒸气蒸馏法及微波辅助萃取法提取蜘蛛香中挥发油类成分，还得到了对聚伞花素（*p*-cymene）、柠檬烯（limonene）、桉油精、苯乙醛、萜品油烯、α(γ)-松油烯、反式-α-佛手柑油烯、塞舌尔烯、别香橙烯、β(γ)-蛇床烯、瓦伦烯、(–)-石竹香烯氧化物、刺蕊草醇、德米斯醇（drimenol）等化合物。

杨再波等[40]同时采用蒸馏加萃取的方法制得蜘蛛香挥发油，从中分离出 72 种化合物，并鉴定了其中 61 种化学成分；后来，杨再波等又采用顶空萃取法提取蜘蛛香挥发油类成分，分离出 70 个组分，并用 GC-MS 鉴定出 55 种成分。

吴彩霞等[41]用固相微萃取法和水蒸气蒸馏法提取蜘蛛香根茎挥发油，还得到了甘菊环类成分，其中含量较高的是：[1*S*-(1α, 7α, 8aβ)]-1, 2, 3, 5, 6, 7, 8, 8a-八氢-1, 4-二甲基-7-(1-甲基乙烯基)-甘菊环（17.08%）、[1a*R*-(1aα, 4α, 4aβ, 7bα)]-1a, 2, 3, 4, 4a, 5, 6, 7b-八氢-1, 1, 4, 7-四甲基-1*H*-环丙烷[*e*]甘菊环（13.76%）、[1*S*-(1α, 4α, 7α)]-1, 2, 3, 4, 5, 6, 7, 8-八氢-1, 4-二甲基-7-(1-甲基乙烯基)-甘菊环（13.50%）、(1α, 3aα, 7α, 8aβ)-2, 3, 6, 7, 8, 8a-六氢-1, 4, 9, 9-四甲基-1*H*-3a, 7-甲基甘菊环、[1, *S*-(1α, 4α, 7α)]-1, 2, 3, 4, 5, 6, 7, 8-八氢-1, 4, 9, 9-四甲基-4, 7-甲基甘菊环等。

目前，从蜘蛛香中已分离鉴定出了一百多种挥发油类成分，其中含量较高的成分主要有：异戊酸（isovaleric acid）、缬草醛（baldrinal）、pentanoic acid, oct-4-ylester、亚油酸（linoleic acid）、油酸、3-甲基戊酸（3-methylvaleric acid）、愈创木醇、布藜烯（hydroazulene）、7-甲基-4-(1-甲亚乙基)-双环[5.3.1]十一碳-1-烯-8-醇、沉香螺醇、二氢吡喃酮、广藿香醇（patchouli alcohol）、龙脑（borneol）、绿叶烯（patchoulene）、榄香烯（elemene）、石竹烯（caryophyllene）、香柠檬烯（bergapten）、乙酸龙脑酯（bornyl acetate）、α-蒎烯（α-pinene）、α-小茴香烯（α-fenchene）、β-蒎烯（β-pinene）、β-蛇床烯（β-selinene）、榄香醇（elemol）、蓝桉醇（globulol）、喇叭茶醇（ledol）、刺蕊草醇（pogostol）、葎草烯环氧化物（humulene epoxide）、莰烯（camphene）、桧烯（sabinene）、α-松油醇（α-terpineol）、德米斯醇（drimenol）、塞舌尔烯（seychellene）等[8]。

（三）其他文献中挥发油类化合物理化常数及波谱数据

蜘蛛香其他文献中部分挥发油类化合物结构如图 4-5 所示。

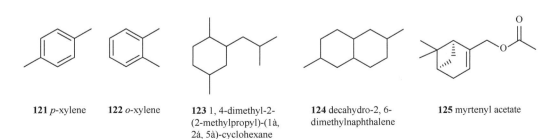

121 *p*-xylene　**122** *o*-xylene　**123** 1, 4-dimethyl-2-(2-methylpropyl)-(1à, 2á, 5à)-cyclohexane　**124** decahydro-2, 6-dimethylnaphthalene　**125** myrtenyl acetate

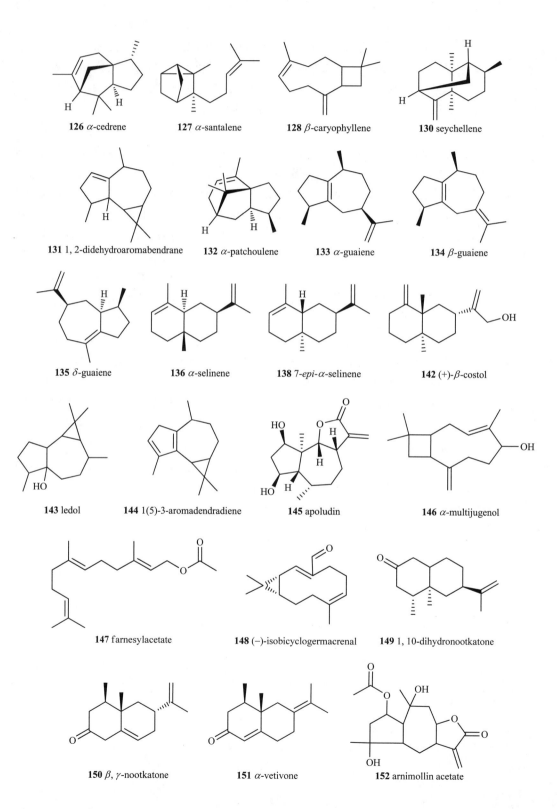

126 α-cedrene　　　　**127** α-santalene　　　　**128** β-caryophyllene　　　　**130** seychellene

131 1, 2-didehydroaromabendrane　　　　**132** α-patchoulene　　　　**133** α-guaiene　　　　**134** β-guaiene

135 δ-guaiene　　　　**136** α-selinene　　　　**138** 7-*epi*-α-selinene　　　　**142** (+)-β-costol

143 ledol　　　　**144** 1(5)-3-aromadendradiene　　　　**145** apoludin　　　　**146** α-multijugenol

147 farnesylacetate　　　　**148** (−)-isobicyclogermacrenal　　　　**149** 1, 10-dihydronootkatone

150 β, γ-nootkatone　　　　**151** α-vetivone　　　　**152** arnimollin acetate

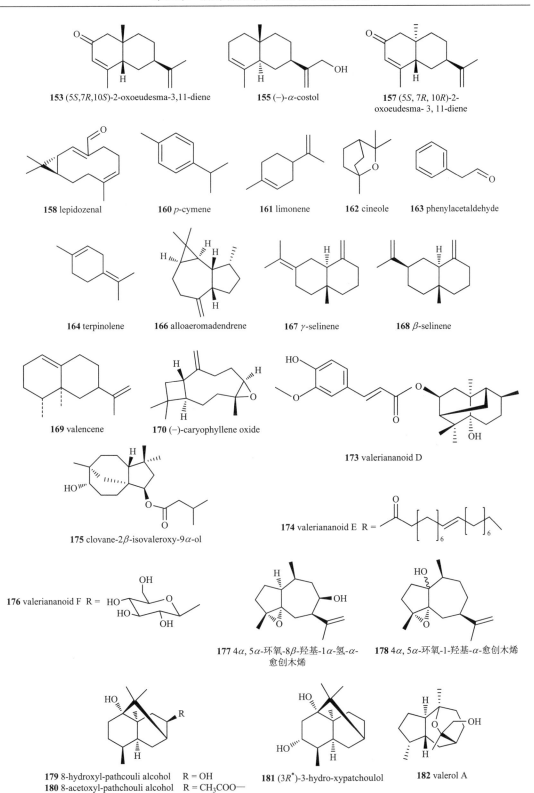

153 (5*S*,7*R*,10*S*)-2-oxoeudesma-3,11-diene

155 (−)-α-costol

157 (5*S*, 7*R*, 10*R*)-2-oxoeudesma- 3, 11-diene

158 lepidozenal

160 *p*-cymene

161 limonene

162 cineole

163 phenylacetaldehyde

164 terpinolene

166 alloaeromadendrene

167 γ-selinene

168 β-selinene

169 valencene

170 (−)-caryophyllene oxide

173 valeriananoid D

175 clovane-2β-isovaleroxy-9α-ol

174 valeriananoid E R =

176 valeriananoid F R =

177 4α, 5α-环氧-8β-羟基-1α-氢-α-愈创木烯

178 4α, 5α-环氧-1-羟基-α-愈创木烯

179 8-hydroxyl-pathcouli alcohol R = OH
180 8-acetoxyl-pathchouli alcohol R = CH₃COO—

181 (3*R**)-3-hydro-xypatchoulol

182 valerol A

图 4-5 蜘蛛香其他文献中部分挥发油类化合物结构

对二甲苯（*p*-xylene）（**121**）

分子式：C_8H_{10}；分子量：106；熔点：13℃；分离部位：蜘蛛香的根茎。

邻二甲苯（*o*-xylene）（**122**）

分子式：C_8H_{10}；分子量：106；熔点：−26～23℃；分离部位：蜘蛛香的根茎。

1, 4-二甲基-2-(2-甲基丙基)-(1à, 2á, 5à)-环己烷[1, 4-dimethyl-2-(2-methylpropyl)-(1à, 2á, 5à)-cyclohexane]（**123**）

分子式：$C_{12}H_{24}$；分子量：168；分离部位：蜘蛛香的根茎。

2, 6-二甲基多氢萘（decahydro-2, 6-dimethyl-naphthalene）（**124**）

分子式：$C_{12}H_{22}$；分子量：166；熔点：106～110℃；分离部位：蜘蛛香的根茎。

乙酸桃金娘烯酯（myrtenyl acetate）（**125**）

分子式：$C_{12}H_{18}O_2$；分子量：194；分离部位：蜘蛛香的根茎。

α-雪松烯（α-cedrene）（**126**）

分子式：$C_{15}H_{24}$；分子量：204；分离部位：蜘蛛香的根茎。

α-檀香烯（α-santalene）（**127**）

分子式：$C_{15}H_{24}$；分子量：204；分离部位：蜘蛛香的根茎。

β-石竹烯（β-caryophyllene）（**128**）

分子式：$C_{15}H_{24}$；分子量：204；分离部位：蜘蛛香的根茎。

γ-石竹烯（γ-caryophyllene）（**129**）

分子式：$C_{15}H_{24}$；分子量：204；分离部位：蜘蛛香的根茎。

塞舌尔烯（seychellene）（**130**）

分子式：$C_{15}H_{24}$；分子量：204；分离部位：蜘蛛香的根茎。

1, 2-二去氢香木兰（1, 2-didehydroaromabendrane）（**131**）

分子式：$C_{15}H_{24}$；分子量：204；分离部位：蜘蛛香的根茎。

α-绿叶烯/α-广藿香烯（α-patchoulene）（**132**）

分子式：$C_{15}H_{24}$；分子量：204；分离部位：蜘蛛香的根茎。

α-愈创木烯（α-guaiene）（**133**）

分子式：$C_{15}H_{24}$；分子量：204；分离部位：蜘蛛香的根茎。

β-愈创木烯（β-guaiene）（**134**）

分子式：$C_{15}H_{24}$；分子量：204；分离部位：蜘蛛香的根茎。

δ-愈创木烯（δ-guaiene）（**135**）

分子式：$C_{15}H_{24}$；分子量：204；分离部位：蜘蛛香的根茎。

α-蛇床烯（α-selinene）（**136**）

分子式：$C_{15}H_{24}$；分子量 204；分离部位：蜘蛛香的根茎。

芹子-3, 7(11)-二烯[selina-3, 7(11)-diene]（**137**）

分子式：$C_{15}H_{24}$；分子量：204；分离部位：蜘蛛香的根茎。

7-表-α-蛇床烯（7-*epi*-α-selinene）（**138**）

分子式：$C_{15}H_{24}$；分子量：204；分离部位：蜘蛛香的根茎。

7β-羟基-4α,6β,10α(H)-香木兰-1(5)-烯[7β-hydroxy-4α,6β,10α(H)-aromadendr-1(5)-ene]（**139**）

分子式：$C_{15}H_{24}O$；分子量：220；分离部位：蜘蛛香的根茎。

β-石竹烯-8R,9R-氧化物（β-caryophyllene-8R,9R-oxide）（**140**）

分子式：$C_{15}H_{24}O$；分子量：220；分离部位：蜘蛛香的根茎。

(−)-匙叶桉油烯醇[(−)-spathulenol]（**141**）

分子式：$C_{15}H_{24}O$；分子量：220；分离部位：蜘蛛香的根茎。

(+)-β-木香醇[(+)-β-costol]（**142**）

分子式：$C_{15}H_{24}O$；分子量：220；分离部位：蜘蛛香的根茎。

喇叭茶醇（ledol）（**143**）

分子式：$C_{15}H_{26}O$；分子量：222；熔点：105℃；分离部位：蜘蛛香的根茎。

1(5)-3-香木兰二烯[1(5)-3-aromadendradiene]（**144**）

分子式：$C_{15}H_{22}$；分子量：202；分离部位：蜘蛛香的根茎。

阿泼路定（apoludin）（**145**）

分子式：$C_{15}H_{22}O_4$；分子量：266；分离部位：蜘蛛香的根茎。

α-香脂树醇（α-multijugenol）（**146**）

分子式：$C_{15}H_{24}O$；分子量：220；分离部位：蜘蛛香的根茎。

乙酸金合欢酯（farnesylacetate）（**147**）

分子式：$C_{17}H_{26}O_2$；分子量：262；分离部位：蜘蛛香的根茎。

(−)-长蠕吉码烯[(−)-isobicyclogermacrenal]（**148**）

分子式：$C_{15}H_{22}O$；分子量：218；分离部位：蜘蛛香的根茎。

1,10-二氢诺卡酮（1,10-dihydronootkatone）（**149**）

分子式：$C_{15}H_{24}O$；分子量：220；分离部位：蜘蛛香的根茎。

β,γ-诺卡酮（β,γ-nootkatone）（**150**）

分子式：$C_{15}H_{22}O$；分子量：218；分离部位：蜘蛛香的根茎。

α-维替酮（α-vetivone）（**151**）

分子式：$C_{15}H_{22}O$；分子量：218；熔点：51.5℃；分离部位：蜘蛛香的根茎。

山金车茂林乙酸酯（arnimollin acetate）（**152**）

分子式：$C_{17}H_{24}O_6$；分子量：324；分离部位：蜘蛛香的根茎。

(5S,7R,10S)-2-氧基桉-3,11-二烯[(5S,7R,10S)-2-oxoeudesma-3,11-diene]（**153**）

分子式：$C_{15}H_{22}O$；分子量：218；分离部位：蜘蛛香的根茎。

(±)-芹子-3,11-二烯-14-醛[(±)-selina-3,11-dien-14-al]（**154**）

分子式：$C_{15}H_{22}O$；分子量：218；分离部位：蜘蛛香的根茎。

(−)-α-木香醇[(−)-α-costol]（**155**）

分子式：$C_{15}H_{24}O$；分子量：220；分离部位：蜘蛛香的根茎。

(−)-β-榄香烯-12-醛[(−)-β-elemene-12-al]（**156**）

分子式：$C_{15}H_{22}O$；分子量：218；分离部位：蜘蛛香的根茎。

(5S,7R,10R)-2-氧基桉-3,11-二烯[(5S,7R,10R)-2-oxoeudesma-3,11-diene]（**157**）

分子式：$C_{15}H_{22}O$；分子量：218；分离部位：蜘蛛香的根茎。

利皮多烯醛（lepidozenal）（**158**）

分子式：$C_{15}H_{22}O$；分子量：218；分离部位：蜘蛛香的根茎。

9, 10-二氢异长叶烯（9, 10-dihydroisolongifolene）（**159**）

分子式：$C_{12}H_{20}O_2$；分子量：196；分离部位：蜘蛛香的根茎。

对聚伞花素（*p*-cymene）（**160**）

分子式：$C_{10}H_{14}$；分子量：134；分离部位：蜘蛛香鲜草。

柠檬烯（limonene）（**161**）

分子式：$C_{10}H_{16}$；分子量：136；熔点：−95.5℃；分离部位：蜘蛛香鲜草。

桉油精（cineole）（**162**）

分子式：$C_{10}H_{18}O$；分子量：154；熔点：1.5℃；分离部位：蜘蛛香鲜草。

苯乙醛（phenylacetaldehyde）（**163**）

分子式：C_8H_8O；分子量：120；熔点：−10℃；分离部位：蜘蛛香鲜草。

萜品油烯（terpinolene）（**164**）

分子式：$C_{10}H_{16}$；分子量：136；分离部位：蜘蛛香鲜草。

反式-α-佛手柑油烯（*trans*-α-bergamotene）（**165**）

分子式：$C_{15}H_{24}$；分子量：204；分离部位：蜘蛛香鲜草。

别香橙烯（alloaeromadendrene）（**166**）

分子式：$C_{15}H_{24}$；分子量：204；分离部位：蜘蛛香鲜草。

γ-蛇床烯（γ-selinene）（**167**）

分子式：$C_{15}H_{24}$；分子量：204；分离部位：蜘蛛香鲜草。

β-蛇床烯[β-selinene]（**168**）

分子式：$C_{15}H_{24}$；分子量：204；熔点：216℃；分离部位：蜘蛛香鲜草。

瓦伦烯（朱栾萜烯）（valencene）（**169**）

分子式：$C_{15}H_{24}$；分子量：204；分离部位：蜘蛛香鲜草。

(−)-石竹香烯氧化物[(−)-caryophyllene oxide]（**170**）

分子式：$C_{15}H_{24}O$；分子量：220；熔点：62～63℃；分离部位：蜘蛛香鲜草。

刺蕊草醇（**171**）

分子式：$C_{16}H_{28}O$；分子量：236；分离部位：蜘蛛香鲜草。

德米斯醇（drimenol）（**172**）

分子式：$C_{15}H_{26}O$；分子量：222；分离部位：蜘蛛香鲜草。

valeriananoid D（**173**）[45]

分子式：$C_{25}H_{34}O_5$；分子量：414；分离部位：蜘蛛香全草。

无色油状物质，$[\alpha]_D^{23} = −61.20$（*c* 0.31，MeOH）；UV（MeOH）λ_{max}/nm（lg）：204（2.20），217（2.39），234（2.10），325（3.51）；IR（KBr）ν_{max}/cm^{-1}：3440，2950，2928，1691，1631，1605，1515，1464，1429，1382，1270，1179，1162，1124，1032，982；正离子模式 ESI MS *m/z*：437[M + Na]$^+$；HR ESI MS *m/z*：437.2294[M + Na]$^+$（计算值 437.2304，$C_{25}H_{34}O_5Na$）。

^{1}H NMR（400MHz，CDCl$_3$）δ/ppm：2.08（dd，$J = 14.0$Hz，7.6Hz），1.61（dd，$J = 14.0$Hz，7.6Hz），4.83（d，$J = 8.4$Hz），1.46（t，$J = 8.0$Hz），1.72（dd，$J = 11.2$Hz，4.4Hz），1.60（dd，$J = 11.2$Hz，4.4Hz），1.48（m），1.35（m），1.94（m），1.40（m），1.56（m），1.39（m），0.80（d，$J = 6.7$Hz），1.18（s），1.09（s），0.89（s）。

^{13}C NMR（100MHz，CDCl$_3$）δ/ppm：76.2（C-2），44.8（C-3），40.0（C-3），6.3（C-4），32.9（C-6），29.5（C-7），28.9（C-8），44.0（C-9），41.4（C-10），24.6（C-11），19.2（C-12），25.5（C-13），29.1（C-14），20.9（C-15）。

valeriananoid E（**174**）[45]

分子式：C$_{33}$H$_{58}$O$_3$；分子量：502；分离部位：蜘蛛香全草。

无色油状物质，$[\alpha]_D^{23} = -39.40$（c 0.87，MeOH）；UV（MeOH）λ_{max}/nm（lgε）：201（1.34），219（1.10）；IR（KBr）ν_{max}/cm^{-1}：3443，2926，2855，1731，1631，1463，1375，1257，1182，1153，1111，1090，1013，999；正离子模式 ESI MS m/z：525[M + Na]$^+$；HR ESI MS m/z：525.4265[M + Na]$^+$（计算值 525.4278，C$_{33}$H$_{58}$O$_3$Na）。

^{1}H NMR（400MHz，CDCl$_3$）δ/ppm：1.91（dd，$J = 14.0$Hz，7.6Hz），1.63（dd，$J = 14.0$Hz，7.6Hz），4.77（dd，$J = 9.6$Hz，7.6Hz），1.44（t，$J = 6.8$Hz），1.72（dd，$J = 14.0$Hz，6.4Hz），1.48（dd，$J = 14.0$Hz，6.4Hz），1.52（m），1.34（m），1.94（m），1.41（m），1.54（m），1.37（m），0.79（d，$J = 6.8$Hz），1.14（s），1.09（s），0.89（s）。

^{13}C NMR（100MHz，CDCl$_3$）δ/ppm：35.9（C-1），74.2（C-2），43.3（C-3），39.0（C-4），75.0（C-5），32.6（C-6），28.1（C-7），27.6（C-8），42.3（C-9），40.0（C-10），23.4（C-11），18.7（C-12），25.0（C-13），27.8（C-14），19.9（C-15）。

clovane-2β-isovaleroxy-9α-ol（**175**）[45]

分子式：C$_{20}$H$_{34}$O$_3$；分子量：322；熔点：203～205℃；分离部位：蜘蛛香全草。

无色晶体，（Me$_2$CO），$[\alpha]_D^{23} = -10.18$（c 0.24，MeOH）；UV（MeOH）λ_{max}/nm（lgε）：201（1.53）；IR（KBr）ν_{max}/cm^{-1}：3439，2955，2928，2867，1731，1630，1464，1383，1369，1293，1237，1191，1168，1120，1098，1056，1032；正离子模式 ESI MS m/z：345[M + Na]$^+$；HR ESI MS m/z：345.2403[M + Na]$^+$（计算值 345.2406，C$_{20}$H$_{34}$O$_3$Na）。

^{1}H NMR（400MHz，CDCl$_3$）δ/ppm：4.80（dd，$J = 8.3$Hz，5.8Hz），1.76（dd，$J = 12.4$Hz，5.6Hz），1.53（dd，$J = 12.4$Hz，5.6Hz），1.52（m），1.47（m），1.37（m），1.36（m），1.13（m），3.24（brs），1.99（m），1.58（m），1.65（m），1.16（m），1.48（m），0.97（m），0.91（s），1.06（s），0.87（s）。

^{13}C NMR（100MHz，CDCl$_3$）δ/ppm：45.8（C-1），83.5（C-2），45.4（C-3），39.1（C-4），51.6（C-5），21.8（C-6），34.3（C-7），35.6（C-8），75.4（C-9），27.3（C-10），28.6（C-11），36.5（C-12），25.8（C-13），31.9（C-14），29.0（C-15）。

valeriananoid F（**176**）[35]

分子式：C$_{21}$H$_{36}$O$_7$；分子量：400；分离部位：蜘蛛香的根。

无定形粉末；$[\alpha]_D^{20}$ −18.6（$c = 0.05$，MeOH）；UV（MeOH）λ_{max}/nm（lgε）：209（3.27），220（3.14），228（3.16）；IR（KBr）ν_{max}/cm^{-1}：3414，2926，2870，1574，1416，1074，1045；HR ESI MS m/z：423.2352[M + Na]$^+$（计算值 423.2359，C$_{21}$H$_{36}$O$_7$Na）。

^{1}H NMR（MeOD-d_4，600MHz）δ/ppm：2.05（dd，$J = 14.0$Hz，7.6Hz），1.60（dd，$J = 14.0$Hz，6.7Hz），3.96（ddd，$J = 7.6$Hz，6.7Hz，1.2Hz），1.48（t，$J = 5.9$Hz），1.73（dd，$J = 14.3$Hz，5.2Hz），1.54（m），1.52（m），1.38（m），1.96（m），1.36（m），1.55（m），1.32（m），0.81（d，$J = 6.7$Hz），1.09（s），0.89（s），1.17（s），4.33（d，$J = 7.8$Hz），3.15（dd，$J = 8.8$Hz，7.9Hz），3.35（brt，$J = 8.8$Hz），3.29（m），3.24（m），3.86（dd，$J = 11.9$Hz，2.3Hz），3.67（dd，$J = 11.9$Hz，2.3Hz）。

^{13}C NMR（MeOD-d_4，150MHz）δ/ppm：37.8（C-1），80.4（C-2），46.0（C-3），40.0（C-4），76.6（C-5），32.8（C-6），29.6（C-7），29.0（C-8），44.3（C-9），41.5（C-10），25.0（C-11），19.3（C-12），25.7（C-13），28.9（C-14），21.0（C-15），103.3（Glc-1），75.3（Glc-2），77.8（Glc-3），71.8（Glc-4），76.6（Glc-5），62.9（Glc-6a）。

4α, 5α-环氧-8β-羟基-1α-氢-α-愈创木烯（**177**）

分子式：$C_{15}H_{24}O_2$；分子量：236；分离部位：蜘蛛香的根。

4α, 5α-环氧-1-羟基-α-愈创木烯（**178**）

分子式：$C_{15}H_{24}O_2$；分子量：236；分离部位：蜘蛛香的根。

8-hydroxyl-pathcouli alcohol（**179**）

分子式：$C_{15}H_{26}O_2$；分子量：238；分离部位：蜘蛛香的根。

8-acetoxyl-pathchouli alcohol（**180**）

分子式：$C_{17}H_{28}O_3$；分子量：280；分离部位：蜘蛛香的根。

($3R^*$)-3-hydro-xypatchoulol（**181**）

分子式：$C_{15}H_{26}O_2$；分子量：238；分离部位：蜘蛛香的根。

valerol A（**182**）

分子式：$C_{15}H_{26}O_2$；分子量：238；分离部位：蜘蛛香的根。

三、蜘蛛香木脂素类化合物

近年来，国内外报道的木脂素类成分大多为双环氧型或 7, 9′-单环氧型木脂素及其苷类。雍妍等[46]在蜘蛛香乙酸乙酯部位提取到了 2 个木脂素双四氢呋喃木脂素-4-O-β-D-吡喃葡萄糖苷和 8-hydroxypinoresinol-4′-O-β-D-glucopyranoside。

李元旦等[28]将蜘蛛香用 95%乙醇提取，分别用石油醚、乙酸乙酯萃取后，乙酸乙酯部分采用硅胶柱色谱分离，氯仿-丙酮梯度洗脱，再利用羟丙基葡萄糖凝胶柱色谱等手段，首次从蜘蛛香的根中分离得到了 2, 5-di(4-hydroxy-3-methoxyphenyl)-1, 4-dioxan、(+)-2-(3, 4-dimethoxyphenyl)-6-(3, 4-dihydroxyphenyl)-2, 7-dioxabicyclo[3, 3, 0]octane 、pinoresinol monomethyl ether、pinoresinol、(+)-8-hydroxypinoresinol、(+)-prinsepiol、(−)-massoniresinol 等 7 种木脂素类成分。侯文慧[47]通过对蜘蛛香的提取物进行分离纯化，从中得到了 2 个新型的木脂素类：(+)-9′-isovaleryllariciresinol 和木脂素苷 prinsepiol-4-O-β-D-glucoside。Feng 和 Bing[48]在蜘蛛香中发现了 dipsalignan E。刘映虹[8]还发现了木脂素 erythro-guaiacyl-glycerol-β-coniferyl aldehyde ether。

蜘蛛香中木脂素类部分化合物的化学结构如图 4-6 所示。

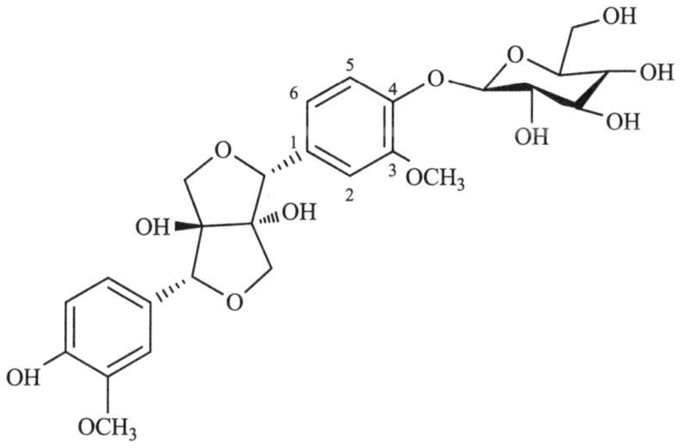

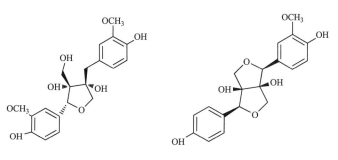

1 双四氢呋喃木脂素-4-*O*-β-D-吡喃葡萄糖苷

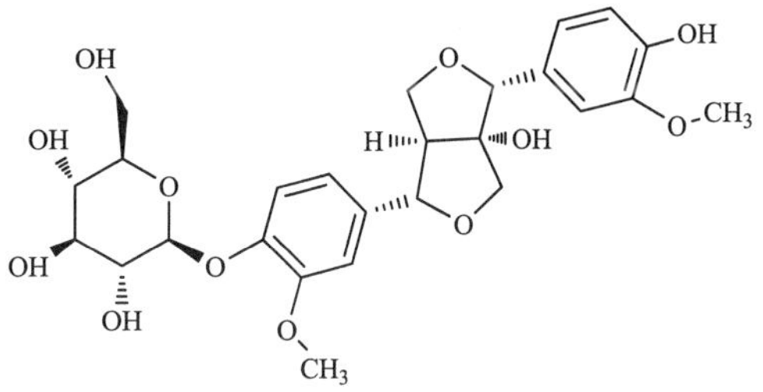

2 8-hydroxypinoresinol-4′-*O*-β-D-glucopyranoside

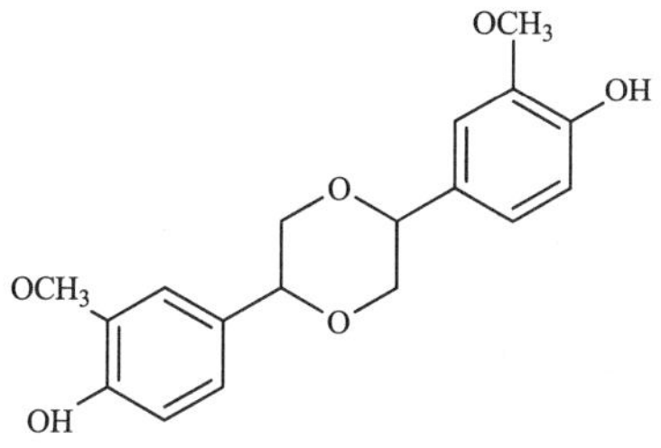

3 2, 5-di(4-hydroxy-3-methoxyphenyl)-l, 4-dioxan

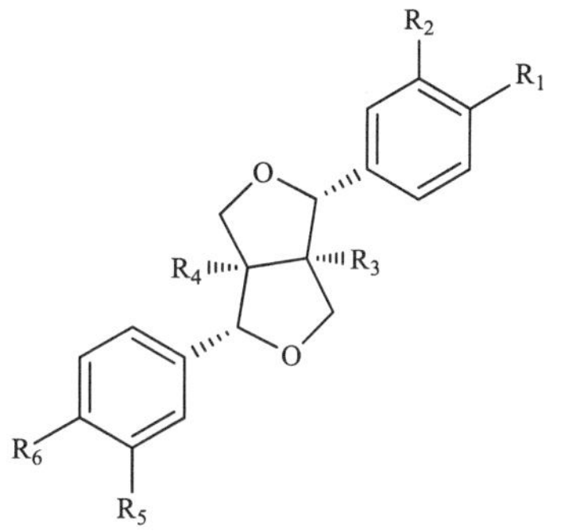

| | R₁ | R₂ | R₃ | R₄ | R₅ | R₆ | |

R₁	R₂	R₃	R₄	R₅	R₆	
4 OH	OH	H	H	OMe	OMe	(+) -2- (3, 4-dimethoxyphenyl)-6-(3, 4-dihydroxyphenyl)-2, 7-dioxabicyclo[3, 3, 0]octane
5 OH	OMe	H	H	OMe	OMe	pinoresinol monomethyl ether
6 OH	OMe	H	H	OMe	OH	pinoresinol
7 OH	OMe	H	OH	OMe	OH	(+)-8-hydroxypinoresinol
8 OH	OMe	OH	OH	OMe	OH	(+)-prinsepiol
9 OH	OMe	H	H	OMe	Oglc	pinoresinol-4′-*O*-β-D-glucoside

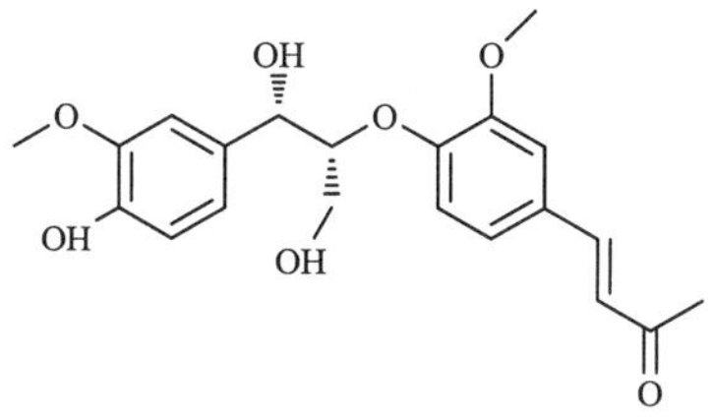

11 erythro-guaiacyl-glycerol-β-coniferyl aldehyde ether

10 (−)-massoniresinol

12 dipsalignan E

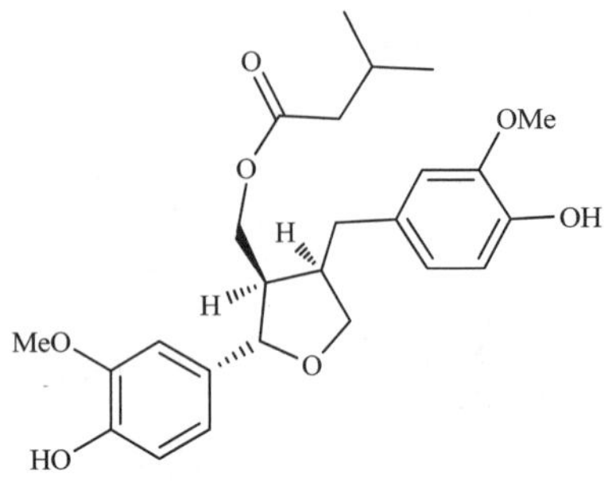

13 (+)-9′-isovaleryllariciresinol

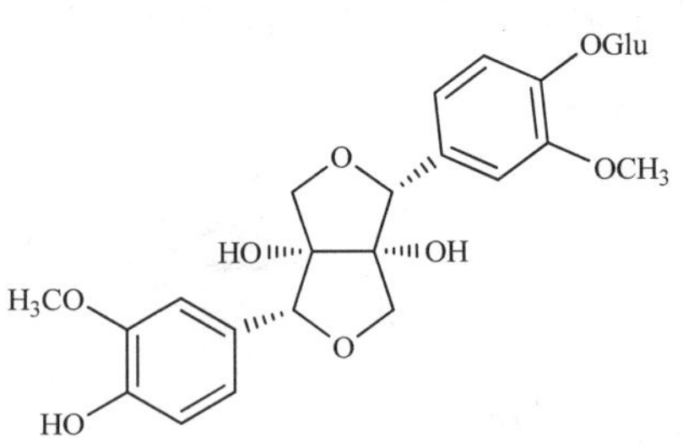

14 木脂素苷 prinsepiol-4-O-β-D-glucoside

图 4-6　蜘蛛香中木脂素类部分化合物的化学结构

双四氢呋喃木脂素-4-O-β-D-吡喃葡萄糖苷（**1**）[46]

分子式：$C_{26}H_{32}O_{13}$；分子量：552；分离部位：蜘蛛香的根、根茎。

黄色粉末；HR ESI MS m/z：551.1740[M–H]⁻。

¹H NMR（400MHz，DMSO-d_6）δ/ppm：7.02～7.06（2H，m，H-2，H-2′），6.73～6.82（1H，m，H-5），6.84～6.95（2H，m，H-6，H-6′），7.07～7.11（1H，m，H-5′），4.90～4.94（2H，m，H-7，H-7′），4.78（1H，d，J = 7.3Hz，glc-H-1″），418～4.41（2H，m，H-9b，H-9′b），3.98（1H，d，J = 9.4Hz，H-9a，H-9′a），3.80（6H，s，—OCH_3），3.87（1H，dd，J = 6.2Hz，12.8Hz，glc-H-6″b），3.48～3.55（4H，m，glc-H-3″，glc-H-2″，glc-H-4″，glc-H-5″），3.68～3.72（1H，m，glc-H-6″a，glc-H-6″b）。

¹³C NMR（100MHz，DMSO-d_6）δ/ppm：148.7（C-3），148.2（C-3′），146.4（C-4），146.2（C-4′），131.9（C-1′），131.5（C-1），120.3（C-6），119.5（C-6′），115.7（C-5），115.1（C-5′），112.9（C-2′），111.2（C-2），100.7（glc-C-1″），92.9（C-8），91.7（C-8′），87.4（C-7），86.0（C-7′），77.5（glc-C-3″），77.3（glc-C-5″），76.1（C-9），75.1（C-9′），73.7（glc-C-2″），70.1（glc-C-4″），61.1（glc-C-6″），56.2（3-OCH_3），56.1（—OCH_3）。

8-hydroxypinoresinol-4′-O-β-D-glucopyranoside（**2**）[46]

分子式：$C_{26}H_{32}O_{12}$；分子量：536；分离部位：蜘蛛香的根、根茎。

白色粉末；HR ESI MS m/z：559.1791[M + Na]⁺。

¹H NMR（400MHz，DMSO-d_6）δ/ppm：7.02～7.06（2H，m，H-2，H-2′），6.73～6.82（1H，m，H-5），6.84～6.95（2H，m，H-6，H-6′），7.07～7.11（1H，m，H-5′），4.90～4.94（2H，m，H-7，H-7′），4.78（1H，d，J = 7.3Hz，glc-H-1″），4.18～4.41（2H，m，H-9b，H-9′b），3.98（1H，d，J = 9.4Hz，H-9a，H-9′a），3.80（6H，s，—OCH_3），3.87（1H，dd，J = 6.2Hz，12.8Hz，glc-H-6″b），3.48～3.55（4H，m，glc-H-3″，glc-H-2″，glc-H-4″，glc-H-5″），3.68～3.72（2H，m，glc-H-6″a，glc-H-6″b）。

¹³C NMR（100MHz，DMSO-d_6）δ/ppm：148.7（C-3），148.2（C-3′），146.4（C-4），146.2（C-4′），131.9（C-1′），131.5（C-1），120.3（C-6），119.5（C-6′），115.7（C-5），115.1（C-5′），112.9（C-2′），111.2（C-2），100.7（glc-C-1″），92.9（C-8），91.7（C-8′），87.4（C-7），86.0（C-7′），77.5（glc-C-3″），77.3（glc-C-5″），76.1（C-9），75.1（C-9′），73.7（glc-C-2″），70.1（glc-C-4″），61.1（glc-C-6″），56.2（3-OCH_3），56.1（—OCH_3）。

2, 5-di(4-hydroxy-3-methoxyphenyl)-1, 4-dioxan（**3**）

分子式：$C_{18}H_{20}O_6$；分子量：332；分离部位：蜘蛛香的根、根茎。

(+)-2-(3, 4-dimethoxyphenyl)-6-(3, 4-dihydroxyphenyl)-2, 7-dioxabicyclo[3, 3, 0]octane（**4**）

分子式：$C_{20}H_{22}O_6$；分子量：358；分离部位：蜘蛛香的根。

pinoresinol monomethyl ether（**5**）

分子式：$C_{21}H_{24}O_6$；分子量：372；分离部位：蜘蛛香的根。

pinoresinol（**6**）[8]

分子式：$C_{20}H_{22}O_6$；分子量：358；分离部位：蜘蛛香的根。

无色油状物。

^1H NMR（300MHz，CDCl$_3$）δ/ppm：6.92（4H，m，H-2，H-2′，H-5，H-5′），6.82（2H，m，H-6，H-6′），4.74（2H，d，$J = 3.6$Hz，H-7，H-7′），4.25（2H，m，H-9b，H-9′b），3.88（6H，s，H-OMe，H-OMe′），3.81（2H，m，H-9a，H-9′a），3.10（2H，m，H-8，H-8′）。

^{13}C NMR（75MHz，CDCl$_3$）δ/ppm：146.6（C-3，C-3′），145.1（C-4，C-4′），132.7（C-1，C-1′），118.8（C-6，C-6′），114.2（C-5，C-5′），108.5（C-2，C-2′），85.7（C-7，C-7′），71.5（C-9，C-9′），55.8（H-OMe，H-OMe′），54.0（C-8，C-8′）。

(+)-8-hydroxypinoresinol（**7**）[8]

分子式：$C_{20}H_{22}O_7$；分子量：374；分离部位：蜘蛛香的根。

无色油状物。

^1H NMR（300MHz，CDCl$_3$）δ/ppm：7.12（2H，d，$J = 1.8$Hz，H-2，H-2′），6.90（2H，dd，$J = 8.1$Hz，1.8Hz，H-6，H-6′），6.77（2H，d，$J = 8.1$Hz，H-5，H-5′），4.83（1H，d，$J = 4.8$Hz，H-7′），4.68（1H，s，H-7），4.48（1H，dd，$J = 9.3$Hz，8.1Hz，H-9′a），4.07（1H，d，$J = 9.3$Hz，H-9a），3.87（1H，d，$J = 9.3$Hz，H-9b），3.84（6H，s，3-OMe，3′-OMe），3.81（1H，dd，$J = 9.3$Hz，6.9Hz，H-9′b），3.11（1H，ddd，$J = 12.6$Hz，8.1Hz，6.9Hz，H-8′）。

^{13}C NMR（75MHz，CDCl$_3$）δ/ppm：149.0（C-3′），148.6（C-4），147.4（C-3），147.0（C-4′），133.5（C-1′），128.9（C-1），121.5（C-6），120.4（C-6′），116.0（C-5′），115.6（C-5），112.6（C-2′），111.2（C-2），92.7（C-8），89.2（C-7′），87.7（C-7），75.9（C-9），71.9（C-9′），62.3（C-8′），56.3（3-OMe），56.3（3′-OMe）。

(+)-prinsepiol（**8**）[8]

分子式：$C_{20}H_{22}O_8$；分子量：390；分离部位：根。

无色油状物。

^1H NMR（300MHz，CDCl$_3$）δ/ppm：7.06（2H，d，$J = 1.8$Hz，H-2，H-2′），6.88（2H，dd，$J = 7.8$Hz，1.8Hz，H-6，H-6′），6.86（2H，d，$J = 7.8$Hz，H-5，H-5′），4.96（2H，s，H-7，H-7′），4.08（2H，d，$J = 9.3$Hz，H-9a，H-9′a），3.98（2H，d，$J = 9.3$Hz，H-9b，H-9′b），3.80（6H，s，3-OCH$_3$，OCH$_3$′）。

^{13}C NMR（75MHz，CDCl$_3$）δ/ppm：147.8（C-3，C-3′），146.9（C-4，C-4′），129.5（C-1，C-1′），121.1（C-6，C-6′），115.1（C-5，C-5′），112.2（C-2，C-2′），88.8（C-7，C-7′），88.1（C-8，C-8′），76.6（C-9，C-9′），56.1（3-OCH$_3$，OCH$_3$′）。

pinoresinol-4′-O-β-D-glucoside（**9**）[48]

分子式：$C_{26}H_{32}O_{11}$；分子量：520；分离部位：蜘蛛香的根。

金黄色粉末；ESI-MS m/z：519[M−H]−。

^{1}H NMR（400MHz，DMSO-d_6）δ/ppm：8.93（1H，s，4-OH），7.08（1H，d，$J = 8.4$Hz，H-5′），6.97（1H，d，$J = 1.2$Hz，H-2′），6.88（1H，dd，$J = 8.4$Hz，1.2Hz，H-6′），4.92（1H，d，$J = 7.2$Hz，H-1″），4.68（1H，d，$J = 3.6$Hz，H-7′），4.63（1H，d，$J = 3.6$Hz，H-7），4.14（2H，dd，$J = 11.3$Hz，6.4Hz，H-9′a，H-9a），3.78（3H，s，3-OCH$_3$），3.77（3H，s，3-OCH$_3$），3.76（1H，d，$J = 3.6$Hz，H-9b），3.72（1H，d，$J = 11.3$Hz，H-9′b），3.30～3.51（5H，m，sugar-H），3.05（2H，m，H-8，H-8′）。

^{13}C NMR（100MHz，DMSO-d_6）δ/ppm：135.2（C-1′），132.2（C-1），110.5（C-2′），110.4（C-2），148.9（C-3′），147.4（C-3），145.9（C-4），145.8（C-4′），115.2（C-5），115.2（C-5′），118.6（C-6），118.1（C-6′），85.2（C-7），84.9（C-7′），53.5（C-8），53.7（C-8′），71.0（C-9′），70.0（C-9），55.8（3-OCH$_3$），55.6（3′-OCH$_3$），100.2（C-1″），73.2（C-2″），76.8（C-3″），69.7（C-4″），77.0（C-5″），60.7（C-6″）。

(−)-massoniresinol（**10**）

分子式：$C_{20}H_{24}O_8$；分子量：392；分离部位：蜘蛛香的根。

erythro-guaiacyl-glycerol-β-coniferyl aldehyde ether（**11**）[8]

分子式：$C_{21}H_{24}O_7$；分子量：388；分离部位：蜘蛛香的根。

白色无定型粉末。

^{1}H NMR（300MHz，CD$_3$COCD$_3$）δ/ppm：9.64（1H，d，$J = 7.8$Hz，H-9′），7.56（1H，d，$J = 12.9$Hz，H-7′），7.18（1H，d，$J = 1.8$Hz，H-2′），7.13（1H，dd，$J = 8.4$Hz，1.5Hz，H-6′），7.10（1H，d，$J = 8.4$Hz，H-5′），6.92（1H，s，H-2），6.75（1H，dd，$J = 7.8$Hz，1.7Hz，H-6），6.69（1H，dd，$J = 15.9$Hz，7.8Hz，H-8′），6.61（1H，d，$J = 7.8$Hz，H-5），4.92（1H，brs，H-7），4.53（1H，m，H-8），3.88（3H，s，3′-OCH$_3$），3.86（2H，m，H-9），3.81（3H，s，3-OCH$_3$）。

^{13}C NMR（75MHz，CD$_3$COCD$_3$）δ/ppm：193.8（C-9′），153.5（C-7′），152.2（C-4′），151.6（C-3′），147.9（C-3），146.7（C-4），134.1（C-1），128.9（C-1′），127.7（C-8′），124.0（C-6′），120.6（C-6），117.3（C-5′），115.0（C-5），112.2（C-2′），111.6（C-2），85.5（C-8），73.8（C-7），62.0（C-9），56.4（3′-OCH$_3$），56.2（3-OCH$_3$）。

dipsalignan E（**12**）[48]

分子式：$C_{19}H_{20}O_7$；分子量：360；分离部位：蜘蛛香的根。

黄色油状物质；$[\alpha]_D^{25}$ +125.0（c 0.03，MeOH）；UV λ_{max}（MeOH）/nm（lgε）：206（3.49），227（3.46），279（2.83）；HR ESI MS（正离子模式）m/z：383.1102[M + Na]+（计算值383.1101，$C_{19}H_{20}O_7Na$）。

^{1}H NMR（600MHz，CD$_3$OD）δ/ppm：7.03（1H，d，$J = 1.5$Hz，H-2），6.77（1H，d，$J = 8.1$Hz，H-5），6.83（1H，dd，$J = 8.1$Hz，1.5Hz，H-6），4.96（1H，s，H-7），4.08（1H，d，$J = 9.4$Hz，H-9a），3.94（1H，d，$J = 9.4$Hz，H-9b），7.24（2H，d，$J = 8.4$Hz，H-2′，H-6′），6.76（1H，d，$J = 8.4$Hz，H-3′，H-5′），4.95（1H，s，H-7′），4.07（1H， d，$J=9.4$Hz，H-9′a），3.96（1H，d，$J=9.4$Hz，H-9′b），3.85（3H，s，—OCH$_3$）。

^{13}C NMR（150MHz，CD$_3$OD）δ/ppm：129.5（C-1），112.8（C-2），148.7（C-3），147.5（C-4），115.6（C-5），121.6（C-6），89.2（C-7），89.0（C-8），76.8（C-9），128.9（C-1′），130.2（C-2′，C-6′），115.7（C-3′，C-5′），158.4（C-4′），89.1（C-7′），89.0（C-8′），76.5（C-9′），56.4（—OCH$_3$）。

(+)-9′-isovaleryllariciresinol（**13**）

分子式：C$_{25}$H$_{32}$O$_7$；分子量：444；分离部位：蜘蛛香的根、根茎。

木脂素苷 prinsepiol-4-O-β-D-glucoside（**14**）

分子式：C$_{26}$H$_{32}$O$_{13}$；分子量：552；分离部位：蜘蛛香的根、根茎。

四、蜘蛛香中黄酮类化合物

Zaitsew 等[49]首次从蜘蛛香中提取出两种黄酮苷类化合物，分别是蒙花苷（linarin）和蒙花苷的 2-甲基丁酸酯［2-甲基丁酰蒙花苷酯（2-methyl-butyloxy linarin）］，并认为 2-甲基丁酸酯是天然存在的首个 2-甲基丁酸酰化的黄酮苷。此外，蜘蛛香中还含有蒙花苷异戊酸酯（linarinvaleriate）、山柰酚（kaempferol）、橙皮苷（hesperidin）、芹菜素（apigenin）、6-甲基芹菜素（6-methyl apigenin）、金合欢素（acacetin）、acacetin-7-O-β-sophoroside、acacetin-7-O-(6″-O-α-L-rhamnopyranosyl)-β-sophoroside、槲皮素（quercetin）、芦丁（rutin）等黄酮类化合物[50]。其中绝大部分均具有抗菌、抗病毒的功效[51]。

蜘蛛香中黄酮类化合物的化学结构如图 4-7 所示，其物理常数及波谱数据如下。

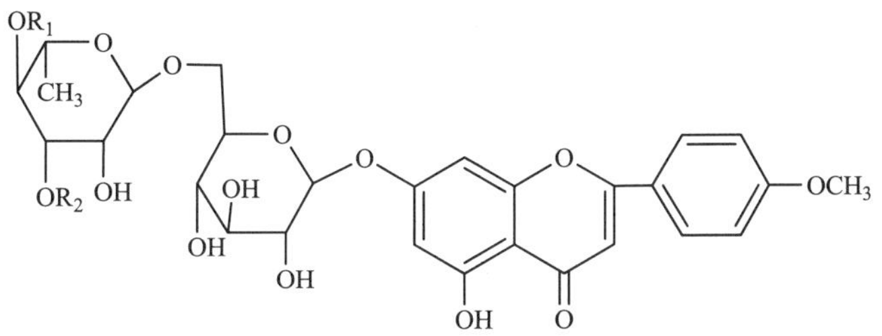

1 R$_1$ = R$_2$ = H　　　　　　linarin
2 R$_1$ = H　　R$_2$ = COCH$_2$CH(CH$_3$)$_2$　linarinvaleriate
　　R$_1$ = COCH$_2$CH(CH$_3$)$_2$　R$_2$ = H　linarinvaleriate

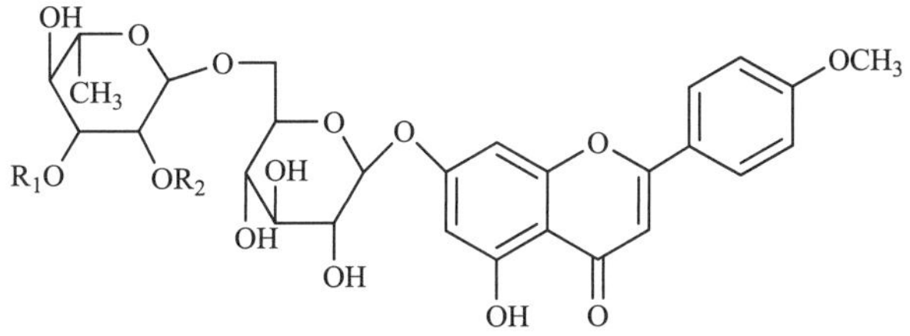

3 R$_1$ = H　　R$_2$ = Et(CH$_3$)CHCO　　2-methyl-butyloxy linarin
　　R$_1$ = Et(CH$_3$)CHCO　R$_2$ = H　　2-methyl-butyloxy linarin

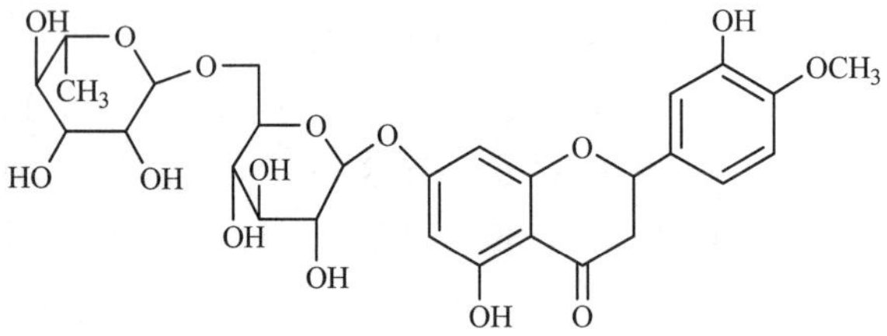

4 hesperidin

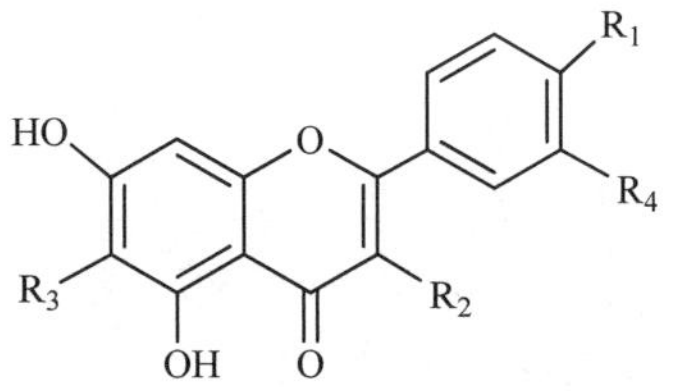

	R_1	R_2	R_3	R_4	
5	OH	OH	H	H	kaempferol
6	OMe	H	H	H	acacetin
7	OH	H	H	H	apigenin
8	OH	H	CH_3	H	6-methyl apigenin
9	OH	OH	H	OH	quercetin

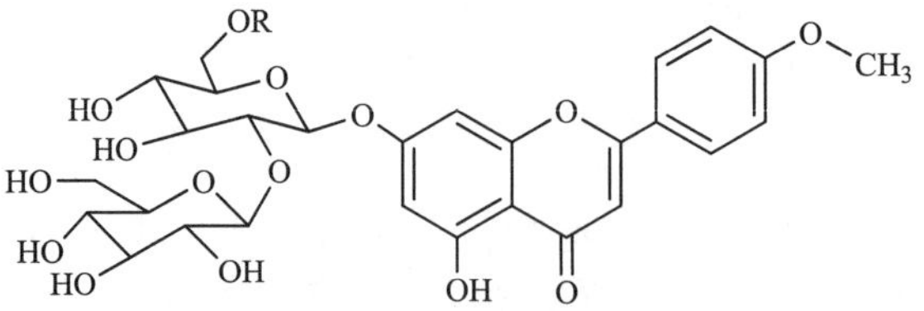

10 R = H　　acacetin-7-*O*-(6″-*O*-α-L-rhamnopyranosyl)-β-sophoroside
11 R = α-L-rha　acacetin-7-*O*-β-sophoroside

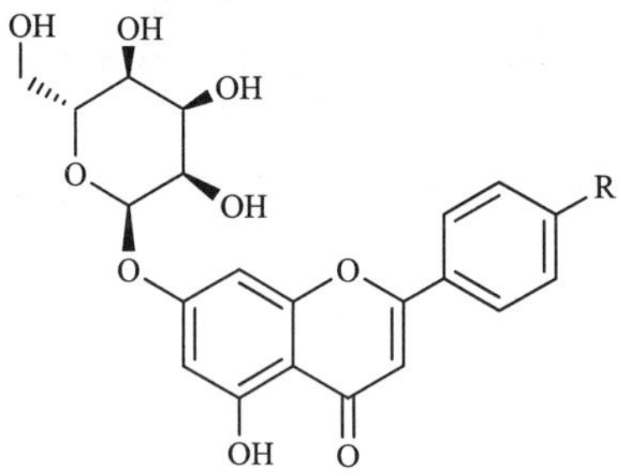

12 R = OH　apigenin-7-*O*-β-D-glucopyranoside
13 R = OMe　acacetin-7-*O*-β-D-glucopyranoside

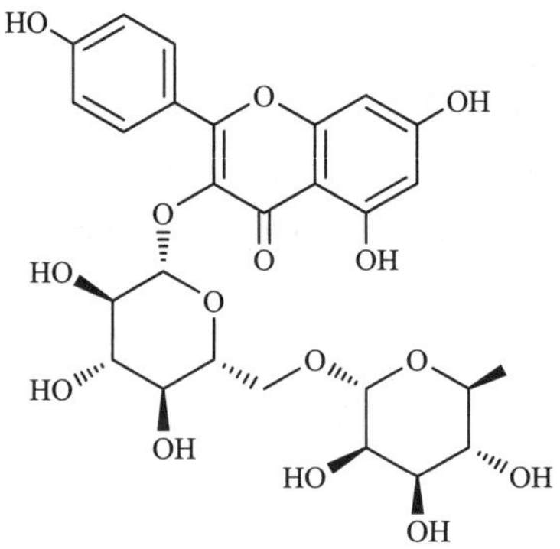

14 kaempferol-3-*O*-β-rutinoside

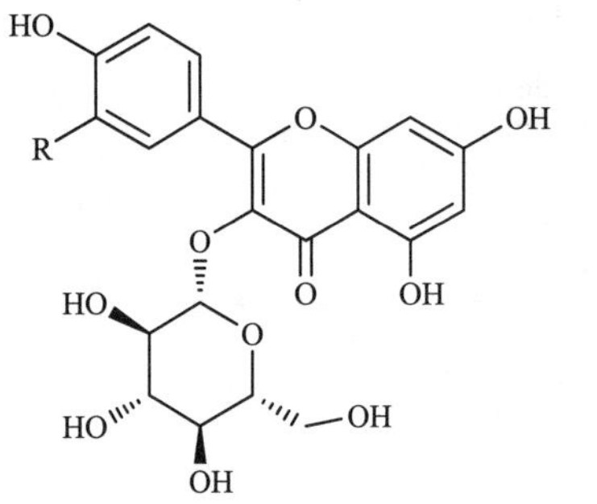

15 R = H　kaempferol-3-*O*-β-D-glucopyranoside
16 R = OH　quercetin-3-*O*-β-D-glucopyranoside

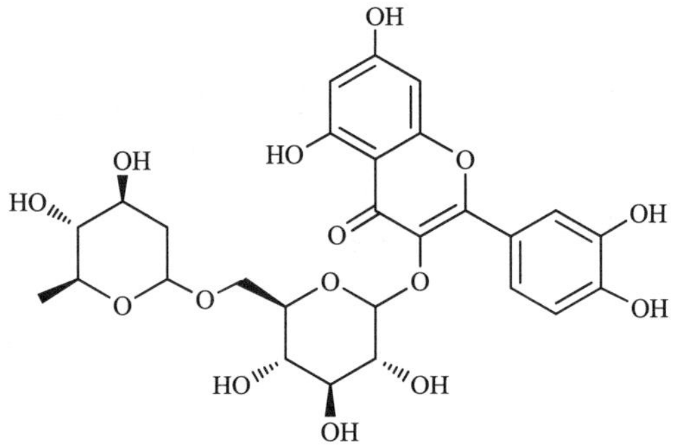

17 rutin

图 4-7　蜘蛛香中黄酮类化合物的化学结构

蒙花苷（linarin）（**1**）

分子式：$C_{28}H_{32}O_{14}$；分子量：592；熔点：258～260℃；分离部位：蜘蛛香的根、根茎。

蒙花苷异戊酸酯（linarinvaleriate）（**2**）

分子式：$C_{33}H_{40}O_{14}$；分子量：660；熔点：138～140℃；分离部位：蜘蛛香的根、根茎。

2-甲基丁酰蒙花苷酯（2-methyl-butyloxy linarin）（**3**）

分子式：$C_{33}H_{40}O_{14}$；分子量：660；分离部位：蜘蛛香的根、根茎。

橙皮苷（hesperidin）（**4**）

分子式：$C_{28}H_{34}O_{15}$；分子量：610；熔点：250～255℃；分离部位：蜘蛛香的根、根茎。

山奈酚（kaempferol）（**5**）

分子式：$C_{15}H_{10}O_6$；分子量：286；熔点：277℃；分离部位：蜘蛛香的根、根茎。

金合欢素（acacetin）（**6**）

分子式：$C_{16}H_{12}O_5$；分子量：284；熔点：263℃；分离部位：蜘蛛香的根、根茎。

黄色粉末；ESI MS m/z：307[M + Na]$^+$。

^{1}H NMR（500MHz，CDCl$_3$）δ/ppm：6.87（1H，s，H-3），6.18（1H，d，$J = 2.0$Hz，H-6），6.49（1H，d，$J = 2.0$Hz，H-8），8.01（2H，d，$J = 8.7$Hz，H-2′，H-6′），7.09（2H，$J = 8.7$Hz，H-3′，H-5′），3.85（3H，s，OMe），12.91（1H，s，5-OH），10.85（1H，s，7-OH）。

芹菜素（apigenin）（**7**）

分子式：$C_{15}H_{10}O_5$；分子量：270；分离部位：蜘蛛香的根、根茎。

黄色粉末；ESI MS m/z：293[M + Na]$^+$。

^{1}H NMR（CDCl$_3$，500MHz）δ/ppm：6.81（1H，s，H-3），6.19（1H，d，$J = 2.0$Hz，H-6），6.50（1H，d，$J = 2.0$Hz，H-8），7.94（2H，d，$J = 8.5$Hz，H-2′，H-6′），6.94（2H，$J = 8.5$Hz，H-3′，H-5′），12.86（1H，s，5-OH），10.86（1H，s，4′-OH），10.38（1H，s，7-OH）。

6-甲基芹菜素（6-methyl apigenin）（**8**）

分子式：$C_{16}H_{12}O_5$；分子量：284；分离部位：蜘蛛香的根、根茎。

黄色粉末；ESI MS m/z：307[M + Na]$^+$。

^{1}H NMR（500MHz，DMSO-d$_6$）δ/ppm：6.76（1H，s，H-3），6.57（1H，s，H-8），7.92（2H，d，$J = 8.5$Hz，H-2′，H-6′），6.92（2H，$J = 8.5$Hz，H-3′，H-5′），1.96（3H，s，6-Me），13.16（1H，s，5-OH）。

^{13}C NMR（125MHz，DMSO-d$_6$）δ/ppm：163.8（C-2），102.8（C-3），181.7（C-4），160.1（C-5），108.7（C-6），164.5（C-7），93.2（C-8），158.7（C-9），106.9（C-10），121.5（C-1′），128.6（C-2′，C-6′），115.9（C-3′，C-5′），161.2（C-4′）。

槲皮素（quercetin）（**9**）

分子式：$C_{15}H_{10}O_7$；分子量：302；熔点：314～317℃；分离部位：蜘蛛香的根、根茎。

黄色粉末；ESI MS m/z：325[M + Na]$^+$。

^{1}H NMR（500MHz，CD$_3$COCD$_3$）δ/ppm：6.26（1H，d，J = 1.5Hz，H-6），6.52（1H，d，J = 1.5Hz，H-8），7.82（1H，d，J = 2.0Hz，H-2'），6.99（1H，d，J = 8.5Hz，H-5'），7.69（1H，dd，J = 8.5Hz，2.0Hz，H-6'）。

acacetin-7-O-(6″-O-α-L-rhamnopyranosyl)-β-sophoroside（**10**）

分子式：C$_{34}$H$_{41}$O$_{19}$；分子量：753；分离部位：蜘蛛香的根、根茎。

acacetin-7-O-β-sophoroside（**11**）

分子式：C$_{28}$H$_{32}$O$_{15}$；分子量：608；熔点：197～198℃；分离部位：蜘蛛香的根、根茎。

apigenin-7-O-β-D-glucopyranoside（**12**）

分子式：C$_{21}$H$_{20}$O$_{10}$；分子量：432；分离部位：蜘蛛香的根、根茎。

acacetin-7-O-β-D-glucopyranoside（**13**）

分子式：C$_{22}$H$_{22}$O$_{10}$；分子量：446；分离部位：蜘蛛香的根、根茎。

kaempferol-3-O-β-rutinoside（**14**）

分子式：C$_{27}$H$_{30}$O$_{15}$；分子量：594；分离部位：蜘蛛香的根、根茎。

kaempferol-3-O-β-D-glucopyranoside（**15**）

分子式：C$_{21}$H$_{20}$O$_{11}$；分子量：448；分离部位：蜘蛛香的根、根茎。

槲皮素-3-O-β-D-吡喃葡糖苷（quercetin-3-O-β-D-glucopyranoside）（**16**）

分子式：C$_{21}$H$_{20}$O$_{12}$；分子量：464；分离部位：蜘蛛香的根、根茎。

芦丁（rutin）（**17**）

分子式：C$_{27}$H$_{30}$O$_{15}$；分子量：594；熔点：195℃；分离部位：蜘蛛香的根、根茎。

五、蜘蛛香中其他类化合物

除此之外，蜘蛛香中还含有一些氨基酸、香豆素、生物碱、有机酸类，如丙氨酸（alanine）、酪氨酸（tyrosine）、精氨酸（L-arginine）、γ-氨基丁酸（γ-aminobutyric acid，GABA）、紫花前胡次素（decursidin）、decursitin B、decursitin A、咖啡酸（caffeic acid）、异绿原酸A（isochlorogenic acid A）、异绿原酸B（isochlorogenic acid B）、异绿原酸C（isochlorogenic acid C）、3'(S)-acetoxy-4'(R)-angeloyloxy-3', 4'-di-hydroan-thyletin、绿原酸（chlorogenic acid）、新绿原酸（neochlorogenic acid）、阿魏酸（ferulic acid）、原儿茶酸（protocatechuic acid）、5-hydroxymethyl-2-furaldehyde、bakkenolide H、蜂斗菜内酯 B、D[bakkenolide B、D]、valerilactone B、valerilactone A、甲基熊果苷（methyl arbutin）、isovaleryl-β-D-glucoside、valtral C、胡萝卜苷（daucosterol）、乌苏酸（ursolic acid）、(2S)-1-O-heptatriacontanoyl glycerol 等[8, 29, 46, 52]，其化学结构如图 4-8 所示。

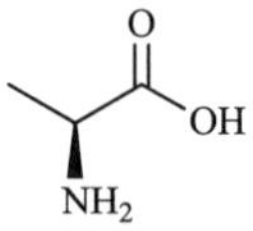

1 alanine 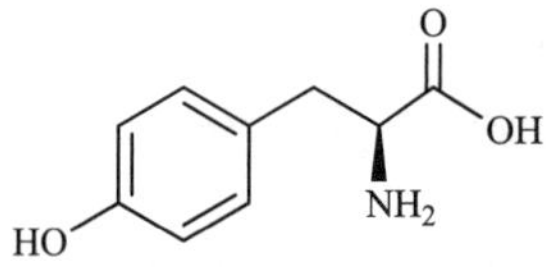　　　　**2** tyrosine 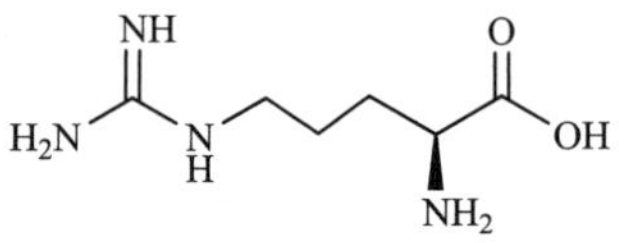　　　　**3** L-arginine 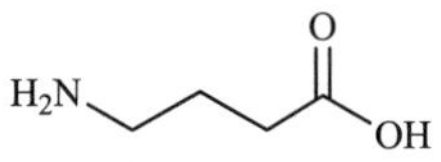　　　　**4** γ-aminobutyric acid

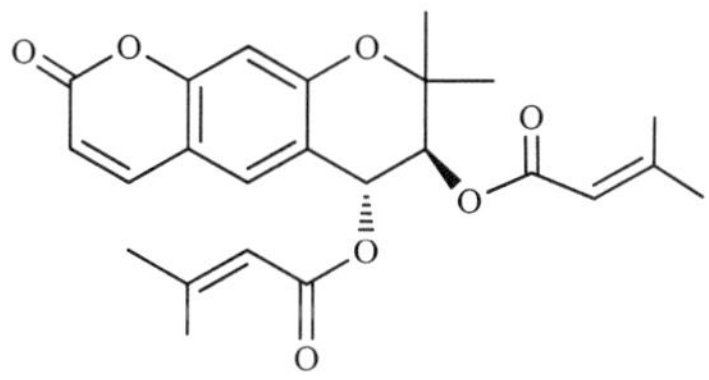

5 decursidin

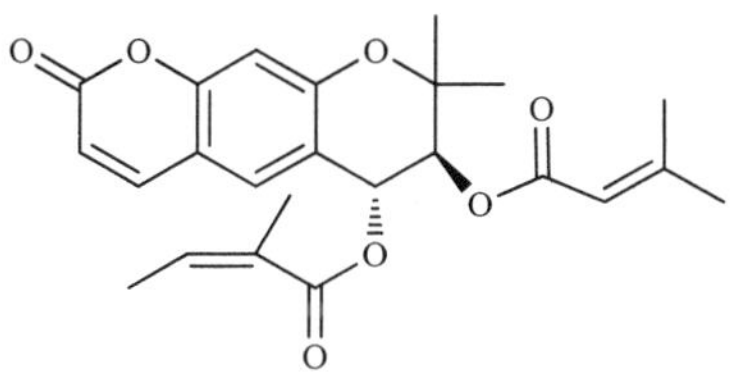

6 decursitin B

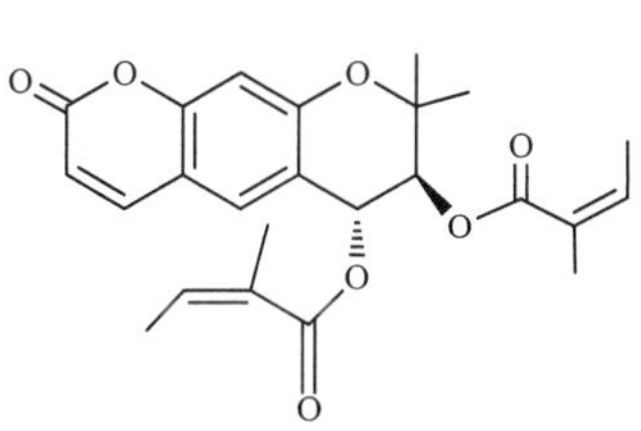

7 decursitin A

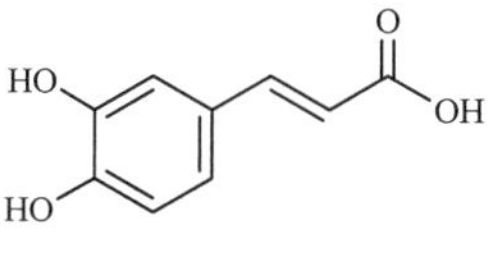

8 caffeic acid

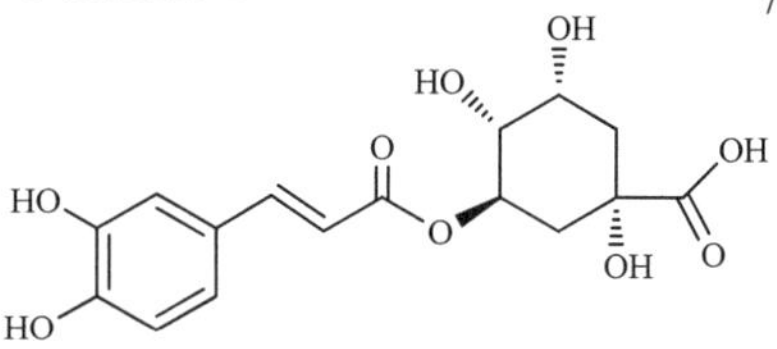

9 chlorogenic acid

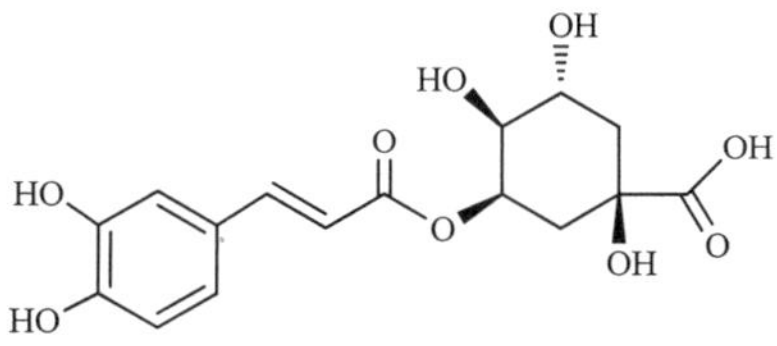

10 neochlorogenic acid

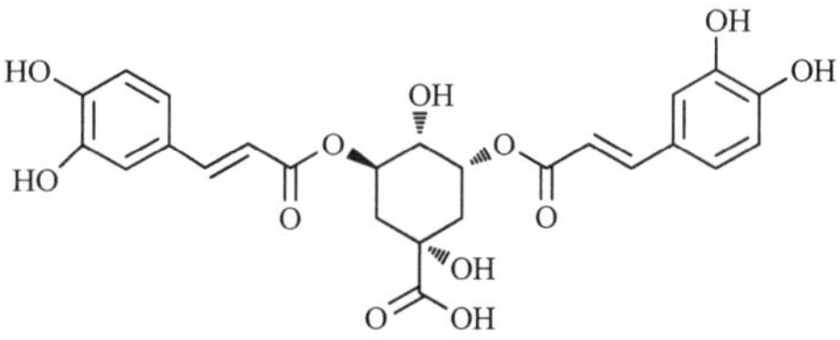

11 isochlorogenic acid A

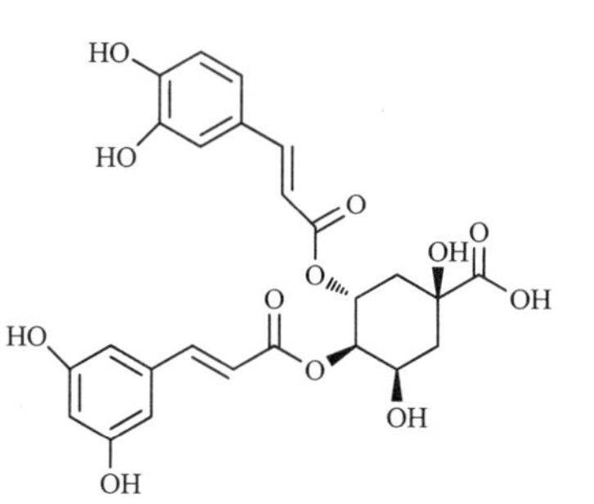

12 isochlorogenic acid B

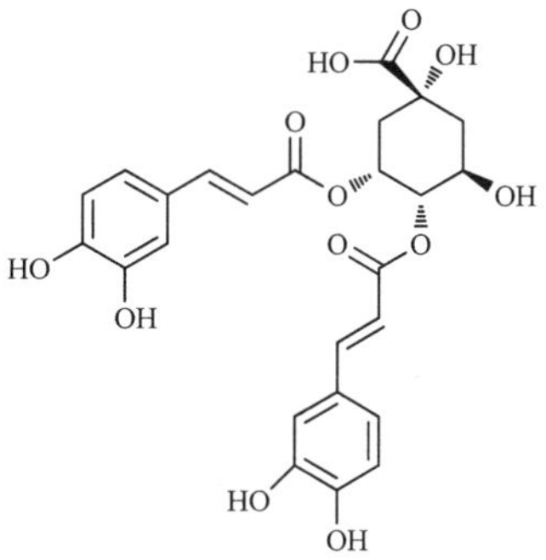

13 isochlorogenic acid C

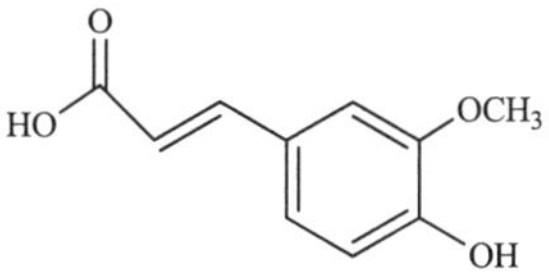

14 ferulic acid

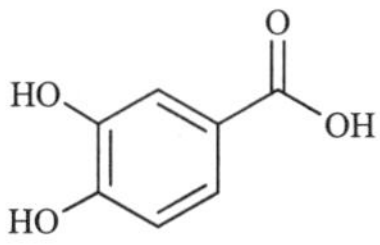

15 protocatechuic acid

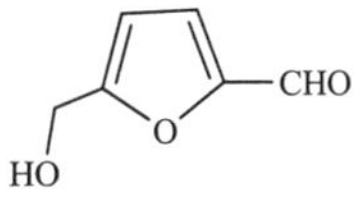

16 5-hydroxymethyl-2-furaldehyde

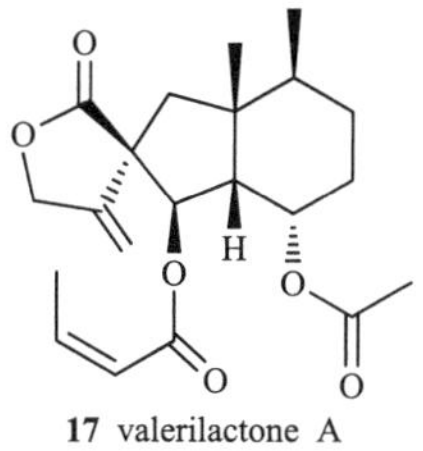

17 valerilactone A

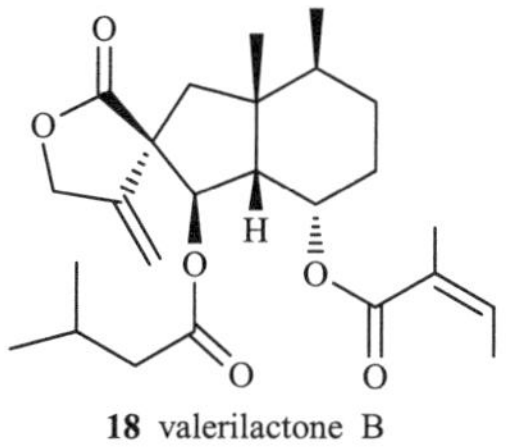

18 valerilactone B

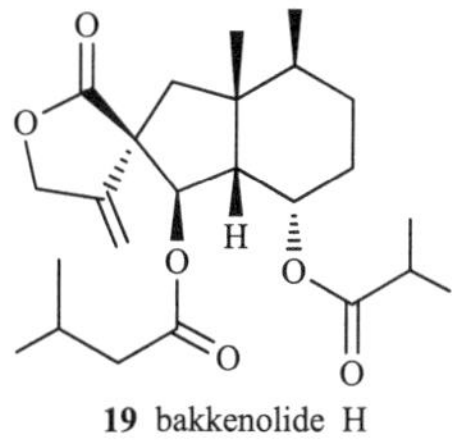

19 bakkenolide H

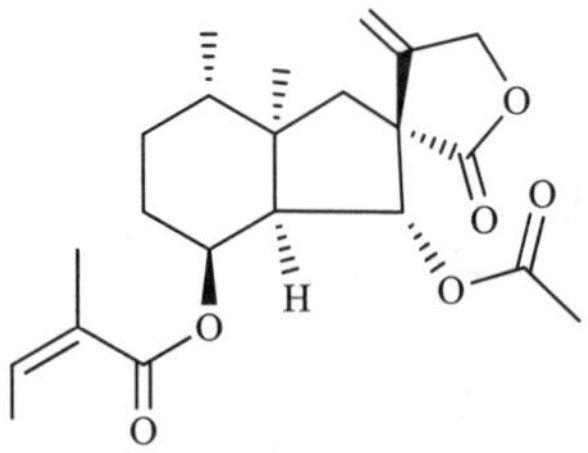

20 bakkenolide B

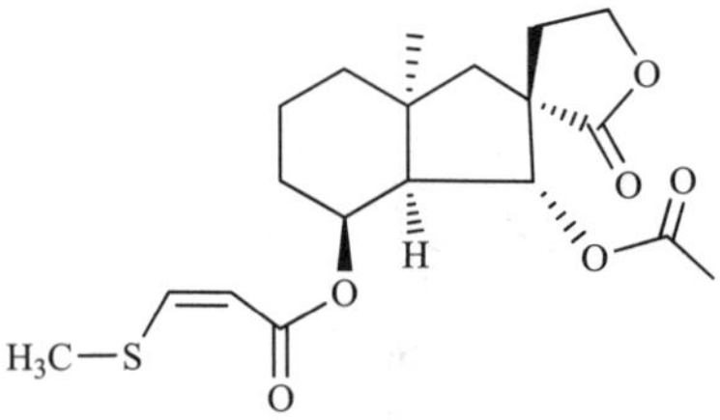

21 bakkenolide D

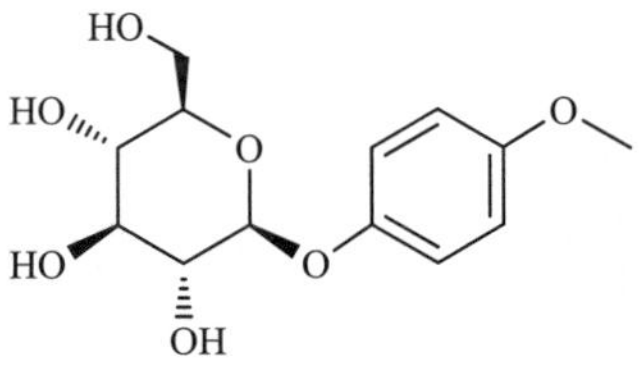

22 methyl arbutin

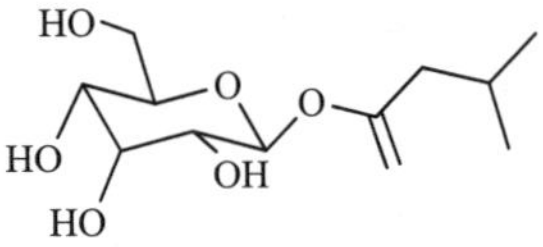

23 isovaleryl-β-D-glucoside

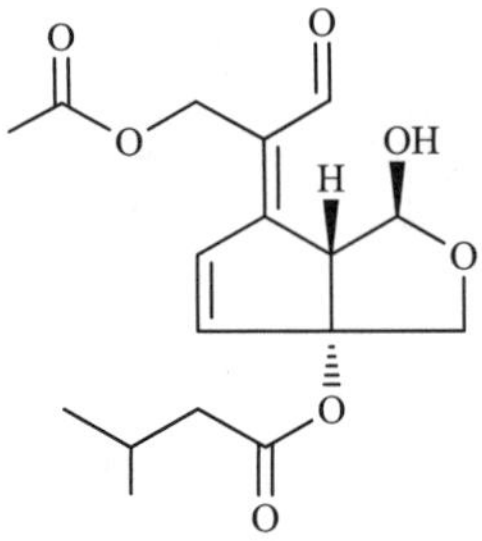

24 valtral C

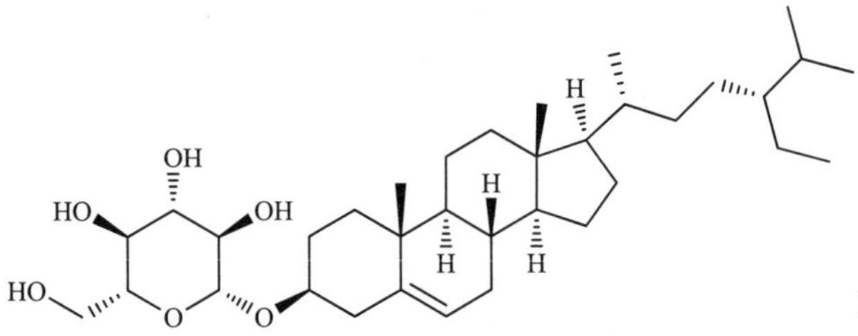

25 daucosterol

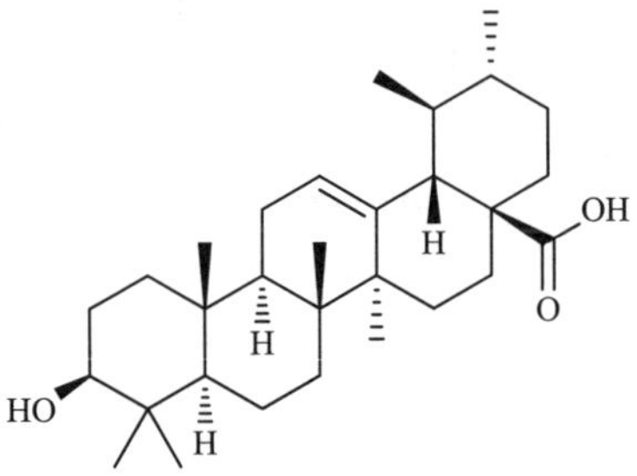

26 ursolic acid

图 4-8　蜘蛛香中其他类化合物的化学结构

蜘蛛香中其他类化合物中部分结构的理化常数及波谱数据如下：

丙氨酸（alanine）（**1**）

分子式：$C_3H_7NO_2$；分子量：89；熔点：200℃。

酪氨酸（tyrosine）（**2**）

分子式：$C_9H_{11}NO_3$；分子量：181。

精氨酸（L-arginine）（**3**）

分子式：$C_6H_{14}N_4O_2$；分子量：174；熔点：223℃。

γ-氨基丁酸（*γ*-aminobutyric acid，GABA）（**4**）

分子式：$C_4H_9NO_2$；分子量：103；熔点：195～204℃。

紫花前胡次素（decursidin）（**5**）[53]

分子式：$C_{24}H_{26}O_7$；分子量：426；熔点：60～62℃；分离部位：蜘蛛香的根、根茎。

淡黄色油状物质；HR ESI MS *m*/*z*：427.2[M + H]$^+$，449.2[M + Na]$^+$；$C_{24}H_{26}O_7$。

^{1}H NMR（600MHz，$CDCl_3$）δ/ppm：7.61（1H，d，J = 12.0Hz，H-4），7.40（1H，s，H-5），6.82（1H，s，H-8），6.25（1H，d，J = 6.0Hz，H-3），6.06（1H，d，J = 6.0Hz，

H-4′），5.71（1H，brs，H-2″），5.70（1H，brs，H-2），5.28（1H，d，$J = 6.0$Hz，H-3′），2.24（3H，s，H-4），2.17（3H，s，H-5″），1.94（3H，s，H-5），1.91（3H，s，H-4″），1.48（3H，s，2′-CH$_3$），1.40（3H，s，2′-CH$_3$）。

^{13}C NMR（150MHz，CDCl$_3$）δ/ppm：160.9（C-2），113.7（C-3），143.2（C-4），129.3（C-5），117.2（C-6），156.3（C-7），104.9（C-8），155.3（C-9），113.3（C-10），78.0（C-2′），71.3（C-3′），66.2（C-4′），165.0（C-1″），115.0（C-2″），159.4（C-3″），20.5（C-4″），27.5（C-5″），166.0（C-1），115.2（C-2），159.2（C-3），20.4（C-4），27.6（C-5），25.0、22.6（2′-CH$_3$）。

decursitin B（**6**）[53]

分子式：C$_{24}$H$_{26}$O$_7$；分子量：426；分离部位：蜘蛛香的根、根茎。

淡黄色油状物质；HR ESI MS *m/z*：427.2[M + H]$^+$，449.2[M + Na]$^+$；C$_{24}$H$_{26}$O$_7$。

^{1}H NMR（600MHz，CDCl$_3$）δ/ppm：7.61（1H，d，$J = 6.0$Hz，H-4），7.43（1H，s，H-5），6.83（1H，s，H-8），6.26（1H，d，$J = 6.0$Hz，H-3），6.19（1H，brs，H-3），13（1H，d，$J = 6.0$Hz，H-4′），5.70（1H，brs，H-2″），5.32（1H，d，$J = 6.0$Hz，H-3′），2.17（3H，s，H-4″），2.05（3H，s，H-4），1.92（3H，s，H-5），1.88（3H，s，H-5″），1.49（3H，s，2′-CH$_3$），1.42（3H，s，2′-CH$_3$）。

^{13}C NMR（150MHz，CDCl$_3$）δ/ppm：160.9（C-2），113.8（C-3），143.2（C-4），129.4（C-5），117.1（C-6），156.3（C-7），104.9（C-8），155.4（C-9），113.3（C-10），77.9（C-2′），71.2（C-3′），66.7（C-4′），164.9（C-1″），114.9（C-2″），159.5（C-3″），20.5（C-4″），27.5（C-5″），167.3（C-1），127.0（C-2），140.4（C-3），15.9（C-4），20.5（C-5），25.0、22.6（2′-CH$_3$）。

decursitin A（**7**）[53]

分子式：C$_{24}$H$_{26}$O$_7$；分子量：426；分离部位：蜘蛛香的根、根茎。

淡黄色油状物质；HR ESI MS *m/z*：427.2[M + H]$^+$，449.2[M + Na]$^+$；C$_{24}$H$_{26}$O$_7$。

^{1}H NMR（600MHz，CDCl$_3$）δ/ppm：7.61（1H，d，$J = 6.0$Hz，H-4），7.41（1H，s，H-5），6.84（1H，s，H-8），6.27（1H，d，$J = 6.0$Hz，H-3），6.20（1H，m，H-3″），6.19（1H，d，$J = 6.0$Hz，H-4′），6.15（1H，m，H-3），5.39（1H，d，$J = 6.0$Hz，H-3′），2.05（3H，m，H-4″），1.95（3H，s，H-4），1.89（3H，s，H-5″），1.88（3H，s，H-5），1.50、1.44（3H，s，2′-CH$_3$）。

^{13}C NMR（150MHz，CDCl$_3$）δ/ppm：160.8（C-2），113.9（C-3），143.2（C-4），129.0（C-5），117.1（C-6），156.2（C-7），104.9（C-8），155.4（C-9），113.4（C-10），78.0（C-2′），72.0（C-3′），66.8（C-4′），166.3（C-1″），126.9（C-2″），139.9（C-3″），20.4（C-4″），15.8（C-5″），167.3（C-1），126.9（C-2），140.6（C-3），20.5（C-4），16.0（C-5），25.2、22.4（2′-CH$_3$）。

咖啡酸（caffeic acid）（**8**）

分子式：C$_9$H$_8$O$_4$；分子量：180；熔点：194～198℃；分离部位：蜘蛛香的根、根茎。

绿原酸（chlorogenic acid）（**9**）

分子式：C$_{16}$H$_{18}$O$_9$；分子量：354；熔点：208℃；分离部位：蜘蛛香的根、根茎。

新绿原酸（neochlorogenic acid）（**10**）

分子式：C$_{16}$H$_{18}$O$_9$；分子量：354 熔点：208℃；分离部位：蜘蛛香的根、根茎。

异绿原酸 A（isochlorogenic acid A）（**11**）

分子式：$C_{25}H_{24}O_{12}$；分子量：516；熔点：170～172℃；分离部位：蜘蛛香的根、根茎。

异绿原酸 B（isochlorogenic acid B）（**12**）

分子式：$C_{25}H_{24}O_{12}$；分子量：516；熔点：234～238℃；分离部位：蜘蛛香的根、根茎。

异绿原酸 C（isochlorogenic acid C）（**13**）

分子式：$C_{25}H_{24}O_{12}$；分子量：516；分离部位：蜘蛛香的根、根茎。

阿魏酸（ferulic acid）（**14**）

分子式：$C_{10}H_{10}O_4$；分子量：194；分离部位：蜘蛛香的根、根茎。

原儿茶酸（protocatechuic acid）（**15**）

分子式：$C_7H_6O_4$；分子量：154；熔点：197～200℃；分离部位：蜘蛛香的根、根茎。

5-hydroxymethyl-2-furaldehyde（**16**）

分子式：$C_6H_6O_3$；分子量：126；分离部位：蜘蛛香的根、根茎。

valerilactone A（**17**）

分子式：$C_{21}H_{28}O_6$；分子量：376；分离部位：蜘蛛香的根、根茎。

valerilactone B（**18**）

分子式：$C_{25}H_{36}O_6$；分子量：432；分离部位：蜘蛛香的根、根茎。

bakkenolide H（**19**）

分子式：$C_{24}H_{36}O_6$；分子量：420；分离部位：蜘蛛香的根、根茎。

蜂斗菜内酯 B（bakkenolide B）（**20**）[4]

分子式：$C_{22}H_{30}O_6$；分子量：390；熔点：101～102℃；分离部位：蜘蛛香的根、根茎。白色针晶。

^{1}H NMR（400MHz，DMSO-d_6）δ/ppm：0.86（3H，d，$J = 6.6$Hz，H-14），1.04（3H，s，H-15），1.37（1H，m，H-4），1.74（3H，m，H-20），1.83（3H，m，H-19），1.85（3H，s，H-22），4.60（1H，dt，$J = 13.4$Hz，2.5Hz，H-12a），4.79（1H，dt，$J = 13.4$Hz，1.8Hz，H-12b），5.00（1H，m，H-1），5.66（1H，d，$J = 11.4$Hz，H-9），6.05（1H，qd，$J = 7.2$Hz，1.5Hz，H-18）。

^{13}C NMR（100MHz，DMSO-d_6）δ/ppm：70.5（C-1），29.0（C-2），26.5（C-3），35.1（C-4），42.5（C-5），45.7（C-6），54.3（C-7），177.5（C-8），80.2（C-9），50.4（C-10），137.0（C-11），169.2（C-21），20.6（C-22）。

蜂斗菜内酯 D（bakkenolide D）（**21**）[4]

分子式：$C_{19}H_{26}O_6S$；分子量：382；熔点：200～201℃；分离部位：蜘蛛香的根、根茎。白色针晶。

^{1}H NMR（400MHz，CDCl$_3$）δ/ppm：0.90（3H，d，$J = 6.6$Hz，H-14），1.11（3H，s，H-15），2.03（3H，s，H-22），2.39（3H，s，H-19），4.67（2H，m，H-12），5.17（1H，m，H-1）。

^{13}C NMR（100MHz，CDCl$_3$）δ/ppm：70.4（C-1），29.6（C-2），26.9（C-3），35.4（C-4），43.4（C-5），45.9（C-6），54.9（C-7），177.7（C-8），80.9（C-9），51.8（C-10），170.0，19.7（—$COCH_3$）。

甲基熊果苷（methyl arbutin）（**22**）

分子式：$C_{13}H_{18}O_7$；分子量：286；分离部位：蜘蛛香的根、根茎。

isovaleryl-β-D-glucoside（**23**）

分子式：$C_{12}H_{22}O_6$；分子量：262；分离部位：蜘蛛香的根、根茎。

valtral C（**24**）[4]

分子式：$C_{17}H_{22}O_7$；分子量：338；分离部位：蜘蛛香的根、根茎。

淡黄色油状物质。

^{1}H NMR（400MHz，$CDCl_3$）δ/ppm：2.03（3H，s，H-2″），3.98（1H，s，H-9），4.24（1H，d，$J = 10.0$Hz，H-10a），4.34（1H，d，$J = 10.0$Hz，H-10b），4.91（2H，s，H-11），5.30（1H，s，H-1），6.84（1H，d，$J = 5.6$Hz，H-7），6.88（1H，d，$J = 5.5$Hz，H-6），9.94（1H，s，H-3）。

^{13}C NMR（100MHz，$CDCl_3$）δ/ppm：102.9（C-1），190.6（C-3），127.6（C-4），163.0（C-5），134.6（C-6），145.1（C-7），95.3（C-8），58.4（C-9），70.7（C-10），57.6（C-11），172.8（C-1′），43.0（C-2′），25.7（C-3′），22.3（C-4′），22.3（C-5′），170.9（C-1″），20.8（C-2″）。

胡萝卜苷（daucosterol）（**25**）

分子式：$C_{35}H_{60}O_6$；分子量：576；分离部位：蜘蛛香的根、根茎。

乌苏酸（ursolic acid）（**26**）

分子式：$C_{30}H_{48}O_3$；分子量：456；熔点：277～278℃；分离部位：蜘蛛香的根、根茎。

第二节　缬草属其他植物化学成分概述

缬草属植物的根和根茎富含精油、环烯醚萜类、黄酮类、生物碱类、氨基酸类和木脂素类，它们具有特有的香味或异味，根据其固有的生物活性用作药物，包括诱导镇静、促进睡眠、抗抑郁和抗焦虑。缬草属植物现已列入欧洲和美国药典，它也作为饮食补充剂出售，是欧洲和美国销量最高的天然药物之一。此外，缬草属植物由于其独特的风味，在食品、饮料和化妆品工业中具有很高的医疗和经济价值，目前的研究工作旨在进一步开发该植物的其他特性[54]。

缬草属作为药用和芳香植物，目前应用广泛。有关于缬草属植物种类及分布的记载，不同学者存在不同看法，《中国植物志》认为有 17 种 2 变种，《中国种子植物科属词典》则收载 24 种，《中国高等植物图鉴》则认为我国约有 10 种。陈虎彪[54]等对我国药用缬草相近种的缬草种类进行分类研究，认为相近种与欧洲均有不同，并根据其分布和形态特征分为 6 种 1 变种。缬草属植物来源和分布见表 4-2[55, 56]。

表 4-2　缬草属植物来源和分布表[55, 56]

名称	拉丁文	资源分布	药用概况
蜘蛛香	*Valeriana jatamansi* Jones	河南、陕西、湖南、湖北、四川、贵州、云南、西藏	具有理气止痛、消炎止泻、祛风除湿的功效，可用于脘腹胀痛、消化不良、腹泻、痢疾、风湿痹痛、腰膝酸软
宽叶缬草	*V. officinalis* var *latifolia*	东北至西南地区	祛风湿、止腹泻、跌打损伤、感冒、失眠

名称	拉丁文	资源分布	药用概况
黑水缬草	*V. amurensis*	黑龙江、吉林	利尿、行气止痛、活血通经、跌打损伤、外伤出血、关节炎、心脏病
长序缬草	*V. hardwickii*	广东、广西、江西、湖南、湖北、四川、贵州、云南、西藏	活血调经、祛风湿、脾消积、治疗月经不调、痛经、经闭、风湿痹痛、小便不利、小儿疳积、跌打损伤、脉管炎
毛节缬草	*V. alternifolia* var. *stolonifera*	黑龙江、吉林、辽宁、内蒙古、河北	镇静、抗抑郁、抗肿瘤
土耳其斯坦缬草	*V. turkestanica*	新疆	镇静、抗焦虑
小花缬草	*V. minutiflora*	陕西、四川、云南、西藏	镇静催眠、抗抑郁
小缬草	*V. tangutica*	内蒙古、宁夏、甘肃、青海	解痉镇痛、镇静催眠、治疗跌打损伤及失眠
川滇缬草	*V. rhodoleuca*	四川、云南	解痉镇痛、镇静催眠、治疗跌打损伤及失眠、抗心律失常
川缬草	*V. sichuanica*	四川	解痉镇痛、镇静催眠、治疗跌打损伤及失眠
木里缬草	*V. muliensis*	四川	
毛口缬草	*V. trichostoma*	四川西南部、云南西北部	
毛果缬草	*V. hirticalyx*	青海东北、东部、南部以及西藏东北部	
长白缬草	*V. fauriei* var. *leiocarpa*	吉林长白山	
北疆缬草	*V. turczaninovii*	新疆东北部	
全叶缬草	*V. delavayi*	云南、四川西北部、陕西西南部	
秀丽缬草	*V. venusta*	四川	
芥叶缬草	*V. sisymbriifolia*	新疆天山北麓	
细花缬草	*V. meonantha*	甘肃、青海	
细花窄裂缬草	*V. meonantha* var. *cardamiea*	四川西南部、云南西北部	
柔垂缬草	*V. flaccidissima*	台湾、陕西、湖北、四川、云南	
夏河缬草	*V. xiaheensis*	甘肃西南部	
窄裂缬草	*V. stenoptera*	四川西南部、云南西南部、西藏东南部	
高山缬草	*V. kawakamii*	台湾	
新疆缬草	*V. fedtschenkoi*	新疆	
瑞香缬草	*V. daphniflora*	四川西南部、云南北部、西藏东南部	
横断山缬草	*V. hengduanensis*	四川	
髯毛缬草	*V. barbulata*	四川西部、云南西北部、西藏南部	
鞭枝缬草	*V. flagellifera*	甘肃南部、青海东南部、四川西部、云南西北部	

一、环烯醚萜类

Chen 等[54]综述了 30 种单烯环烯醚萜和 2 种双烯环烯醚萜化合物；Zu 等[57]从宽叶缬草中分离出 1 个单烯环烯醚萜和 1 个其他环烯醚萜；Wang 等[58]从缬草根及根茎中分离出 4 个环烯醚萜、1 个单烯环烯醚萜和 3 个其他类；Zhao 等[59]从缬草根中分离出 2 个新的单烯环烯醚萜；Wang 等[60]综述了缬草属 42 种环烯醚萜类化合物，其中包括 16 个单烯环烯醚萜、23 个双烯环烯醚萜、3 个其他类；Wang 等[61]从缬草根中分离出 2 个新的环烯醚萜，即 volvaltrate A 和 volvaltrate B；Huang 等[62]从缬草根的乙酸乙酯部位分离出 3 个双烯环烯醚萜；Wang 等[63]从缬草根部分离出 7 个环烯醚萜类化合物，其中 3 个是新化合物；Xu 等[64]从缬草的地上部分分离出 9 个双烯环烯醚萜；Guo 等[65]从缬草的根茎中分离出 2 个环烯醚萜类化合物；Khera 等[66]从缬草中分离出 1 个环烯醚萜类；Gu 等[67]从缬草中分离出 1 个环烯醚萜类化合物；Qie 等[68]综述了 14 个单烯环烯醚萜，30 个双烯环烯醚萜，3 个其他类环烯醚萜；de Salles 等[69]从缬草小叶中分离出 7 个环烯醚萜类化合物；Granicher 等[70]从缬草中分离出 1 个环烯醚萜类化合物；Holzl 和 Koch[71]从缬草中分离出 1 个环烯醚萜类化合物。

1. 单烯环烯醚萜

缬草属单烯环烯醚萜类见表 4-3，其化学结构见图 4-9。

表 4-3　缬草属单烯环烯醚萜类

编号	化合物名称	分子式	分子量	参考文献
1	1-epibosnarol	$C_{10}H_{15}O_3$	183	[72]
2	dioscoridin B	$C_{31}H_{48}O_{18}$	708	[72]
3	10-acetylpatrinoside	$C_{23}H_{36}O_{12}$	504	[72]
4	10, 2′-diacetylpatrinoside	$C_{25}H_{38}O_{13}$	546	[72]
5	8-*epi*-deoxyloganin aglycone	$C_{13}H_{20}O_4$	240	[72]
6	IIHD-acevaltrate	$C_{24}H_{34}O_{11}$	498	[73]
7	jatamanvaltrate A	$C_{34}H_{52}O_{15}$	700	[56]
8	jatamanvaltrate B	$C_{32}H_{50}O_{13}$	642	[56]
9	jatamanvaltrate C	$C_{29}H_{44}O_{13}$	600	[56]
10	jatamanvaltrate D	$C_{34}H_{46}O_{14}$	678	[56]
11	jatamanvaltrate E	$C_{28}H_{44}O_{12}$	572	[56]
12	jatamanvaltrate F	$C_{29}H_{44}O_{12}$	584	[56]
13	jatamanvaltrate G	$C_{22}H_{34}O_9$	442	[56]
14	jatamanvaltrate H	$C_{22}H_{34}O_9$	442	[56]
15	valeriotetrate A	$C_{37}H_{58}O_{15}$	742	[56]
16	valeriotetrate B	$C_{34}H_{50}O_{14}$	682	[56]、[63]

编号	化合物名称	分子式	分子量	参考文献
17	didrovaltrate acetoxy hydrin	$C_{24}H_{36}O_{10}$	484	[56]
18	valeriotetrate C	$C_{37}H_{58}O_{15}$	742	[56]、[60]、[63]
19	jatamanvaltrate L	$C_{25}H_{38}O_{10}$	498	[56]
20	jatamanvaltrate M	$C_{19}H_{28}O_{8}$	384	[56]
21	IVHD-valtrate	$C_{27}H_{40}O_{11}$	540	[56]、[68]
22	5-hydroxydidrovaltrate	$C_{22}H_{32}O_{9}$	440	[56]
23	11-homohydroxyldihydrovaltrate	$C_{23}H_{33}O_{9}$	453	[56]、[60]
24	didrovaltrate	$C_{22}H_{32}O_{8}$	424	[56]、[60]、[68]
25	11-homohydroxyldihydrovaltrate	$C_{23}H_{33}O_{9}$	453	[56]
26	AHD-valtrate	$C_{27}H_{42}O_{10}$	526	[56]
27	chlorovaltrate E	$C_{25}H_{30}ClO_{10}$	525	[56]
28	chlorovaltrate F	$C_{22}H_{33}ClO_{9}$	476	[56]
29	chlorovaltrate G	$C_{17}H_{25}ClO_{8}$	392	[56]
30	chlorovaltrate H	$C_{18}H_{27}ClO_{8}$	406	[56]
31	chlorovaltrate J	$C_{20}H_{31}ClO_{7}$	418	[56]
32	chlorovaltrate I	$C_{19}H_{29}ClO_{8}$	420	[56]
33	chlorovaltrate K	$C_{22}H_{33}ClO_{8}$	460	[56]
34	volvaltrate B	$C_{27}H_{41}ClO_{11}$	576	[56]、[60]、[63]
35	suspensolide F	$C_{21}H_{34}O_{12}$	478	[56]
36	viburtinoside IV	$C_{25}H_{38}O_{14}$	562	[56]
37	viburtinoside V	$C_{25}H_{38}O_{14}$	562	[56]
38	7, 10, 2′-triacetylsuspensolide F	$C_{27}H_{40}O_{15}$	604	[56]
39	valeriotriate A	$C_{29}H_{46}O_{13}$	602	[56]
40	jatamanin M	$C_{12}H_{14}O_{6}$	254	[56]
41	jatamanin K	$C_{10}H_{14}O_{3}$	182	[56]
42	chlorovaltrate	$C_{22}H_{31}ClO_{8}$	458	[56]
43	valerosidate	$C_{20}H_{31}NO_{9}$	429	[56]
44	valtrate 6	$C_{32}H_{56}O_{10}$	600	[74]
45	valtrate 7	$C_{31}H_{54}O_{10}$	586	[74]
46	valtrate 9	$C_{25}H_{42}ClO_{8}$	505	[74]
47	stenopterin A	$C_{20}H_{32}O_{7}$	384	[75]
48	stenopterin B	$C_{18}H_{28}O_{6}$	340	[75]
49	patrinoside-aglucone	$C_{15}H_{24}O_{6}$	300	[75]
50	8, 11-desoidodidrovaltrate	$C_{24}H_{36}O_{5}$	404	[54]
51	8, 11-desoidohomoddidrovaltrate	$C_{26}H_{42}O_{5}$	434	[54]
52	valerosine A	$C_{21}H_{32}O_{12}$	476	[57]
53	xiecaoside A	$C_{16}H_{24}O_{8}$	344	[58]

编号	化合物名称	分子式	分子量	参考文献
54	volvaltrate C	$C_{25}H_{40}O_{11}$	516	[59]
55	volvaltrate D	$C_{25}H_{40}O_{11}$	516	[59]
56	isodidrovaltrate	$C_{22}H_{32}O_8$	424	[60]、[68]
57	ADH-valtrate	$C_{27}H_{43}O_{11}$	543	[60]、[68]
58	10-isovaleryloxy kanokoside C	$C_{28}H_{45}O_{13}$	589	[60]
59	kanokoside A	$C_{21}H_{32}O_{12}$	476	[60]、[68]
60	kanokoside C	$C_{27}H_{42}O_{17}$	638	[60]、[68]
61	valeriotriate B	$C_{27}H_{42}O_{12}$	558	[60]、[68]
62	patrinoside	$C_{21}H_{34}O_{11}$	462	[60]、[68]
63	kanokoside D	$C_{27}H_{44}O_{16}$	624	[60]
64	dihydrocornin	$C_{17}H_{26}O_{10}$	390	[60]
65	(1R, 2S, 6S, 9S)-5-acetyloxymethyl-9-methyl-3-oxabicyclo[4.3.0.]non-4-en-2-yl isovalerate	$C_{18}H_{30}O_5$	326	[60]、[70]
66	10-isovaleryl kanokoside C	$C_{50}H_{42}O_5$	722	[65]
67	homodidrovaltrate	$C_{23}H_{34}O_8$	438	[68]
68	dihydrocornin	$C_{17}H_{26}O_{10}$	390	[69]

1 1-epibosnarol　R = H
5 8-*epi*-deoxyloganin aglycone　R = OCH$_3$

2 dioscoridin B R$_1$ = Ac R$_2$ = β-Glc
3 10-acetylpatrinoside R$_1$ = R$_2$ = H
4 10, 2′-diacetylpatrinoside R$_1$ = Ac, R$_2$ = H

6 IIHD-acevaltrate

		R$_1$	R$_5$	R$_7$	R$_{10}$	R$_{11}$
7	jatamanvaltrate A	Iv	OH	Ac	Abv	Iiv
8	jatamanvaltrate B	Iv	OH	Ac	Iv	Iiv
9	jatamanvaltrate C	Iv	OH	Ac	Ac	Iiv
10	jatamanvaltrate D	Iv	OH	Ac	X	Iiv
11	jatamanvaltrate E	Iv	OH	Ac	Me	Iiv
12	jatamanvaltrate F	Iv	OH	Ac	Abv	Iv
13	jatamanvaltrate G	Iv	H	H	Ac	Iv
14	jatamanvaltrate H	Iv	H	Ac	H	Iv
15	valeriotetrate A	Iv	OH	Ac	Iiv	Iiv
16	valeriotetrate B	Iv	OH	H	Ac	Iiv
17	didrovaltrate acetoxy hydrin	Iv	H	Ac	Ac	Iv
18	valeriotetrate C	Ac	Liv	Iv	OH	Liv

		R₁	R₂	R₃
19	jatamanvaltrate L	H	OH	Liv
20	jatamanvaltrate M	Ac	OH	Et
21	IVHD-valtrate	Ac	OH	Liv
22	5-hydroxydidrovaltrate	Ac	OH	Iv
23	11-homohydroxyldihydrovaltrate	Ac	OH	Miv
24	didrovaltrate	Ac	H	Iv
25	11-homohydroxyldihydrovaltrate	Ac	H	Miv
26	AHD-valtrate	Ac	H	Abv

		R₁	R₂	R₃
27	chlorovaltrate E	H	OH	Liv
28	chlorovaltrate F	Ac	OH	Iv
29	chlorovaltrate G	Ac	OH	H
30	chlorovaltrate H	Ac	OH	Me
31	chlorovaltrate J	Ac	OH	Et
32	chlorovaltrate I	H	H	Iv
33	chlorovaltrate K	Ac	H	Iv
34	volvaltrate B	Ac	OH	Liv

		R₁	R₂	R₃
35	suspensolide F	H	H	H
36	viburtinoside IV	CH₃C=O	H	CH₃C=O
37	viburtinoside V	H	CH₃C=O	CH₃C=O
38	7, 10, 2′-triacetylsuspensolide F	CH₃C=O	CH₃C=O	CH₃C=O

39 valeriotriate A

40 jatamanin M

41 jatamanin K

42 chlorovaltrate

43 valerosidate

		R₁	R₂	R₃	R₄
44	valtrate 6	Miv	Iv	Ac	Iva
45	valtrate 7	Iv	Iv	Ac	Iv

		R₁	R₂	R₃
46	valtrate 9	Iv	Iv	Ac

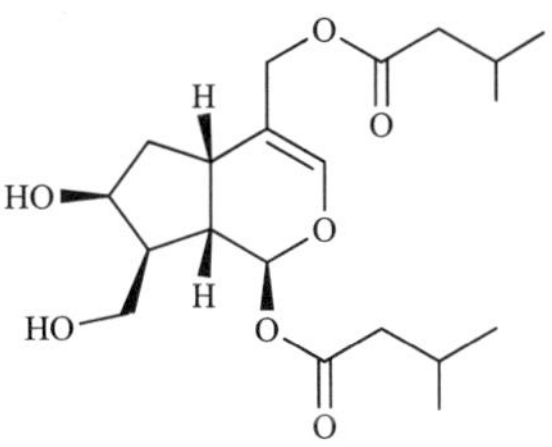

47 stenopterin A

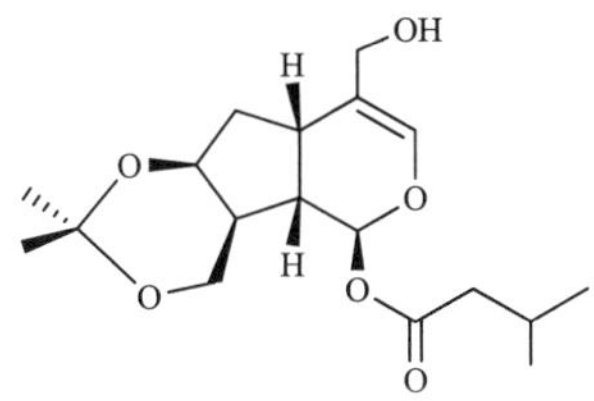

48 stenopterin B

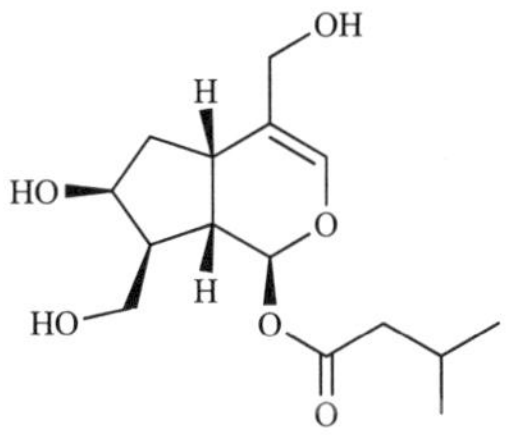

49 patrinoside-aglucone

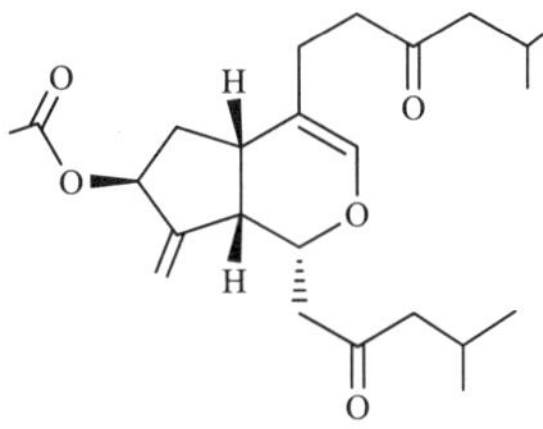

50 8, 11-desoidodidrovaltrate

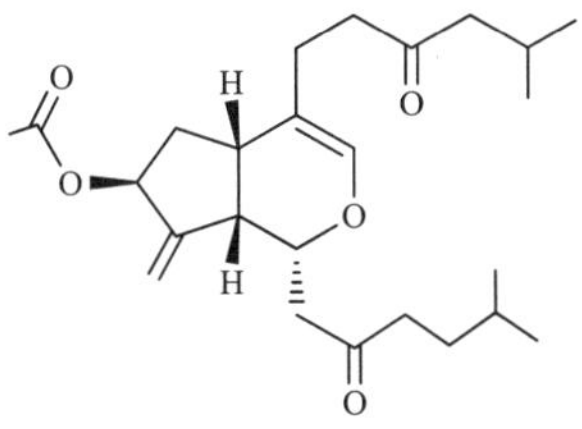

51 8, 11-desoidohomoddidrovaltrate

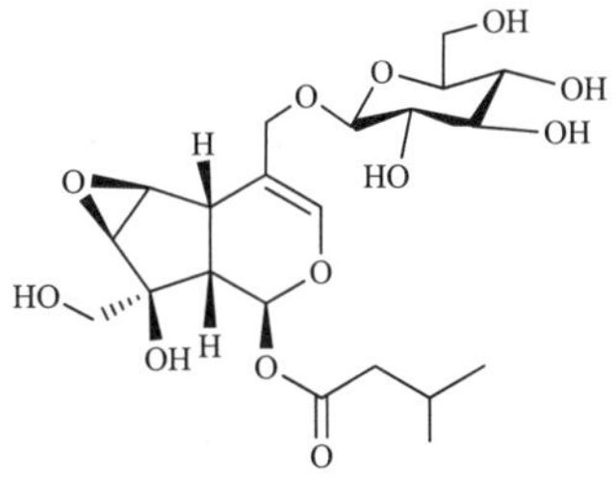

52 valerosine A

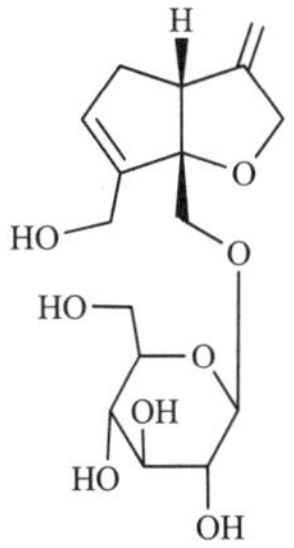

53 xiecaoside A

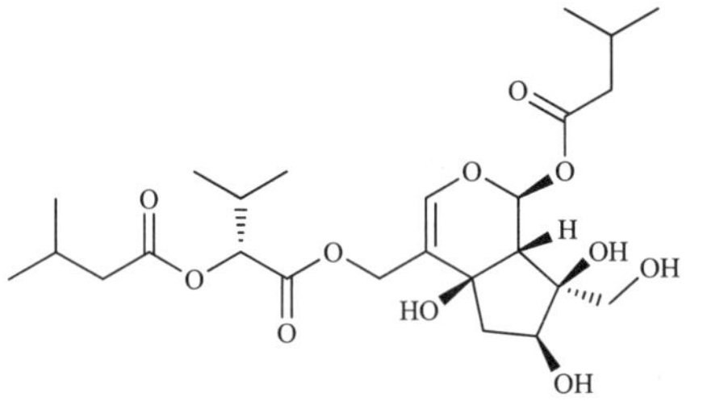

54 volvaltrate C

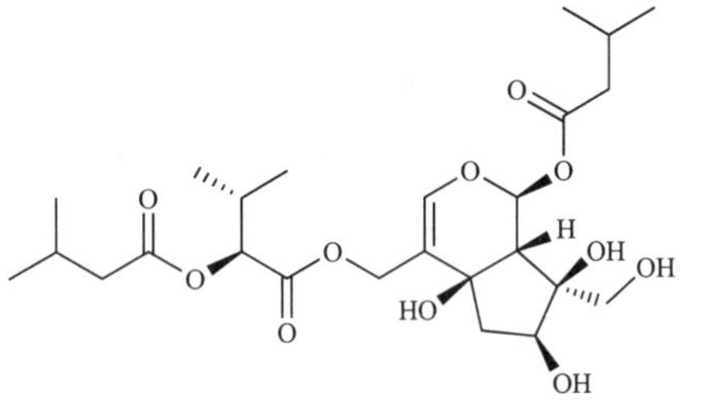

55 volvaltrate D

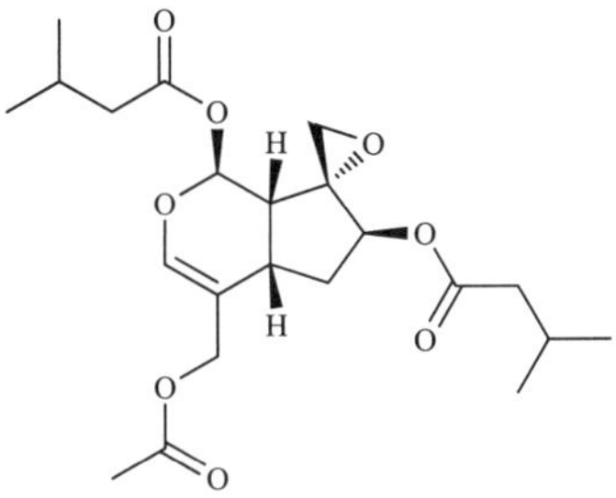

56 isodidrovaltrate

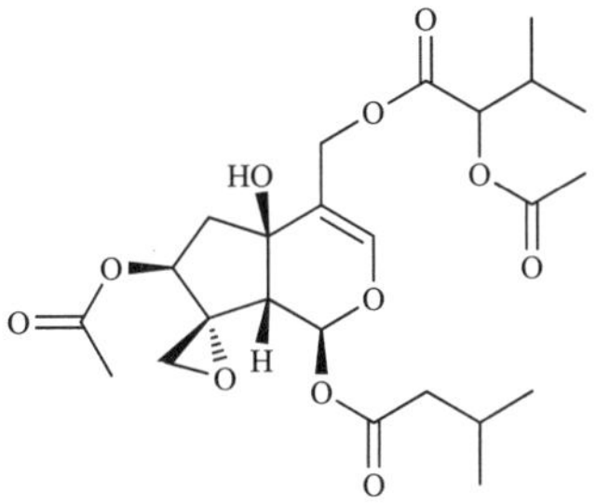

57 ADH-valtrate

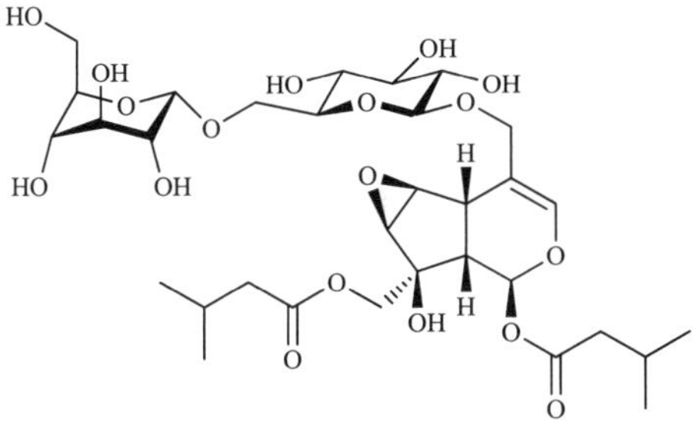

58 10-isovaleryloxy kanokoside C

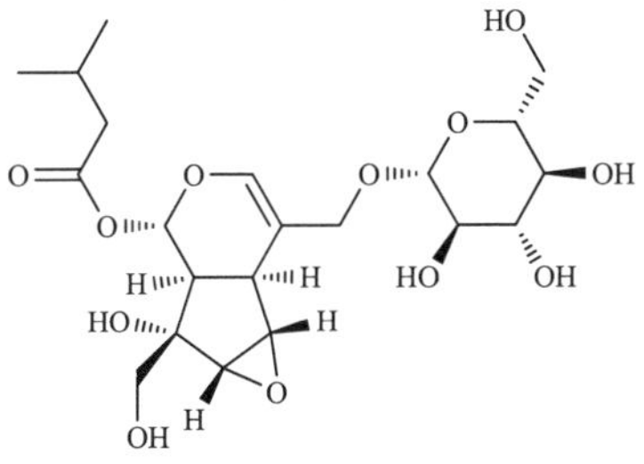

59 kanokoside A

60 kanokoside C

61 valeriotriate B

62 patrinoside

63 kanokoside D

64 dihydrocornin

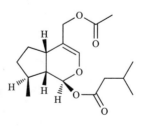

65 (1*R*, 2*S*, 6*S*, 9*S*)-5-acetyloxymethyl-9-methyl-
3-oxabicyclo[4.3.0.]non-4-en-2-yl isovalerate

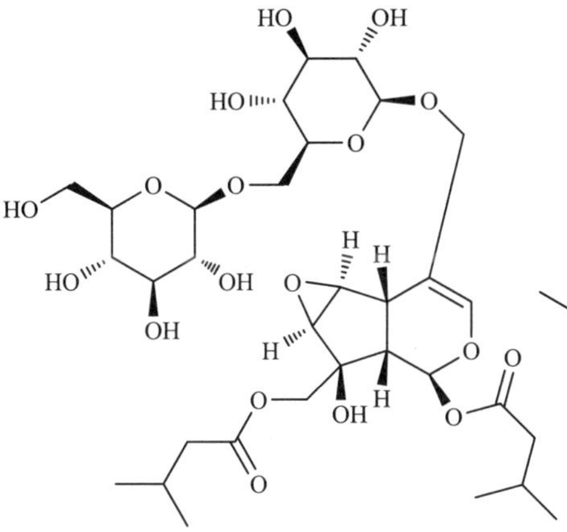

66 10-isovaleryl kanokoside C 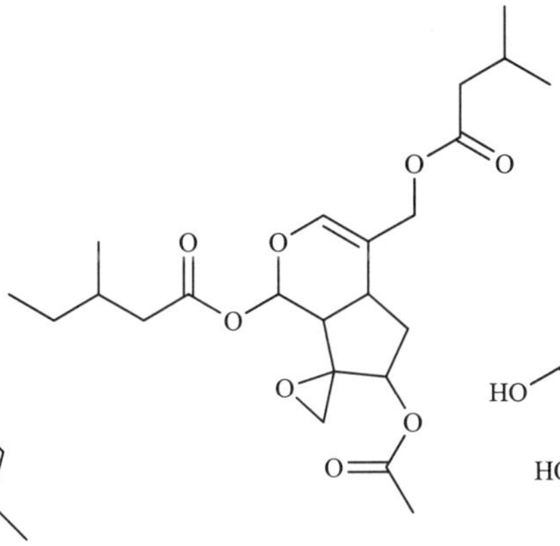   **67** homodidrovaltrate 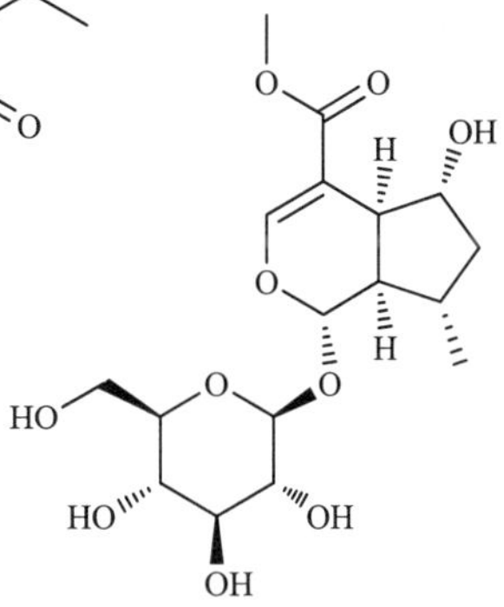   **68** dihydrocornin

图 4-9 缬草属单烯环烯醚萜类结构

2. 双烯环烯醚萜

缬草属双烯环烯醚萜见表 4-4，其化学结构见图 4-10。

表 4-4 缬草属双烯环烯醚萜

编号	化合物名称	分子式	分子量	参考文献
1	rupesin B	$C_{22}H_{31}ClO_8$	458	[76]
2	jatamanvaltrate P	$C_{27}H_{40}O_{10}$	524	[76]
3	dioscorin C	$C_{33}H_{48}O_{17}$	716	[72]
4	jatamanvaltrate I	$C_{29}H_{36}O_{11}$	560	[56]
5	jatamanvaltrate J	$C_{22}H_{32}O_9$	440	[56]
6	jatamanvaltrate K	$C_{22}H_{32}O_9$	440	[56]
7	10-acetoxyvaltrathydrin	$C_{24}H_{34}O_{10}$	482	[56]
8	isovaltrate isovaleroyloxyhydrin	$C_{27}H_{40}O_{10}$	524	[56]
9	valeriandoid F	$C_{23}H_{34}O_9$	454	[56]
10	valeriotetrate B	$C_{34}H_{50}O_{14}$	682	[56]、[60]、[63]
11	isovaleroxyhydrin	$C_{31}H_{52}O_{10}$	584	[56]
12	10-acetoxy-1-homovaltrate hydrin	$C_{25}H_{35}O_{10}$	495	[56]、[60]
13	10-acetoxy-1-acevaltrate hydrin	$C_{26}H_{35}O_{12}$	539	[56]、[60]
14	valtrate	$C_{22}H_{30}O_8$	422	[56]、[64]
15	acevaltrate	$C_{24}H_{32}O_{10}$	480	[56]、[60]、[62]、[64]、[69]

编号	化合物名称	分子式	分子量	参考文献
16	isovaltrate	$C_{24}H_{32}O_{10}$	480	[56]、[60]
17	7-epideaceytl-isovaltrate	$C_{22}H_{34}O_7$	410	[56]
18	hydroxylvaltrate	$C_{25}H_{39}O_9$	483	[56]
19	diavaltrate	$C_{19}H_{24}O_8$	380	[56]、[60]、[68]
20	1-β-aceacevaltrate	$C_{29}H_{43}O_{12}$	583	[56]、[60]
21	1-homoacevaltrate	$C_{25}H_{33}O_{10}$	493	[56]、[60]
22	1-homoisoacevaltrate	$C_{25}H_{33}O_{10}$	493	[56]、[60]
23	valeriandoid A	$C_{17}H_{23}ClO_7$	374	[56]
24	valeriandoid B	$C_{24}H_{33}ClO_{10}$	516	[56]
25	chlorovaltrate	$C_{22}H_{31}ClO_8$	458	[56]
26	rupesin B	$C_{22}H_{31}ClO_8$	458	[56]
27	chlorovaltrate K	$C_{22}H_{33}ClO_8$	460	[56]
28	chlorovaltrate N	$C_{22}H_{33}ClO_8$	460	[56]
29	chlorovaltrate L	$C_{25}H_{37}ClO_9$	516	[56]
30	jatamanvaltrate N	$C_{19}H_{28}O_8$	384	[56]
31	jatamanvaltrate O	$C_{28}H_{42}O_{11}$	554	[56]
32	valeriandoid D	$C_{31}H_{48}O_{11}$	596	[56]
33	valeriandoid E	$C_{28}H_{42}O_{11}$	554	[56]
34	10-acetoxy-1-homovaltrate hydrin	$C_{25}H_{35}O_{10}$	495	[56]
35	10-acetoxy-1-acevaltrate hydrin	$C_{26}H_{35}O_{12}$	539	[56]
36	valeriandoid C	$C_{17}H_{24}O_8$	356	[56]
37	jatadoid A	$C_{23}H_{34}O_9$	454	[56]
38	valtrate 8	$C_{31}H_{52}O_{10}$	584	[74]
39	valtrate-isovaleroxyhydrin	$C_{31}H_{52}O_{10}$	584	[54]
40	valtrate hydrine B1	$C_{31}H_{52}O_{10}$	584	[54]
41	valtrate hydrine B2	$C_{28}H_{46}O_{10}$	542	[54]
42	valtrate hydrine B3	$C_{31}H_{52}O_{11}$	600	[54]
43	valtrate hydrine B4	$C_{31}H_{52}O_{10}$	584	[54]
44	valtrate hydrine B5	$C_{32}H_{54}O_{10}$	598	[54]
45	valtrate hydrine B6	$C_{29}H_{48}O_{10}$	556	[54]
46	valtrate hydrine B7	$C_{31}H_{50}O_{10}$	582	[54]
47	valtrate hydrine B8	$C_{33}H_{54}O_{12}$	642	[54]
48	acetoxydesiovaleroxy-1-α-acetoxyisovaleroxy isovaltratehydrine	$C_{30}H_{48}O_{12}$	600	[54]
49	10-acetoxy-1-homovaltrate hydrin	$C_{29}H_{48}O_{10}$	556	[54]

续表

编号	化合物名称	分子式	分子量	参考文献
50	10-acetoxy-1-acevaltrate hydrin	$C_{31}H_{50}O_{11}$	598	[54]
51	sorbifolivaltrate C	$C_{30}H_{46}O_{11}$	582	[54]、[60]、[64]
52	sorbifolivaltrate D	$C_{28}H_{40}O_{10}$	536	[54]、[60]、[64]
53	valeriandoid F	$C_{23}H_{34}O_9$	454	[54]
54	jatamanvaltrate I	$C_{29}H_{36}O_{11}$	560	[54]
55	jatamanvaltrate J	$C_{22}H_{32}O_9$	440	[54]
56	jatamanvaltrate K	$C_{22}H_{32}O_9$	440	[54]
57	10-acetoxyvaltrahedrin	$C_{24}H_{34}O_{10}$	482	[54]
58	rupesin B	$C_{22}H_{31}ClO_8$	458	[54]
59	valeriandoid A	$C_{17}H_{23}ClO_7$	374	[54]
60	valeriandoid B	$C_{24}H_{33}ClO_{10}$	516	[54]
61	isovaltrate isovaleroyloxyhydrin	$C_{31}H_{52}O_{10}$	584	[54]
62	valeriandoid F	$C_{23}H_{34}O_9$	454	[54]
63	volechlorine	$C_{26}H_{42}ClO_8$	517	[54]
64	nardostachin	$C_{20}H_{32}O_6$	368	[54]、[60]
65	jatamanvaltrate N	$C_{19}H_{28}O_8$	384	[54]
66	jatamanvaltrate O	$C_{28}H_{42}O_{11}$	554	[54]
67	valeriandoid D	$C_{31}H_{48}O_{11}$	596	[54]
68	valeriandoid E	$C_{28}H_{42}O_{11}$	554	[54]
69	valtrate	$C_{22}H_{30}O_8$	422	[60]
70	deacetylisovaltrate	$C_{22}H_{30}O_8$	422	[60]
71	1-α-aceisovaltrate	$C_{29}H_{43}O_{12}$	583	[60]
72	sorbifolivaltrate A	$C_{25}H_{34}O_8$	462	[60]、[64]
73	sorbifolivaltrate B	$C_{23}H_{30}O_8$	434	[60]、[64]
74	seneciovaltrate	$C_{25}H_{37}O_8$	465	[60]、[64]
75	1-de-3′-methylcrotonyl-1-*iso*-valerylvaltrate hydrine B7	$C_{31}H_{52}O_{10}$	584	[60]
76	valtrate hydrine B3	$C_{27}H_{40}O_{11}$	540	[60]、[64]
77	valtrate hydrine B7	$C_{27}H_{38}O_{10}$	522	[60]、[64]
78	isovaleroxyhydrm	$C_{31}H_{53}O_{10}$	585	[60]
79	acetoxydeisovaleroxy-1-α-acetoxyisovaleroxy isovaltratehydrine	$C_{30}H_{48}O_{12}$	600	[60]
80	valepotriate	$C_{22}H_{30}O_8$	422	[62]
81	dihydrovaltrate	$C_{22}H_{32}O_8$	424	[62]
82	1-β-aceacevaltrate	$C_{27}H_{36}O_{11}$	536	[69]
83	1-β-acevaltratum	$C_{24}H_{32}O_{10}$	480	[71]

1 rupesin B

2 jatamanvaltrate P

3 dioscorin C

		R_1	R_2	R_3	R_4
4	jatamanvaltrate I	Iv	X	Ac	Iv
5	jatamanvaltrate J	Iv	Iv	H	Ac
6	jatamanvaltrate K	Iv	H	Iv	Ac
7	10-acetoxyvaltrathydrin	Iv	Ac	Iv	Ac
8	isovaltrate isovaleroyloxyhydrin	Iv	Iv	Ac	Iv
9	valeriandoid F	Iv	Me	Iv	Ac
10	valeriotetrate B	Iv	Liv	Abv	Ac
11	isovaleroxyhydrin	Iv	Iv	Iv	Ac
12	10-acetoxy-1-homovaltrate hydrin	Miv	Ac	Iv	Ac
13	10-acetoxy-1-acevaltrate hydrin	Abv	Ac	Iv	Ac

		R_1	R_2	R_3
14	valtrate	Iv	Iv	Ac
15	acevaltrate	Iv	Abv	Ac
16	isovaltrate	Iv	Ac	Iv
17	7-epideaceytl-isovaltrate	Iv	H	Iv
18	hydroxylvaltrate	Iv	Hiv	Ac
19	diavaltrate	Iv	Ac	Ac
20	1-β-aceacevaltrate	Abv	Abv	Ac
21	1-homoacevaltrate	Miv	Abv	Ac
22	1-homoisoacevaltrate	Miv	Ac	Abv

		R_1	R_2	R_3
23	valeriandoid A	Ac	H	Iv
24	valeriandoid B	Iv	Abv	Ac
25	chlorovaltrate	Iv	Iv	Ac
26	rupesin B	Iv	Ac	Iv
27	chlorovaltrate K	Iv	Iv	Hiv
28	chlorovaltrate N	Iv	Mv	Ac
29	chlorovaltrate L	Iv	Iv	H

		R_1	R_2	R_3
30	jatamanvaltrate N	Iv	Me	Ac
31	jatamanvaltrate O	Iv	Liv	Ac
32	valeriandoid D	Iv	Liv	Iv
33	valeriandoid E	Me	Liv	Ac

		R_1	R_7	R_{10}	R_{11}
34	10-acetoxy-1-homovaltrate hydrin	Miv	Iv	Ac	Ac
35	10-acetoxy-1-acevaltrate hydrin	Abv	Iv	Ac	Ac

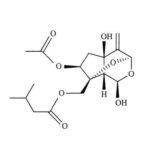

36 valeriandoid C

37 jatadoid A

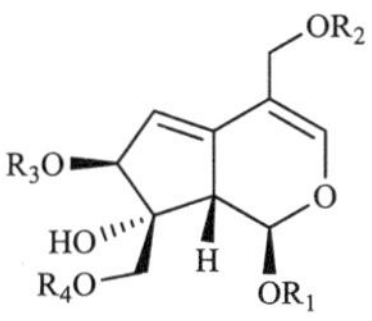

	R₁	R₂	R₃	R₄
38 valtrate 8	Iv	Ac	Iv	Iv

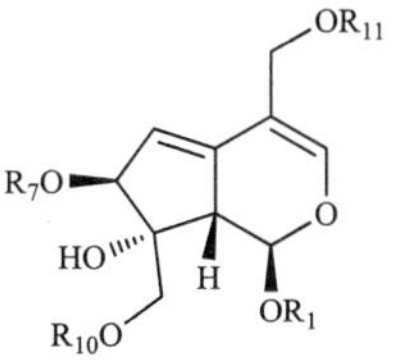

39 valtrate-isovaleroxyhydrin

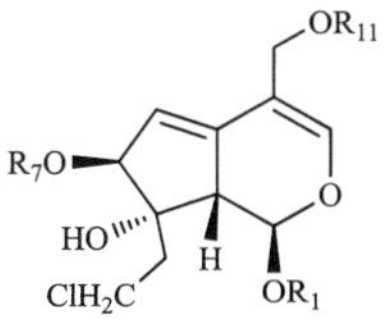

63 volechlorine

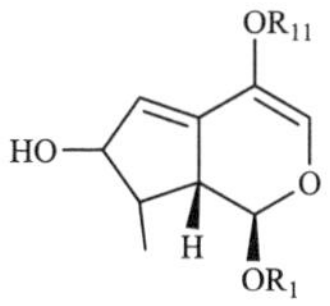

64 nardostachin

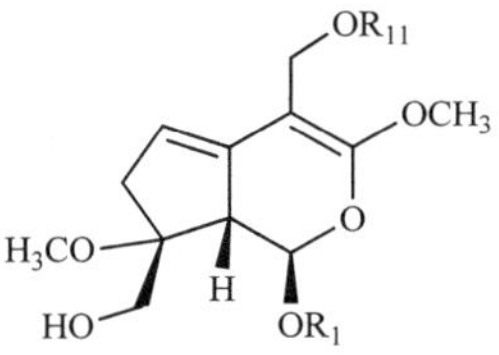

65 jatamanvaltrate N

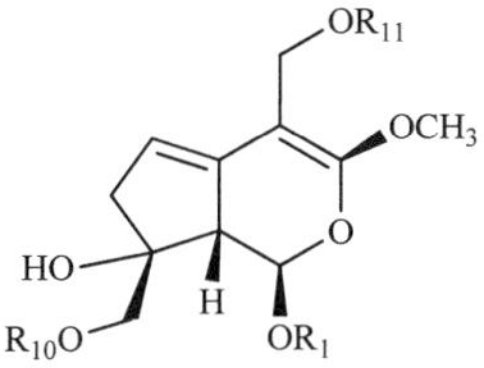

66 jatamanvaltrate O

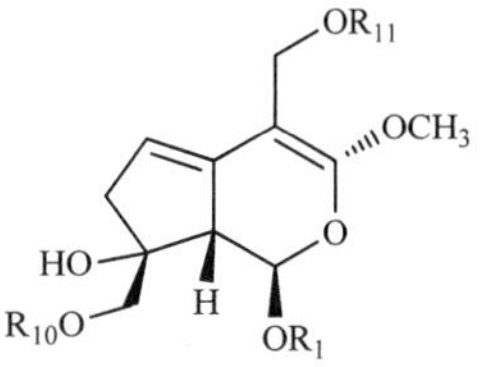

67 valeriandoid D

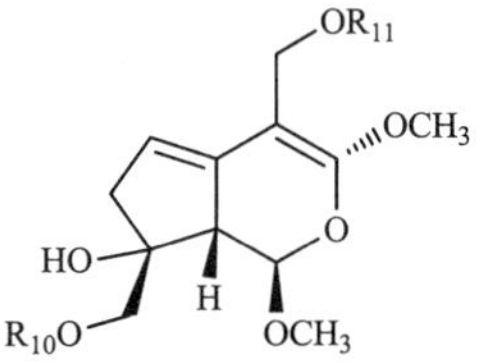

68 valeriandoid E

a=, b=, 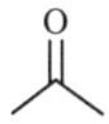 c=, 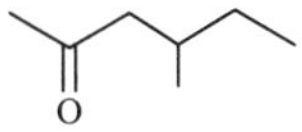 d=, 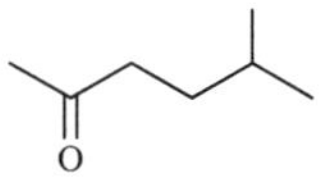 e=, 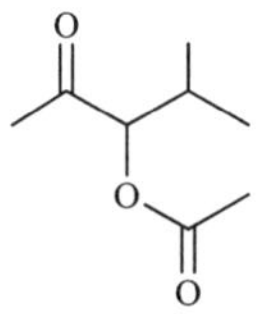 f=, 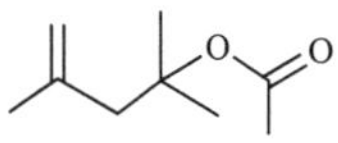 g=, 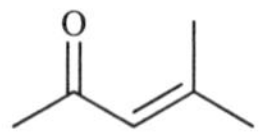 h=, 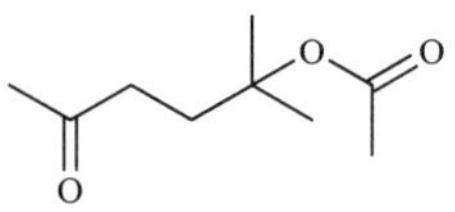 i=, 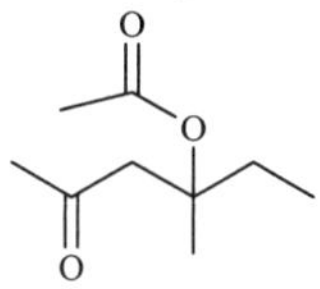 j=, 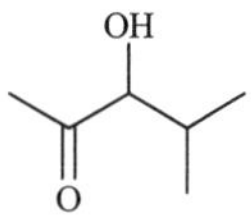 k=, 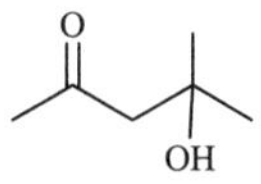 l=

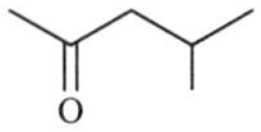

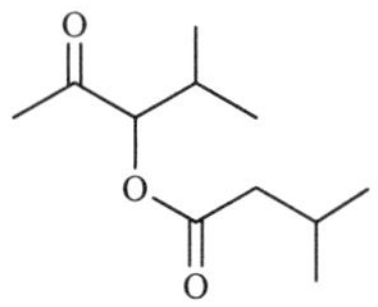

		R₁	R₇	R₁₀	R₁₁
40	valtrate hydrine B1	a	a	a	b
41	valtrate hydrine B2	a	a	b	b
42	valtrate hydrine B3	j	a	a	b
43	valtrate hydrine B4	a	b	a	a
44	valtrate hydrine B5	a	a	c	b
45	valtrate hydrine B6	a	b	c	b
46	valtrate hydrine B7	g	a	a	b
47	valtrate hydrine B8	e	a	a	b
48	acetoxydesiovaleroxy-1-α-acetoxyisovaleroxy isovaltratehydrine	e	b	b	a
49	10-acetoxy-1-homovaltrate hydrin	c	a	b	b
50	10-acetoxy-1-acevaltrate hydrin	f	a	b	b
51	sorbifolivaltrate C	k	a	a	a
52	sorbifolivaltrate D	g	c	a	b
53	valeriandoid F	a	e	l	b
54	jatamanvaltrate I	a	b	X	a
55	jatamanvaltrate J	a	H	a	b
56	jatamanvaltrate K	a	a	H	a
57	10-acetoxyvaltrahedrin	a	a	b	b
58	rupesin B	Ba	b	Cl	a
59	valeriandoid A	b	H	Cl	a
60	valeriandoid B	a	f	Cl	b
61	isovaltrate isovaleroyloxyhydrin	a	b	a	a
62	valeriandoid F	a	a	Me	b

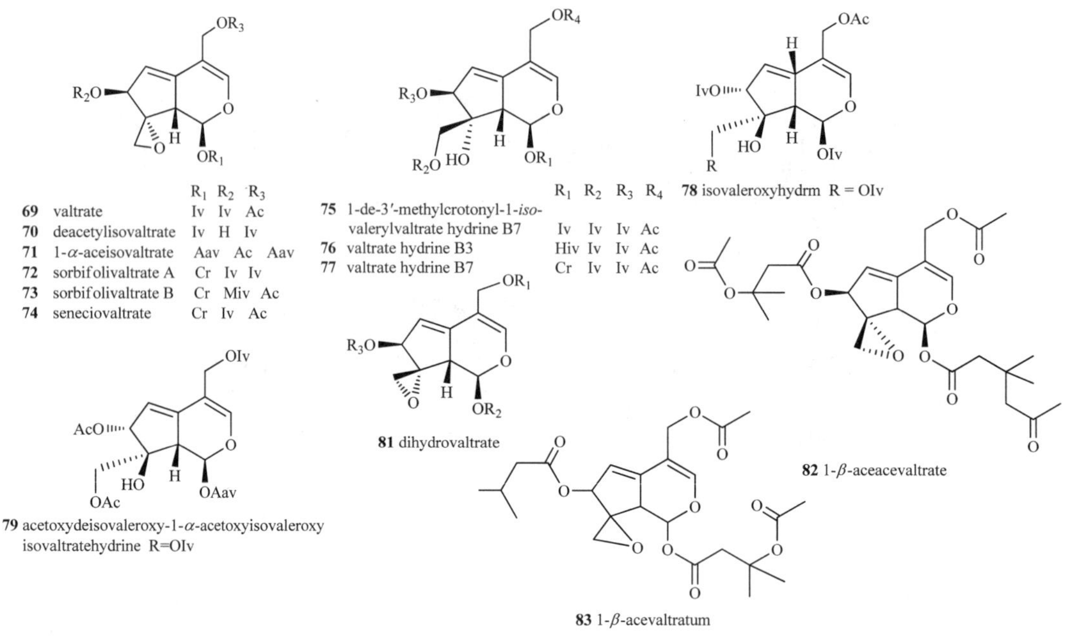

图 4-10　缬草属双烯环烯醚萜类结构

3. 其他环烯醚萜

缬草属其他环烯醚萜见表 4-5，其化学结构见图 4-11。

表 4-5　缬草属其他环烯醚萜

编号	化合物名称	分子式	分子量	参考文献
1	(3S, 4R, 5S, 7S, 8S, 9S)-3, 8-epoxy-7-hydroxy-4, 8-dimethylperhydrocyclopenta[c]pyran	$C_{10}H_{16}O_3$	184	[33]
2	(3S, 4S, 5S, 7S, 8S, 9S)-3, 8-ethoxy-7-dihydroxy-4, 8-dimet-hylperhydrocyclopenta[c]pyran	$C_{10}H_{16}O_3$	184	[33]
3	11-methoxyviburtina-l	$C_{11}H_{10}O_3$	190	[33]
4	11-ethoxyviburtinal	$C_{11}H_{10}O_3$	190	[33]
5	valejatanin A	$C_{20}H_{24}O_6$	360	[33]
6	amurensin A	$C_{15}H_{20}O_6$	296	[77]
7	dioscorin A	$C_{10}H_{18}O_4$	202	[72]
8	polystachyn A	$C_{20}H_{24}O_6$	360	[73]
9	homobaldrinal	$C_{15}H_{16}O_4$	260	[56]
10	baldrinal	$C_{12}H_{10}O_4$	218	[56]、[60]
11	11-methoxyviburtinal	$C_{11}H_{10}O_3$	190	[56]
12	homobaldrinal	$C_{15}H_{16}O_4$	260	[56]
13	11-methoxyviburtinal	$C_{11}H_{10}O_3$	190	[56]
14	chlorovaltrate B	$C_{18}H_{27}ClO_8$	406	[56]

编号	化合物名称	分子式	分子量	参考文献
15	chlorovaltrate C	$C_{19}H_{29}ClO_8$	420	[56]
16	chlorovaltrate D	$C_{16}H_{25}ClO_7$	364	[56]
17	1, 5-dihydroxy-3, 8-epoxyvalechlorine A	$C_{12}H_{15}ClO_6$	290	[56]
18	chlorovaltrate A	$C_{17}H_{23}ClO_7$	374	[56]
19	rupesin E	$C_{15}H_{22}O_5$	282	[56]
20	jatamanin D	$C_{10}H_{14}O_4$	198	[56]
21	4β-hydroxy-8β-methoxy-10-methylene-2, 9-dioxatricyclo[4.3.1.03.7]pyran	$C_{11}H_{16}O_4$	212	[56]
22	valechlorine	$C_{17}H_{24}O_7$	340	[56]、[60]、[68]
23	jatamanin B	$C_{10}H_{12}O_4$	196	[56]
24	jatamanin C	$C_{10}H_{14}O_3$	182	[56]
25	jatamanin E	$C_{10}H_{14}O_5$	214	[56]
26	8-dimethylperhydrocyclopenta[c]pyran	$C_{10}H_{16}O_3$	184	[56]
27	jatamanin J	$C_{10}H_{18}O_4$	202	[56]
28	jatamanin L	$C_{11}H_{16}O_5$	228	[56]
29	8-methylvalepotriate	$C_{27}H_{34}O_9$	502	[56]、[60]、[63]、
30	longiflorone	$C_{10}H_{16}O_5$	216	[56]
31	4, 7-dimethyloctahydrocyclo-penta[c]pyran	$C_{10}H_{18}O$	154	[56]
32	6-hydroxy-7-(hydroxylmethyl)-4-methyl-enehexahydrocy-clopentapyran-1-(3H)-one	$C_{11}H_{16}O_5$	228	[56]
33	jatamanin A	$C_{10}H_{14}O_4$	198	[78]
34	6-hydroxy-7-(hydroxymethyl)-4-methylenehexahydrocyclopenta[c]pyran-1(3H)-one	$C_{10}H_{14}O_4$	198	[78]
35	patriscabroside Ⅲ	$C_{21}H_{34}O_{13}$	494	[78]
36	valeriridoid P	$C_{10}H_{14}O_6$	230	[79]
37	(4R, 5S, 8R, 9S)-4-(hydroxymethyl)-8-methylhexahydro-cyclopenta[c]pyranone	$C_{10}H_{16}O_3$	184	[74]
38	4′-demethylpodophyllotoxin	$C_{21}H_{20}O_8$	400	[74]
39	podophyllotoxin	$C_{22}H_{22}O_8$	414	[74]
40	pinoresinol	$C_{21}H_{24}O_6$	372	[74]
41	stenopterin C	$C_{15}H_{20}O_6$	296	[75]
42	stenopterin D	$C_{10}H_{14}O_6$	230	[75]
43	stenopterin E	$C_{10}H_{18}O_3$	186	[75]
44	(4β, 8β)-8-ethoxy-3-methyl-10-methylen-2, 9-dioxatricyclo[4.3.1.03.7]decan-4-ol	$C_{12}H_{18}O_4$	226	[75]
45	6-hydroxy-7-(hydroxymethyl)-4-methylenehexahydrocyclopenta[c]pyran-1(3H)-one	$C_{10}H_{14}O_4$	198	[75]
46	(4R, 5R, 7S, 8S, 9S)-7-hydroxy-7-hydroxymethyl-methyl-perhydrocyclopenta[c]pyran-1-one	$C_{10}H_{16}O_4$	200	[75]
47	xiecaoside B	$C_{16}H_{24}O_9$	360	[58]

编号	化合物名称	分子式	分子量	参考文献
48	xiecaoside C	$C_{16}H_{26}O_9$	362	[58]
49	xiecaoline A	$C_{10}H_{16}O_4$	200	[58]
50	volvaltrate A	$C_{17}H_{24}O_8$	356	[27]、[61]
51	(4R, 5R, 7S, 8S, 9S)-7-hydroxy-8-hydroxymethyl-4-methylperhydrocyclopenta	$C_{10}H_{16}O_4$	200	[60]、[67]
52	1, 5-dihydroxy-3, 8-epoxyvalechlorine A	$C_{12}H_{15}ClO_6$	290	[60]、[63]
53	(4R, 4aR, 6S, 7S, 7aS)-6-hydroxy-7-hydroxymethyl-4-methylperhydrocyclopenta[c]pyran-1-one	$C_{10}H_{16}O_4CHCl_3$	319	[66]

注：经确认 34 与 45 是同一种物质。

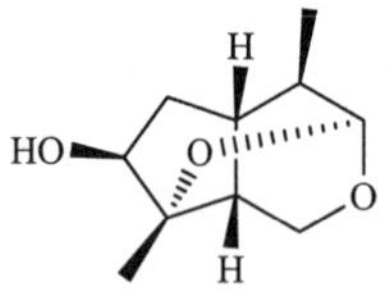

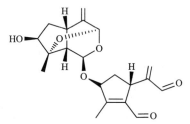

1 (3S,4R,5S,7S,8S,9S)-3,8-epoxy-7-hydroxy-4,8-dimethylperhydrocyclopenta[c]pyran

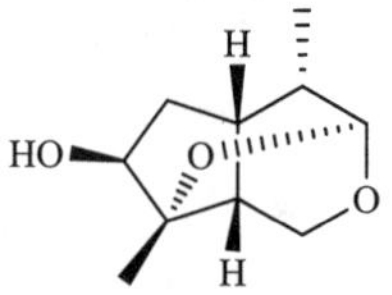

2 (3S,4S,5S, 7S,8S,9S)-3,8-ethoxy-7-dihydroxy-4,8-dimet-hylperhydrocyclopenta[c]pyran

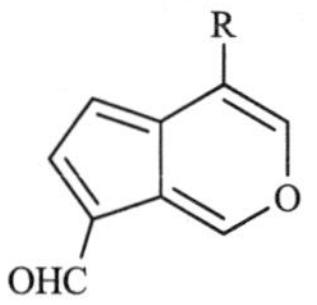

3 11-methoxyviburtina-l　R = CH₂OMe
4 11-ethoxyviburtinal　　　R = CH₂OCH₂Me

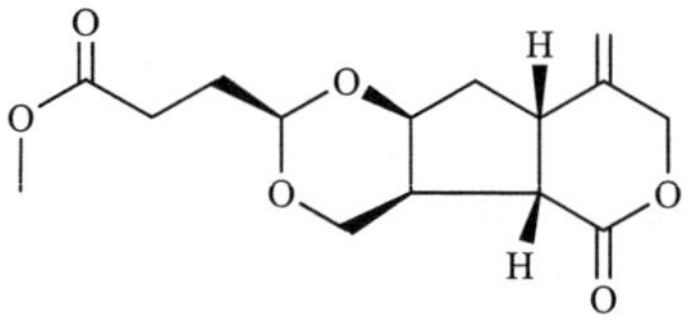

6 amurensin A

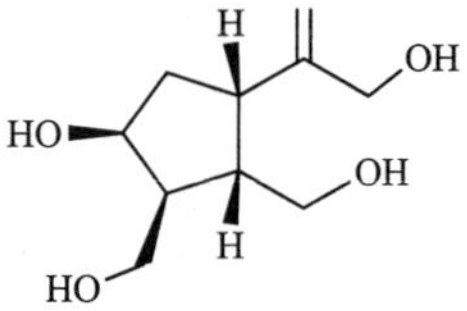

7 dioscorin A

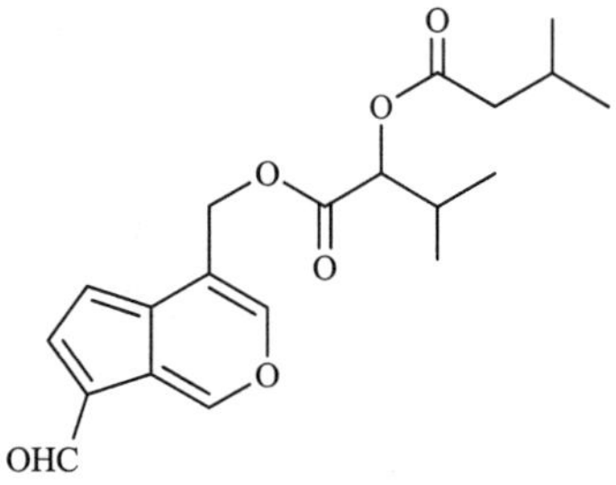

5 valejatanin A

8 polystachyn A

9 homobaldrinal　　　　R₁ = Iv
10 baldrinal　　　　　　R₁ = OCOMe
11 11-methoxyviburtinal R₁ = OMe

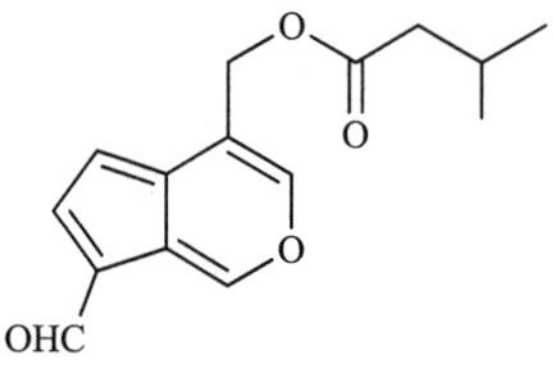

12 homobaldrinal

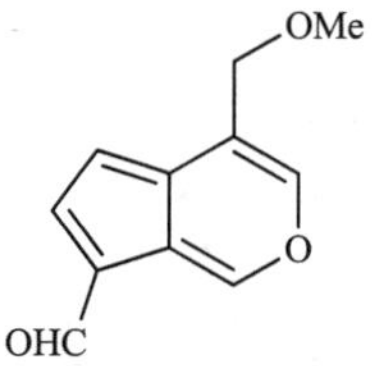

13 11-methoxyviburtinal

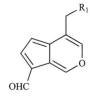

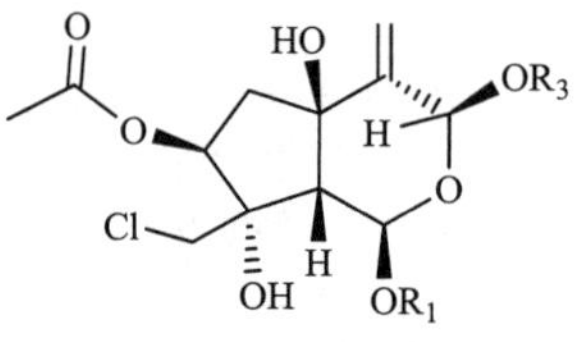

	R₁	R₃
14 chlorovaltrate B	Iv	Me
15 chlorovaltrate C	Iv	Et
16 chlorovaltrate D	Et	Et

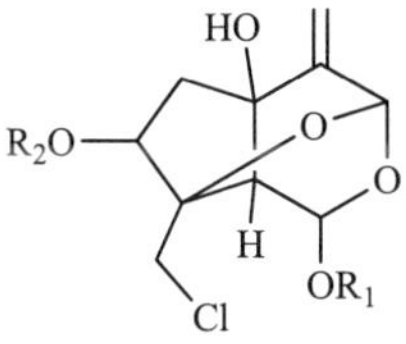

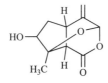

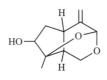

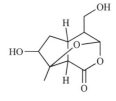

		R₁	R₂
17	1, 5-dihydroxy-3, 8-epoxyvalechlorine A	H	Ac
18	chlorovaltrate A	Iv	Ac

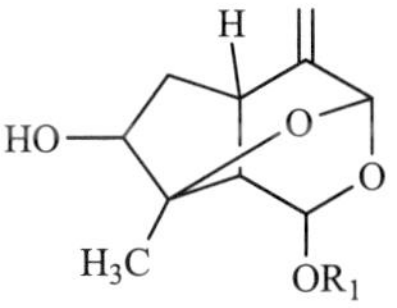

		R₁
19	rupesin E	Iv
20	jatamanin D	H
21	4β-hydroxy-8β-methoxy-10-methylene-2, 9-dioxatricyclo[4.3.1.03.7]pyran	Me

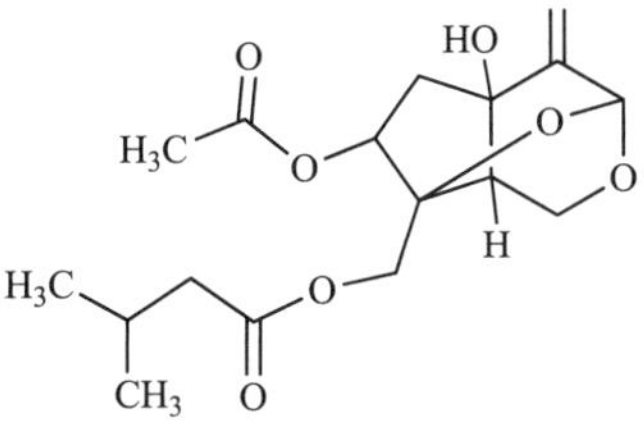

22 valechlorine　　　**23** jatamanin B　　　**24** jatamanin C　　　**25** jatamanin E

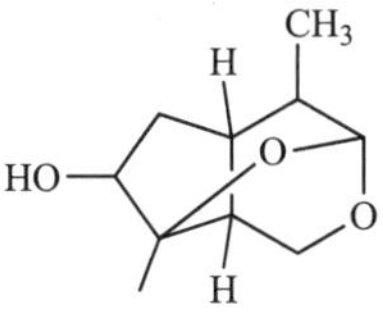

26 8-dimethylperhydrocyclopenta[c]pyran　　　**27** jatamanin J 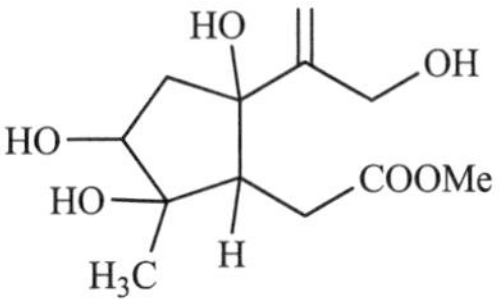　　　**28** jatamanin L

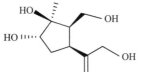

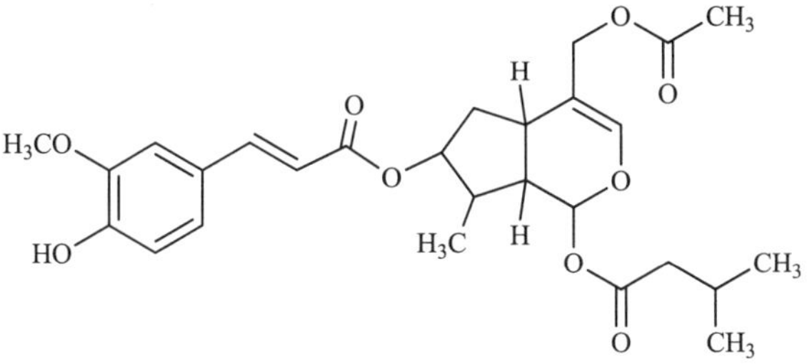

29 8-methylvalepotriate

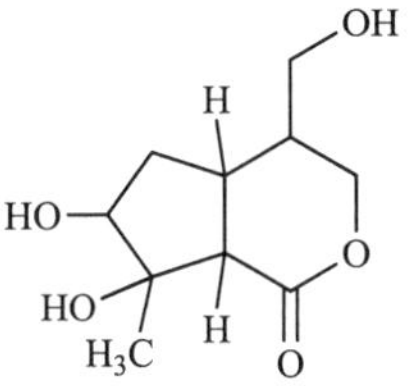

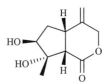

30 longiflorone

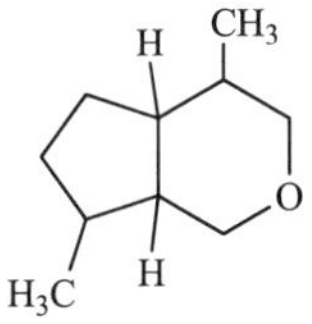

31 4,7-dimethyloctahydrocyclopenta[c]pyran

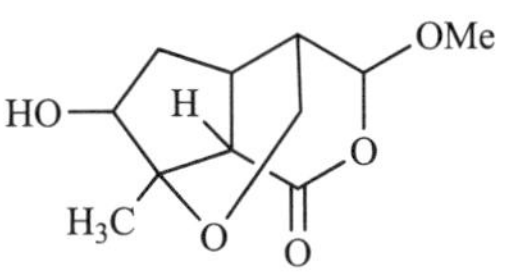

32 6-hydroxy-7-(hydroxylmethyl)-4-methylenehexahydrocy-clopentapyran-1-(3H)-one

33 jatamanin A

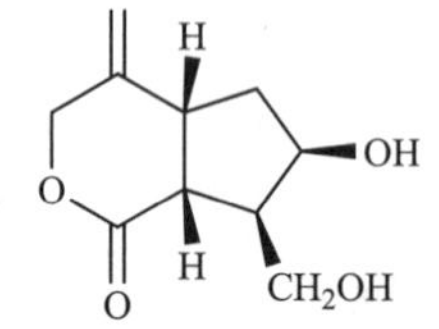

34 6-hydroxy-7-(hydroxymethyl)-4-
methylenehexahydrocyclopenta[*c*]pyran-1(3*H*)-one

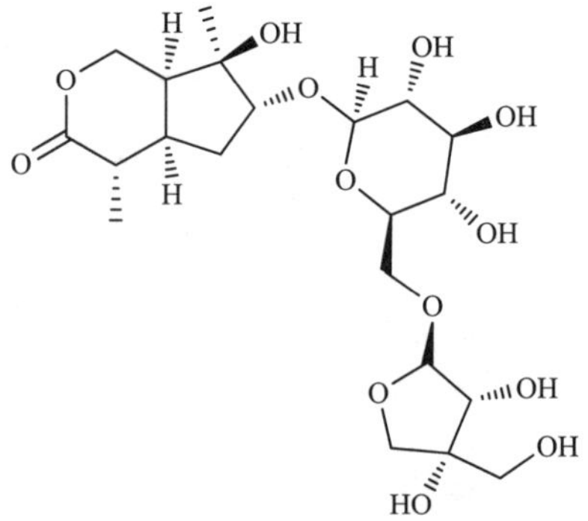

35 patriscabroside III

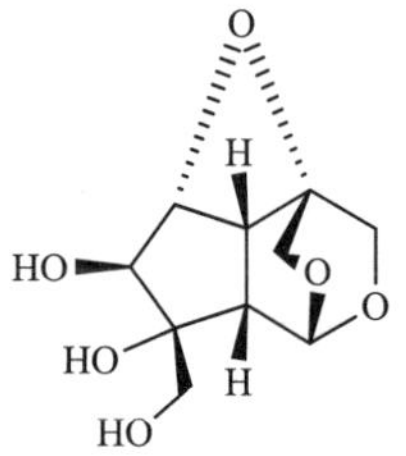

36 valeriridoid P

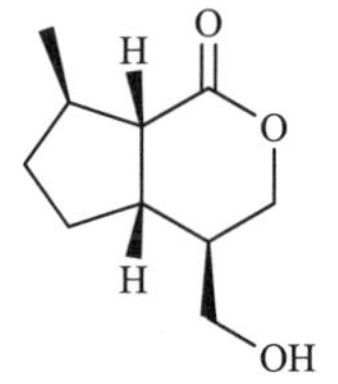

37 (4*R*, 5*S*, 8*R*, 9*S*)-4-(hydroxymethyl)-8-
methylhexahydro-cyclopenta[*c*]pyranone

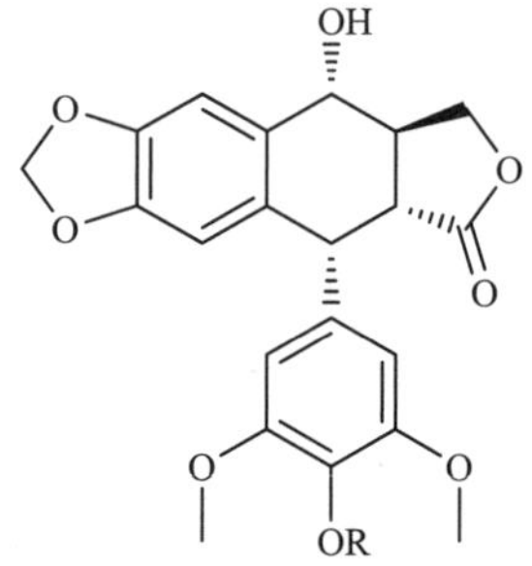

38 4′-demethylpodophyllotoxin R = H
39 podophyllotoxin R = CH₃

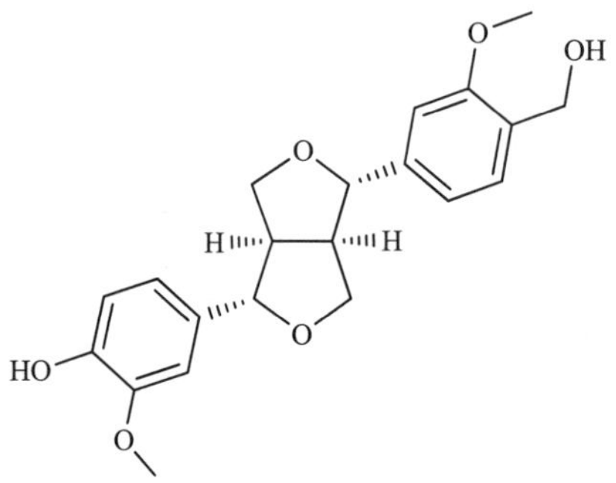

40 pinoresinol

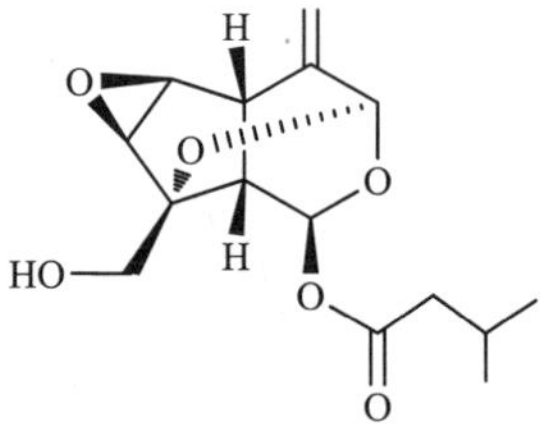

41 stenopterin C

42 stenopterin D

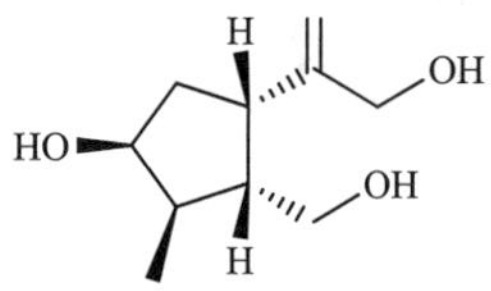

43 stenopterin E

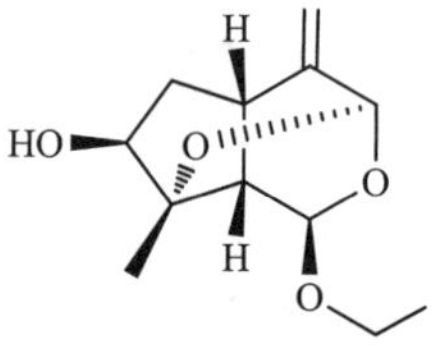

44 (4*β*, 8*β*)-8-ethoxy-3-methyl-10-methylen-2, 9-
dioxatricyclo[4.3.1.03.7]decan-4-ol

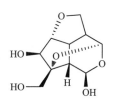
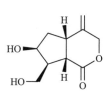

45 6-hydroxy-7-(hydroxymethyl)-4-
methylenehexahydrocyclopenta[*c*]
pyran-1(3*H*)-one

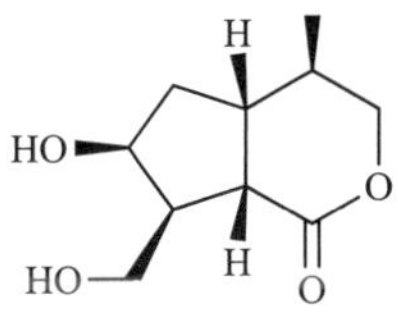

46 (4*R*, 5*R*, 7*S*, 8*S*, 9*S*)-7-hydroxy-7-hydroxymethyl-
methyl-perhydrocyclopenta[*c*]pyran-1-one

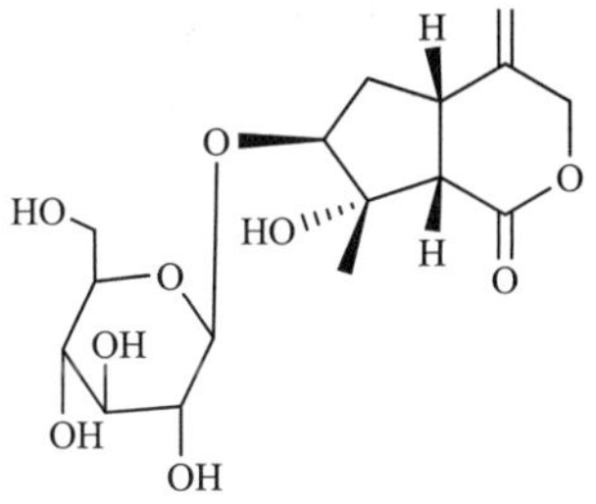

47 xiecaoside B

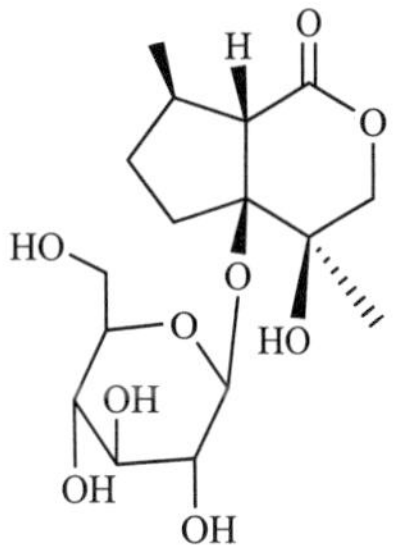

48 xiecaoside C

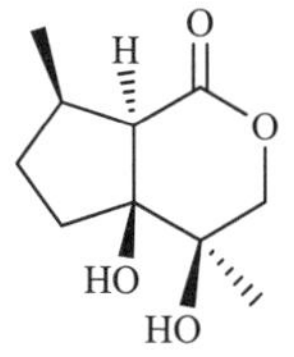

49 xiecaoline A

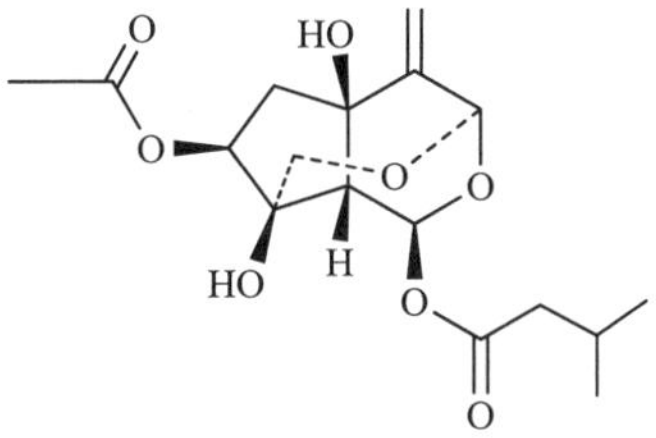

50 volvaltrate A

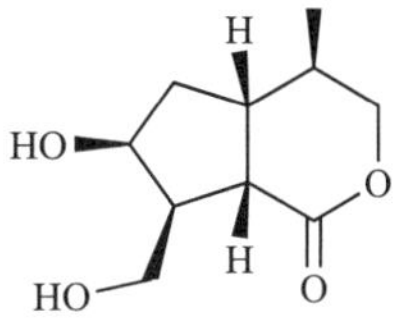

51 (4*R*, 5*R*, 7*S*, 8*S*, 9*S*)-7-hydroxy-8-
hydroxymethyl-4-methylperhydrocyclopenta

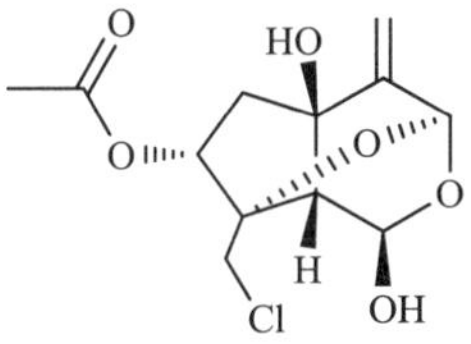

52 1, 5-dihydroxy-3, 8-epoxyvalechlorine A

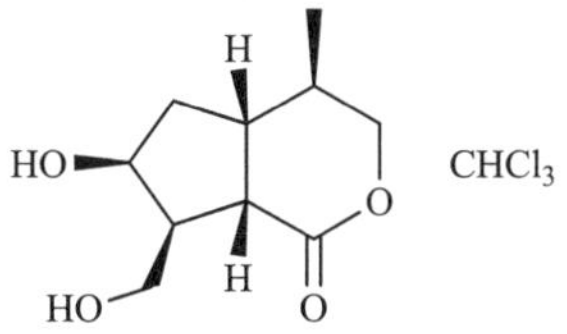

53 (4*R*, 4*aR*, 6*S*, 7*S*, 7*aS*)-6-hydroxy-7-hydroxymethyl-
4-methylperhydrocyclopenta[*c*]pyran-1-one

图 4-11　缬草属其他环烯醚萜类结构

二、挥发油类

缬草属植物挥发油中共鉴定出 150 种化合物，主要包括单萜和倍半萜。其中大多数单萜，即冰片、乙酸龙脑酯和乙酸异龙脑酯，显示出多种生物活性。在缬草精油中也发现了大约 30 种倍半萜。这些已被分类为愈创木型和缬草型。尽管这些精油的含量很低，但它们的生物活性已经引起了全世界研究人员的注意[54]。缬草烯酸及其衍生物乙酰氧基缬草酸和羟基缬草酸是缬草的特征成分[80]。

气相色谱-质谱（GC-MS）法测定的缬草中含 0.5%～2.0%挥发油，其含量随物种、气候和生长环境的不同而不同。与一年生植物相比，来自高海拔肥沃沙土的缬草植物具有更高的精油含量和产量，类似于两年生植物。9 月至 11 月间种植的缬草精油含量高，精油的含量随着繁殖时间的延长而降低[54]。

文献报道有学者曾用 GC-MS 法对缬草挥发油进行了分析，结果表明其含量为 1%，其中 20%～60%为乙酸龙脑酯。也有学者利用 GC-MS 法检测出 34 种化合物，占挥发油总量的 91.75%。与标准光谱法相比，乙酸龙脑酯的含量最高，为 23.93%；其次是诺卡酮（14.79%）和 6-异丙基-1-甲基双环[3, 1, 0]己烷（14.19%）。

Das 等[81]从喜马拉雅东部野生缬草的根中鉴定出 31 种化合物，占总油量的 89.6%。亚油酸甲酯（21.1%）和乙酸戊酯（11.6%）是油中的主要成分，乙酸龙脑酯（11.2%）和乙酸 α-松油醇酯（4.7%）是含氧单萜。据文献报道，喜马拉雅西北部的印度缬草挥发性成分主要是马榄醇和广藿香醇。而 Das 等在样品中未检测到广藿香醇。

Zheng 等[82]分析了栽培缬草中的挥发油成分。通过 GC-MS 法鉴定出 6 种化合物，即 bornyl acetate（60.19%）、(–)-acetic acid rhodomyrtus enol ester（3.87%）、α-terpinyl acetate（1.55%）、acetyl carene（1.68%）、α-selinene（26.07%）和(Z, E)-α-farnesene（1.56%），占总含量的 94.92%。王立群*等对湖北神农架林区采集的宽叶缬草挥发油的研究结果表明，乙酸龙脑酯（23.93%）、诺卡酮（14.79%）、6-异丙基-1-甲基双环[3, 1, 0]己烷（14.19%）是该宽叶缬草挥发油的主要成分。

Nurzynska-Wierdak**等对波兰东南部栽培缬草根中挥发油成分进行分离，鉴定了 71 种化合物，主要化合物是 bornyl acetate（15.42%）、elemol（8.01%）、β-gurjunene（6.20%）和 camphene（5.43%）。

Loi 等[83]通过水蒸气蒸馏法提取越南和奥地利缬草挥发油成分，用 GC-MS 法鉴定出两种植物根精油中共有的化合物有 32 种，其中异戊酸、α-蒎烯、莰烯、乙酸龙脑酯和 β-石竹烯含量较高。然而，hexanoic acid、α-muurolol 等 27 种化合物只存在于 V. officinalis 中；trans-anethole、1, 8-cineole 等 31 种化合物只存在于 V. hardwickii。越南和奥地利缬草挥发油成分见表 4-6，其部分化学结构见图 4-12。

表 4-6　越南和奥地利缬草挥发油成分[83]

编号	化合物名称	RI	RI（1）	V. officinalis/%		V. hardwickii/%			分子式	分子量
				根	叶	根	茎	叶		
1	isovaleric acid（异戊酸）	837	835	6.0	72.0	2.7	—	4.4	$C_5H_{10}O_2$	102
2	santolina triene	906	908	tr	—	—	—	—	$C_{10}H_{16}$	136
3	tricyclene（三环烯）	925	926	0.1	—	0.2	—	—	$C_{10}H_{16}$	136
4	α-thujene	931	930	0.1	—	—	—	—	$C_{10}H_{16}$	136
5	α-pinene（α-蒎烯）	938	939	3.3	—	3.3	—	2.4	$C_{10}H_{16}$	136
6	camphene（莰烯）	953	954	6.0	—	12.9	0.7	12.6	$C_{10}H_{16}$	136
7	verbenene（马鞭草烯）	959	967	—	—	0.1	—	—	$C_{10}H_{16}$	136
8	hexanoic acid（己酸）	963	973	—	11.4	—	—	—	$C_6H_{12}O_2$	116
9	sabinene（桧烯）	976	975	tr	—	—	—	—	$C_{10}H_{16}$	136

* 王立群，熊义涛，陶福华，等. 宽叶缬草挥发油成分分析[J]. 中药材，1999，（6）：298-299.

** Nurzynska-Wierdak R. Biological active compounds from roots of Valeriana officinalis L. cultivated in south-eastern region of Poland[J]. Farmacia，2014，62（4）：683-692.

续表

编号	化合物名称	RI	RI（1）	V. officinalis/%		V. hardwickii/%			分子式	分子量
				根	叶	根	茎	叶		
10	β-pinene（β-蒎烯）	980	979	0.8	—	1.5	—	1.4	$C_{10}H_{16}$	136
11	2, 3-dehydro-1, 8-cineole	992	991	—	—	0.2	—	—	$C_{10}H_{16}O$	152
12	α-terpinene（α-松油烯）	1017	1017	tr	—	0.1	—	—	$C_{10}H_{16}$	136
13	p-cymene（对聚伞花素）	1028	1024	0.3	—	Tr	—	—	$C_{10}H_{14}$	134
14	limonene（柠檬烯）	1032	1029	0.9	—	0.1	—	—	$C_{10}H_{16}$	136
15	1, 8-cineole（1, 8-桉叶素）	1034	1031	—	—	0.6	0.7	—	$C_{10}H_{18}O$	154
16	γ-terpinene（γ-松油烯）	1063	1059	0.2	—	0.3	1.3	—	$C_{10}H_{16}$	136
17	terpinolene（萜品油烯）	1090	1086	0.1	—	0.1	—	—	$C_{10}H_{16}$	136
18	linalool（沉香醇）	1100	1095	—	—	0.3	1.2	—	$C_{10}H_{18}O$	154
19	camphor（樟脑）	1149	1146	0.1	—	0.1	—	—	$C_{10}H_{16}O$	152
20	camphene hydrate（水合莰烯）	1153	1149	tr	—	0.1	—	—	$C_{10}H_{18}O$	154
21	borneol	1170	1169	0.1	—	3.1	6.2	1.1	$C_{10}H_{18}O$	154
22	terpinene-4-ol（松油烯-4-醇）	1181	1177	0.1	—	0.6	1.6	—	$C_{10}H_{18}O$	154
23	p-cymen-8-ol	1190	1182	—	—	0.1	—	—	$C_{10}H_{14}O$	150
24	α-terpineol（α-松油醇）	1193	1188	—	—	0.8	1.2	—	$C_{10}H_{18}O$	154
25	thymol methyl ether	1234	1235	—	—	0.3	—	—	$C_{11}H_{16}O$	164
26	carvacrol methyl ether（香芹酚甲醚）	1239	1244	0.2	—	0.1	—	—	$C_{11}H_{16}O$	164
27	isothymol methyl ether	1249	1244	tr	—	—	—	—	$C_{11}H_{16}O$	164
28	trans-anethole	1288	1284	—	—	tr	32.7	—	$C_{10}H_{12}O$	148
29	bornyl acetate（乙酸龙脑酯）	1288	1288	7.8	—	17.6	—	15.0	$C_{12}H_{20}O_2$	196
30	trans-E-jasmonol	1319	1324	0.4	—	—	—	—		—
31	bicyclo-elemene（丁子香酚）	1331	1335	0.4	—	—	—	—		
32	δ-elemene	1342	1338	9.3	1.6	tr	—	—	$C_{15}H_{24}$	204
33	α-terpinyl acetate（α-乙酸松油酯）	1354	1349	0.5	—	—	—	—	$C_{12}H_{20}O_2$	196
34	carvacryl acetate	1376	1372	0.2	—	—	—	—	$C_{12}H_{16}O_2$	192
35	α-copaene（α-蒎烯）	1380	1376	—	—	—	0.4	—	$C_{15}H_{24}$	204
36	cyperene（香附烯）	1390	1390	0.3	—	—	—	—	$C_{15}H_{24}$	204

续表

编号	化合物名称	RI	RI（1）	V. officinalis/%		V. hardwickii/%			分子式	分子量
				根	叶	根	茎	叶		
37	7-*epi*-sesquithujene（7-表-倍半萜烯）	1393	1390	—	—	0.2	—	1.6	$C_{15}H_{24}$	204
38	*β*-elemene（榄香烯）	1395	1390	0.9	—	0.1	—	—	$C_{15}H_{24}$	204
39	sibirene（西伯利亚红松烯）	1407	1400	0.2	—	—	—	—	$C_{15}H_{24}$	204
40	*α*-gurjunene	1415	1409	0.7	—	8.8	5.0	4.3	$C_{15}H_{24}$	204
41	*β*-garyophyllene（*β*-石竹烯）	1426	1419	4.2	—	2.8	1.9	2.0	$C_{15}H_{24}$	204
42	*β*-caryophyllene	1434	1433	—	—	0.1	—	—	$C_{15}H_{24}$	204
43	calarene（水菖蒲烯）	1439	1433	—	—	1.5	1.2	1.1	$C_{15}H_{24}$	204
44	*γ*-elemene（*γ*-榄香烯）	1439	1436	1.8	—	—	—	—	$C_{15}H_{24}$	204
45	*α*-guaiene（*α*-愈创木烯）	1444	1439	0.2	—	0.3	—	—	$C_{15}H_{24}$	204
46	*cis*-muurola-3, 5-diene	1449	1450	0.1	—	—	—	—	$C_{15}H_{24}$	204
47	*α*-humulene（*α*-葎草烯）	1461	1454	0.6	—	0.5	1.6	0.5	$C_{15}H_{24}$	204
48	*α*-patchoulene（*α*-广藿香烯）	1464	1456	3.8	—	—	—	—	$C_{15}H_{24}$	204
49	allo-aromadendrene（别香橙烯）	1468	1460	1.7	1.6	0.2	—	—	$C_{15}H_{24}$	204
50	*γ*-muurolene（*γ*-衣兰油烯）	1482	1479	0.2	—	—	1.6	0.3	$C_{15}H_{24}$	204
51	ar-curcumene（芳姜黄酮）	1486	1482	—	—	0.3	—	—	$C_{15}H_{24}$	204
52	germacrene D（大牛儿烯 D）	1487	1485	1.4	—	—	—	—	$C_{15}H_{24}$	204
53	*β*-ionone（*β*-紫罗兰酮）	1491	1485	1.0	3.9	—	0.6	1.0	$C_{13}H_{20}O$	192
54	*δ*-selinene（*δ*-蛇床烯）	1495	1492	0.2	—	0.2	—	—	$C_{15}H_{24}$	204
55	bicyclogermacrene（双环吉马烯）	1500	1500	2.6	—	—	—	—	$C_{15}H_{24}$	204
56	*α*-bisabolene（*α*-甜没药烯）	1506	1507	—	—	1.6	0.9	0.9	$C_{15}H_{24}$	204
57	*δ*-amorphene（*δ*-紫穗槐烯）	1513	1512	0.4	—	—	—	—	$C_{15}H_{24}$	204
58	*γ*-*cis*-bisabolene 没药烯	1513	1515	—	—	0.3	—	—	$C_{15}H_{24}$	204
59	isobornyl isovalerate（异戊酸异龙脑酯）	1521	1522	0.1	—	—	—	—	$C_{15}H_{26}O_2$	238

续表

编号	化合物名称	RI	RI（1）	V. officinalis/%		V. hardwickii/%			分子式	分子量
				根	叶	根	茎	叶		
60	7-epi-α-selinene（7-表-α-蛇床烯）	1525	1522	—	—	0.2	—	—	$C_{15}H_{24}$	204
61	δ-cadinene（δ-杜松烯）	1529	1523	0.3	—	0.4	2.9	1.1	$C_{15}H_{24}$	204
62	cis-calamenene（顺-菖蒲烯）	1542	1537	—	—	0.4	—	—	$C_{15}H_{22}$	202
63	α-calarorene	1550	1545	—	—	—	3.0	0.7	—	—
64	elemol（榄香醇）	1559	1549	0.5	—	0.3	—	—	$C_{15}H_{26}O$	222
65	germacrene B（大根香叶烯 B）	1565	1561	0.1	—	—	—	—	$C_{15}H_{24}$	204
66	cis-muurol-5-en-4-α-ol	1568	1561	—	—	0.2	—	1.2	—	—
67	maaliol（马里醇）	1575	1567	—	—	10.6	6.3	8.3	$C_{15}H_{26}O$	222
68	spathulenol（桉油烯醇）	1586	1578	0.8	—	2.4	1.7	1.8	$C_{15}H_{24}O$	220
69	caryophyllene oxide（氧化石竹烯）	1591	1583	0.6	—	1.5	4.1	3.2	$C_{15}H_{24}O$	220
70	globulol（蓝桉醇）	1598	1590	0.6	—	0.6	1.0	1.2	$C_{15}H_{26}O$	222
71	5-epi-7-epi-α-eudesmol	1610	1607	0.8	—	1.2	—	0.5	—	—
72	humulene 1, 2-epoxide	1616	1608	—	—	0.7	1.1	—	$C_{15}H_{24}O$	220
73	allo-aromadendrene oxide（香橙烯氧化物）	1636	1641	1.9	—	0.2	2.2	1.5	$C_{15}H_{24}O$	220
74	α-epi-muurolol	1639	1642	—	—	0.8	—	0.5	—	—
75	α-muurolol	1643	1646	2.6	—	—	—	—	—	—
76	α-cadinol	1650	1654	—	—	1.1	1.4	1.0	$C_{14}H_{24}O$	208
77	7-epi-α-eudesmol	1662	1662	—	—	1.0	1.6	3.3	$C_{15}H_{26}O$	222
78	ar-tumerone	1672	1669	—	—	0.3	—	—	$C_{15}H_{20}O$	216
79	α-cis-santalol	1675	1672	0.2	—	0.7	—	—	—	—
80	tetradecanol-1（十四醇）	1676	1672	—	—	—	—	—	$C_{14}H_{30}O$	214
81	valeranone（缬草萜酮）	1682	1675	—	—	2.0	1.2	0.9	$C_{15}H_{26}O$	222
82	α-bisabolol（α-没药醇）	1689	1685	—	—	1.7	—	—	$C_{15}H_{26}O$	222
83	valerenal（缬草烯醛）	1724	1715	14.7	1.1	—	—	—	$C_{15}H_{22}O$	218
84	valerenyl acetate（缬草基烯醇乙酸酯）	1836	1828	1.3	—	—	—	—	$C_{17}H_{26}O_2$	262
85	neophytadiene（新植二烯）	1841	1836	—	7.2	0.1	1.3	5.1	$C_{20}H_{38}$	278

续表

编号	化合物名称	RI	RI（1）	V. officinalis/%		V. hardwickii/%			分子式	分子量
				根	叶	根	茎	叶		
86	hexahydrofarnesyl acetone（六氢法尼基丙酮）	1845	1845	—	—	0.2	1.8	9.2	$C_{18}H_{36}O$	268
87	methyl hexadecanoate（十六酸甲酯）	1922	1921	—	—	0.1	0.8	—	$C_{17}H_{34}O_2$	270
88	3-cis-cembrenea	1970	1966	—	—	1.2	—	—	—	—
89	ethyl hexadecanoate（十六酸乙酯）	1995	1993	—	—	tr	0.7	—	$C_{18}H_{36}O_2$	284
90	monoterpene hydrocarbons			11.8	—	18.7	2.0	16.7		
91	oxygenated onoterpenes			8.2	—	23.3	11.0	16.1		
92	sesquiterpene hydrocarbons			29.3	3.2	17.9	18.4	12.5		
93	oxygenated sesquiterpenes			23.9	—	25.2	20.5	23.3		
	其他			8.4	95.6	4.8	37.9	22.6		
	鉴定物质总量			81.6	98.8	90.0	89.8	91.2		

tr：痕量（<0.05%）；RI：保留指数（对于 C_8~C_{21} 正构烷烃的 DB-5 柱）；RI（1）：其他参考文献中的保留指数。

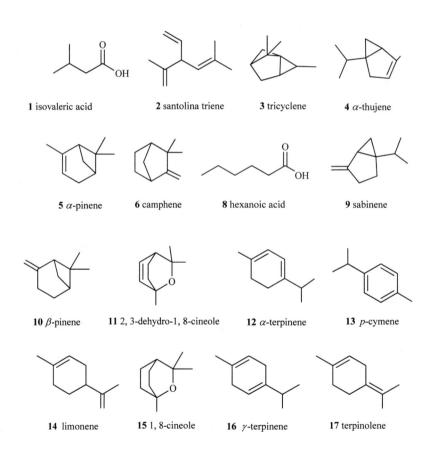

1 isovaleric acid　　**2** santolina triene　　**3** tricyclene　　**4** α-thujene

5 α-pinene　　**6** camphene　　**8** hexanoic acid　　**9** sabinene

10 β-pinene　　**11** 2, 3-dehydro-1, 8-cineole　　**12** α-terpinene　　**13** p-cymene

14 limonene　　**15** 1, 8-cineole　　**16** γ-terpinene　　**17** terpinolene

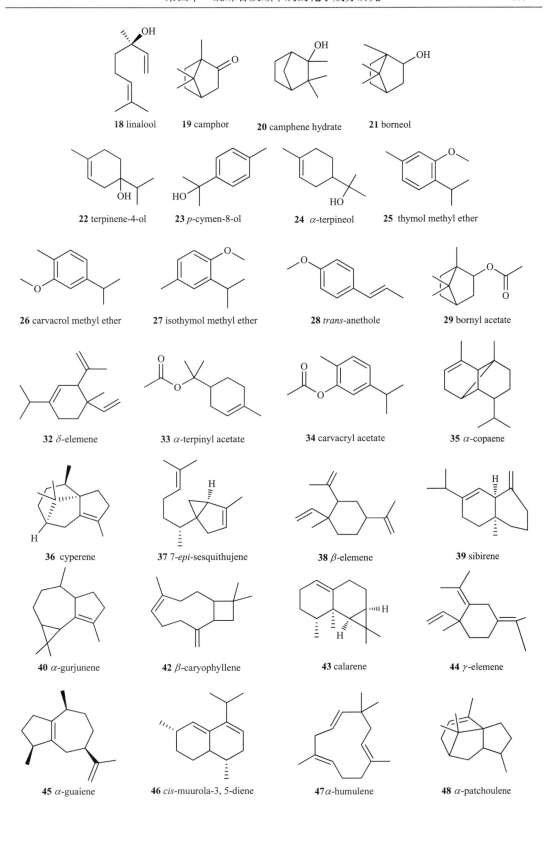

18 linalool   **19** camphor   **20** camphene hydrate   **21** borneol

22 terpinene-4-ol   **23** *p*-cymen-8-ol   **24** *α*-terpineol   **25** thymol methyl ether

26 carvacrol methyl ether   **27** isothymol methyl ether   **28** *trans*-anethole   **29** bornyl acetate

32 *δ*-elemene   **33** *α*-terpinyl acetate   **34** carvacryl acetate   **35** *α*-copaene

36 cyperene   **37** 7-*epi*-sesquithujene   **38** *β*-elemene   **39** sibirene

40 *α*-gurjunene   **42** *β*-caryophyllene   **43** calarene   **44** *γ*-elemene

45 *α*-guaiene   **46** *cis*-muurola-3, 5-diene   **47** *α*-humulene   **48** *α*-patchoulene

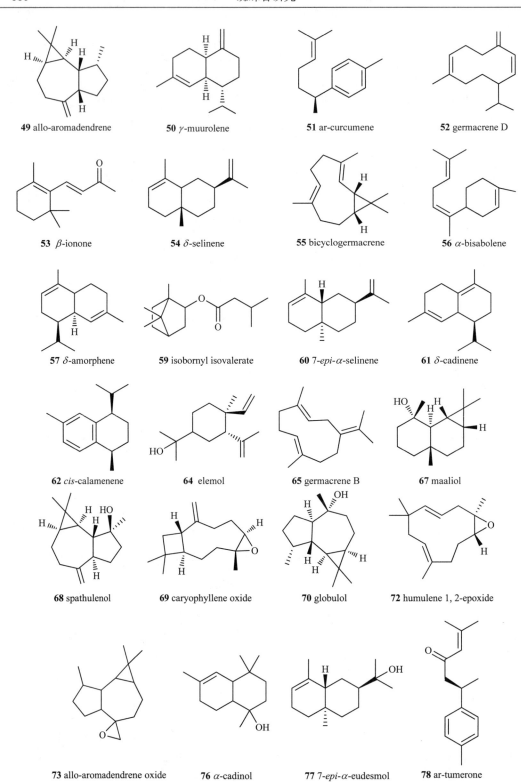

49 allo-aromadendrene　　　**50** γ-muurolene　　　**51** ar-curcumene　　　**52** germacrene D

53 β-ionone　　　**54** δ-selinene　　　**55** bicyclogermacrene　　　**56** α-bisabolene

57 δ-amorphene　　　**59** isobornyl isovalerate　　　**60** 7-epi-α-selinene　　　**61** δ-cadinene

62 cis-calamenene　　　**64** elemol　　　**65** germacrene B　　　**67** maaliol

68 spathulenol　　　**69** caryophyllene oxide　　　**70** globulol　　　**72** humulene 1, 2-epoxide

73 allo-aromadendrene oxide　　　**76** α-cadinol　　　**77** 7-epi-α-eudesmol　　　**78** ar-tumerone

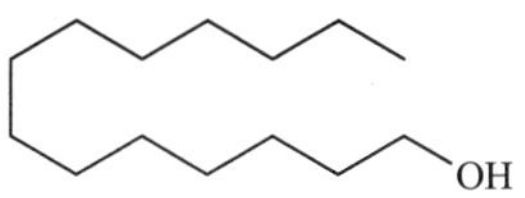

80 tetradecanol-1 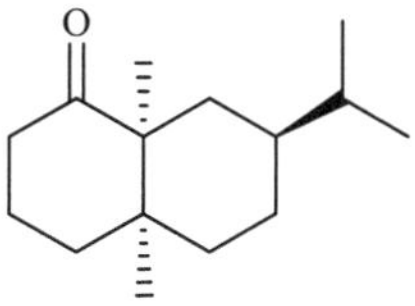　　**81** valeranone 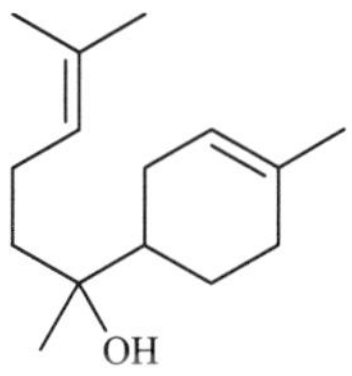　　**82** α-bisabolol 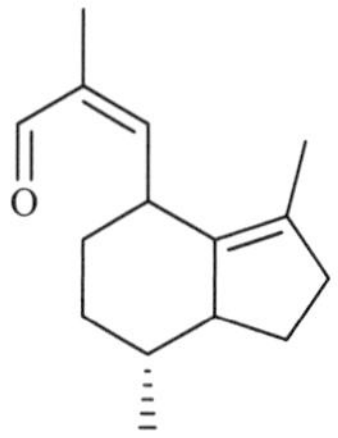　　**83** valerenal

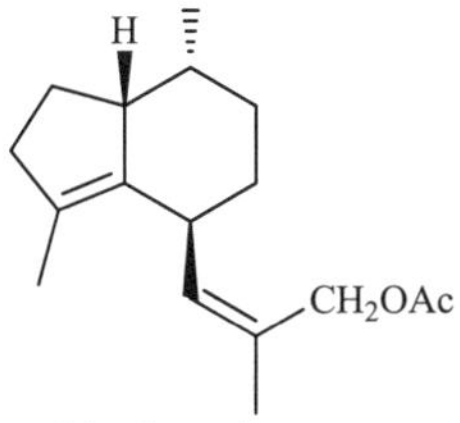

84 valerenyl acetate 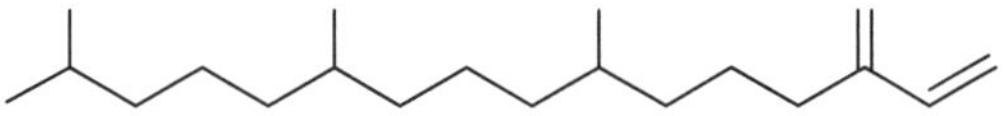　　　　　　　**85** neophytadiene

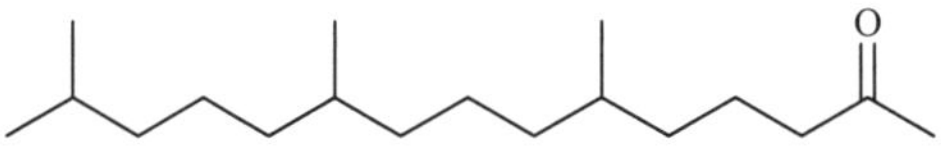

86 hexahydrofarnesyl acetone 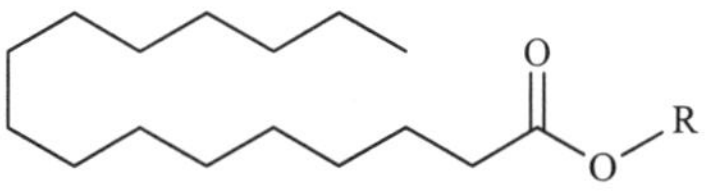　　　**87** methyl hexadecanoate　　R = CH₃
　　　　　　　　　　　　　　　　　　　89 ethyl hexadecanoate　　R = —CH₂CH₃

图 4-12　缬草属部分挥发油类化合物结构

2012 年，Bardakci 等[84]从土耳其欧亚缬草（*V. alliariifolia*）分离挥发油成分，发现与 2010 年 Taherpour 等报道的采自伊朗的欧亚缬草的挥发油成分不同。伊朗欧亚缬草油以 β-石竹烯（38.9%）为主，而土耳其欧亚缬草精油中只检测到微量 β-石竹烯（1.0%）。

Taherpour 等从伊朗阿塞拜疆省采集的欧亚缬草地下部分的挥发性成分中，共鉴定出欧亚缬草根精油中的 11 种成分，而 Bardakci 等[84]从土耳其欧亚缬草中得到 68 种成分。两个地方缬草挥发油的化学成分有显著差异。伊朗欧亚缬草精油的主要成分是(Z/E)-乙酸金合欢酯（9.3%），其次是柠檬烯（3.5%）、乙酸橙花酯（2.8%）、芳姜黄酮（2.2%）和 α-长叶蒎烯（2.1%），而在土耳其欧亚缬草精油中未检测到这些成分。当比较伊朗欧亚缬草油和土耳其欧亚缬草油的所有成分时，除了桉油烯醇和 α-古芸烯之外，它们的成分没有任何相似之处。

Ozbay 等[85]用水蒸气蒸馏法从土耳其缬草中提取油成分，用 GC 法和 GC-MS 法鉴定出 82 种成分（占总油的 34.1%），其中十六烷酸（12%）、癸二烯醛（3.3%）、百里酚（1.9%）、松油烯（1.7%）和二甲氧基苯（1.7%）是主要成分。

三、倍半萜类

缬草属中倍半萜类化合物见表 4-7，其化学结构见图 4-13。

表 4-7　缬草属中倍半萜类化合物

编号	化合物名称	分子式	分子量	分离部位	植物来源	参考文献
1	dihydroxymaaliane	$C_{15}H_{26}O_2$	238	根	*Valeriana officinalis* var.	[79]
2	madolin A	$C_{15}H_{22}O_2$	234	根	*Valeriana officinalis* var.	[79]
3	madolin F	$C_{14}H_{20}O_2$	220	根	*Valeriana officinalis* var.	[79]
4	volvalerenal B	$C_{15}H_{20}O_3$	248	根	*Valeriana officinalis* var.	[79]
5	volvalerenone A	$C_{14}H_{20}O_4$	252	根	*Valeriana officinalis*	[86]
6	1-hydroxy-1, 11, 11-trimethyldecahy-drocyclopropane azulene-10-one	$C_{14}H_{22}O_2$	222	根	*Valeriana officinalis* var.	[87]
7	volvalerine A	$C_{30}H_{48}NO_4$	486	根	*Valeriana officinalis* var.	[87]
8	caryophyllenol A	$C_{15}H_{25}O_2$	237	根、根茎	*Valeriana amurensis*	[88]
9	isovolvalerenal D	$C_{15}H_{23}O_2$	235	根、根茎	*Valeriana amurensis*	[88]
10	heishuixiecaoline A	$C_{20}H_{28}O_3$	316	根、根茎	*Valeriana amurensis*	[89]
11	heishuixiecaoline B	$C_{19}H_{28}O_3$	304	根、根茎	*Valeriana amurensis*	[89]
12	heishuixiecaoline C	$C_{16}H_{24}O_2$	248	根、根茎	*Valeriana amurensis*	[89]
13	volvalerenal C	$C_{17}H_{24}O_4$	292	根、根茎	*Valeriana amurensis*	[89]
14	12-hydroxy-β-caryophyllene-4, 5-oxide acetate	$C_{17}H_{26}O_3$	278	根	*Valeriana officinalis*	[76]
15	3, 11-dihydroxy-3, 7, 11-trimethyldodeca-1, 6, 9-triene	$C_{15}H_{26}O_2$	238	根	*Valeriana officinalis*	[76]
16	9-oxonerolidol	$C_{15}H_{26}O_2$	238	根	*Valeriana officinalis*	[76]
17	1S, 3S, 4S, 7S-3, 4-dihydroxy-bisabolol	$C_{15}H_{28}O_3$	256	根	*Valeriana amurensis*	[77]
18	bisabolane derivative	$C_{17}H_{26}O_3$	278	根、根茎	*Valeriana amurensis*	[90]
19	kessane-type sesquiterpenoid	$C_{20}H_{34}O_3$	322	根、根茎	*Valeriana amurensis*	[90]
20	valeriadimer A	$C_{29}H_{42}O_2$	422	根	*Valeriana officinalis* var. *latifolia*	[91]
21	valeriadimer B	$C_{29}H_{42}O_4$	454	根	*Valeriana officinalis* var. *latifolia*	[91]
22	valeriadimer C	$C_{30}H_{48}O_6$	504	根	*Valeriana officinalis* var. *latifolia*	[91]
23	isovalerianin A	$C_{17}H_{26}O_5$	310	根	*Valeriana fauriei* Briq.	[92]
24	valerianin C	$C_{17}H_{24}O_7$	340	根	*Valeriana fauriei* Briq.	[92]
25	ethoxyvalerianol	$C_{19}H_{34}O_4$	326	根	*Valeriana tangutica*	[93]
26	4α, 5α-epoxy-1-hydroxy-α-guaiene	$C_{15}H_{24}O_2$	236	全草	*Valeriana hardwickii*	[94]
27	4α, 5α-epoxy-8β-hydroxy-1α-hydro-α-guaiene	$C_{15}H_{24}O_2$	236	全草	*Valeriana hardwickii*	[94]
28	E-(−)-3β, 4β-epoxyvalerenal	$C_{15}H_{22}O_2$	234	根	*Valeriana officinalis*	[95]
29	E-(−)-3β, 4β-epoxyvalerenyl acetate	$C_{17}H_{26}O_3$	278	根	*Valeriana officinalis*	[95]
30	mononorvalerenone	$C_{14}H_{22}O_2$	222	根	*Valeriana officinalis*	[95]
31	4α, 10α-epoxyaromadendrane	$C_{15}H_{24}O$	220	根	*Valeriana officinalis*	[96]

编号	化合物名称	分子式	分子量	分离部位	植物来源	参考文献
32	anismol A	$C_{15}H_{24}O$	220	根	*Valeriana officinalis*	[96]
33	kessyl 3-acetate	$C_{17}H_{28}O_3$	280	根	*Valeriana officinalis*	[96]
34	orientalol C	$C_{15}H_{22}O_2$	234	根	*Valeriana officinalis*	[96]
35	spatulenol	$C_{15}H_{24}O$	220	根	*Valeriana officinalis*	[96]
36	valerol A	$C_{15}H_{26}O_2$	238	根	*Valeriana officinalis*	[96]
37	volvalerelactone A	$C_{15}H_{22}O_4$	266	根	*Valeriana officinalis* var. *latifolia*	[97]
38	volvalerelactone B	$C_{30}H_{46}O_6$	502	根	*Valeriana officinalis* var. *latifolia*	[97]
39	volvalerenol A	$C_{30}H_{52}O_4$	476	根	*Valeriana hardwickii*	[98]
40	kissoone A	$C_{15}H_{22}O$	218	根	*Valeriana fauriei*	[99]
41	kissoone B	$C_{15}H_{22}O_2$	234	根	*Valeriana fauriei*	[99]
42	kissoone C	$C_{17}H_{24}O_3$	276	根	*Valeriana fauriei*	[99]
43	kessyi glycol 8-acetate	$C_{15}H_{26}O_2$	238	根	*Valeriana officinalis*	[100]
44	valeracetate	$C_{17}H_{28}O_3$	280	根	*Valeriana officinalis*	[100]
45	α-kessyl acetate	$C_{17}H_{28}O_3$	280	根	*Valeriana officinalis*	[100]
46	epoxysesquithujene	$C_{15}H_{24}O$	220	根、根茎	*Valeriana hardwickii* var.	[101]
47	sesquithujene	$C_{15}H_{24}$	204	根、根茎	*Valeriana hardwickii* var.	[101]
48	sesquithujenol	$C_{15}H_{26}O$	222	根、根茎	*Valeriana hardwickii* var.	[101]
49	valeneomerin A	$C_{15}H_{22}O_3$	250	根	*Valeriana officinalis* var.	[102]
50	valeneomerin B	$C_{17}H_{28}O_4$	296	根	*Valeriana officinalis* var.	[102]
51	valeneomerin C	$C_{15}H_{26}O_2$	238	根	*Valeriana officinalis* var.	[102]
52	valeneomerin D	$C_{14}H_{24}O_2$	224	根	*Valeriana officinalis* var.	[102]
53	8-acetoxyl-pathchouli alcohol	$C_{17}H_{28}O_3$	280	叶	*Valeriana officinalis* L.	[33]
54	8-hydroxyl-pathouli alcohol	$C_{15}H_{26}O_2$	238	叶	*Valeriana officinalis* L.	[33]
55	valeriananoid C	$C_{17}H_{28}O_3$	280	叶	*Valeriana officinalis* L.	[33]
56	volvalerenal H	$C_{20}H_{34}O_4$	338	根	*Valeriana officinalis* var.	[103]
57	volvalerenal I	$C_{15}H_{24}O_2$	236	根	*Valeriana officinalis* var.	[103]
58	volvalerenal J	$C_{15}H_{22}O_2$	234	根	*Valeriana officinalis* var.	[103]
59	volvalerenic acid K	$C_{15}H_{22}O_3$	250	根	*Valeriana officinalis* var.	[103]
60	11-*epi*-13-hydroxypatchoulol A	$C_{15}H_{26}O_2$	238	全草	*Valeriana stenoptera*	[75]
61	13-hydroxypatchoulol A	$C_{15}H_{26}O_2$	238	全草	*Valeriana stenoptera*	[75]
62	3β-hydroxy-β-(*cis*)-epoxide-α-guaiene	$C_{15}H_{24}O_2$	236	全草	*Valeriana stenoptera*	[75]
63	patchouli alcohol	$C_{15}H_{26}O$	222	全草	*Valeriana stenoptera*	[75]
64	8-acetoxypatchoulol	$C_{17}H_{28}O_3$	280	全草	*Valeriana stenoptera*	[75]
65	9-hydroxypatchoulol	$C_{15}H_{25}O_2$	237	全草	*Valeriana stenoptera*	[75]
66	9-acetoxypatchoulol	$C_{17}H_{28}O_3$	280	全草	*Valeriana stenoptera*	[75]

续表

编号	化合物名称	分子式	分子量	分离部位	植物来源	参考文献
67	bisabola-7(14)10-dien-4β, 5β, 15-triol	$C_{16}H_{28}O_2$	252	全草	*Valeriana stenoptera*	[75]
68	cyperusol	$C_{15}H_{26}O_2$	238	全草	*Valeriana stenoptera*	[75]
69	eremophila-1(10)-en-4α-ol	$C_{15}H_{26}O$	222	全草	*Valeriana stenoptera*	[75]
70	pogostol	$C_{15}H_{26}O$	222	全草	*Valeriana stenoptera*	[75]
71	valeranone	$C_{15}H_{26}O$	222	全草	*Valeriana stenoptera*	[75]
72	(−)-valerenic acid	$C_{15}H_{22}O_2$	234	根	*Valeriana officinalis*	[104]
73	methyl valerenate	$C_{16}H_{24}O_2$	248	根	*Valeriana officinalis*	[104]
74	methyl (−)-3α, 4α-epoxyvalerenate	$C_{16}H_{24}O_3$	264	根	*Valeriana officinalis*	[104]
75	methyl (−)-3β, 4β-epoxyvalerenate	$C_{16}H_{24}O_3$	264	根	*Valeriana officinalis*	[104]
76	(−)-3β, 4β-epoxyvalerenic acid	$C_{15}H_{22}O_3$	250	根	*Valeriana officinalis*	[104]
77	valeriene	$C_{16}H_{24}O_2$	248	根	*Valeriana pseudofficinalis*	[62]
78	cyclokessyl acetate	$C_{17}H_{26}O_3$	278	根、根茎	*Valeriana fauriei*	[105]
79	kessane	$C_{15}H_{26}O$	222	根、根茎	*Valeriana fauriei*	[105]
80	kessanyl acetate	$C_{17}H_{28}O_3$	280	根、根茎	*Valeriana fauriei*	[105]
81	kessyl glycol diacetate	$C_{19}H_{30}O_5$	338	根、根茎	*Valeriana fauriei*	[105]
82	kessyl glycol 8-acetate	$C_{17}H_{28}O_4$	296	根、根茎	*Valeriana fauriei*	[105]
83	kessyl glycol 2-acetate	$C_{17}H_{28}O_4$	296	根、根茎	*Valeriana fauriei*	[105]
84	caryophyllene-oxide	$C_{15}H_{26}O_3$	254	根、根茎	*Valeriana fauriei*	[105]
85	kessyl glycol glycoside	—	—	根、根茎	*Valeriana fauriei*	[105]
86	kanokonylacetate	—	—	根、根茎	*Valeriana fauriei*	[105]
87	kessyl glycol	—	—	根、根茎	*Valeriana fauriei*	[105]

1 dihydroxymaaliane　2 madolin A　3 madolin F　4 volvalerenal B

5 volvalerenone A　6 1-hydroxy-1,11,11-trimethyldecahydrocyclopropane azulene-10-one　7 volvalerine A

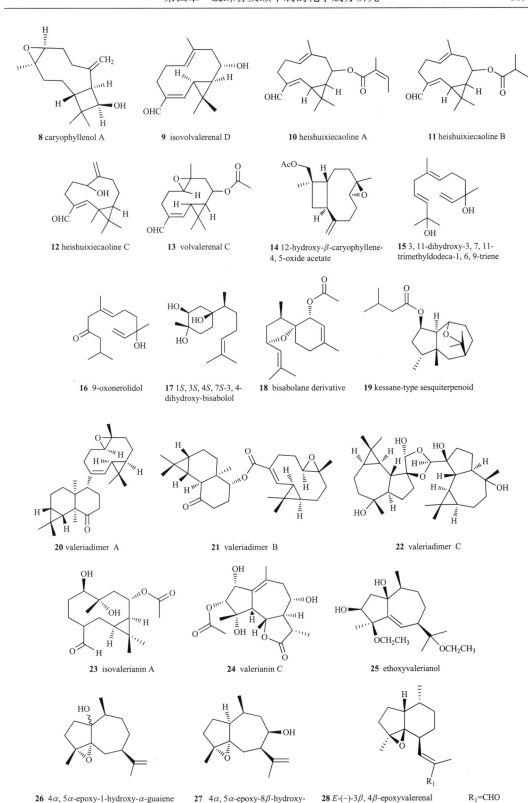

8 caryophyllenol A

9 isovolvalerenal D

10 heishuixiecaoline A

11 heishuixiecaoline B

12 heishuixiecaoline C

13 volvalerenal C

14 12-hydroxy-β-caryophyllene-4, 5-oxide acetate

15 3, 11-dihydroxy-3, 7, 11-trimethyldodeca-1, 6, 9-triene

16 9-oxonerolidol

17 1*S*, 3*S*, 4*S*, 7*S*-3, 4-dihydroxy-bisabolol

18 bisabolane derivative

19 kessane-type sesquiterpenoid

20 valeriadimer A

21 valeriadimer B

22 valeriadimer C

23 isovalerianin A

24 valerianin C

25 ethoxyvalerianol

26 4α, 5α-epoxy-1-hydroxy-α-guaiene

27 4α, 5α-epoxy-8β-hydroxy-1α-hydro-α-guaiene

28 *E*-(−)-3β, 4β-epoxyvalerenal　　R₁=CHO

29 *E*-(−)-3β, 4β-epoxyvalerenyl acetate　　R₁=CH₂OAc

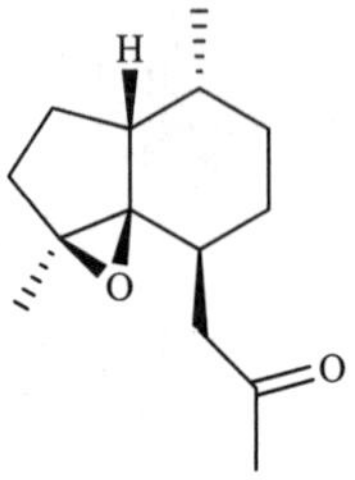

30 mononorvalerenone

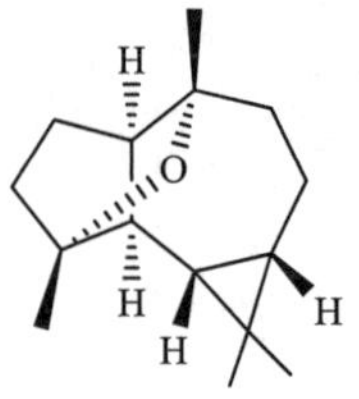

31 4α,10α-epoxyaromadendrane

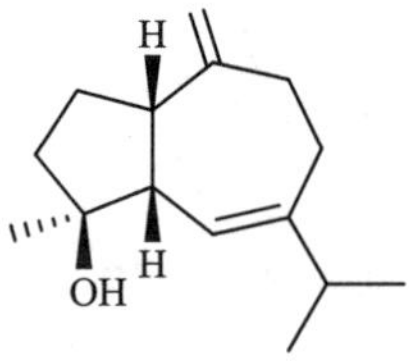

32 anismol A

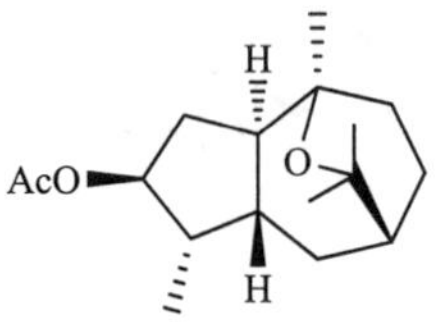

33 kessyl 3-acetate

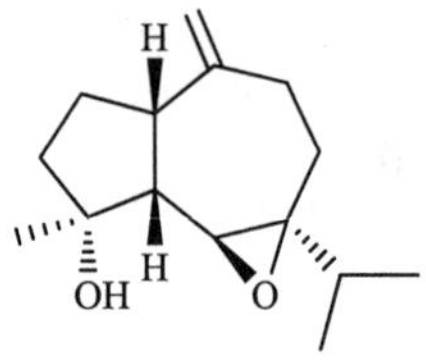

34 orientalol C

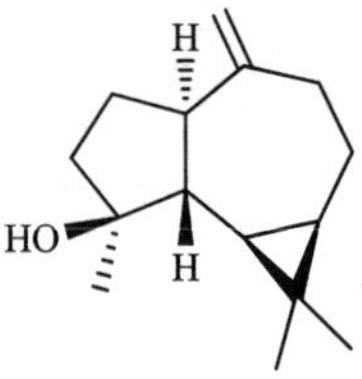

35 spatulenol

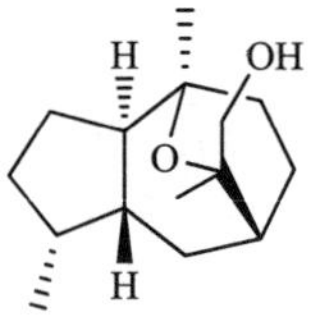

36 valerol A

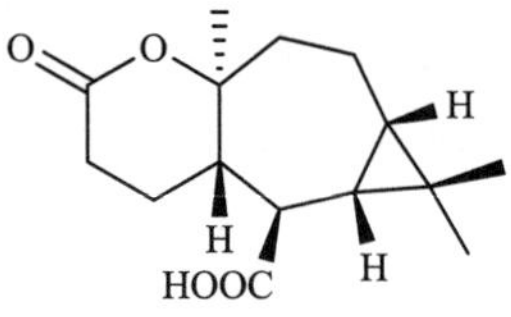

37 volvalerelactone A

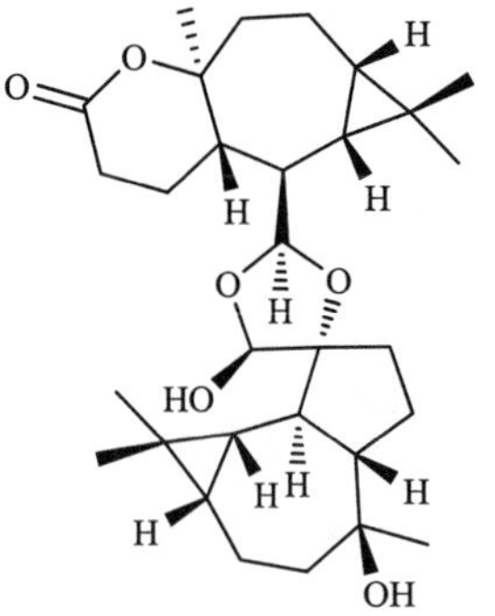

38 volvalerelactone B

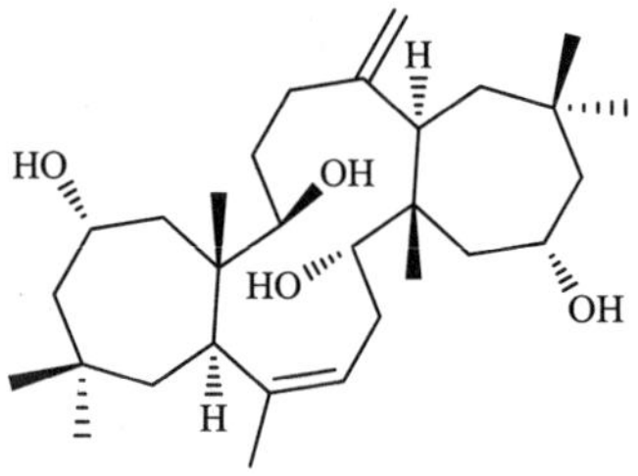

39 volvalerenol A

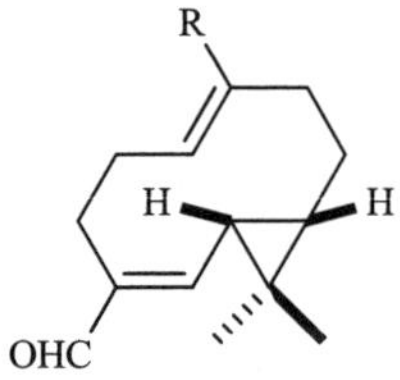

40 kissoone A   R = CH₃
41 kissoone B   R = CH₂OH
42 kissoone C   R = CH₂OCOCH₃

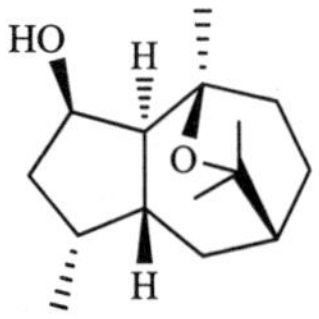

43 kessyi glycol 8-acetate

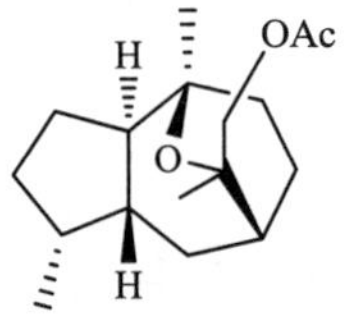

44 valeracetate

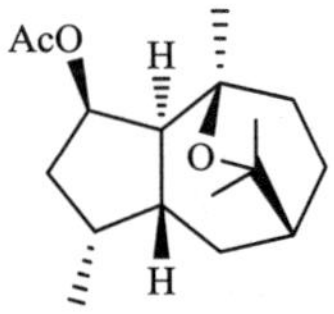

45 α-kessyl acetate

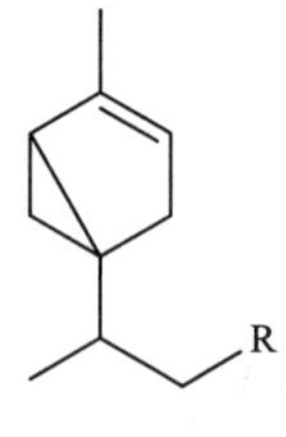

46 epoxysesquithujene   R=

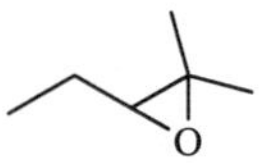

47 sesquithujene   R=

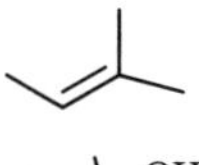

48 sesquithujenol   R=

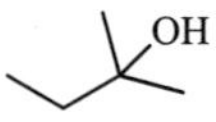

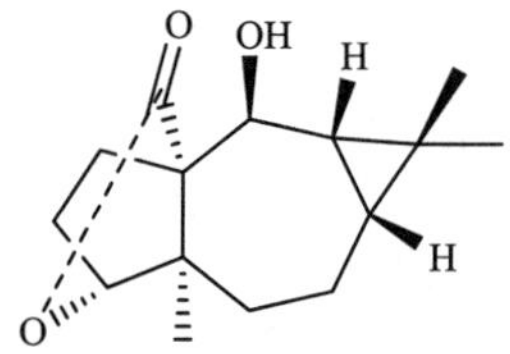

49 valeneomerin A

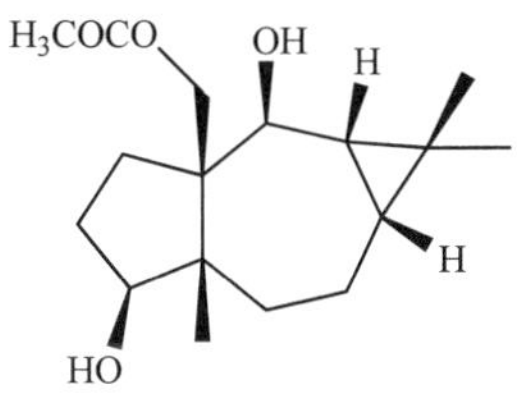

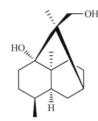

50 valeneomerin B

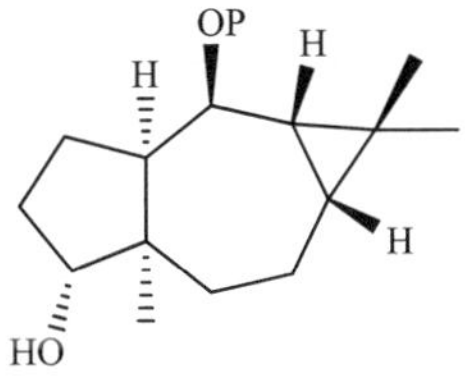

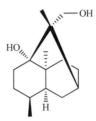

51 R = CH₃ valeneomerins C
52 R = H valeneomerins D

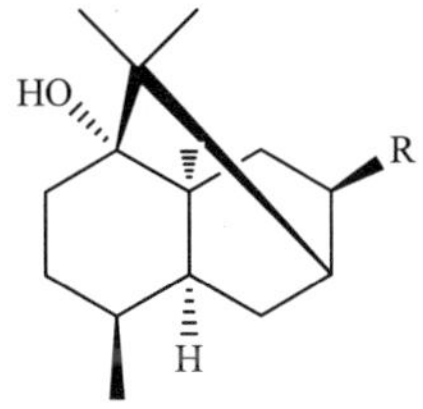

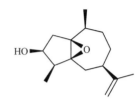

53 8-acetoxyl-pathchouli alcohol R = OAc
54 8-hydroxyl-pathouli alcohol R = OH

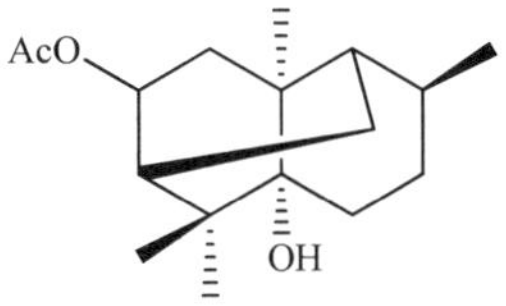

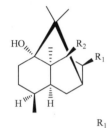

55 valeriananoid C

60 11-*epi*-13-hydroxypatchoulol A

61 13-hydroxypatchoulol A

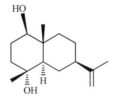

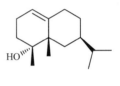

62 3β-hydroxyl-β-(*cis*)-epoxide-α-guaiene

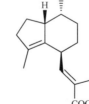

	R₁	R₂
63 patchouli alcohol	H	H
64 8-acetoxypatchoulol	OAc	H
65 9-hydroxypatchoulol	H	OH
66 9-acetoxypatchoulol	H	OAc

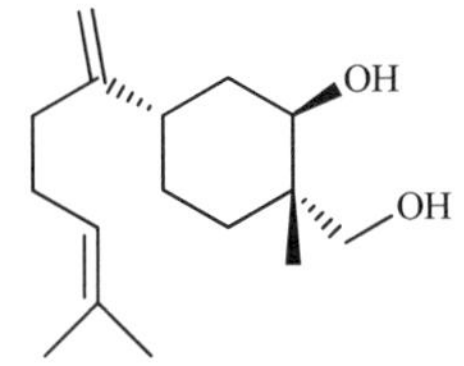

67 bisabola-7(14)10-dien-4β, 5β, 15-triol

68 cyperusol

69 eremophila-1(10)-en-4α-ol

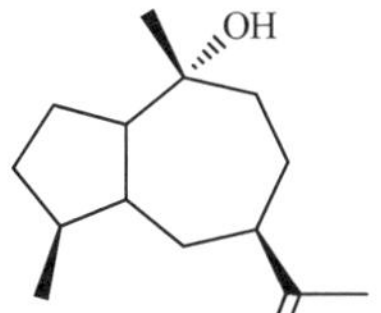

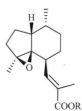

70 pogostol

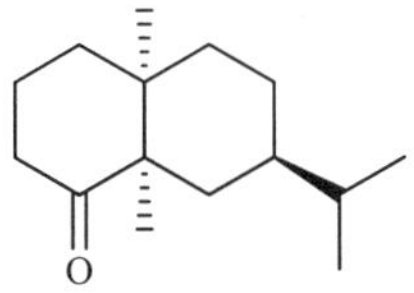

71 valeranone

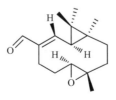

72 (−)-valerenic acid R = H
73 methyl valerenate R = CH₃

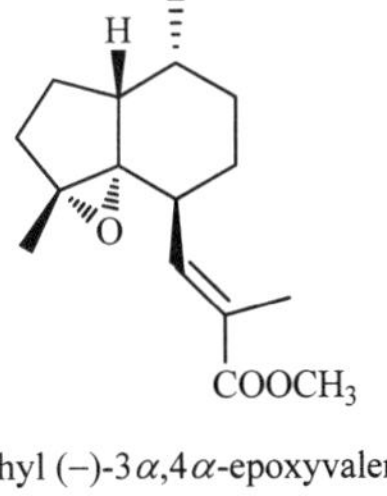

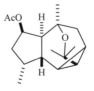

74 methyl (−)-3α,4α-epoxyvalerenate

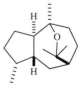

75 methyl (−)-3β,4β-epoxyvalerenate R = CH₃
76 (−)-3β, 4β-epoxyvalerenic acid R = H

77 valeriene

78 cyclokessyl acetate

79 kessane

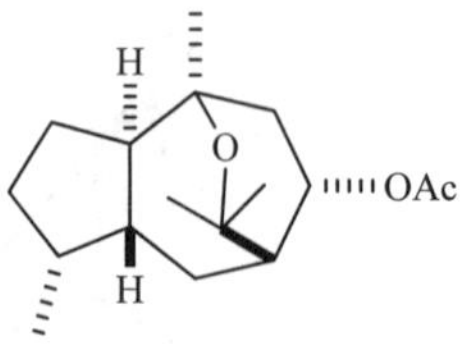

80 kessanyl acetate

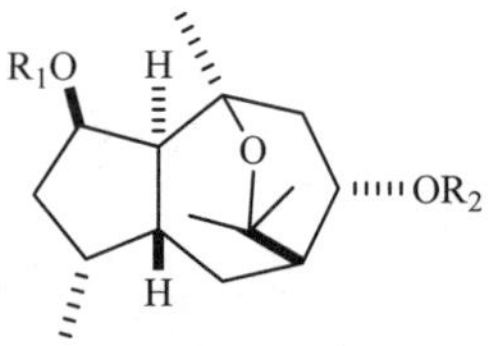

81 kessyl glycol diacetate　$R_1 = R_2 = Ac$
82 kessyl glycol 8-acetate　$R_1 = H$　$R_2 = Ac$
83 kessyl glycol 2-acetate　$R_1 = Ac$　$R_2 = H$
84 caryophyllene-oxide　　　$R_1 = R_2 = H$
85 kessyl glycol glycoside　$R_1 = H$　$R_2 = glu$

图 4-13　缬草属类部分倍半萜类化合物结构

倍半萜类化合物部分结构的波谱数据等信息如下。

dihydroxymaaliane（**1**）[79]

无色油状物；ESI MS *m/z*：239[M + H]⁺，261[M + Na]⁺，分子量为 238，分子式为 $C_{15}H_{26}O_2$。

^{1}H NMR（500MHz，CD$_3$OD）*δ*/ppm：3.59（1H，t，*J* = 7.0Hz，H-1），2.42（1H，m，H-2），1.98（1H，m，H-2），1.94（1H，m，H-3），1.85（1H，m，H-3），1.42（1H，d，*J* = 6.0Hz，H-5），0.91（1H，dd，*J* = 9.0Hz，6.0Hz，H-6），0.64（1H，t，*J* = 9.0Hz，H-7），1.75（1H，m，H-8），1.55（1H，m，H-8），2.44（1H，m，H-9），0.91（1H，m，H-9），1.05（3H，s，H-12），1.10（3H，s，H-13），1.22（3H，s，H-14），1.53（3H，s，H-15）。

^{13}C NMR（125MHz，CD$_3$OD）*δ*/ppm：78.1（C-1），30.1（C-2），41.9（C-3），71.6（C-4），48.6（C-5），21.1（C-6），19.0（C-7），16.0（C-8），37.8（C-9），38.5（C-10），17.5（C-11），15.7（C-12），29.6（C-13），14.5（C-14），23.7（C-15）。

madolin A（**2**）[79]

无色块状结晶（甲醇）；ESI MS *m/z*：257[M + Na]⁺，491[2M + Na]⁺，269[M + Cl]⁻，分子量为 234；分子式为 $C_{15}H_{22}O_2$。

^{1}H NMR（500MHz，CDCl$_3$）*δ*/ppm：2.98（1H，dd，*J* = 10.8Hz，3.0Hz，H-1），2.24（1H，m，H-2），1.29（1H，m，H-2），2.78（1H，dt，*J* = 13.2Hz，4.2Hz，H-3），2.40（1H，td，*J* = 12.8Hz，3.6Hz，H-3），6.49（1H，d，*J* = 9.6Hz，H-5），1.68（1H，t，*J* = 9.6Hz，H-6），1.09（1H，overlap，H-7），1.92（1H，dd，*J* = 10.8Hz，5.4Hz，H-8），1.10（1H，overlap，H-8），2.15（1H，m，H-9），1.10（1H，overlap，H-9），1.19（3H，s，H-12），1.24（3H，s，H-13），9.37（1H，d，*J* = 1.2Hz，H-14），0.94（3H，s，H-15）。

^{13}C NMR（125MHz，CDCl$_3$）*δ*/ppm：62.8（C-1），27.7（C-2），20.5（C-3），144.0（C-4），154.7（C-5），28.8（C-6），38.6（C-7），22.0（C-8），39.9（C-9），59.9（C-10），23.9（C-11），28.3（C-12），15.5（C-13），193.6（C-14），17.2（C-15）。

madolin F（**3**）[79]

无色雪花状结晶（丙酮）；ESI MS *m/z*：221[M + H]⁺，243[M + Na]⁺，分子量为 220，

分子式为 $C_{14}H_{20}O_2$。

^{1}H NMR（500MHz，CDCl$_3$）δ/ppm：2.74（1H，m，H-2），2.62（1H，m，H-2），2.79（2H，m，H-3），2.35（1H，d，J = 5.0Hz，H-5），1.38（1H，dd，J = 9.0Hz，5.0Hz，H-6），0.68（1H，t，J = 9.0Hz，H-7），1.80（1H，m，H-8），1.65（1H，m，H-8），1.75（1H，t，J = 8.5Hz，H-9），1.17（1H，m，H-9），0.89（3H，s，H-12），1.06（3H，s，H-13），0.96（3H，s，H-14）。

^{13}C NMR（125MHz，CDCl$_3$）δ/ppm：212.0（C-1），35.9（C-2），36.0（C-3），208.4（C-4），48.9（C-5），16.2（C-6），18.5（C-7），14.6（C-8），30.2（C-9），46.0（C-10），17.2（C-11），15.1（C-12），28.7（C-13），17.5（C-14）。

volvalerenal B（**4**）[79]

无色油状物；ESI MS m/z：271[M + Na]$^+$，519[2M + Na]$^+$，分子量为248，分子式为 $C_{15}H_{20}O_3$。

^{1}H NMR（500MHz，CDCl$_3$）δ/ppm：3.37（1H，dd，J = 11.6Hz，3.2Hz，H-1），2.45（1H，overlap，H-2），1.62（1H，m，H-2），2.79（1H，m，H-3），2.43（1H，overlap，H-3），6.41（1H，d，J = 9.6Hz，H-5），1.66（1H，m，H-6），1.09（1H，m，H-7），1.98（1H，m，H-8），1.57（1H，m，H-8），2.53（1H，dd，J = 13.5Hz，4.0Hz，H-9），0.97（1H，m，H-9），1.18（3H，s，H-12），1.22（3H，s，H-13），9.21（1H，s，H-14），8.98（1H，d，J = 1.5Hz，H-15）。

^{13}C NMR（125MHz，CDCl$_3$）δ/ppm：63.4（C-1），26.3（C-2），19.9（C-3），142.5（C-4），156.3（C-5），29.1（C-6），37.9（C-7），21.8（C-8），32.2（C-9），62.1（C-10），24.1（C-11），28.3（C-12），15.3（C-13），193.5（C-14），200.0（C-15）。

kissoone A（**40**）[79]

无色油状物；ESI MS m/z：241[M + Na]$^+$，459[2M + Na]$^+$，分子量为218，分子式为 $C_{15}H_{22}O$。

^{1}H NMR（500MHz，CD$_3$OD）δ/ppm：5.09（1H，m，H-1），2.13（1H，overlap，H-2），2.05（1H，overlap，H-2），2.67（1H，m，H-3），2.04（1H，overlap，H-3），6.49（1H，d，J = 9.5Hz，H-5），1.56（1H，t，J = 9.5Hz，H-6），0.99（1H，m，H-7），1.81（1H，m，H-8），0.96（1H，m，H-8），2.15（1H，overlap，H-9），2.05（1H，overlap，H-9），1.16（3H，s，H-12），1.21（3H，s，H-13），9.22（1H，d，J = 1.0Hz，H-14），1.23（1H，d，J = 1.0Hz，H-15）。

^{13}C NMR（125MHz，CD$_3$OD）δ/ppm：125.1（C-1），28.4（C-2），23.8（C-3），143.8（C-4），158.7（C-5），31.0（C-6），39.5（C-7），24.1（C-8），40.6（C-9），135.2（C-10），22.3（C-11），28.4（C-12），15.7（C-13），196.2（C-14），17.2（C-15）。

(−)-valerenic acid（**72**）[104]

白色固体；熔点 135～136℃；$[\alpha]_D^{25}$：−127（c 2.8，CHCl$_3$）；HR MS m/z：235.1695[M + H]$^+$（计算值 235.1693，$C_{15}H_{22}O_2$ + H）。

^{1}H NMR（CDCl$_3$）δ/ppm：0.81（3H，d，J = 7.0Hz，H-15），1.45（1H，m，H-6），1.46（1H，m，H-7），1.58（1H，m，H-1），1.66（3H，s，H-10），1.80（1H，m，1-H），

1.85（2H, m, H-6, H-7）, 1.92（3H, s, H-13）, 2.02（1H, m, H-8）, 2.23（2H, t, $J = 7.2$Hz, 13.6Hz, H_2-2）, 2.57（1H, dd, $J = 5.5$Hz, 9.5Hz, H-5）, 2.92（1H, m, H-9）, 7.16（1H, d, $J = 9.7$Hz, H-11）, 12.29（1H, brs, COOH）。

^{13}C NMR（CDCl$_3$）δ/ppm: 24.9（C-1）, 37.8（C-2）, 131.6（C-3）, 133.5（C-4）, 35.0（C-5）, 25.7（C-6）, 29.2（C-7）, 33.4（C-8）, 47.8（C-9）, 13.9（C-10）, 146.6（C-11）, 125.7（C-12）, 12.4（C-13）, 174.8（C-14）, 12.3（C-15）。

methyl (−)-3α, 4α-epoxyvalerenate（**74**）[104]

油状；$[\alpha]_D^{25}$: +1.7（c 1.0, CHCl$_3$）: IR（neat）ν_{max}/cm^{-1}: 2932, 1716, 1644；HR MS m/z: 287.1593[M + Na]$^+$（计算值 287.1617, C$_{16}$H$_{24}$O$_3$ + Na）。

^{1}H NMR（CDCl$_3$）δ/ppm: 1.03（3H, d, $J = 7.1$Hz, H-15）, 1.23（3H, s, H-10）, 1.35（2H, m, H-1）, 1.49（1H, m, H-6）, 1.50（1H, m, H-2）, 1.53（1H, m, H-7）, 1.84（1H, m, H-2）, 1.86（3H, s, H-13）, 2.12（1H, m, H-6）, 2.13（1H, m, H-8）, 2.18（1H, m, H-9）, 2.62（1H, dd, $J = 4.5$Hz, 10.1Hz, H-5）, 3.75（3H, s, COOCH$_3$）, 7.00（1H, d, $J = 10.5$Hz, H-11）。

^{13}C NMR（CDCl$_3$）δ/ppm: 21.6（C-1）, 32.5（C-2）, 71.3（C-3）, 65.5（C-4）, 36.9（C-5）, 23.9（C-6）, 28.9（C-7）, 30.4（C-8）, 40.5（C-9）, 15.3（C-10）, 140.9（C-11）, 128.1（C-12）, 13.1（C-13）, 168.9（C-14）, 14.1（C-15）, 52.2（OCH$_3$）。

methyl (−)-3β, 4β-epoxyvalerenate（**75**）[104]

油状；$[\alpha]_D^{25}$: ±67.0（c 1.90, CHCl$_3$）；IR（neat）ν_{max}/cm^{-1}: 2932, 1715, 1647；HR MS m/z: 287.1605[M + Na]$^+$（计算值 287.1617, C$_{16}$H$_{24}$O$_3$ + Na）。

^{1}H NMR（CDCl$_3$）δ/ppm: 0.87（3H, d, $J = 7.3$Hz, H-15）, 1.32（1H, m, H-1）, 1.39（1H, m, H-7）, 1.41（3H, s, H-10）, 1.56（1H, m, H-1）, 1.62（1H, m, H-6）, 1.65（1H, m, H-2）, 1.85（3H, d, $J = 1.3$Hz, H-13）, 1.85（1H, m, H-7）, 1.87（1H, m, H-2）, 1.89（1H, m, H-6）, 2.07（1H, m, H-8）, 2.44（1H, t, $J = 7.6$Hz, 13.7Hz, H-9）, 2.58（1H, dd, $J = 3.7$Hz, 8.3Hz, H-5）, 3.73（3H, s, COOCH$_3$）7.15（1H, dq, $J = 1.4$Hz, 9.7Hz, H-11）。

^{13}C NMR（CDCl$_3$）δ/ppm: 24.3（C-1）, 33.2（C-2）, 71.9（C-3）, 70.6（C-4）, 34.7（C-5）, 24.8（C-6）, 27.9（C-7）, 33.2（C-8）, 41.3（C-9）, 15.5（C-10）, 142.0（C-11）, 128.9（C-12）, 13.1（C-13）, 168.9（C-14）, 14.3（C-15）, 52.0（OCH$_3$）。

(−)-3β, 4β-epoxyvalerenic acid（**76**）[104]

油状；$[\alpha]_D^{25}$: ±70.4（c 1.580, CHCl$_3$）；IR（neat）ν_{max}/cm^{-1}: 2930, 1687, 1645；HR MS m/z: 251.1645[M + H]$^+$（计算值 251.1642, C$_{15}$H$_{22}$O$_3$ + H）。

^{1}H NMR（CDCl$_3$）δ/ppm: 0.87（3H, d, $J = 7.3$Hz, H-15）, 1.33（1H, m, H-1）, 1.38（1H, m, H-7）, 1.42（3H, s, H-10）, 1.58（1H, m, H-1）, 1.64（2H, m, H-2, H-6）, 1.82（1H, m, H-7）, 1.83（3H, s, H-13）, 1.86（1H, m, H-6）, 1.89（1H, m, H-2）, 2.07（1H, m, H-8）, 2.44（1H, t, $J = 7.2$, 13.6Hz, H-9）, 2.66（1H, dd, $J = 3.9$Hz, 9.5Hz, H-5）, 7.29（1H, d, $J = 9.8$Hz, H-11）。

^{13}C NMR（CDCl$_3$）δ/ppm: 24.7（C-1）, 33.2（C-2）, 72.0（C-3）, 70.7（C-4）, 34.9

（C-5），24.3（C-6），27.8（C-7），33.2（C-8），41.3（C-9），15.5（C-10），144.4（C-11），128.5（C-12），12.8（C-13），173.6（C-14），14.3（C-15）。

四、木脂素类

近年来，国内外报道的木脂素类成分大多为双环氧型或 7, 9'-单环氧型木脂素及其苷类[106]。2004 年，Piccinelli 等[107]从缬草根中提取出了 2 个新的 7, 9':7', 9-二环氧基糖苷（prinsepiol-4-O-β-D-glucopyranoside 和 fraxiresinol-4'-O-β-D-glucopyranoside）以及 3 个已知木脂素，并发现其具有抗氧化和血管松弛作用。Wang 等[106]在 2013 年从 *Valeriana officinalis* var. *latifolia* 的根中分离得到了 6 种木脂素，发现医学木脂素对 PC12 细胞有抑制活性和增强对神经生长因子介导的神经突起生长的活性。Zu 等首次从宽叶缬草水层中分离并鉴定了 6 个水溶性木脂素苷化合物，后经查阅文献发现，木脂素苷类化合物成分虽无显著的镇静作用，但具有调节血脂、抗脂质过氧化等药理作用[90]。Wang[78]等从黑水缬草抗阿尔茨海默病（AD）有效部位中共分离鉴定了 11 个化合物，包括 5 个双环氧木脂素类化合物，对其进行体外活性研究发现 25μmol/L、12.5μmol/L 和 5μmol/L 的双环氧木脂素类化合物均能明显减轻 $A\beta_{1-42}$ 所致 PC12 细胞损伤。

缬草属部分木脂素类化合物结构式见图 4-14。

	R_1	R_2	R_3	R_4	R_5	R_6	R_7	
3	OH	OMe	H	H	OH	OH	H	8-hydroxipinoresinol
4	OH	OMe	H	H	OMe	OH	H	pinoresinol
5	OH	OH	H	H	OMe	OMe	H	(+)-2-(3, 4-dimethoxyphenyl)-6-(3, 4-dihydroxy-phenyl)-2, 7-dioxabicyclo[3, 3, 0]octane
6	OH	OMe	H	H	OMe	OMe	H	pinoresinol monomethyl ether
7	OGlc	OMe	H	H	OMe	OH	H	pinoresinol-4-O-β-D-glucopyranoside
8	OMe	OMe	OH	H	OMe	OGlc	H	8-hydroxypinoresinol-4'-O-β-D-glucopyranoside
9	O-β-D-glu	OMe	OH	OH	OMe	OH	H	prinsepiol-4-O-β-D-glucopyranoside
10	OH	OMe	OH	H	OMe	O-β-D-glu	OCH₃	fraxiresinol-4'-O-β-D-glucopyranoside
11	OH	OMe	OH	OH	OMe	OH	H	prinsepiol
12	H	OMe	OAc	H	OMe	OH	H	(+)-1-acetoxypinoresinol

	R_1	R_2	R_3	
13	β-D-glu	β-D-glu	H	(+)-pinoresinol-4, 4'-di-O-β-D-glucopyranoside
14	H	H	β-D-glu	(+)-pinoresinol-8-O-β-D-glucopyranoside
15	β-D-glu	β-D-glu	OH	8-hydroxypinoresinol-4, 4'-di-O-β-D-glucopyranoside
16	β-D-glu	H	OH	(+)-8-hydroxypinoresinol-4'-O-β-D-glucopyranoside
17	H	β-D-glu	H	(+)-pinoresinol-4-O-β-D-glucopyranoside
18	H	H	OH	(+)-8-hydroxypinoresinol
19	H	β-D-glu	OH	(+)-8-hydroxypinoresinol-4'-O-β-D-glucopyranoside

1 dihydrodehydrodiconiferyl alcohol 9-isovalerate　　**2** olivil

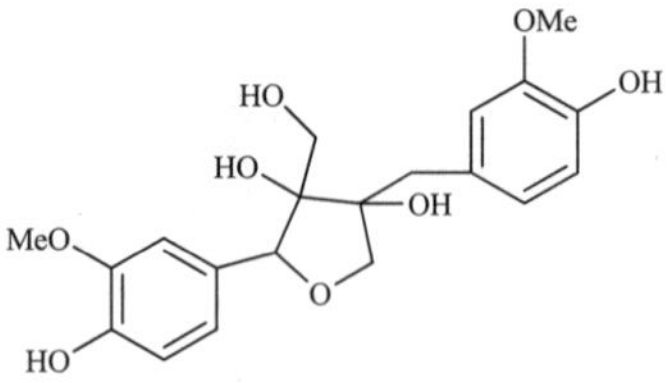

20 (−)-massoniresinol

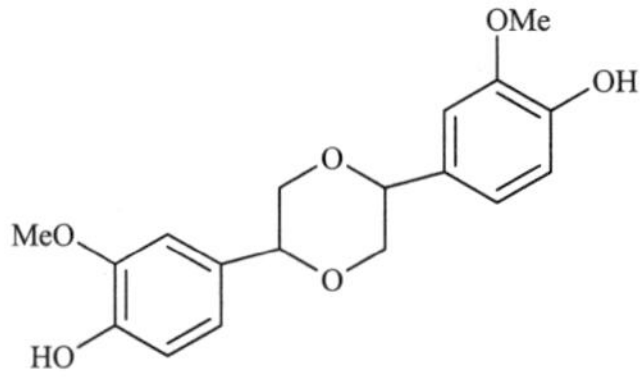

21 2, 5-di(4-hydroxy-3-methoxyphenyl)-1, 4-dioxan

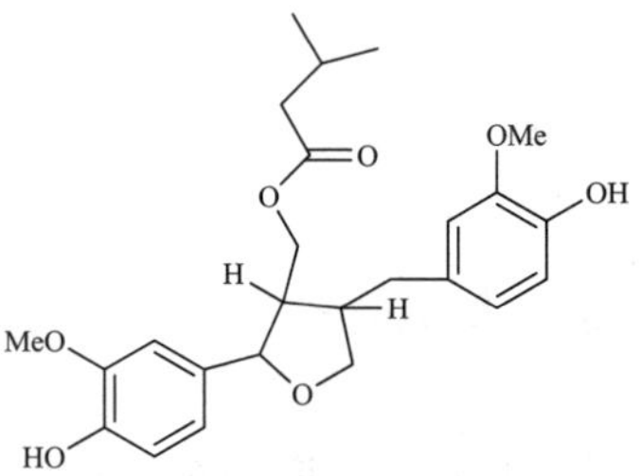

22 (＋)-9′-isovaleroxylariciresinol

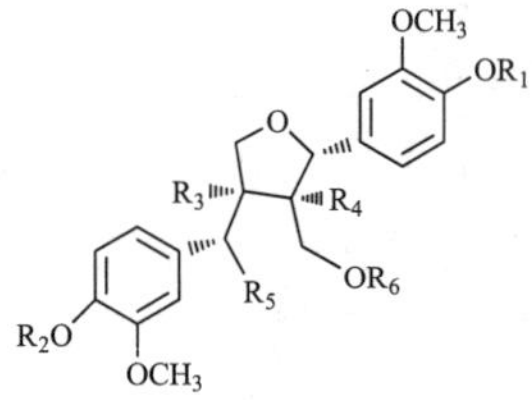

	R₁	R₂	R₃	R₄	R₅	R₆	
23	H	Glc	OH	H	H	H	olivil-4′-O-β-D-glucopyranoside
24	Glc	Glc	H	H	H	H	lariciresinol-4, 4′-di-O-β-D-glucopyranoside
25	Glc	H	OH	H	H	H	olivil-4-O-β-D-glucopyranoside
26	Glc	H	H	H	H	H	lariciresinol-4-O-β-D-glucopyranoside
27	Glc	H	H	H	OH	H	neoarctin A
28	H	Glc	H	H	H	H	lariciresinol-4′-O-β-D-glucopyranoside
29	H	H	OH	OH	H	Glc	(−)-massoniresinol 3a-O-β-D-glucopyranoside

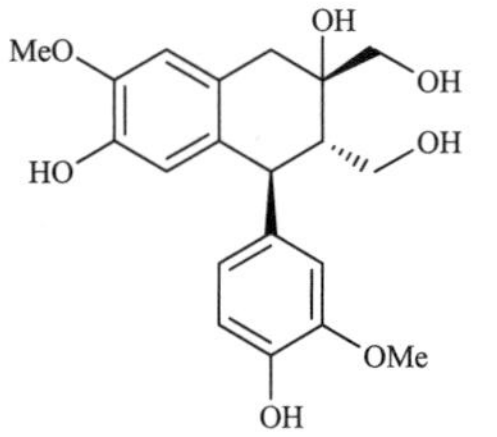

30 (+)-cycloolivil

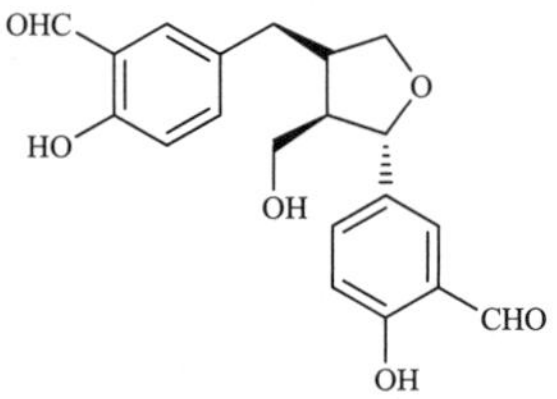

31 lariciresinol C

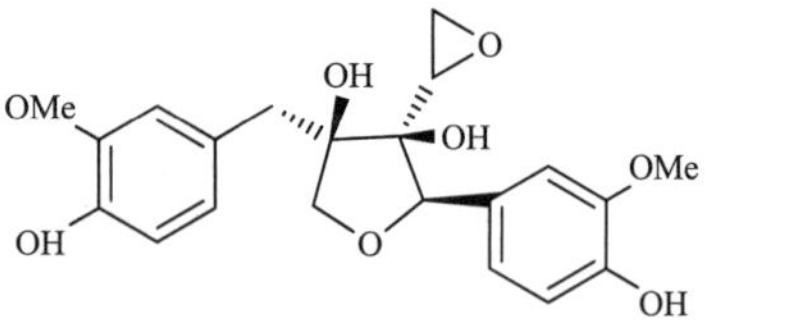

32 (7R, 8S, 8′R, 9R)-tetrahydro-7-(4-hydroxy-3-methoxyphenyl)-8′-[(4′-hydroxy-3′-methoxyphenyl)methyl]-8-oxirane-8, 8′-fur-andiol

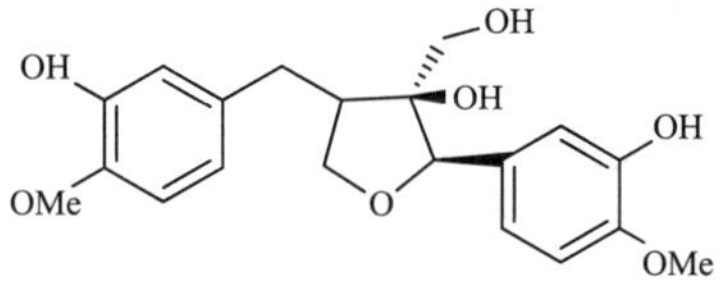

33 (7αH, 8′βH)-3, 3′, 8β, 9-tetrahydroxy-4, 4′-dimethoxy-7, 9′-epoxylignan

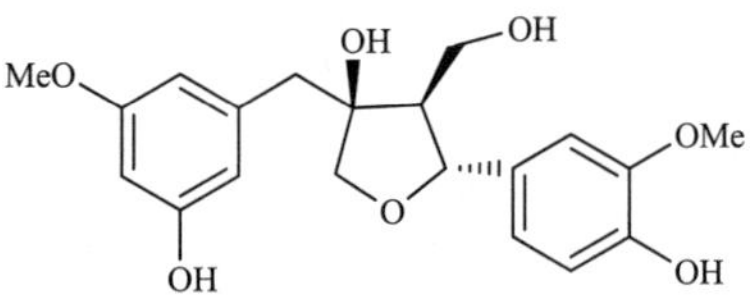

34 ginkgool

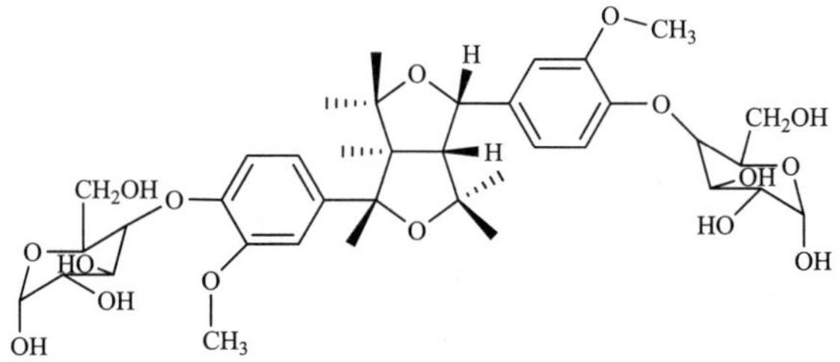

35 pinoresinol-4, 4′-di-O-β-D-glucoside

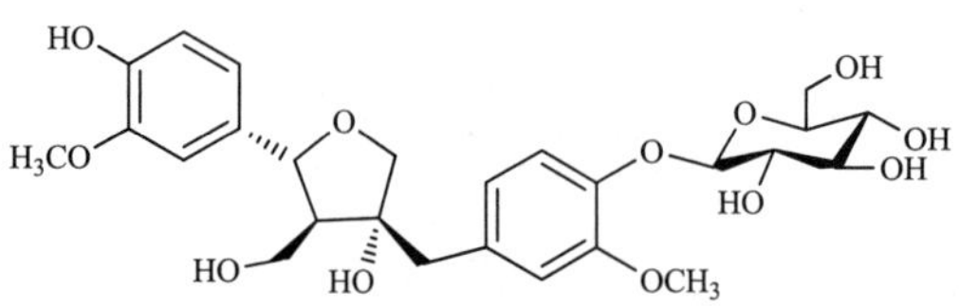

36 sinenoside I

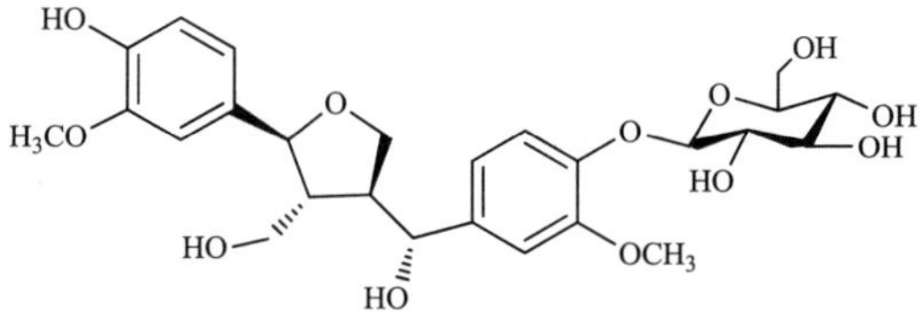

37 lanicepside A

图 4-14　缬草属部分木脂素类化合物结构

缬草属木脂素类化合物物理常数及结构鉴定如下。

dihydrodehydrodiconiferyl alcohol 9-isovalerate（**1**）[106]

分子式：$C_{25}H_{32}O_7$；分子量：444；分离部位：根；植物来源：*Valeriana officinalis* var.。

olivil（橄榄素）（**2**）[106]

分子式：$C_{20}H_{24}O_7$；分子量：376；分离部位：根；植物来源：*Valeriana officinalis* var.。

8-hydroxipinoresinol（**3**）[28]

分子式：$C_{20}H_{22}O_7$；分子量：374；分离部位：根；植物来源：*Valeriana jatamansi*。

pinoresinol（松脂素）（**4**）[106]

分子式：$C_{20}H_{22}O_6$；分子量：358；分离部位：根；植物来源：*Valeriana officinalis* var.。

(+)-2-(3, 4-dimethoxyphenyl)-6-(3, 4-dihydroxyphenyl)-2, 7-dioxabicyclo[3, 3, 0]octane（**5**）[28]

分子式：文献中未给出；分子量：文献中未给出；分离部位：根；植物来源：*Valeriana jatamansi*。

pinoresinol monomethyl ether（**6**）[28]

分子式：$C_{21}H_{24}O_6$；分子量：372；分离部位：根；植物来源：*Valeriana jatamansi*。

pinoresinol-4-*O*-β-D-glucopyranoside（**7**）[108]

分子式：$C_{28}H_{36}O_{13}$；分子量：580；分离部位：根；植物来源：*Valeriana officinalis*。

8-hydroxipinoresinol-4′-*O*-β-D-glucopyranoside（**8**）[107]

分子式：$C_{26}H_{32}O_{12}$；分子量：536；分离部位：根；植物来源：*Valeriana officinalis*。

prinsepiol-4-*O*-β-D-glucopyranoside（青刺尖木脂醇苷）（**9**）[107]

分子式：$C_{26}H_{32}O_{13}$；分子量：552；分离部位：根；植物来源：*Valeriana prionophylla*。

白色无定形粉末，可溶于甲醇、水，难溶于二氯甲烷；莫利希（Molisch）试验呈阳性；ESI MS *m/z*：575[M + Na]$^+$。

^{1}H NMR（400MHz，CD$_3$OD）δ/ppm：7.01（1H，d，*J* = 2.0Hz，H-2），7.02（1H，d，*J* = 8.0Hz，H-5），6.92（1H，dd，*J* = 2.0Hz，8.0Hz，H-6），4.86（1H，s，H-7），3.87（1H，d，*J* = 9.5Hz，H-9a），3.96（1H，d，*J* = 9.5Hz，H-9b），6.98（1H，d，*J* = 2.0Hz，H-2′），6.70（1H，d，*J* = 8.0Hz，H-5′），6.72（1H，dd，*J* = 2.0Hz，8.0Hz，H-6′），4.83（1H，s，H-7′），3.87（1H，d，*J* = 9.5Hz，H-9′a），3.96（1H，d，*J* = 9.5Hz，H-9′b），3.70（6H，s，3-OCH$_3$，3′-OCH$_3$），4.81（1H，d，*J* = 8.5Hz，glu-H-1″）。

^{13}C NMR（100MHz，CD$_3$OD）δ/ppm：133.0（C-1），113.5（C-2），150.2（C-3），147.5（C-4），117.2（C-5），121.5（C-6），88.7（C-7），89.3（C-8），76.8（C-9），129.6（C-1′），112.9（C-2′），148.7（C-3′），147.4（C-4′），115.9（C-5′），121.7（C-6′），89.0（C-7′），89.4（C-8′），76.8（C-9′），56.9（3-OCH$_3$），56.7（3′-OCH$_3$）；δ_{glu-C}（1″～6″）/ppm：102.6，74.9，77.7，71.3，78.0，62.6。

fraxiresinol-4′-*O*-β-D-glucopyranoside（**10**）[107]

分子式：$C_{27}H_{34}O_{12}$；分子量：550；分离部位：根；植物来源：*Valeriana prionophylla*。

prinsepiol（**11**）[107]

分子式：$C_{20}H_{22}O_8$；分子量：390；分离部位：根；植物来源：*Valeriana prionophylla*。

(+)-1-acetoxypinoresinol（**12**）[33]

分子式：$C_{22}H_{24}O_8$；分子量：416；分离部位：叶；植物来源：*Valeriana officinalis* L.。

白粉末，$C_{22}H_{24}O_8$，$[\alpha]_D^{20} + 29.2$（c 1.01，EtOH）。

^{1}H NMR（400MHz，CDCl$_3$）δ/ppm：1.68（3H，s，—CH$_3$CO$_2$），3.31（1H，dt，$J=4.9$Hz，7.6Hz，H-5），3.75（1H，dd，$J=4.9$Hz，9.4Hz，H-4b），3.88（3H，s，H—OCH$_3$），3.86（3H，s，H—OCH$_3$），4.22（1H，d，$J=10.7$Hz，H-8b），4.42（1H，dd，$J=7.6$Hz，9.4Hz，H-4a），4.43（1H，d，$J=10.7$Hz，H-8a），4.72（1H，d，$J=4.9$Hz，H-6），5.04（1H，s，H-2），5.74（2H，—OH×2），6.85～6.86（3H，m，H-2′，H-5′，H-6′），6.88（1H，dd，$J=1.5$Hz，7.9Hz，H-6″），6.91（1H，d，$J=7.9$Hz，H-5″），6.96（1H，d，$J=1.5$Hz，H-2″）。

^{13}C NMR（100MHz，CDCl$_3$）δ/ppm：21.0（—CH$_3$CO$_2$），55.9（3′-OCH$_3$，3″-OCH$_3$），59.0（C-5），70.0（C-4），75.4（C-8），86.0（C-6），87.0（C-2），97.5（C-1），108.9（C-2″），111.8（C-2′），114.0（C-5′），114.1（C-5″），119.6（C-6″），121.6（C-6′），128.5（C-1′），131.1（C-1″），145.8（C-4″），145.9（C-4′），146.4（C-3′），146.0（C-3″），169.7（—CH$_3$CO$_2$）。

(+)-pinoresinol-4, 4′-di-*O*-β-D-glucopyranoside（**13**）[89]

分离部位：根、根茎；植物来源：*Valeriana amurensis*。

(+)-pinoresinol-8-*O*-β-D-glucopyranoside（**14**）[89]

分离部位：根、根茎；植物来源：*Valeriana amurensis*。

8-hydroxypinoresinol-4, 4′-di-*O*-β-D-glucopyranoside（**15**）[89]

分离部位：根、根茎；植物来源：*Valeriana amurensis*。

(+)-8-hydroxypinoresinol-4′-*O*-β-D-glucopyranoside（**16**）[89]

分离部位：根、根茎；植物来源：*Valeriana amurensis*。

(+)-pinoresinol-4-*O*-β-D-glucopyranoside（**17**）[89]

分子式：$C_{26}H_{32}O_{11}$；分子量：520；分离部位：根、根茎；植物来源：*Valeriana amurensis*。

(+)-8-hydroxypinoresinol（**18**）[89]

分子式：$C_{20}H_{22}O_7$；分子量：374；分离部位：根、根茎；植物来源：*Valeriana amurensis*。

(+)-8-hydroxypinoresinol-4′-*O*-β-D-glucopyranoside（**19**）[109]

分子式：$C_{26}H_{32}O_{12}$；分子量：536；分离部位：根、根茎；植物来源：*Valeriana officinalis*。

白色粉末；Molisch 试验反应阳性；ESI MS *m/z*：535[M−H]$^-$。

^{1}H NMR（400MHz，CD$_3$OD）δ/ppm：7.03（1H，d，$J=2.0$Hz，H-2），6.77（1H，d，$J=8.4$Hz，H-5），6.84（1H，dd，$J=8.4$Hz，2.0Hz，H-6），4.67（1H，s，H-7），3.84（1H，d，$J=9.2$Hz，H-9a），4.04（1H，d，$J=9.2$Hz，H-9b），7.11（1H，d，$J=2.0$Hz，H-2′），7.15（1H，d，$J=8.4$Hz，H-5′），6.96（1H，dd，$J=8.4$Hz，2.0Hz，H-6′），4.88（1H，d，$J=3.6$Hz，H-7′），3.02（1H，m，H-8′），3.77（1H，dd，$J=6.4$Hz，8.4Hz，H-9′a），4.46（1H，t，$J=8.4$Hz，H-9′b），3.86（3H，s，3-OCH$_3$），3.87（3H，s，3′-OCH$_3$），4.88（1H，d，$J=9.2$Hz，H-1″）。

^{13}C NMR（100MHz，CD$_3$OD）δ/ppm：76.2（C-9），72.1（C-9′），92.8（C-8），62.5（C-8′），89.3（C-7），87.3（C-7′），121.5（C-6），120.2（C-6′），115.6（C-5），117.9（C-5′），

147.6（C-4），147.5（C-4'），148.7（C-3），150.9（C-3'），112.7（C-2），111.9（C-2'），129.0（C-1），137.2（C-1'），56.3（3-OCH$_3$），56.7（3'-OCH$_3$），102.8（glu-C-1），74.9～62.5（sugar-C）。

(−)-massoniresinol（**20**）[28]

分子式：C$_{20}$H$_{24}$O$_8$；分子量：392；分离部位：根；植物来源：*Valeriana jatamansi*。

2, 5-di(4-hydroxy-3-methoxyphenyl)-1, 4-dioxan（**21**）[28]

分子式：C$_{18}$H$_{20}$O$_6$；分子量：332；分离部位：根；植物来源：*Valeriana jatamansi*。

(+)-9'-isovaleroxylariciresinol（**22**）[110]

分子式：C$_{25}$H$_{32}$O$_7$；分子量：444；分离部位：根；植物来源：*Valeriana jatamansi*。

olivil-4'-*O*-*β*-D-glucopyranoside（**23**）[58]

分子式：C$_{26}$H$_{34}$O$_{12}$；分子量：538；分离部位：根、根茎；植物来源：*Valeriana amurensis*。

lariciresinol-4, 4'-di-*O*-*β*-D-glucopyranoside（落叶松脂醇-4, 4'-*O*-*β*-D-双葡萄吡喃糖苷）（**24**）[58]

分子式：C$_{32}$H$_{44}$O$_{16}$；分子量：684；分离部位：根、根茎；植物来源：*Valeriana amurensis*。

白色粉末；ESI MS *m/z*：683[M−H]$^-$。

^{1}H NMR（400MHz，CD$_3$OD）*δ*/ppm：4.83（1H，d，*J* = 7.6Hz，H-7），2.35（1H，m，H-8），3.64（2H，m，H-9），2.55（1H，dd，*J* = 11.2Hz，13.2Hz，H-7'a），2.94（1H，dd，*J* = 4.8Hz，13.2Hz，H-7'b），2.72（1H，m，H-8'），3.73（1H，dd，*J* = 6.4Hz，8.4Hz，H-9'a），4.00（1H，dd，*J* = 6.4Hz，8.4Hz，H-9'b），4.86（1H，d，*J* = 8.0Hz，H-1"）和4.87（1H，d，*J* = 8.0Hz，H-1‴）为2个糖端基质子信号。

^{13}C NMR（100MHz，CD$_3$OD）*δ*/ppm：60.4（C-9），54.1（C-8），83.8（C-7），73.6（C-9'），43.7（C-8'），33.6（C-7'）。

olivil-4-*O*-*β*-D-glucopyranoside（橄榄树脂素-4-*O*-*β*-D-葡萄糖苷）（**25**）[109]

分子式：C$_{26}$H$_{34}$O$_{12}$；分子量：538；分离部位：根、根茎；植物来源：*Valeriana amurensis*。

白色粉末；FAB-MS *m/z*：561[M + Na]$^+$。

^{1}H NMR（400MHz，CD$_3$OD）*δ*/ppm：7.22（1H，d，*J* = 1.8Hz，H-2），7.10（1H，d，*J* = 8.0Hz，H-5），6.97（1H，dd，*J* = 1.8Hz，8.0Hz，H-6），4.79（1H，d，*J* = 6.8Hz，H-7），2.26（1H，m，H-8），3.74（1H，m，H-9a），3.84（1H，m，H-9b），6.89（1H，brs，H-2'），2.90（1H，d，*J* = 13.6Hz，H-7'a），2.95（1H，d，*J* = 13.6Hz，H-7'b），3.61（1H，d，*J* = 9.2Hz，H-9'a），3.82（1H，d，*J* = 9.2Hz，H-9'b），4.86（1H，d，*J* = 8.2Hz，H-1"）为葡萄糖端基质子信号。

^{13}C NMR（100MHz，CD$_3$OD）*δ*/ppm：139.1（C-1），130.4（C-1'），112.2（C-2），115.2（C-2'），150.8（C-3），148.6（C-3'），147.4（C-4），146.2（C-4'），117.6（C-5），115.8（C-5'），120.5（C-6），124.0（C-6'），60.9（C-9），78.1（C-9'），62.0（C-8），82.6（C-8'），85.6（C-7），40.6（C-7'），56.7（3-OCH$_3$），56.3（3'-OCH$_3$），102.9（glu-C-1），74.9～62.5（sugar-C）。异核多键相关谱（HMBC）显示，*δ* 4.86ppm 处的葡萄糖端基质子信号与苷元 C-4（*δ* 147.4ppm）存在明显相关，证明葡萄糖连在苷元的 C-4 上。

lariciresinol-4-O-β-D-glucopyranoside（**26**）[58]

分子式：$C_{26}H_{34}O_{11}$；分子量：522；分离部位：根、根茎；植物来源：*Valeriana amurensis*。

neoarctin A（**27**）[58]

分子式：$C_{42}H_{46}O_{12}$；分子量：742；分离部位：根、根茎；植物来源：*Valeriana amurensis*。

lariciresinol-4'-O-β-D-glucopyranoside（**28**）[58]

分离部位：根、根茎；植物来源：*Valeriana amurensis*

(−)-massoniresinol 3a-O-β-D-glucopyranoside（**29**）[58]

分子式：$C_{26}H_{34}O_{13}$；分子量：554；分离部位：根、根茎；植物来源：*Valeriana amurensis*。

(+)-cycloolivil（**30**）[58]

分子式：$C_{20}H_{24}O_7$；分子量：376；分离部位：叶；植物来源：*Valeriana officinalis* L.。
白色粉末；$[\alpha]_D^{20}$ + 56.1（c 0.12，MeOH），ESI MS m/z：375.1[M−H]⁻。

^{1}H NMR（400MHz，DMSO-d_6）δ/ppm：8.82（1H，s，OH-4），8.40（1H，s，OH-4'），6.71（1H，d，J = 8.0Hz，H-5），6.65（1H，s，H-2），6.55（1H，s，H-2'），6.53（1H，d，J = 8.0Hz，H-6），6.06（1H，s，H-5'），4.97（1H，s，OH-9），4.74（1H，s，OH-9'），4.33（1H，s，OH-8'），3.85（1H，d，J = 11.6Hz，H-7），3.69（6H，s，CH₃O-3；CH₃O-3'），3.60（2H，m，H-9a，H-9'a），3.37（2H，m，H-9b，H-9'b），3.08（1H，d，J = 16.5Hz，H-7'a），2.43（1H，d，J = 16.5Hz，H-5），1.88（1H，d，J = 11.2Hz，H-8）。

^{13}C NMR（100MHz，DMSO-d_6）δ/ppm：147.8（C-3），146.3（C-3'），145.3（C-4），144.1（C-4'），137.2（C-1），132.3（C-1'），125.4（C-6'），122.1（C-6），116.4（C-5'），115.9（C-5），113.8（C-2），112.4（C-2'），73.6（C-8'），68.7（C-9'），59.7（C-9），56.3（CH₃O-3），56.3（CH₃O-3'），46.4（C-8），43.3（C-7），39.4（H-7'）。

lariciresinol C（**31**）[58]

分子式：$C_{20}H_{20}O_6$；分子量：356；分离部位：叶；植物来源：*Valeriana officinalis* L.。

(7R, 8S, 8'R, 9R)-tetrahydro-7-(4-hydroxy-3-methoxyphenyl)-8'-[(4'-hydroxy-3'-methoxyphenyl)methyl]-8-oxirane-8, 8'-fur-andiol（**32**）[58]

分子式：$C_{21}H_{24}O_8$；分子量：404；分离部位：叶；植物来源：*Valeriana officinalis* L.。
黄针晶体；$[\alpha]_D^{20}$ −25.3（c 0.12，MeOH），HR ESI MS m/z：427.4113[M + Na]⁺。

^{1}H NMR（400MHz，DMSO-d_6）δ/ppm：7.04（1H，d，J = 1.8Hz，H-2），6.73（1H，d，J = 8.1Hz，H-5），6.82（1H，dd，J = 1.8Hz，8.8Hz，H-6），5.01（1H，s，H-7），3.99（1H，t，J = 5.3Hz，H-9），3.83（1H，dd，J = 11.3Hz，5.3Hz，H-10），3.74（1H，dd，J = 11.3Hz，5.3Hz，H-10），6.98（1H，d，J = 1.9Hz，H-2'），6.71（1H，d，J = 8.01Hz，H-5'），6.78（1H，dd，J = 8.0Hz，1.91Hz，H-6'），2.96（1H，d，J = 10.8Hz，H-7'），3.86（1H，d，J = 8.9Hz，H-9'），3.66（1H，d，J = 8.9Hz，H-9'）3.74（3H，s，3-OCH₃），3.82（3H，s，3'-OCH₃）。

^{13}C NMR（100MHz，DMSO-d_6）δ/ppm：146.8（C-3'），146.9（C-3），145.2（C-4'），145.5（C-4），130.7（C-1'），131.7（C-1），120.6（C-6），123.1（C-6'），113.4（C-5'），114.0（C-5），111.7（C-2），114.9（C-2'），39.7（C-7'），84.7（C-7），80.4（C-8），81.5

（C-8'），63.8（C-9），58.6（C-9'），63.6（C-10），55.3（3-OCH$_3$），55.4（3'-OCH$_3$）。

(7α*H*, 8'β*H*)-3, 3', 8β, 9-tetrahydroxy-4, 4'-dimethoxy-7, 9'-epoxylignan（**33**）[58]

分子式：C$_{20}$H$_{24}$O$_7$；分子量：376；分离部位：叶；植物来源：*Valeriana officinalis* L.。

白色针状物质；熔点：198～201℃；[α]$_D^{20}$ + 11.9（*c* 0.11，MeOH）；HR ESI MS *m/z*：399.1424[M + Na]$^+$。

^{1}H NMR（400MHz，DMSO-d$_6$）δ/ppm：6.98（1H，d，*J* = 2.0Hz，H-2'），6.83（1H，d，*J* = 2.0Hz，H-2），6.80（1H，d，*J* = 8.0Hz，H-5'），6.76（1H，dd，*J* = 8.0Hz，2.0Hz，H-6'），6.73（1H，d，*J* = 8.0Hz，H-5），6.67（1H，dd，*J* = 8.0Hz，2.0Hz，H-6），4.85（1H，s，H-7'），4.09（1H，dd，*J* = 8.5Hz，6.5Hz，H-9a），3.86（3H，s，—OCH$_3$），3.85（3H，s，—OCH$_3$），3.81（1H，d，*J* = 11.5Hz，H-9'a），3.69（1H，d，*J* = 11.5Hz，H-9'b），3.68（1H，dd，*J* = 8.5Hz，5.5Hz，H-9b），3.11（1H，dd，*J* = 12.5Hz，2.5Hz，H-7a），2.60（1H，m，H-8），2.49（1H，dd，*J* = 13.0Hz，12.5Hz，H-7b）。

^{13}C NMR（100MHz，DMSO-d$_6$）δ/ppm：131.4（C-1），111.5（C-2），144.4（C-3），147.6（C-4），114.5（C-5），120.6（C-6），33.7（C-7），50.7（C-8），70.3（C-9），129.2（C-1'），111.4（C-2'），145.5（C-3'），147.6（C-4'），114.3（C-5'），120.2（C-6'），84.2（C-7'），81.9（C-8'），63.0（C-9'），54.9（—OCH$_3$），55.1（—OCH$_3$）。

ginkgool（**34**）[58]

分子式：C$_{20}$H$_{24}$O$_7$；分子量：376；分离部位：叶；植物来源：*Valeriana officinalis* L.。

白色粉末；[α]$_D^{20}$ + 23.9（*c* 0.11，MeOH）；HR ESI MS *m/z*：375.1447[M−H]$^-$。

^{1}H NMR（400MHz，DMSO-d$_6$）δ/ppm：4.59（1H，d，*J* = 9.7Hz，H-2），2.14（1H，q，*J* = 6.1Hz，H-3），3.61（1H，d，*J* = 8.9Hz，H-5），3.43（1H，d，*J* = 8.8Hz，H-5），3.65（1H，m，H-3a），3.55（1H，m，H-3a），2.84（1H，d，*J* = 13.9Hz，H-4a），2.75（1H，d，*J* = 13.9Hz，H-4a），6.85（1H，brs，H-2'），6.65（1H，s，H-4'），6.65（1H，s，H-6'），3.74（3H，s，3'-OCH$_3$），7.03（1H，d，*J* = 1.8Hz，H-2''），6.68（1H，d，*J* = 8.1Hz，H-5''），6.79（1H，dd，*J* = 8.1Hz，1.8Hz，H-6''），3.74（3H，s，H-2, 3''-OCH$_3$）。

^{13}C NMR（100MHz，DMSO-d$_6$）δ/ppm：83.2（C-2），58.9（C-3），80.6（C-4），76.5（C-5），60.6（C-3a），39.7（C-4a），129.2（C-1'），114.4（C-2'），145.5（C-3'），114.6（C-4'），144.3（C-5'），122.2（C-6'），134.6（C-1''），111.9（C-2''），147.0（C-3''），145.6（C-4''），114.3（C-5''），119.2（C-6''），55.4（3'-OCH$_3$），55.6（3''-OCH$_3$）。

pinoresinol-4, 4'-di-*O*-β-D-glucoside（**35**）[111]

分子式：C$_{38}$H$_{54}$O$_{16}$；分子量：766；分离部位：根；植物来源：*Valeriana officinalis*。

sinenoside I（小蜡苷I）（**36**）[57]

分子式：C$_{26}$H$_{34}$O$_{12}$；分子量：538；分离部位：根；植物来源：*Valeriana officinalis* var. *latifolia*。

lanicepside A（青木香苷 A）（**37**）[57]

分子式：C$_{26}$H$_{34}$O$_{12}$；分子量：538；分离部位：根；植物来源：*Valeriana officinalis* var. *latifolia*。

laciresinol-4-*O*-*β*-D-glucopyranoside（落叶松脂醇-4-*O*-*β*-D-葡萄吡喃糖苷）（**38**）[109]

分子式：$C_{26}H_{34}O_{11}$；分子量：522；分离部位：根、根茎；植物来源：*Valeriana officinalis*。

白色粉末；ESI MS *m/z*：521[M–H]⁻。

¹H NMR（400MHz，CD₃OD）*δ*/ppm：6.78（1H，d，*J* = 1.6Hz，H-2'），4.85（1H，d，*J* = 8.2Hz，H-1″）为 1 个糖端基质子信号，6.71（1H，d，*J* = 8.0Hz，H-5'）和 6.63（1H，dd，*J* = 1.6Hz，8.0Hz，H-6'）与落叶松脂醇-4,4'-*O*-*β*-D-双葡萄吡喃糖苷比较，向高场位移，其他质子信号与落叶松脂醇-4,4'-*O*-*β*-D-双葡萄吡喃糖苷类似。

laciresinol（落叶松脂醇）（**39**）[109]

分子式：$C_{20}H_{24}O_{6}$；分子量：360；分离部位：根、根茎；植物来源：*Valeriana officinalis*。

透明的无定形固体；正离子 ESI MS *m/z*：383[M + Na]⁺，399[M + K]⁺；负离子 ESI MS *m/z*：359[M–H]⁻，394[M + Cl–H]⁻。

¹H NMR（500MHz，CD₃OD）*δ*/ppm：6.92（1H，brs，H-2'），6.81（1H，brs，H-2），6.62～6.78（4H，overlap，H-Ar），4.77（1H，d，*J* = 6.9Hz，H-7'），4.00（1H，dd，*J* = 6.7Hz，8.0Hz，H-9*β*），3.84（3H，s，—OCH₃），3.85（3H，s，—OCH₃），3.63～3.75（3H，m，H-9*α*，H-9'*α*，H-9'*β*），2.95（1H，dd，*J* = 4.7Hz，13.5Hz，H-7*β*），2.74（1H，m，H-8），2.50（1H，dd，*J* = 13.0Hz，11.5Hz，H-7*α*），2.40（1H，m，H-8'）。

¹³C NMR（125MHz，CD₃OD）*δ*/ppm：149.0（C-3），149.0（C-3'），147.1（C-4'），145.9（C-4），135.8（C-1），133.6（C-1'），122.2（C-6），119.9（C-6'），116.3（C-5），116.1（C-5'），113.5（C-2），110.8（C-2'），84.1（C-7'），73.6（C-9），60.5（C-9'），56.5（C-3，3'-OCH₃），54.1（C-8'），43.9（C-8），33.7（C-7）。

pinoresinol-8-*O*-*β*-D-glucopyranoside（松脂素-8-*O*-*β*-D-葡萄糖苷）（**40**）[109]

分子式：$C_{26}H_{32}O_{12}$；分子量：536；分离部位：根、根茎；植物来源：*Valeriana officinalis*。

白色粉末；ESI MS *m/z*：535[M–H]⁻。

¹H NMR（400MHz，CD₃OD）*δ*/ppm：7.10（1H，d，*J* = 1.6Hz，H-2），6.71（1H，d，*J* = 8.1Hz，H-5），6.86（1H，dd，*J* = 8.1Hz，1.6Hz，H-6），4.40（1H，d，*J* = 10.4Hz，H-9a），3.94（1H，d，*J* = 10.4Hz，H-9b），7.03（1H，d，*J* = 1.6Hz，H-2'），6.80（1H，d，*J* = 8.1Hz，H-5'），6.88（1H，dd，*J* = 8.1Hz，1.6Hz，H-6'），3.39（1H，m，H-8'），4.33（1H，d，*J* = 7.7Hz，H-1″）为葡萄糖端基质子信号。通过 HMBC 可知 *δ* 4.33ppm 处质子信号与 *δ* 99.2ppm（C-8）相关，可推断葡萄糖连接在苷元的 C-8 上。

8,9'-dihydroxypinoresinol-4'-*O*-*β*-D-glucopyranoside（8,9'-二羟基-松脂素-4'-*O*-*β*-D-葡萄糖苷）（**41**）[109]

分子式：$C_{26}H_{32}O_{13}$；分子量：552；分离部位：根、根茎；植物来源：*Valeriana officinalis*。

白色粉末；ESI MS *m/z*：551[M–H]⁻。

¹H NMR（400MHz，CD₃OD）*δ*/ppm：3.36（1H，d，*J* = 10.4Hz，H-9a），3.59（1H，d，*J* = 10.4Hz，H-9b），4.07（1H，d，*J* = 3.6Hz，H-7'），2.62（1H，t，*J* = 6.8Hz，H-8'），4.41（1H，d，*J* = 8.0Hz，H-9'）。

^{13}C NMR（100MHz，CD$_3$OD）δ/ppm：70.6（C-7'），64.0（C-8'），90.6（C-9'）。

(+)-pinoresinol（松脂素）（**42**）[109]

分子式：C$_{20}$H$_{22}$O$_6$；分子量：358；分离部位：根、根茎；植物来源：*Valeriana officinalis*。

无色油状；EI MS *m/z*：381[M + Na]$^+$。

^{1}H NMR（400MHz，CD$_3$OD）δ/ppm：6.95（2H，d，J = 1.8Hz，H-2，H-2'），6.81（2H，dd，J = 1.8Hz，8.0Hz，H-6，H-6'），6.79（2H，d，J = 8.0Hz，H-5，H-5'），4.73（2H，d，J = 4.4Hz，H-7，H-7'），4.26（2H，m，H-9，H-9'），3.88（6H，s，—OCH$_3$），3.87（2H，m），3.16（2H，m，H-8，H-8'）。

(+)-1-hydroxy-2, 6-*bis-epi*-pinoresinol（**43**）[60]

分离部位：地上部分、根；植物来源：*Valeriana laxiflora*。

prinsepiol（青刺尖木脂醇）（**44**）[60]

分子式：C$_{20}$H$_{22}$O$_8$；分子量：390；分离部位：地上部分、根；植物来源：*Valeriana prionophylla*。

无色簇状结晶（甲醇），易溶于甲醇；ESI MS *m/z*：413[M + Na]$^+$。

^{1}H NMR（400MHz，CD$_3$OD）δ/ppm：7.06（2H，brs，H-2，H-2'），6.81（2H，d，J = 8.0Hz，H-5，H-5'），6.87（2H，brd，J = 8.0Hz，H-6，H-6'），4.98（2H，s，H-7，H-7'），4.00（2H，d，J = 9.4Hz，H-9a，H-9'a），4.12（2H，d，J = 9.4Hz，H-9b，H-9'b），3.88（6H，s，3-OCH$_3$，3'-OCH$_3$）。

^{13}C NMR（100MHz，CD$_3$OD）δ/ppm：129.8（C-1，C-1'），113.1（C-2，C-2'），148.9（C-3，C-3'），147.7（C-4，C-4'），115.9（C-5，C-5'），121.8（C-6，C-6'），89.2（C-7，C-7'），89.3（C-8，C-8'），77.0（C-9，C-9'），56.7（3-OCH$_3$，3'-OCH$_3$）。

fraxiresinol-4'-*O*-β-D-glucopyranside（**45**）[60]

分子式：C$_{27}$H$_{34}$O$_{12}$；分子量：550；分离部位：根；植物来源：*Valeriana prionophylla*。

8-hydroxylariciresinol-4'-*O*-β-D-glucopyranoside（**46**）[58]

分子式：C$_{26}$H$_{34}$O$_{11}$；分子量：522；分离部位：根、根茎；植物来源：*Valeriana amurensis*。

(+)-medioresinol-4, 4'-di-*O*-β-D-glucopyranoside（**47**）[78]

分子式：C$_{33}$H$_{44}$O$_{17}$；分子量：712；分离部位：根、根茎；植物来源：*Valeriana amurensis*。

白色无定形粉末，可溶于甲醇、水，难溶于二氯甲烷；Molisch 试验呈阳性；ESI MS *m/z*：735[M + Na]$^+$。

^{1}H NMR（400MHz，DMSO-d$_6$）δ/ppm：6.95（1H，d，J = 2.0Hz，H-2），7.05（1H，d，J = 8.4Hz，H-5），6.86（1H，dd，J = 2.0Hz，8.4Hz，H-6），5.16（1H，d，J = 4.2Hz，H-7），3.25（1H，m，H-8），3.82（1H，dd，J = 2.8Hz，8.1Hz，H-9a），4.17（1H，m，H-9b），6.66（2H，s，H-2'，H-6'），5.03（1H，d，J = 3.6Hz，H-7'），3.25（1H，m，H-8'），3.82（1H，dd，J = 2.8Hz，8.1Hz，H-9'a），4.17（1H，m，H-9'b），3.76（3H，s，3-OCH$_3$），3.77（6H，s，3'-OCH$_3$，5'-OCH$_3$），4.88（2H，d，J = 6.0Hz，glu-H-1''，glu-H-1'''）。

^{13}C NMR（100MHz，DMSO-d$_6$）δ/ppm：135.2（C-1），110.6（C-2），145.9（C-3），149.0（C-4），115.3（C-5），118.2（C-6），84.9（C-7），53.7（C-8），71.3（C-9），133.8（C-1'），104.2（C-2'，C-6'），152.7（C-3'，C-5'），137.2（C-4'），85.1（C-7'），53.6（C-8'），

71.2（C-9'），55.7（3-OCH$_3$），55.7（3'-OCH$_3$，5'-OCH$_3$）；δ_{glu-C}（1"～6"）/ppm：100.2，73.2，76.5，69.7，77.0，60.7；δ_{glu-C}（1‴～6‴）：102.7，74.2，76.9，70.0，77.2，60.9。

(+)-syringaresinol-4, 4'-di-*O*-β-D-glucopyranoside（**48**）[78]

分离部位：根、根茎；植物来源：*Valeriana amurensis*。

白色无定形粉末，可溶于甲醇、水，难溶于二氯甲烷；Molisch 试验呈阳性；ESI MS *m/z*：765[M + Na]$^+$。

^{1}H NMR（400MHz，DMSO-d$_6$）δ/ppm：6.66（4H，s，H-2，H-6，H-2'，H-6'），4.67（2H，d，*J* = 3.0Hz，H-7，H-7'），3.03（2H，m，H-8，H-8'），3.82（2H，d，*J* = 9.0Hz，H-9a，H-9'a），4.20（2H，m，H-9b，H-9'b），3.75（12H，s，3-OCH$_3$，3'-OCH$_3$，5-OCH$_3$，5'-OCH$_3$），4.89（2H，d，*J* = 6.1Hz，glu-H-1"，glu-H-1‴）。

^{13}C NMR（100MHz，DMSO-d$_6$）δ/ppm：133.9（C-1，C-1'），104.4（C-2，C-2'），152.8（C-3，C-3'），137.3（C-4，C-4'），152.8（C-5，C-5'），104.4（C-6，C-6'），85.3（C-7，C-7'），53.8（C-8，C-8'），71.6（C-9，C-9'），56.6（3-OCH$_3$，3'-OCH$_3$，5-OCH$_3$，5'-OCH$_3$）；δ_{glu-C}（1"～6"，1‴～6‴）/ppm：102.9，74.4，77.4，70.1，76.7，61.1。

(+)-8, 8'-dihydroxy-pinoresinol-4, 4'-di-*O*-β-D-glucopy-ranoside[(+)-8, 8'-二羟基-松脂素-4, 4'-二-*O*-β-D-吡喃葡萄糖苷]（**49**）[78]

分离部位：根、根茎；植物来源：*Valeriana amurensis*。

白色无定形粉末，可溶于甲醇、水，难溶于二氯甲烷；Molisch 试验呈阳性；ESI MS *m/z*：737[M + Na]$^+$。

^{1}H NMR（400MHz，CD$_3$OD）δ/ppm：7.01（2H，d，*J* = 1.7Hz，H-2，H-2'），7.03（2H，d，*J* = 8.5Hz，H-5，H-5'），6.86（2H，dd，*J* = 1.7Hz，8.5Hz，H-6，H-6'），4.93（2H，s，H-7，H-7'），4.04（2H，d，*J* = 9.2Hz，H-9a，H-9'a），3.84（2H，d，*J* = 9.2Hz，H-9b，H-9'b），3.76（6H，s，3-OCH$_3$，3'-OCH$_3$），4.87（2H，d，*J* = 7.4Hz，glu-H-1"，glu-H-1‴）。

^{13}C NMR（100MHz，CD$_3$OD）δ/ppm：131.5（C-1，C-1'），112.5（C-2，C-2'），148.4（C-3，C-3'），146.0（C-4，C-4'），114.7（C-5，C-5'），119.8（C-6，C-6'），87.7（C-7，C-7'），86.8（C-8，C-8'），73.3（C-9，C-9'），55.8（3-OCH$_3$，3'-OCH$_3$）；δ_{glu-C}（1"～6"，1‴～6‴）/ppm：100.3，74.6，77.0，69.7，76.9，60.7。

五、苯丙素类

Zuo 等[112]从缬草根及根茎 20%乙醇部位中首次分离并鉴定了 10 个苯丙素类化合物。苯丙素类部分化合物理化常数及波谱数据如下。

1. 9-甲基-苯丙醇-9-*O*-α-L-吡喃鼠李糖基(1→6)-β-D-吡喃葡萄糖苷[112]

分离部位：根、根茎；植物来源：*Valeriana officinalis*。
白色粉末（甲醇）。

^{1}H NMR（400MHz，MeOD）δ/ppm：7.41（2H，d，J = 8.4Hz，H-2，H-6），7.33（2H，t，J = 8.4Hz，7.2Hz，H-3，H-5），7.27（1H，d，J = 7.2Hz，H-4），4.77（1H，d，J = 2.0Hz，Rha-H-1″），4.31（1H，d，J = 7.6Hz，glu-H-1′），3.86（1H，m，H-9），3.24（1H，dd，J = 9.6Hz，17.0Hz，H-7a），3.15（1H，dd，J = 1.6Hz，17.0Hz，H-7b），1.50（1H，dd，J = 6.4Hz，9.6Hz，H-8a），1.27（1H，dd，J = 6.4Hz，9.6Hz，H-8b），1.26（3H，d，J = 6.4Hz，CH$_3$-9），0.91（3H，d，J = 6.4Hz，Rha-CH$_3$-6″）。

^{13}C NMR（100MHz，MeOD）δ/ppm：138.9（C-1），129.4（C-2），129.3（C-3），128.8（C-4），129.3（C-5），129.4（C-6），39.7（C-7），26.0（C-8），71.7（C-9），23.1（C-10），103.2（C-1′），75.1（C-2′），77.0（C-3′），71.8（C-4′），78.1（C-5′），68.1（C-6′），102.3（C-1″），72.3（C-2″），72.4（C-3″），74.1（C-4″），69.9（C-5″），18.1（C-6″）。

2. 5-甲氧基-9-甲基-松伯醇-9-O-α-L-吡喃鼠李糖基(1→6)-β-D-吡喃葡萄糖苷[112]

分离部位：根、根茎；植物来源：*Valeriana officinalis*。

白色粉末（甲醇）。

^{1}H NMR（400MHz，DMSO-d$_6$）δ/ppm：6.73（2H，s，H-2，H-6），6.46（1H，d，J = 16.0Hz，H-7），6.33（1H，ddd，J = 4.8Hz，9.6Hz，16.0Hz，H-8），4.96（1H，s，Rha-H-1″），4.90（1H，d，J = 7.2Hz，glu-H-1′），4.09（1H，m，H-9），3.77（6H，s，CH$_3$O-3，CH$_3$O-5），1.13（3H，d，J = 6.4Hz，CH$_3$-9），1.02（3H，d，J = 6.4Hz，Rha-CH$_3$-6″）。

3. 4-甲氧基-苯丙烯-7-O-α-L-吡喃鼠李糖基(1→6)-β-D-吡喃葡萄糖苷[112]

分离部位：根、根茎；植物来源：*Valeriana officinalis*。
白色粉末（甲醇）。

^{1}H NMR（400MHz，MeOD）δ/ppm：7.43（2H，d，J = 8.4Hz，H-2，H-6），6.96（2H，d，J = 8.4Hz，H-3，H-5），6.18（2H，m，H-9），5.46（1H，dd，J = 2.8Hz，12.8Hz，H-8），4.57（1H，brs，H-7），4.93（1H，d，J = 7.2Hz，glu-H-1′），4.68（1H，d，J = 1.6Hz，Rha-H-1″），1.18（6.4Hz，Rha-CH$_3$-6″）。

^{13}C NMR（100MHz，MeOD）δ/ppm：132.1（C-1），115.1（C-2），129.1（C-3），161.3（C-4），129.1（C-5），115.1（C-6），71.3（C-7），129.0（C-8），102.2（C-9），101.2（C-1′），74.7（C-2′），77.2（C-3′），71.3（C-4′），77.9（C-5′），67.4（C-6′），97.1（C-1″），72.4（C-2″），74.1（C-3″），72.1（C-4″），69.8（C-5″），17.9（C-6″），55.8（C—OCH$_3$）。

4. 苯丙酸-9-O-α-L-吡喃鼠李糖基(1→6)-［β-D-吡喃葡萄糖基（1→2）］-β-D-吡喃葡萄糖苷[112]

分离部位：根、根茎；植物来源：*Valeriana officinalis*。
白色粉末（甲醇）。

^{1}H NMR（400MHz，MeOD）δ/ppm：7.41（2H，d，J = 8.4Hz，H-2，H-6），7.32（2H，dd，J = 8.4Hz，7.2Hz，H-3，H-5），7.26（1H，d，J = 7.2Hz，H-4），5.33（1H，d，J = 3.6Hz，

Rha-H-1‴），4.71（1H，d，$J=7.6$Hz，glu-H-1′），4.67（1H，s，glu-H-1″），3.14（1H，m，H-7a），2.97（1H，m，H-7b），2.22（1H，m，H-8a），2.07（1H，m，H-8b），0.95（3H，d，$J=6.4$Hz，Rha-CH$_3$-6‴）。

^{13}C NMR（100MHz，MeOD）δ/ppm：139.1（C-1），129.3（C-2），129.2（C-3），128.7（C-4），129.2（C-5），129.3（C-6），44.1（C-7），26.8（C-8），174.8（C-9），105.6（C-1′），77.0（C-2′），80.7（C-3′），71.5（C-4′），79.0（C-5′），69.5（C-6′），103.4（C-1″），76.8（C-2″），78.2（C-3″），72.4（C-4″），77.8（C-5″），62.5（C-6″），105.2（C-1‴），74.2（C-2‴），74.8（C-3‴），75.1（C-4‴），71.9（C-5‴），22.7（C-6‴）。

5. 3-羟基-5-甲氧基-苯丙酸-4-O-β-D-吡喃葡萄糖苷[112]

分离部位：根、根茎；植物来源：*Valeriana officinalis*。

无色粉末（甲醇）。

^{1}H NMR（400MHz，MeOD）δ/ppm：9.53（1H，s，9-COOH），7.37（1H，d，$J=3.6$Hz，H-6），6.57（1H，d，$J=3.6$Hz，H-2），5.17（1H，d，$J=9.6$Hz，H-1′），4.61（3H，s，5-CH$_3$O），2.71（1H，m，H-7a），2.54（1H，m，H-7b），2.34（1H，m，H-8a），2.02（1H，m，H-8b）。

^{13}C NMR（100MHz，MeOD）δ/ppm：132.4（C-1），110.9（C-2），153.9（C-3），163.2（C-4），161.5（C-5），110.8（C-6），49.9（C-7），30.8（C-8），179.5（C-9），100.1（C-1′），75.2（C-2′），78.1（C-3′），71.6（C-4′），77.9（C-5′），62.7（C-6′），57.6（CH$_3$O-5）。

6. 3-甲氧基-绿原酸[112]

分离部位：根、根茎；植物来源：*Valeriana officinalis*。

灰绿色粉末（甲醇）。

^{1}H NMR（400MHz，MeOD）δ/ppm：7.51（1H，d，$J=16.0$Hz，H-7），7.03（1H，d，$J=2.0$Hz，H-2），6.94（1H，dd，$J=2.0$Hz，8.0Hz，H-6），6.77（1H，d，$J=8.0$Hz，H-5），6.20（1H，d，$J=16.0$Hz，H-8），5.26（1H，m，H-1′），4.12（1H，m，H-3′），3.74（1H，m，H-2′），3.69（3H，s，3-CH$_3$O），2.20（2H，m，H-4′），2.12（1H，m，H-6′a），2.00（1H，m，H-6′b）。

^{13}C NMR（100MHz，MeOD）δ/ppm：127.6（C-1），115.1（C-2），149.7（C-3），146.9（C-4），116.5（C-5），123.0（C-6），147.2（C-7），115.0（C-8），168.3（C-9），75.8（C-1′），72.5（C-2′），72.1（C-3′），37.7（C-4′），70.3（C-5′），38.0（C-6′），175.4（C-7′），53.0（3-CH$_3$O）。

7. 咖啡酸[112]

分离部位：根、根茎；植物来源：*Valeriana officinalis*。

淡黄色结晶（甲醇）。

^{1}H NMR（400MHz，MeOD）δ/ppm：7.62（1H，d，$J=16.0$Hz，H-7），7.05（1H，d，$J=1.6$Hz，H-2），6.95（1H，dd，$J=1.6$Hz，8.0Hz，H-6），6.77（1H，d，$J=8.0$Hz，

H-5)，6.35（1H，d，$J = 16.0$Hz，H-8）。

^{13}C NMR（100MHz，MeOD）δ/ppm：127.9（C-1），115.1（C-2），149.6（C-3），146.8（C-4），116.5（C-5），123.0（C-6），147.0（C-7），115.5（C-8），169.0（C-9）。

8. 4-甲氧基-7, 8-二羟基-苯丙醛-3-O-β-D-吡喃葡萄糖苷[112]

分离部位：根、根茎；植物来源：*Valeriana officinalis*。

白色粉末（甲醇）。

^{1}H NMR（400MHz，MeOD）δ/ppm：8.55（1H，brs，9-CHO），7.15（1H，dd，$J = 2.0$Hz，8.4Hz，H-6），7.11（1H，d，$J = 2.0$Hz，H-2），6.96（1H，d，$J = 8.0$Hz，H-5），4.89（1H，d，$J = 5.2$Hz，glu-H-1′），4.49（1H，t，$J = 8.4$Hz，H-8），4.08（1H，d，$J = 8.4$Hz，H-7），3.88（3H，s，4-CH$_3$O）。

9. 3-甲氧基-苯丙烷-4-O-β-D-吡喃葡萄糖苷[112]

分离部位：根、根茎；植物来源：*Valeriana officinalis*。

白色粉末（甲醇）。

^{1}H NMR（400MHz，MeOD）δ/ppm：6.94（1H，d，$J = 2.0$Hz，H-2），6.80（1H，dd，$J = 2.0$Hz，8.0Hz，H-6），6.76（1H，d，$J = 8.0$Hz，H-5），4.70（1H，d，$J = 4.4$Hz，glu-H-1′），3.85（3H，s，CH$_3$O-3），2.34（1H，t，$J = 7.2$Hz，H-7a），2.17（1H，t，$J = 7.2$Hz，H-7b），1.61（1H，t，$J = 7.2$Hz，H-8a），1.50（1H，t，$J = 7.2$Hz，H-8b），0.89（3H，t，$J = 7.2$Hz，9-CH$_3$）。

10. {[(3S, 4S, 7R, 8S)-1-oxo-3, 7-dimethyl-4-(O-β-D-glucopyrano-syl)oxy]hexahydrocyclopenta[c]furan-3-yl}-methyl-*trans*-4-hydroxycinnamate[112]

分离部位：根、根茎；植物来源：*Valeriana officinalis*。

白色粉末（甲醇）。

^{1}H NMR（400MHz，DMSO-d$_6$）δ/ppm：7.55（2H，d，$J = 8.4$Hz，H-5″，H-9″），7.52（1H，d，$J = 16.0$Hz，H-2″），6.80（2H，d，$J = 8.4$Hz，H-6″，H-8″），6.38（1H，d，$J = 16.0$Hz，H-3″），4.66（1H，d，$J = 12.0$Hz，H-10a），4.29（1H，d，$J = 7.6$Hz，glu-H-1′），4.23（1H，d，$J = 12.0$Hz，H-10b），2.22（1H，m，H-8），2.20（2H，m，H-5），1.89（1H，m，H-6a），1.61（1H，m，H-6b），1.45（1H，m，H-7），1.42（3H，s，9-CH$_3$），1.16（3H，d，$J = 6.4$Hz，11-CH$_3$）。

^{13}C NMR（100MHz，DMSO-d$_6$）δ/ppm：176.4（C-1），92.3（C-3），85.4（C-4），30.0（C-5），32.6（C-6），37.0（C-7），59.0（C-8），17.1（C-9），66.8（C-10），21.5（C-11），96.5（C-1′），73.3（C-2′），6.9（C-3′），70.1（C-4′），76.7（C-5′），61.0（C-6′），166.0（C-1″），113.9（C-2″），145.0（C-3″），124.9（C-4″），130.4（C-5″），115.8（C-6″），159.9（C-7″），115.8（C-8″），130.4（C-9″）。

11. xiecaoside E[58]

分离部位：根、根茎；植物来源：*Valeriana amurensis*。

六、黄酮类

Gu 等[67]从 *V. laxiflora* 根的正己烷和二氯甲烷可溶性提取物中分离得到了 2 种黄酮类化合物，发现分离的化合物具有抗结核杆菌活性，且最低抑菌浓度（MIC）为（15.5±127）mg/mL。Zhang 等[113]从 *Valeriana fauriei* Briq.根中首次分离得到了 3′, 4′-trimethoxyl quercetin 和 3β, 15, 16, 19-tetrahydroxy-entpimar-7-ene。Marder 等[114]在缬草中分离得到了 6-甲基芹菜素和橙皮苷，并发现其具有中枢神经活性。Marder 等[114]发现 6-甲基芹菜素是 GAGA 受体的拮抗剂，具有抗焦虑镇静的作用。Chai 等[115]对长叶缬草全草的乙醇提取物进行了研究，通过多种色谱分离方法和波谱学方法，从中首次分离得到并鉴定了 11 个黄酮类成分。缬草属黄酮类部分化合物结构如图 4-15 所示。

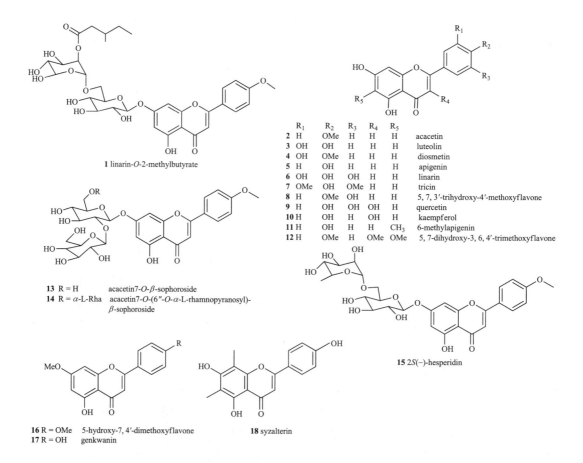

1 linarin-*O*-2-methylbutyrate

	R_1	R_2	R_3	R_4	R_5	
2	H	OMe	H	H	H	acacetin
3	OH	OH	H	H	H	luteolin
4	OH	OMe	H	H	H	diosmetin
5	H	OH	H	H	H	apigenin
6	OH	OH	H	H	H	linarin
7	OMe	OH	OMe	H	H	tricin
8	H	OMe	OH	H	H	5, 7, 3′-trihydroxy-4′-methoxyflavone
9	H	OH	OH	OH	H	quercetin
10	H	OH	H	OH	H	kaempferol
11	H	OH	H	H	CH₃	6-methylapigenin
12	H	OMe	H	OMe	OMe	5, 7-dihydroxy-3, 6, 4′-trimethoxyflavone

13 R = H　　acacetin7-*O*-β-sophoroside
14 R = α-L-Rha　acacetin7-*O*-(6″-*O*-α-L-rhamnopyranosyl)-β-sophoroside

15 2*S*(−)-hesperidin

16 R = OMe　5-hydroxy-7, 4′-dimethoxyflavone
17 R = OH　genkwanin

18 syzalterin

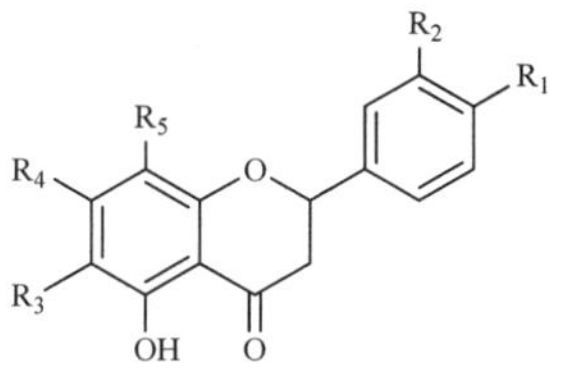

	R_1	R_2	R_3	R_4	R_5	
19	OH	H	CH_3	OH	CH_3	(−)-farrerol
20	OH	OH	H	OMe	H	5, 3′, 4′-trihydroxy-7-methoxyflavanone
21	OMe	H	H	OH	H	isosakuranetin

图 4-15　缬草属黄酮类部分化合物结构

黄酮类部分化合物理化常数及波谱数据如下。

linarin-O-2-methylbutyrate（**1**）[74]

分子式：$C_{33}H_{40}O_{16}$；分子量：692；分离部位：根茎；植物来源：*Valeriana wallichii*。

acacetin（金合欢素）（**2**）[115]

分子式：$C_{16}H_{12}O_5$；分子量：284；分离部位：全草；植物来源：*Valeriana hardwickii*。

黄色粉末；ESI MS m/z：307[M + Na]$^+$。

^{1}H NMR（500MHz，CDCl$_3$）δ/ppm：6.87（1H，s，H-3），6.18（1H，d，$J = 2.0$Hz，H-6），6.49（1H，d，$J = 2.0$Hz，H-8），8.01（2H，d，$J = 8.7$Hz，H-2′，H-6′），7.09（2H，d，$J = 8.7$Hz，H-3′，H-5′），3.85（3H，s，OMe），12.91（1H，s，OH-5），10.85（1H，s，OH-7）。

luteolin（木犀草素）（**3**）[116]

分子式：$C_{15}H_{10}O_6$；分子量：286；分离部位：地上部分、根；植物来源：*Valeriana officinalis*。

diosmetin（香叶木素）（**4**）[116]

分子式：$C_{16}H_{12}O_6$；分子量：300；分离部位：地上部分、根；植物来源：*Valeriana officinalis*。

apigenin（芹菜素）（**5**）[115]

分子式：$C_{15}H_{10}O_5$；分子量：270；分离部位：全草；植物来源：*Valeriana hardwickii*。

黄色粉末；ESI MS m/z：293[M + Na]$^+$。

^{1}H NMR（500MHz，CDCl$_3$）δ/ppm：6.81（1H，s，H-3），6.19（1H，d，$J = 2.0$Hz，H-6），6.50（1H，d，$J = 2.0$Hz，H-8），7.94（2H，d，$J = 8.5$Hz，H-2′，H-6′），6.94（2H，d，$J = 8.5$Hz，H-3′，H-5′），12.86（1H，s，OH-5），10.86（1H，s，OH-4′），10.38（1H，s，OH-7）。

linarin（蒙花苷）（**6**）[116]

分子式：$C_{28}H_{32}O_{14}$；分子量：592；分离部位：地上部分、根；植物来源：*Valeriana officinalis*。

tricin（麦黄酮）（**7**）[115]

分子式：$C_{17}H_{14}O_7$；分子量：330；分离部位：全草；植物来源：*Valeriana hardwickii*。

黄色粉末；ESI MS m/z：353[M + Na]$^+$。

^{1}H NMR（500MHz，DMSO-d_6）δ/ppm：6.98（1H，s，H-3），6.20（1H，d，$J=2.0$Hz，H-6），6.55（1H，d，$J=2.0$Hz，H-8），7.33（2H，s，H-2′，H-6′），3.88（6H，s，OMe×2），12.96（1H，s，OH-5），10.50（1H，s，OH-7），9.36（1H，s，OH-4′）。

^{13}C NMR（125MHz，DMSO-d_6）δ/ppm：163.2（C-2），103.2（C-3），181.3（C-4），156.9（C-5），98.3（C-6），163.7（C-7），93.8（C-8），161.0（C-9），103.3（C-10），120.0（C-1′），103.9（C-2′，C-6′），147.8（C-3′，C-5′），139.4（C-4′）。

5, 7, 3′-trihydroxy-4′-methoxyflavone（5, 7, 3′-三羟基-4′-甲氧基黄酮）（**8**）

分子式：$C_{16}H_{12}O_6$；分子量：300；分离部位：根；植物来源：*Valeriana laxiflora*。

quercetin（槲皮素）（**9**）[115]

黄色粉末；ESI MS m/z：325[M + Na]$^+$。

^{1}H NMR（500MHz，CD$_3$COCD$_3$）δ/ppm：6.26（1H，d，$J=1.5$Hz，H-6），6.52（1H，d，$J=1.5$Hz，H-8），7.82（1H，d，$J=2.0$Hz，H-2′），6.99（1H，d，$J=8.5$Hz，H-5′），7.69（1H，dd，$J=8.5$Hz，2.0Hz，H-6′）。

kaempferol（山奈酚）（**10**）[113]

分子式：$C_{15}H_{10}O_6$；分子量：286；分离部位：根；植物来源：*Valeriana fauriei* Briq.。

6-methylapigenin（6-甲基芹菜素）（**11**）[115]

分子式：$C_{16}H_{14}O_5$；分子量：286；分离部位：全草；植物来源：*Valeriana hardwickii*。

黄色粉末；ESI MS m/z：309[M + Na]$^+$。

^{1}H NMR（500MHz，DMSO-d_6）δ/ppm：6.76（1H，s，H-3），6.57（1H，s，H-8），7.92（2H，d，$J=8.5$Hz，H-2′，H-6′），6.92（2H，d，$J=8.5$Hz，H-3′，H-5′），1.96（3H，s，Me-6），13.16（1H，s，OH-5）。

^{13}C NMR（125MHz，DMSO-d_6）δ/ppm：163.8（C-2），102.8（C-3），181.7（C-4），160.1（C-5），108.7（C-6），164.5（C-7），93.2（C-8），158.7（C-9），106.9（C-10），121.5（C-1′），128.6（C-2′，C-6′），115.9（C-3′，C-5′），161.2（C-4′）。

5, 7-dihydroxy-3, 6, 4′-trimethoxyflavone（5, 7-二羟基-3, 6, 4′-三甲氧基黄酮）（**12**）[67]

分子式：$C_{18}H_{16}O_7$；分子量：344；分离部位：根；植物来源：*Valeriana laxiflora*。

acacetin 7-O-β-sophoroside（**13**）[50]

分子式：$C_{28}H_{31}O_{15}$；分子量：607；分离部位：根、根茎；植物来源：*Valeriana jatamansi*。

acacetin7-O-(6″-O-α-L-rhamnopyranosyl)-β-sophoroside（**14**）[50]

分子式：$C_{34}H_{41}O_{19}$；分子量753；分离部位：根、根茎；植物来源：*Valeriana jatamansi*。

2S(−)-hesperidin（橙皮苷）（**15**）[114]

分子式：$C_{29}H_{36}O_{14}$；分子量：608；分离部位：根、根茎；植物来源：*Valeriana wallichii*。

5-hydroxy-7, 4′-dimethoxyflavone（5-羟基-7, 4′-二甲氧基黄酮）（**16**）[115]

分子式：$C_{17}H_{14}O_5$；分子量：298；分离部位：全草；植物来源：*Valeriana hardwickii*。

黄色针状结晶；ESI MS m/z：321[M + Na]$^+$。

^{1}H NMR（600MHz，CDCl$_3$）δ/ppm：6.74（1H，s，H-3），6.65（1H，d，$J=1.8$Hz，H-6），6.39（1H，d，$J=1.8$Hz，H-8），7.98（2H，d，$J=8.4$Hz，H-2′，H-6′），6.95（2H，d，$J=8.4$Hz，H-3′，H-5′），3.93（3H，s，OMe），3.96（3H，s，OMe），12.83（1H，s，OH-5）。

^{13}C NMR（150MHz，CDCl$_3$）δ/ppm：165.5（C-2），104.4（C-3），182.5（C-4），162.2（C-5），98.0（C-6），164.0（C-7），92.6（C-8），157.1（C-9），105.3（C-10），123.6（C-1'），128.1（C-2'，C-6'），114.5（C-3'，C-5'），162.8（C-4'），55.8（OMe），55.5（OMe）。

genkwanin（芫花素）（**17**）[115]

分子式：C$_{16}$H$_{14}$O$_5$；分子量：286；分离部位：全草；植物来源：*Valeriana hardwickii*。

黄色粉末；ESI MS *m/z*：309[M + Na]$^+$。

^{1}H NMR（500MHz，DMSO-d$_6$）δ/ppm：6.85（1H，s，H-3），6.38（1H，d，*J* = 2.0Hz，H-6），6.77（1H，d，*J* = 2.0Hz，H-8），7.94（2H，d，*J* = 8.5Hz，H-2'，H-6'），6.91（2H，*J* = 8.5Hz，H-3'，H-5'），3.85（3H，s，OMe），12.85（1H，s，OH-5），10.36（1H，s，OH-4'）。

syzalterin（6,8-二甲基芹菜素）（**18**）[115]

分子式：C$_{17}$H$_{14}$O$_5$；分子量：298；分离部位：全草；植物来源：*Valeriana hardwickii*。

黄色粉末；ESI MS *m/z*：321[M + Na]$^+$。

^{1}H NMR（500MHz，DMSO-d$_6$）δ/ppm：6.77（1H，s，H-3），7.93（2H，d，*J* = 8.5Hz，H-2'，H-6'），6.93（2H，d，*J* = 8.5Hz，H-3'，H-5'），2.04（3H，s，Me-6），2.28（3H，s，Me-8），13.12（1H，s，OH-5）。

^{13}C NMR（125MHz，DMSO-d$_6$）δ/ppm：159.9（C-2），102.6（C-3），182.1（C-4），156.1（C-5），103.7（C-6），163.4（C-7），101.9（C-8），152.3（C-9），106.9（C-10），121.7（C-1'），128.4（C-2'，C-6'），115.9（C-3'，C-5'），161.1（C-4'），8.4（Me-6），8.1（Me-8）。

(−)-farrerol（杜鹃素）（**19**）[115]

分子式：C$_{17}$H$_{16}$O$_5$；分子量：300；分离部位：全草；植物来源：*Valeriana hardwickii*。

浅黄色粉末；ESI MS *m/z*：323[M + Na]$^+$。

^{1}H NMR（500MHz，DMSO-d$_6$）δ/ppm：5.45（1H，dd，*J* = 13.0Hz，3.0Hz，H-2），3.21（1H，dd，*J* = 16.5Hz，13.0Hz，H-3a），2.74（1H，dd，*J* = 16.5Hz，3.0Hz，H-3b），7.32（2H，d，*J* = 8.5Hz，H-2'，H-6'），6.79（2H，d，*J* = 8.5Hz，H-3'，H-5'），1.95（3H，s，Me-6），1.97（3H，s，Me-8），12.40（1H，s，OH-5），9.55（1H，OH-7）。

^{13}C NMR（125MHz，DMSO-d$_6$）δ/ppm：78.1（C-2），42.2（C-3），197.2（C-4），158.5（C-5），102.5（C-6），162.6（C-7），101.9（C-8），157.6（C-9），103.3（C-10），129.5（C-1'），128.1（C-2'，C-6'），115.4（C-3'，C-5'），157.6（C-4'），8.3（Me-6），7.7（Me-8）。

5,3',4'-trihydroxy-7-methoxyflavanone（**20**）[115]

分子式：C$_{16}$H$_{15}$O$_6$；分子量：303；分离部位：全草；植物来源：*Valeriana hardwickii*。

黄色粉末；ESI MS *m/z*：326[M + Na]$^+$。

^{1}H NMR（500MHz，DMSO-d$_6$）δ/ppm：5.41（1H，dd，*J* = 13.0Hz，3.0Hz，H-2），3.22（1H，dd，*J* = 16.5Hz，13.0Hz，H-3a），2.82（1H，dd，*J* = 16.5Hz，3.0Hz，H-3b），6.01（1H，d，*J* = 2.0Hz，H-6），6.09（1H，d，*J* = 2.0Hz，H-8），6.81（1H，brs，H-2'），6.81（1H，d，*J* = 8.5Hz，H-5'），6.93（1H，d，*J* = 8.5Hz，H-6'），3.79（3H，s，OMe），12.38（1H，s，OH-5）。

^{13}C NMR（125MHz，DMSO-d$_6$）δ/ppm：78.7（C-2），42.3（C-3），197.4（C-4），163.4（C-5），94.7（C-6），167.5（C-7），93.8（C-8），162.8（C-9），102.7（C-10），129.3（C-1′），114.5（C-2′），145.8（C-3′），145.3（C-4′），115.4（C-5′），117.9（C-6′），55.8（OMe）。

isosakuranetin（异野樱素）（**21**）[115]

分子式：C$_{16}$H$_{14}$O$_5$；分子量：286；分离部位：全草；植物来源：*Valeriana hardwickii*。黄色粉末；ESI MS *m/z*：309[M + Na]$^+$。

^{1}H NMR（500MHz，Me$_2$CO-d$_6$）δ/ppm：5.43（1H，dd，*J* = 13.0Hz，3.0Hz，H-2），3.20（1H，dd，*J* = 16.5Hz，13.0Hz，H-3a），2.77（1H，dd，*J* = 16.5Hz，3.0Hz，H-3b），5.96（1H，d，*J* = 2.0Hz，H-6），5.99（1H，d，*J* = 2.0Hz，H-8），7.49（2H，d，*J* = 8.5Hz，H-2′，H-6′），7.01（2H，d，*J* = 8.5Hz，H-3′，H-5′），13.17（1H，s，OH-5），9.67（1H，OH-7）。

^{13}C NMR（125MHz，Me$_2$CO-d$_6$）δ/ppm：80.4（C-2），44.0（C-3），197.7（C-4），165.9（C-5），97.5（C-6），167.9（C-7），96.5（C-8），164.8（C-9），103.8（C-10），132.4（C-1′），129.5（C-2′，C-6′），115.4（C-3′，C-5′），161.5（C-4′），56.1（OMe）。

3′, 4′-trimethoxyl quercetin（**22**）[113]

分离部位：全草；植物来源：*Valeriana hardwickii*。

3β, 15, 16, 19-tetrahydroxyentpimar-7-ene（**23**）[113]

分离部位：全草；植物来源：*Valeriana hardwickii*。

七、生物碱类

缬草中生物碱含量为 0.01%～0.05%，还含有萜类生物碱。主要的缬草生物碱有猕猴桃碱（actinidine）、鬃草宁碱（chatinine）、缬草宁碱（valerianine）、缬草碱（valerine）、缬草碱 A（valerine A）[116]、缬草碱 B（valerine B）[116]、α-吡咯基甲酮（α-methyl pyrryl ketone）[117]和萘啶甲基酮（naphthyridin methyl ketone）[117]、2-鬃草宁碱[117]、6, 7-dihydro-2-(*p*-hydroxyphenethyl)- 4, 7-dimethyl-5*H*-2-pyrindinium salt[118]。缬草属生物碱类部分化合物结构如图 4-16 所示。

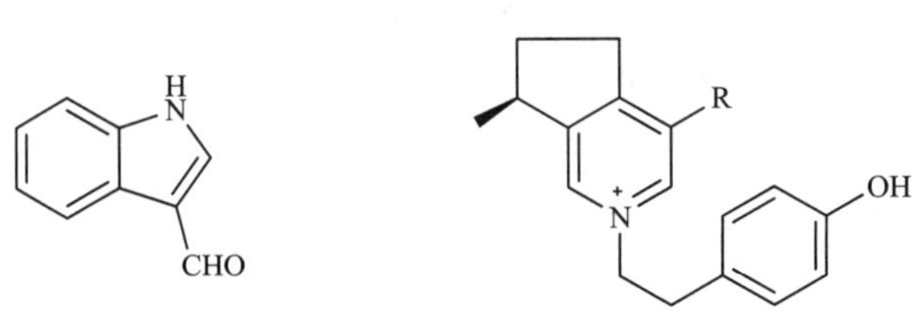

1 indole-3-carbaldehyde　　**2** R = H　　valerine A
　　　　　　　　　　　　　　3 R = OH　　valerine B
　　　　　　　　　　　　　　4 R = CH$_3$　　6, 7-dihydro-2-(*p*-hydroxyphenethyl)-4, 7-dimethyl-5*H*-2-pyrindinium salt

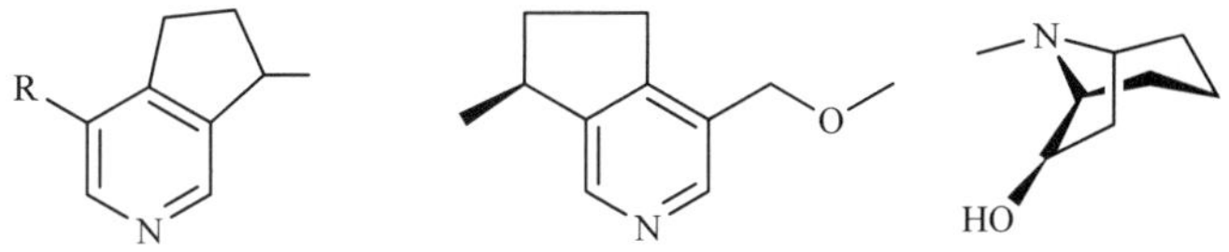

5 R = CH$_3$　　actinidine
6 R = CH$_2$OCH$_3$　valeriamine
7 valerianine
8 valerine

图 4-16　缬草属生物碱类部分化合物结构

生物碱类部分化合物理化常数及波谱数据如下。

indole-3-carbaldehyde（**1**）

分子式：C$_9$H$_7$NO；分子量：145；植物来源：*Valeriana officinalis*。

valerine A（缬草碱 A）（**2**）

分子式：C$_{18}$H$_{22}$NO$^+$；分子量：268；植物来源：*Valeriana officinalis*。

valerine B（缬草碱 B）（**3**）

分子式：C$_{17}$H$_{20}$NO$_2^+$；分子量：270；植物来源：*Valeriana officinalis*。

6, 7-dihydro-2-(*p*-hydroxyphenethyl)-4, 7-dimethyl-5*H*-2-pyrindinium salt（**4**）

分子式：C$_{18}$H$_{22}$NO$^+$；分子量：268；植物来源：*Valeriana officinalis*。

actinidine（猕猴桃碱）（**5**）

分子式：C$_{10}$H$_{13}$N；分子量：147；植物来源：*Valeriana officinalis*。

valeriamine（缬草胺碱）（**6**）

分子式：C$_{11}$H$_{15}$NO；分子量：177；植物来源：*Valeriana officinalis*。

valerianine（缬草宁碱）（**7**）

分子式：C$_{11}$H$_{15}$NO；分子量：177；植物来源：*Valeriana officinalis*。

valerine（缬草碱）（**8**）

分子式：C$_9$H$_{19}$NO；分子量：157；植物来源：*Valeriana officinalis*。

参 考 文 献

[1] 张宁宁，丁广治. 蜘蛛香中的环烯醚萜类成分及其生物活性研究进展[J]. 中国中药杂志，2015，40（10）：1893-1897.

[2] 李永彪，吴兰兰，樊玉青，等. 蜘蛛香环烯醚萜部位干预 CUMS 致抑郁小鼠脑组织的 ^{1}H-NMR 代谢组学分析[J]. 中国实验方剂学杂志，2020，26（19）：195-203.

[3] 林生，付芃，沈云亨，等. 蜘蛛香乙酸乙酯部位化学成分的研究[J]. 中国中药杂志，2018，43（1）：100-108.

[4] 王茹静，陈银，黄青，等. 蜘蛛香化学成分及其神经保护活性[J]. 中成药，2017，39（4）：756-760.

[5] 李萍. 蜘蛛香环烯醚萜有效部位的纯化工艺研究[D]. 北京：北京中医药大学，2016.

[6] Tang Y P，Liu X，Yu B. Iridoids from the rhizomes and roots of *Valeriana jatamansi*[J]. Journal of Natural Products，2002，65（12）：1949-1952.

[7] Xu J，Guo P，Guo Y Q，et al. Iridoids from the roots of *Valeriana jatamansi* and their biological activities[J]. Natural Product Research，2012，26（21）：1996-2001.

[8] 刘映虹. 蜘蛛香和没药中化学成分及生物活性研究[D]. 兰州：兰州大学，2018.

[9] Wang H，Song Z，Xing H，et al. Nitric oxide inhibitory iridoids as potential anti-inflammatory agents from *Valeriana jatamansi*[J]. Bioorganic Chemistry，2020，101：103974.

[10] Quan L Q，Hegazy A M，Zhang Z J，et al. Iridoids and bis-iridoids from *Valeriana jatamansi* and their cytotoxicity against

human glioma stem cells[J]. Phytochemistry，2020，175：112372.

[11]　Maurya A K，Kumar A，Agnihotri V K. New iridoids from the roots of *Valeriana jatamansi* Jones[J]. Natural Product Research，2020：1-8.

[12]　刘欢，吴佳慧，刘丹，等. 蜘蛛香中的环烯醚萜类成分及其抗流感病毒活性研究[J]. 中草药，2020，51（11）：2886-2894.

[13]　王伟倩，周东恒，朱英，等. 蜘蛛香中 1 个新的单萜环烯醚酯类化合物[J]. 中草药，2016，47（22）：3944-3946.

[14]　Yuan D L，Zhao Y W，Hong M L，et al. Iridoids from the roots of *Valeriana jatamansi*[J]. Helvetica Chimica Acta，2013，96（3）：424-430.

[15]　Xu J，Guo P，Guo Y Q，et al. Iridoids from the roots of *Valeriana jatamansi* and their neuroprotective effects[J]. Natural Product Research，2012，26（21）：1996-2001.

[16]　李广雷，林青华，昶国平，等. 蜘蛛香中缬草三酯的制备方法[J]. 现代中药研究与实践，2014，28（4）：48-50.

[17]　Yang B，Zhang J F，Song H Z，et al. Two new iridoid esters from the root and rhizome of *Valeriana jatamansi* Jones[J]. Helvetica Chimica Acta，2015，98（9）：1225-1230.

[18]　Lin S，Chen T，Fu P，et al. Three decomposition products of valepotriates from *Valeriana jatamansi* and their cytotoxic activity[J]. Journal of Asian Natural Products Research，2015，17（5）：455-461.

[19]　Lin S，Fu P，Chen T，et al. Three minor valepotriate isomers from *Valeriana jatamansi* and their cytotoxicity[J]. Journal of Asian Natural Products Research，2017，19（1）：15-21.

[20]　施金钹，李萍，高增平，等. 蜘蛛香的化学成分研究[J]. 西北药学杂志，2016，31（3）：225-227.

[21]　张顺然. 不同产地蜘蛛香镇痛组分对比研究[D]. 贵阳：贵州大学，2019.

[22]　雍妍，黄青，王茹静，等. 蜘蛛香化学成分研究[J]. 中草药，2015，46（23）：3466-3470.

[23]　许婧，刘翠周，桂丽萍，等. 蜘蛛香的化学成分研究[J]. 药物评价研究，2010，33（2）：132-134.

[24]　雍妍. 蜘蛛香化学成分及神经保护作用研究[D]. 成都：成都中医药大学，2016.

[25]　Lin S，Chen T，Liu X H，et al. Iridoids and lignans from *Valeriana jatamansi*[J]. Journal of Natural Products，2010，73（4）：632-638.

[26]　Dong S M，De Q Y，Yi Y Y，et al. The structures of three novel sesquiterpenoids from *Valeriana jatamansi* Jones[J]. Tetrahedron Letters，1997，38（29）：5205-5208.

[27]　Han Z Z，Yan Z H，Liu G X，et al. Acylated iridoids from the roots of *Valeriana officinalis* var. *latifolia*[J]. Planta Medica，2012，78（15）：1645-1650.

[28]　李元旦，李蓉涛，李海舟. 蜘蛛香的化学成分研究[J]. 云南中医中药杂志，2011，32（6）：80-81，4.

[29]　陈朝勇. 蜘蛛香醇提物化学成分及抗肿瘤活性研究[D]. 成都：西南交通大学，2014.

[30]　Tan Y Z，Peng C，Hu C J，et al. Iridoids from *Valeriana jatamansi* induce autophagy-associated cell death via the PDK1/Akt/mTOR pathway in HCT116 human colorectal carcinoma cells[J]. Bioorganic Chemistry，2019，87：136-141.

[31]　Quan L Q，Su L H，Qi S G，et al. Bioactive 3, 8-epoxy iridoids from *Valeriana jatamansi*[J]. Chemistry and Biodiversity，2019，16（5）：e1800474.

[32]　Quan L Q，Liu H，Li R T，et al. Three new 3, 8-epoxy iridoids from the roots and rhizomes of *Valeriana jatamansi*[J]. Phytochemistry Letters，2019，34：35-38.

[33]　Fan H，Li Y，Liang X，et al. Chemical constituents isolated from *Valeriana officinalis* L.[J]. Biochemical Systematics and Ecology，2020，93：104143.

[34]　Wang R J，Chen H M，Yang F，et al.Iridoids from the roots of *Valeriana jatamansi* Jones[J]. Phytochemistry，2017，141：156-161.

[35]　Tan Y Z，Yong Y，Dong Y H，et al.A new secoiridoid glycoside and a new sesquiterpenoid glycoside from *Valeriana jatamansi* with neuroprotective activity[J]. Phytochemistry Letters，2016，17：177-180.

[36]　Liu Y H，Wu P Q，Hu Q L，et al.Cytotoxic and antibacterial activities of iridoids and sesquiterpenoids from *Valeriana jatamansi*[J]. Fitoterapia，2017，123：73-78.

[37]　张敏，赵梅，印酬，等.3 种不同提取方法对蜘蛛香挥发油化学成分的气相色谱飞行时间质谱分析[J]. 中华中医药杂志，

2016，31（8）：3312-3317.

[38] 胡晓娜，周欣，李明，等. 不同提取方法对蜘蛛香挥发油的研究[J]. 分析试验室，2008，27（Z1）：186-189.

[39] 王宗玉，钮芳梯. 马蹄香精油的化学成分研究[J]. 云南植物研究，1980，2：59-60.

[40] 杨再波，毛海立，钟才宁，等. 顶空萃取分析蜘蛛香挥发油化学成分[J]. 食品工业，2008，2：64-65.

[41] 吴彩霞，刘红丽，卢素格，等. 固相微萃取法与水蒸气蒸馏法提取蜘蛛香挥发油成分的比较[J]. 中国药房，2008（12）：918-920.

[42] 明东升. 连翘和蜘蛛香化学成分及生物活性研究[D]. 北京：中国协和医科大学，1998.

[43] 王海来，万新，闫兴丽，等. 蜘蛛香超临界 CO_2 萃取物化学成分的研究[J]. 北京中医药大学学报，2007，30（12）：832-835，853.

[44] 胡晓娜，周欣，李明，等. 不同提取方法对蜘蛛香挥发油的研究[J]. 分析试验室，2008（S1）：186-189.

[45] Dong F W，Yang L，Wu Z K，et al. Iridoids and sesquiterpenoids from the roots of *Valeriana jatamansi* Jones[J]. Fitoterapia，2015，102：27-34.

[46] 雍妍，黄青，王茹静，等. 蜘蛛香化学成分与双环氧木脂素类化合物的波谱特征[J]. 天然产物研究与开发，2016，28（7）：1045-1050.

[47] 侯文慧. 复方抗焦虑胶囊的提取工艺和制剂工艺研究[D]. 北京：北京中医药大学，2014.

[48] Feng Q M，Bing X. Isolation and identification of two new compounds from the twigs and leaves of *Cephalotaxus fortunei*[J]. Journal of Natural Medicines，2019，73（3）：653-660.

[49] Zaitsew V G，Fursa N S，Zhukov V A. Flavonoids and valepotriates of valerian[J]. Chemistry of Natural Compounds，1985，21（4）：535-536.

[50] Tang Y P，Liu X，Yu B. Two new flavone glycosides from *Valeriana jatamansi*[J]. Journal of Asian Natural Products Research，2003，5（4）：257-261.

[51] 孙勇. 基于脑肠轴探讨蜘蛛香环烯醚萜类有效部位抗抑郁作用及其机制[D]. 成都：西南交通大学，2019.

[52] Jugran A K，Bahukhandi A，Dhyani P，et al. Impact of altitudes and habitats on valerenic acid，total phenolics，flavonoids，tannins，and antioxidant activity of *Valeriana jatamansi*[J]. Applied Biochemistry and Biotechnology，2016，179（6）：911-926.

[53] 毛成栋，宋会珠，杨波，等. 蜘蛛香化学成分研究[J]. 中药材，2015，38（8）：1665-1667.

[54] 陈虎彪，诚静容. 中国欧缬草近缘种的分类订正[J]. 植物研究，1991，（3）：29-40.

[55] 黄宝康，郑汉臣，秦路平，等. 国产缬草属药用植物资源调查[J]. 中药材，2004（9）：632-634.

[56] Wang R J，Huang Q，Yong Y，et al. Studies on chemical constituents of *Valeriana* plants and their biological activities[J]. China Journal of Chinese Materia Medica，2016，41（8）：1405-1414.

[57] Zu X P，Zhang W D，Han Z Z，et al. Water soluble chemical constituents of *Valeriana officinalis* Linn. var. *latiofolia* Miq[J]. Academic Journal of Second Military Medical University，2014，35：161-170.

[58] Wang C F，Xiao Y，Yang B Y，et al. Isolation and screened neuroprotective active constituents from the roots and rhizomes of *Valeriana amurensis*[J]. Fitoterapia，2014，96：48-55.

[59] Zhao Y X，Wang P C，Ran X H，et al. Two new iridoids from the roots of *Valeriana officinalis*[J]. Journal of the Chinese Chemical Society，2011，58：659-662.

[60] Wang Y F，Jin L Q，Yu S H，et al. Chemical constituents of plants from the genus *Valeriana*[J]. Mini-Reviews in Organic Chemistry，2010，7（2）：161-172.

[61] Wang P C，Hu J M，Ran X H，et al. Iridoids and sesquiterpenoids from the roots of *Valeriana officinalis*[J]. Journal of Natural Products，2009，72：1682-1685.

[62] Huang B K，Qin L，Liu Y M，et al. Sesquiterpene and iridoids from *Valeriana pseudofficinalis* roots[J]. Chemistry of Natural Compounds，2009，45：363-366.

[63] Wang R，Dan X，Bian Y H，et al. Minor iridoids from the roots of *Valeriana wallichii*[J]. Journal of Natural Products，2008，71：1254-1257.

[64]　Xu Y M, McLaughlin S P, Gunatilaka A A L. Sorbifolivaltrates A-D, diene valepotriates from *Valeriana sorbifolial*[J]. Journal of Natural Products, 2007, 70（12）: 2045-2048.

[65]　Guo Y, Jing X, Li Y, et al. Iridoids and sesquiterpenoids with NGF-potentiating activity from the rhizomes and roots of *Valeriana fauriei*[J]. Chemical & Pharmaceutical Bulletin, 2006, 54: 123-125.

[66]　Khera S, Michael D C, Gu J Q, et al. (4*R*, 4*aR*, 6*S*, 7*S*, 7*aS*)-6-Hydroxy-7-hydroxymethyl-4-methylperhydrocyclopenta[*c*] pyran-1-one chloroform solvate from *Valeriana laxiflora*[J]. Acta Crystallographica Section C: Structural Chemistry, 2004, 60: 773-775.

[67]　Gu J Q, Wang Y H, Franzblau S G, et al. Antitubercular constituents of *Valeriana laxiflora*[J]. Planta Medica, 2004, 70（6）: 509-514.

[68]　Qie J K, Qu H H, Luan X H. Survey of studies on phytochemistry and pharmacology of *Valeriana* L.[J]. Chinese Pharmaceutical Journal, 2002, 37: 729-733.

[69]　de Salles L A, Silva A L, Rech S B, et al. Constituents of *Valeriana glechomifolia* Meyer[J]. Biochemical Systematics and Ecology, 2000, 28: 907-910.

[70]　Granicher F, Christen P, Kamalaprija P. An iridoid diester from *Valeriana officinalis* var *sambucifolia* hairy roots[J]. Phytochemistry, 1995, 38: 103-105.

[71]　Holzl J, Koch U. The compounds of *Valeriana alliariifolia*[J]. Planta Medica, 1984, 50: 458-458.

[72]　Kirmizibekmez H, Kusz N, Berdi P, et al. New iridoids from the roots of *Valeriana dioscoridis* Sm.[J]. Fitoterapia, 2018, 130: 73-78.

[73]　de Avila J M, Pereira A O, Zachow L L, et al. Chemical constituents from *Valeriana polystachya* Smith and evaluation of their effects on the acetylcholinesterase and prolyl oligopeptidase activities[J]. Fitoterapia, 2018, 131: 80-85.

[74]　Glaser J, Schultheis M, Moll H, et al. Antileishmanial and cytotoxic compounds from *Valeriana wallichii* and identification of a novel nepetolactone derivative[J]. Molecules, 2015, 20: 5740-5753,

[75]　Dong F W, Wu Z K, Yang L, et al. Iridoids and sesquiterpenoids of *Valeriana stenoptera* and their effects on NGF-induced neurite outgrowth in PC12 cells[J]. Phytochemistry, 2015, 118: 51-60.

[76]　Wang S L, Zeng Y R, Li Y N, et al. Chemical constituents from *Valeriana officinalis* L. var. *latifolia* Miq. and their chemotaxonomic significance[J]. Biochemical Systematics and Ecology, 2020, 90: 104041.

[77]　Xie Y G, Zhao X C, ul Hassan S S, et al. One new sesquiterpene and one new iridoid derivative from *Valeriana amurensis*[J]. Phytochemistry Letters, 2019, 32: 6-9.

[78]　Wang C F, Wang G H, Xiao Y, et al. Study on neuroprotective active constituents from root and rhizome of *Valeriana amurensis*[J]. Chinese Traditional and Herbal Drugs, 2016, 47: 1850-1855.

[79]　Wang J, Han Z, Li H, et al. A new iridoid from *Valeriana officinalis* var. *latiofolia*[J]. Chinese Traditional and Herbal Drugs, 2015, 46: 11-14.

[80]　Bos R, Woerdenbag H J, Hendriks H, et al. Methyl valerenate, a new sesquiterpenoid in the essential oil from underground parts of *Valeriana officinalis* L. SL[J]. Zeitschrift Fur Naturforschung C: A Journal of Biosciences, 1997, 52（11-12）: 858-860.

[81]　Das J, Mao A A, Handique P J, et al. Volatile constituents of *Valeriana hardwickii* Wall. root oil from Arunachal Pradesh, Eastern Himalaya[J]. Records of Natural Products, 2011, 5（1）: 70-73.

[82]　Zheng W, Zhan N, Yin Y I. Analysis of chemical constituents of essential oil from cultured *Valeriana officinalis* L.[J]. Chinese Journal of Spectroscopy Laboratory, 2011, 28（4）: 1672-1674.

[83]　Loi H, Pacher T, Hung T, et al. Comparative analysis of the essential oils of *Valeriana hardwickii* Wall. from Vietnam and *Valeriana officinalis* L. from Austria[J]. Journal of Essential Oil Research, 2013, 25（5）: 408-413.

[84]　Bardakci H, Demirci B, Yesilada E, et al. Chemical composition of the essential oil of the subterranean parts of *Valeriana alliariifolia*[J]. Records of Natural Products, 2012, 6（1）: 89-92.

[85]　Ozbay O, Aslan S, Kartal M, et al. Preliminary examination of the composition of the essential oil from the roots and

rhizomes of *Valeriana alpestris* Stev. growing in Turkey[J]. Journal of Essential Oil Research，2009，21（6）：555-557.

[86] Wang P C，Ran X H，Chen R，et al. Volvalerenone A，a new type of mononorsesquiterpenoid with an unprecedented 3, 12-oxo bridge from *Valeriana officinalis*[J]. Tetrahedron Letters，2010，51（41）：5451-5453.

[87] Wang P C，Ran X H，Luo H R，et al. Volvalerine A，an unprecedented N-containing sesquiterpenoid dimer derivative from *Valeriana officinalis* var. *latifolia*[J]. Fitoterapia，2016，109：174-178.

[88] Wu J，Wang G，Du X，et al. A caryophyllane-type sesquiterpene，caryophyllenol A from *Valeriana amurensis*[J]. Fitoterapia，2014，96：18-24.

[89] Wang Q H，Wang C F，ZuoY M，et al. Compounds from the roots and rhizome of *Valeriana amurensis* protect against neurotoxicity in PC12 cells[J]. Molecules，2012，17：15013-15021.

[90] Dong F W，Li F，Ren J J，et al. Sesquiterpenoids from the roots and rhizomes of *Valeriana amurensis* and their effects on NGF-induced neurite outgrowth in PC12 cells[J]. Natural Product Research，2021，35（5）：757-762.

[91] Han Z Z，Ye J，Liu Q X，et al. Valeriadimers A-C，three sesquiterpenoid dimers from *Valeriana officinalis* var. *latifolia*[J]. RSE Advances，2015，5（8）：5913-5916.

[92] Liu X G，Zhang W C，Gao P Y，et al. Two new sesquiterpenes from the roots of *Valeriana fauriei* Briq[J]. Helvetica Chimica Acta，2013，96（4）：651-655.

[93] Qi H Y，Wei X N，Shi Y P. Sesquiterpenoids from *Valeriana tangutica*[J]. Journal of Asian Natural Products Research，2009，11（1）：33-37.

[94] Wang M Y，Zhai Y S，Liang C H. Two new guaiane-type sesquiterpenoids from *Valeriana hardwickii* and their cytotoxicity[J]. Journal of Asian Natural Products Research，2017，19（10）：987-992.

[95] Wang P C，Hu J M，Ran X H，et al. Iridoids and sesquiterpenoids from the roots of *Valeriana officinalis*[J]. Journal of Natural Products，2009，72（9）：1682-1685.

[96] Wang P C，Ran X H，Chen R，et al. Sesquiterpenoids and lignans from the roots of *Valeriana officinalis* L.[J]. Chemistry and Biodiversity，2011，8（10）：1908-1913.

[97] Wang P C，Ran X H，Luo H R，et al. Volvalerelactones A and B，two new sesquiterpenoid lactones with an unprecedented skeleton from *Valeriana officinalis* var. *latifolia*[J]. Organic Letters，2011，13（12）：3036-3039.

[98] Wang P C，Ran X H，Luo H R，et al. Volvalerenol A，a new triterpenoid with a 12-membered ring from *Valeriana hardwickii*[J]. Organic Letters，2013，15（12）：2898-2901.

[99] Tucker D J，Southwell I A，Lowe R F，et al. Three-membered ring sesquiterpenoids with NGF-potentiating activity from the roots of *Valeriana fauriei*[J]. Planta Medica，2008，74（14）：1767.

[100] Tori M，Yoshida M，Yokoyama M，et al. A guaiane-type sesquiterpene，valeracetate from *Valeriana officinalis*[J]. Phytochemistry，1996，41（3）：977-979.

[101] Mathela C S，Chanotiya C S，Sati S，et al. Epoxysesquithujene，a novel sesquiterpenoid from *Valeriana hardwickii* var. *hardwickii*[J]. Fitoterapia，2007，78（4）：279-282.

[102] Han Z Z，Zu X P，Wang J X，et al. Neomerane-type sesquiterpenoids from *Valeriana officinalis* var. *latifolia*[J]. Tetrahedron，2014，70（4）：962-966.

[103] Chen H W，He X H，Yuan R，et al. Sesquiterpenes and a monoterpenoid with acetylcholinesterase（AchE）inhibitory activity from *Valeriana officinalis* var. *latiofolia in vitro* and *in vivo*[J]. Fitoterapia，2016，110：142-149.

[104] Dharmaratne H R W，Nanayakkara N P D，Khan I A. (−)-3β, 4β-epoxyvalerenic acid from *Valeriana officinalis*[J]. Planta Medica，2002，68（7）：661-662.

[105] Nishiya K，Tsujiyama T，Kimura T，et al. Sesquiterpenoids from *Valeriana fauriei*[J]. Phytochemistry，1995，39（3）：713-714.

[106] Wang P C，Ran X H，Luo H R，et al. Phenolic compounds from the roots of *Valeriana officinalis* var. *latifolia*[J]. Journal of the Brazilian Chemical Society，2013，24（9）：1544-U372.

[107] Piccinelli A L，Arana S，Caceres A，et al. New lignans from the roots of *Valeriana prionophylla* with antioxidative and vasorelaxant activities[J]. Journal of Natural Products，2004，67（7）：1135-1140.

[108] Wang P C, Ran X H, Chen R, et al. Sesquiterpenoids and lignans from the roots of *Valeriana officinalis* L.[J]. Chemistry and Biodiversity, 2011, 8 (10): 1908-1913.

[109] Zuo Y, Zhang Z, Zeng J, et al. Study on chemical constituents in roots and rhizomes of *Valeriana officinalis*[J]. Chinese Traditional and Herbal Drugs, 2012, 43 (7): 1293-1295.

[110] Sheng L, Tao C, Xiao H, et al. Iridoids and lignans from *Valeriana jatamansi*[J]. Journal of Natural Products, 2010, 73 (4): 632-638.

[111] Do K H, Cho Y W, Kim E K, et al. Pinoresinol-4, 4′-di-*O*-beta-D-glucoside from *Valeriana officinalis* root stimulates calcium mobilization and chemotactic migration of mouse embryo fibroblasts[J]. Phytomedicine, 2009, 16 (6-7): 530-537.

[112] Zuo Y M, Yan H, Zhang Z C, et al. Studies on the chemical components of phenylpropanoids of *Valeriana officinalis*[J]. Lishizhen Medicine and Materia Medica Research, 2017, 28 (7): 1545-1547.

[113] Zhang Z X, Dou D Q, Liu K, et al. Studies on the chemical constituents of *Valeriana fauriei* Briq[J]. Journal of Asian Natural Products Research, 2006, 8 (5): 397-400.

[114] Marder M, Viola H, Wasowski C, et al. 6-Methylapigenin and hesperidin: new *Valeriana* flavonoids with activity on the CNS[J]. Pharmacology Biochemistry and Behavior, 2003, 75 (3): 537-545.

[115] Chai S W, Zhai Y S, Wang M Y. Chemical constituents from whole plants of *Valeriana hardwickii*[J]. China Journal of Chinese Materia Medica, 2015, 40 (20): 4007-4011.

[116] 都晓伟, 吴军凯. 缬草属植物化学成分及药理活性研究进展[J]. 国外医药（植物药分册）, 2006 (1): 10-14.

[117] Patocka J, Jaki J. Biomedically relevant chemical constituents of *Valeriana officinalis*[J]. Journal of Applied Biomedicine, 2010, 8 (1): 11-18.

[118] Torssell K, Wahlberg K. The structure of the principal alkaloid from *Valeriana officinalis* (L.) [J]. Tetrahedron Letters, 1966, 4: 445.

第五章　蜘蛛香环烯醚萜相关天然产物分子的合成研究

第一节　代表性环烯醚萜天然产物

环烯醚萜是一类单萜天然产物分子，主要从植物和动物的次生代谢物中分离而得[1]。很多环烯醚萜分子都具有各种不同的生理活性[2]，因而它们作为传统药物已在亚洲地区得到长期使用。典型环烯醚萜的骨架结构如图 5-1 所示，即环戊烷并吡喃。根据有无糖基相连，这类分子可分为两类：第一类天然产物（**1～7**）的骨架上无任何糖基连接；第二类环烯醚萜（**8～12**）在 C1 位或 C3 位有葡萄糖基相连。

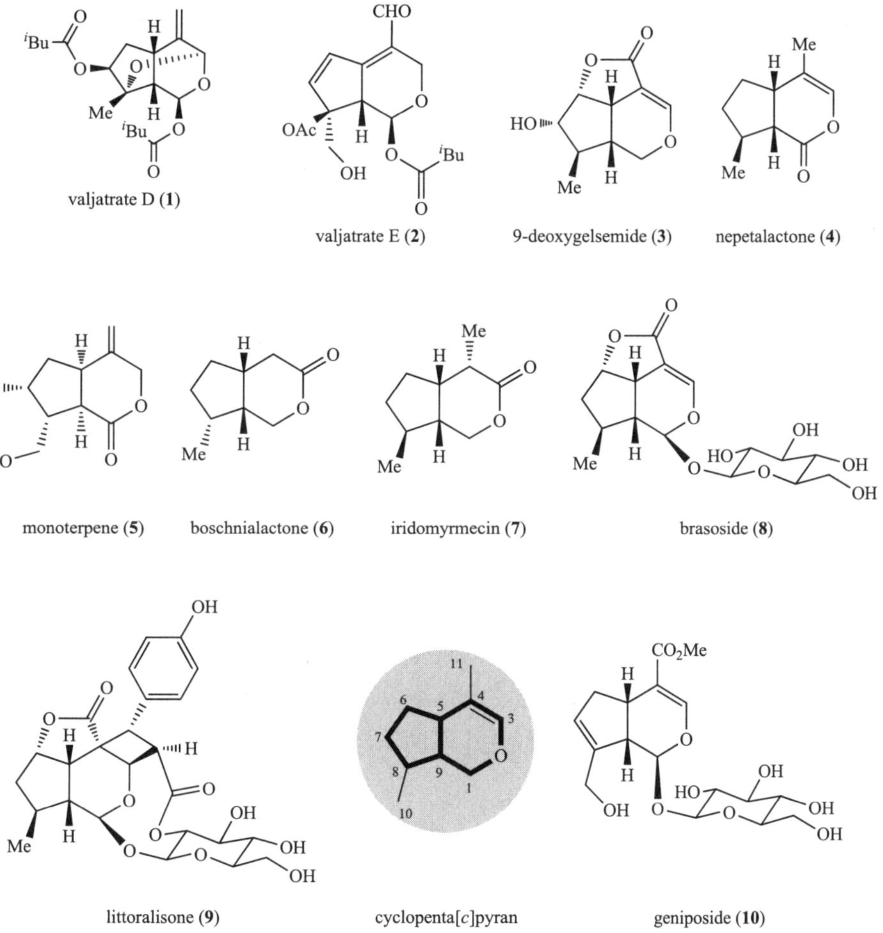

valjatrate D (**1**)　　valjatrate E (**2**)　　9-deoxygelsemide (**3**)　　nepetalactone (**4**)

monoterpene (**5**)　　boschnialactone (**6**)　　iridomyrmecin (**7**)　　brasoside (**8**)

littoralisone (**9**)　　cyclopenta[*c*]pyran　　geniposide (**10**) loganin (**11**) 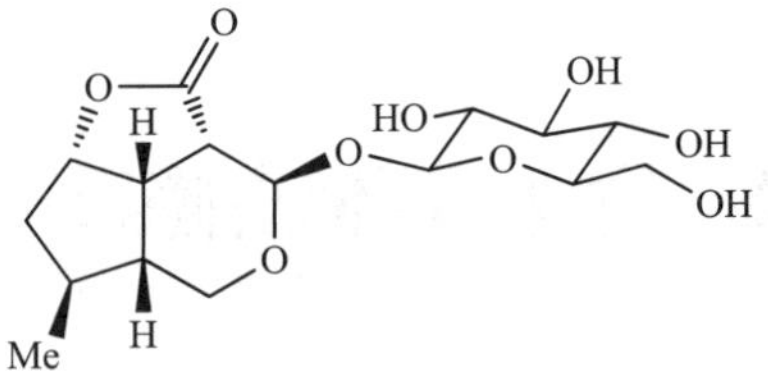　　　　　　　　　　　semperoside A (**12**)

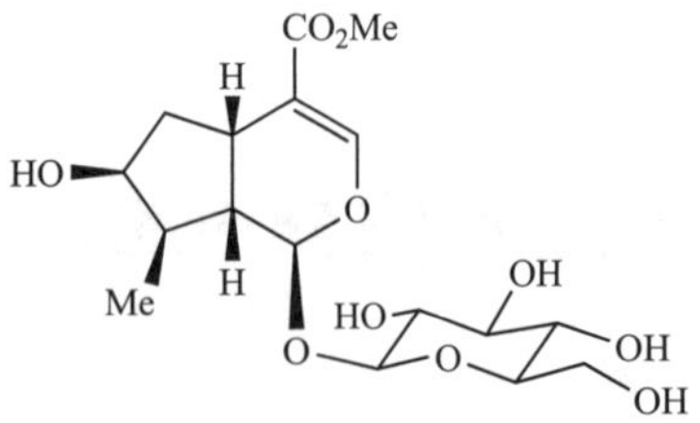

图 5-1　环烯醚萜天然产物列举

蜘蛛香（*Valeriana jatamansi* Jones）的干燥根和茎可以入药，用于理气止痛、消食止泻、祛风除湿、镇静安神等[3]。对它的醇提取物化学成分分析后发现，存在一些环烯醚单萜天然产物，如图 5-1 中所示的蜘蛛香素 D（valjatrate D，**1**）和蜘蛛香素 E（valjatrate E，**2**）[4]。而 9-deoxygelsemide（**3**）分子是从泰国钩吻（*Gelsemium elegans* Benth.）叶中分离得到的一种环烯醚萜天然产物[5]。荆芥内酯（nepetalactone，**4**）则是从植物猫薄荷（*Nepeta cataria*）中分离的信息素分子[6]，能使猫科动物表现出很强的亢奋状态[7]。我国民间药用植物甘松（*Nardostachys chinensis* Batalin）的根茎展示出多种生物活性，如镇静、抗疟疾、镇痛和增强神经生长因子活性，对其化学成分进行分析，分离发现了单萜内酯（monoterpene，**5**）[8]。草苁蓉内酯（boschnialactone，**6**）是从日本富士山的草苁蓉（*Boschniakia rossica* Hult.）地上部分分离得到的一种信息素分子[9]，对猫科动物也显示出很强的生理活性，它与单萜内酯 **5** 的 C8 位绝对立体化学正好与图中其他环烯醚萜的相反。阿根廷蚁素（iridomyrmecin，**7**）的结构与活性都与草苁蓉内酯（**6**）相似。

糖苷类环烯醚萜如图 5-1 中 **8**～**12** 所示。brasoside（**8**）从狭叶马鞭草（*Verbena brasiliensis*）分离所得[10]；而 littoralisone（**9**）是从海滩马鞭草（*Verbena littoralis*）中分离得到的[11]。这种分布于南美洲的药用植物，常被当地人用来治疗腹泻、伤寒和扁桃体炎。通过对其化学成分的分析，分离并鉴定了 littoralisone（**9**）[11]。这种新型环烯醚萜的糖苷天然产物展示出对神经生长因子（nerve growth factor，NGF）的营养特性，如可加速 PC12 细胞中 NGF 诱导的神经突增生。它的生源合成可能涉及作为中间体的 brasoside（**8**）。栀子苷（geniposide，**10**）是从茜草科植物黄栀子（*Gardenia jasminoides* Ellis）中分离得到的一种环烯醚萜天然产物分子[12]，显示出抗肿瘤和抗炎活性[13]。马钱素（loganin，**11**）最初是从马钱子（*Strychnos nux-vomica*）的果泥中分离得到的一种环烯醚萜天然产物分子[14]，是众多吲哚生物碱生物合成的重要中间体。semperoside A（**12**）是从美国北卡罗来纳州的常绿钩吻藤（*Gelsemium sempervirens*）中分离得到的一种环烯醚萜天然产物[15]，其结构独特之处在于 C3 位连接了一个葡萄糖单元。

第二节　环烯醚萜天然产物的生物合成

伴随环烯醚萜天然产物的分离与鉴定，其生物合成途径的研究也在同步开展[16]。由于新生物技术和学科（如转录组学和蛋白质组学）的出现，以及相关生物信息学的快速发展，一些关键酶促反应的调控基因得以揭示[17]，环烯醚萜的生物合成机制研究也进展到了一个新的阶段。例如，图 5-2 展示了马钱素（**11**）和荆芥醇（nepetalactol，**19**）的生物合成途径。首先，焦磷酸香叶酯（geranyl diphosphate，**13**）在香叶醇合成酶催化下，通过水解反应得到香叶醇（geraniol，**14**）。接下来在香叶醇-8-羟化酶催化下，发生区域选择性的烯丙位氧化反应，从而得到 8-羟基香叶醇（8-hydroxygeraniol，**15**）。这个二醇中间体在烟酰胺腺嘌呤二核苷酸（NAD$^+$）的协助下，经过氧代香叶醛合成酶催化，就形成了 8-氧代香叶醛（8-oxogeranial，**16**）。随后的关键环化反应需要在环烯醚萜合成酶催化下发生[18]。具体先通过还原型烟酰胺腺嘌呤二核苷酸（NADH）协助的氢转移得到烯醇中间体（**17**），再进行分子内迈克尔加成，从而形成伊蚁二醛（iridodial，**18**）。这种还原环化是单萜生物合成途径中一种新的模式，所涉及的合成酶结构在后续的结构生物学研究中得到解析[19, 20]。伊蚁二醛（**18**）可经平衡转化为双环半缩醛（nepetalactol，**19**），它又被称作荆芥醇；在氧化酶作用下，可发生烯丙位氧化反应得到 7-脱氧马钱子酸（7-deoxyloganetic acid，**20**）。接下来在 7-脱氧马钱苷酸葡萄糖基转移酶催化下，发生糖苷化反应，形成 7-脱氧马钱苷（7-deoxyloganic acid，**21**）。**21** 再通过 7-马钱苷酸羟化酶参与的催化氧化，立体选择性地引入 C7 位羟基，得到马钱苷酸（loganic acid，**22**）。最后，**22** 在甲基转移酶催化下发生甲酯化反应，就完成了马钱素（**11**）的合成。

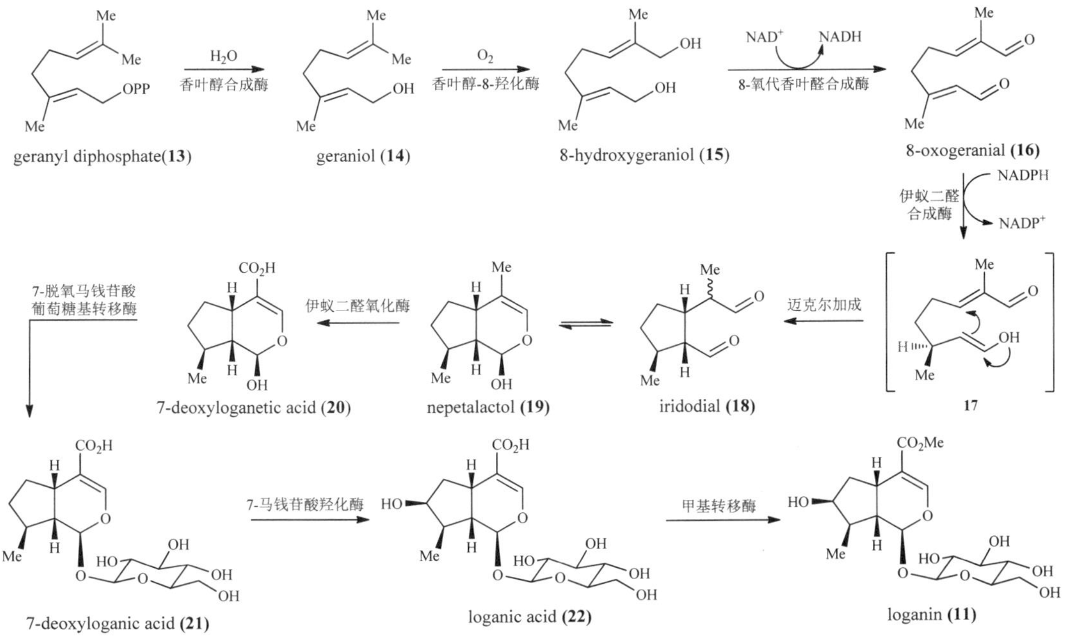

图 5-2　荆芥醇和马钱素的生物合成途径

第三节　环烯醚萜的仿生合成及其他化学合成方法

环烯醚萜天然产物丰富的生物活性及独特结构，吸引了合成化学家去发展各具特色的合成策略和方法[21, 22]。本节将它们归纳整理，分为两大类型进行讨论。

一、仿生合成

受环烯醚萜天然产物的生物合成途径启发，一些以非环单萜为原料的合成路线相继出现。虽然这些合成方法的关键反应机理不尽相同，但可统称为仿生合成。

1986 年，美国耶鲁大学的 Schreiber 等[23]及伊利诺伊大学厄巴纳-香槟分校的 Denmark 和 Sternberg[24]课题组，同时完成了荆芥内酯（**4**）的不对称合成；两条路线涉及的关键反应均是分子内氧杂[4 + 2]环加成（图 5-3）。

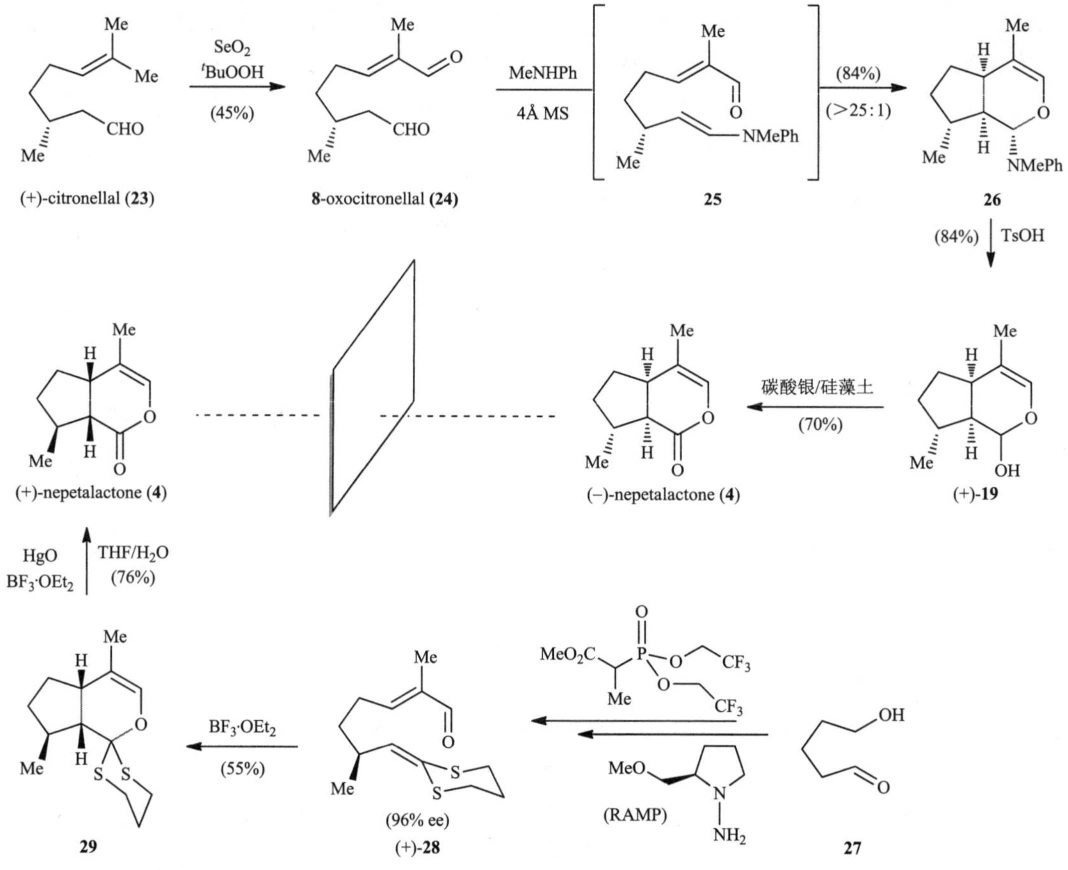

图 5-3　分子内氧杂[4 + 2]环加成反应：荆芥内酯两种对映体的分别合成

Schreiber 等[23]采用手性源合成策略，具体选取右旋香茅醛[(+)-citronellal，**23**]作为起始原料，经过烯丙位氧化反应得到 8-氧代香茅醛（8-oxocitronellal，**24**）。**24** 再与甲基苯胺（MeNHPh）缩合形成烯胺 **25**，进而快速发生高度非对映选择性的第尔斯-阿尔德反应（Diels-Alder reaction），以 84%的产率一步构筑了环戊烷并吡喃双环骨架 **26**。接下来的水解反应，导致荆芥醇 **19** 的形成；**19** 再与碳酸银/硅藻土（Fetizon 试剂）反应，最终得到左旋的荆芥内酯[(−)-**4**]。Denmark 和 Sternberg[24]则采用手性辅助基诱导的不对称合成策略，完成了天然的右旋荆芥内酯[(+)-4]的全合成。他们的合成路线从 5-羟基戊醛（**27**）开始，经过维蒂希（Wittig）反应及 Enders 和 Eichenatter[25]发展的 RAMP 诱导的不对称甲基化等步骤，顺利得到右旋二硫代缩醛 **28**，对映体过量（ee）高达 96%。它在三氟化硼催化下发生 Diels-Alder 反应，以唯一的非对映异构体得到二硫代原酸酯 **29**。它在氧化汞的协助下水解，最终生成右旋荆芥内酯[(+)-4]。

7-脱氧马钱素（7-deoxyloganin，**30**，图 5-4）也是从马钱属植物的果实中分离得到的一种环烯醚萜天然产物分子[26]，是马钱素生物合成的中间体。1987 年，德国哥廷根大学的 Tietze 等[27]基于关键的分子内氧杂[4 + 2]环加成反应，完成了该分子的不对称合成。他们选取 S 构型的香茅醛[(−)-**23**]作为起始原料，经过几步转化后得到醛 **31**；**31** 再与麦氏酸（Meldrum's acid，**32**）缩合形成不饱和酯 **33**，进而发生立体选择性的 Diels-Alder 反应，以 52%的产率一步构筑了环戊烷并吡喃双环骨架 **34**。接下来用甲醇醇解，生成的内酯经还原脱水再乙酰化，就可得到稳定的脱氧马钱素苷元 **36**。最后，**36** 在三氟甲磺酸三甲基硅酯（TMSOTf）的促进下，与糖基供体（四乙酰基葡萄糖的三甲基硅醚，**37**）进行重要的 β-糖苷化反应，生成的中间体再经碱性水解脱除全部乙酰基，便可得到 7-脱氧马钱素（**30**）。

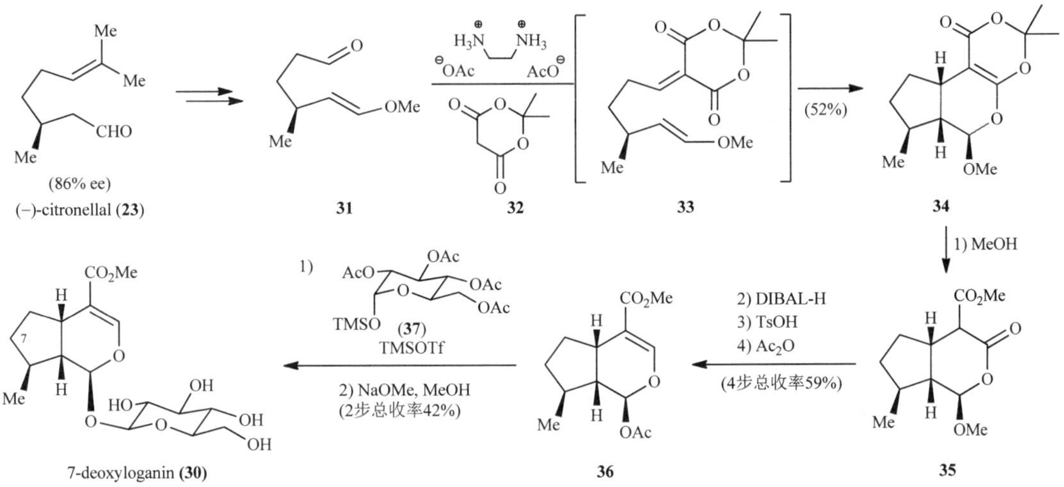

图 5-4　分子内氧杂[4 + 2]环加成反应：脱氧马钱素的不对称合成

2005 年，美国加州理工学院的 Mangion 和 MacMillan[28]基于脯氨酸催化，构筑了环烯醚萜骨架（**38**，图 5-5）；并以此为共同中间体，完成了 brasoside（**8**）和 littoralisone（**9**）的全合成，进而支持了二者的生物合成联系。具体路线是以左旋香茅醇[(−)-citronellol，**39**]作为起始原料，经过臭氧氧化断裂和 Wittig 反应等转化，可得到醛 **40**。它溶解于二甲基亚砜（DMSO）并加入天然脯氨酸后，发生分子内迈克尔加成，所得烯醇中间体再环化得到半缩醛，进一步用乙酸酐保护就得到了双环骨架 **41**。此步关键反应所用的催化剂，很好地控制了产物 **41** 中的三个新立体中心形成。接下来的几步转化可实现 γ-内酯结构的形成，从而完成环烯醚萜三环骨架 **38** 的构筑。**38** 在 TMSOTf 的促进下，与四乙酰基葡萄糖的三甲基硅醚（**42**）进行 β-糖苷化反应，再脱除乙酰基就生成 brasoside（**8**）。共同中间体 **38** 与糖基片段 **43** 发生类似的糖苷化反应，形成肉桂酸衍生物 **44**。**44** 在可见光照射下，发生分子内的[2 + 2]环加成反应，形成所需的环丁烷结构；该中间体在氢气气氛中脱除苄基，就完成了 littoralisone（**9**）的全合成。

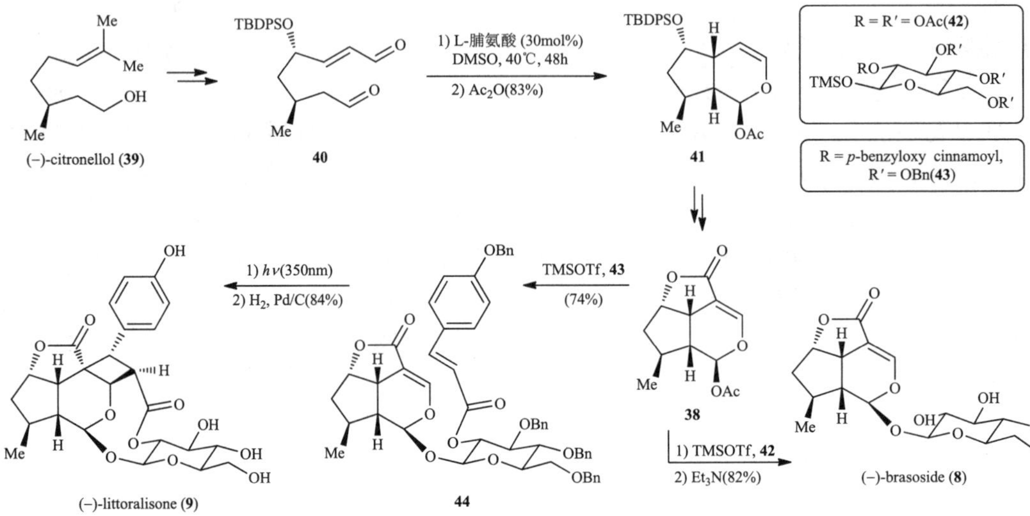

图 5-5　脯氨酸催化的双环化反应：brasoside 和 littoralisone 的全合成

mol%表示摩尔分数，后同

2016 年，德国科隆大学的 Berkessel 教授等基于氮杂环卡宾（NHC）催化，以 8-氧代香叶醛（**16**）作为起始原料，一步完成了荆芥内酯（**4**）的消旋体合成 [图 5-6（a）]，这是目前已知的最短合成路线[29]。三氮唑的盐酸盐和二异丙基乙基胺（DIPEA）反应，生成的氮杂环卡宾（**I**）和 **16** 中的醛基发生选择性亲核加成，得到 Breslow 中间体[30]**16A**；再经过质子转移步骤，生成烯醇盐 **16B**。**16B** 再进行分子内的迈克尔加成反应，得到酰基三氮唑盐 **16C**；这一环化过程是高度非对映选择性的，仅有图示的唯一异构体形成。最后，**16C** 中的烯醇负离子进攻酰基并促使三氮唑部分以氮杂环卡宾 **I** 的形式离去，完成了催化循环并实现了消旋荆芥内酯（*rac*-**4**）的合成。

在此工作基础上，该课题组[31]也完成了右旋荆芥内酯[(+)-**4**]的合成 [图 5-6（b）]。关键催化环化反应的原料是手性的 8-氧代香茅醛（**24**），**24** 可以从左旋香茅醇制备而得。类似的反应机理如图 5-6（b）所示：加成所得中间体 **24A** 被双苯醌氧化后，形成酰基三氮唑盐 **24B**；再经过脱除质子步骤，得到手性烯醇盐 **24C**。**24C** 随即诱导分子内迈克尔加成反应以立体可控的方式进行，形成绝对立体化学确定的烯醇盐 **24D**。最后，脱去三氮唑形成内酯环，实现了天然荆芥内酯(+)-**4** 的合成。值得注意的是，反应前的 8-氧代香茅醛（**24**）的对映体过量（ee）在反应后的产物 **4** 中保持不变，说明该转化是立体专一性的。所以，从右旋香茅醇出发，作者也得到了左旋荆芥内酯[(−)-**4**]。

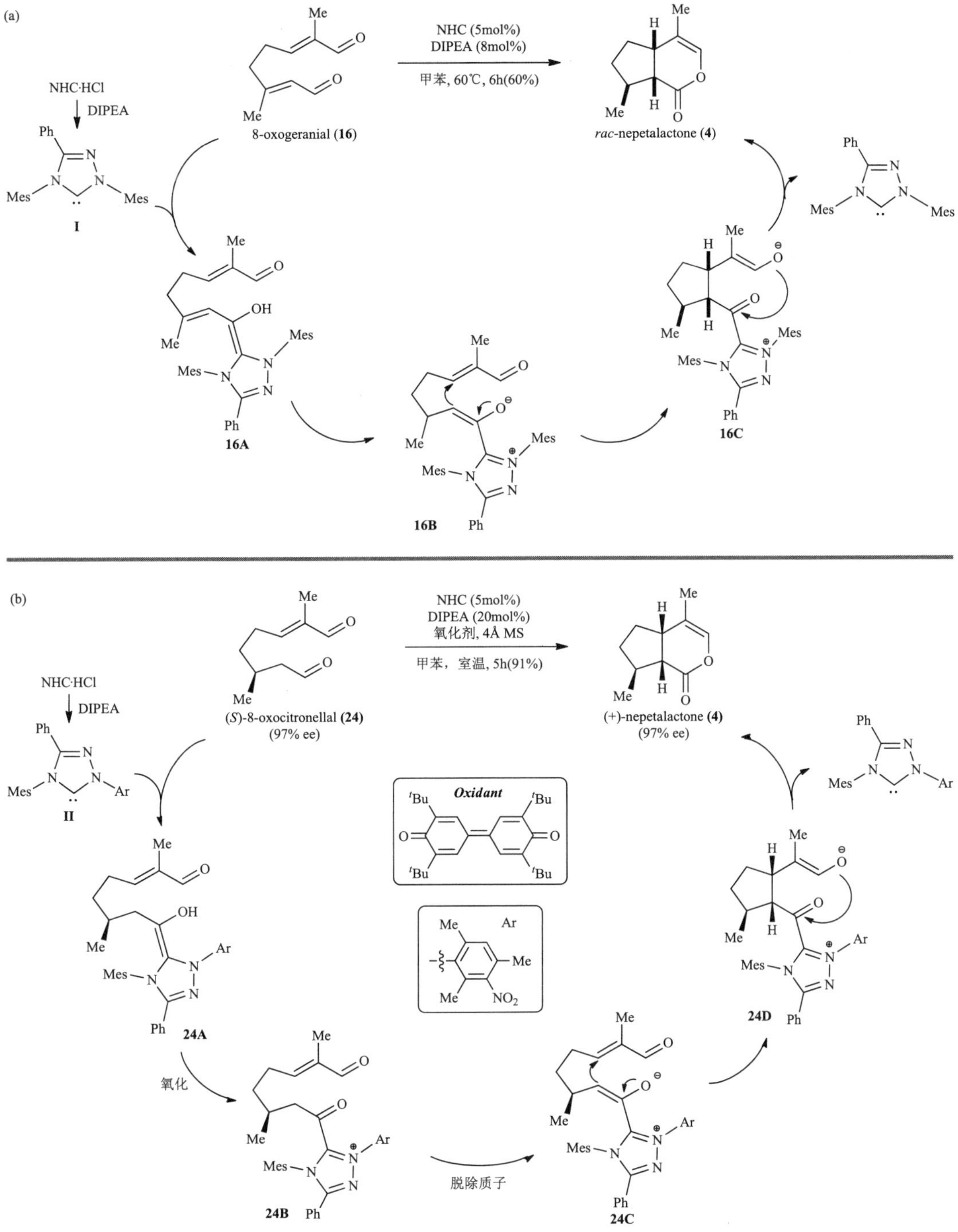

图 5-6　氮杂环卡宾催化的双环化反应：荆芥内酯的简洁合成

　　2018 年，印度科学研究院的 Khan 等[32]运用低价钛促进的自由基环化反应[33]，完成了若干环烯醚萜的不对称合成（图 5-7）。他们选用右旋的香茅烯（**45**）作为起始原料，经过选择性臭氧化断裂三取代双键及后续的 Wittig 反应，顺利形成二烯酯 **47**。接下来加入间氯过氧苯甲酸（*m*-CPBA），其中的末端双键发生选择性的 Baeyer-Villiger 氧化，得到环氧不饱和酯 **48**。随后，在原位形成的氯化二茂钛参与下，经过可能的过渡态 **49**，发生关键的自由基环化及 δ-内酯化，一步形成环戊烷并吡喃骨架结构。该串联过程具体可得到右旋阿根廷蚁素（iridomyrmecin，**7**），以及几乎等量的左旋异阿根廷蚁素[(−)-isoiridomyrmecin，**50**]。类似的反应以更高收率得到右旋-7-表草荶蓉内酯[(+)7-*epi*-boschnialactone，**51**]后，还可进一步引入亚甲烯基，从而生成右旋 teucriumlactone（**52**）。这种形式上的[3 + 3]环加成反应有望在结构更为复杂的环烯醚萜天然产物的合成中得到应用。

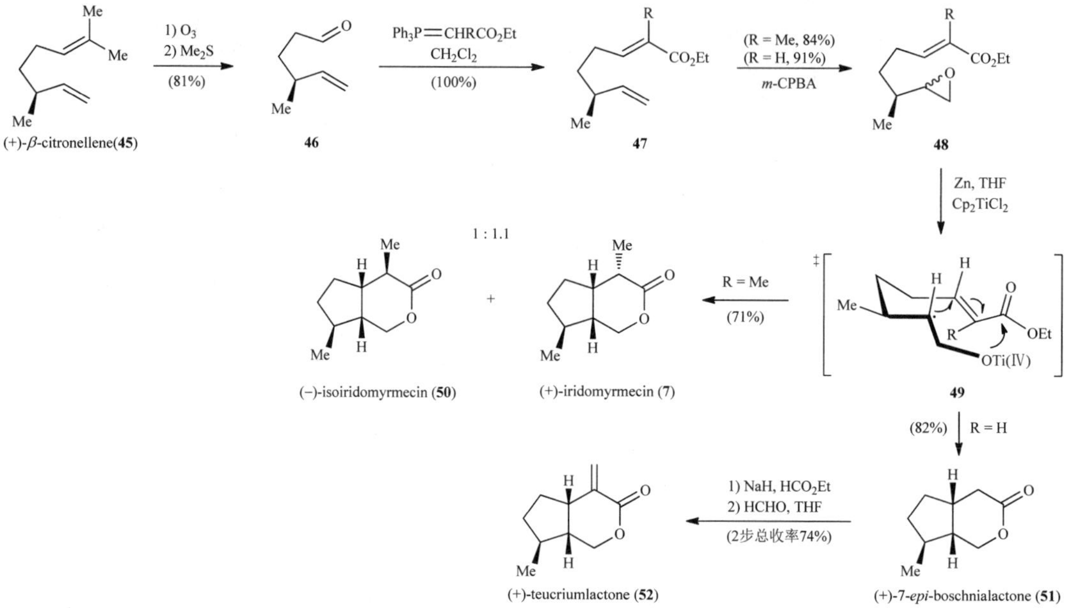

图 5-7　低价钛促进的自由基环化：若干环烯醚萜的全合成

2021 年，西南交通大学的李卫东教授和闫智勇教授合作指导的研究生[34]开展了蜘蛛香素 E（**2**）的仿生合成研究（图 5-8）。他们以 8-氧代香叶醛（**16**）作为起始原料，使用 *N*-甲基苯胺作为环化试剂，仿生环化得到蜘蛛香素 E 骨架并水解得到半缩醛骨架，接着乙酸酐保护得到两种构型的化合物。目前，该课题组正在利用该中间体，进行后续的烯丙位氧化和其他官能团转化，最终期望完成蜘蛛香素 E（**2**）的首次全合成。

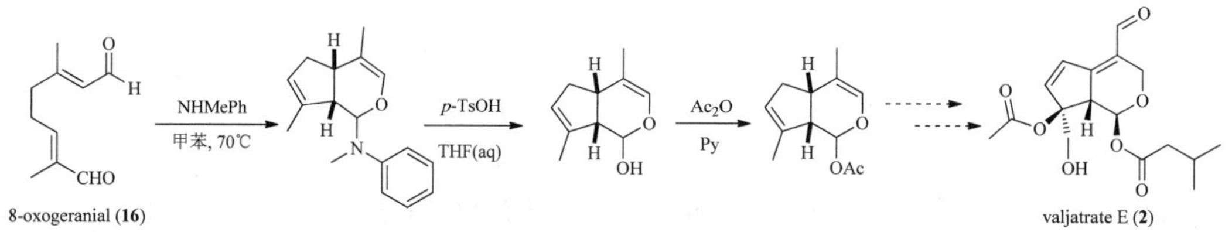

图 5-8　蜘蛛香素 E 的仿生全合成研究

二、其他化学合成

除了高效仿生合成以外，还有分步构筑环烯醚萜骨架的方法。

（一）围绕吡喃环构筑的合成策略

1970 年，美国麻省理工学院的 Büchi 等[35,36]完成了马钱素分子的首次全合成（图 5-9）。他们使用的关键策略反应是[2 + 2]环加成：环戊烯衍生物 **53** 与三羰基化合物 **54** 在高压汞灯的照射下，顺利形成环丁烷 **55**；此中间体随即发生逆羟醛缩合反应并进一步环合，从而构筑了四氢香豆灵酸甲酯骨架 **56**。接下来，在酸性条件下脱除四氢吡喃保护基，并同时形成稳定的甲缩醛；再用柯林斯试剂（$CrO_3·2Py$）氧化暴露的仲羟基，得到酮 **57**。后续 C8 甲基的区域选择性引入需要先借助烯基硫醚 **58** 的形成；**58** 再用雷尼镍还原双键并脱除硫醚，得到的甲基酮异构体混合物经甲醇钠处理，最终形成热力学上稳定的酮 **59**。**59** 再用硼氢化钠还原并保护为乙酸酯 **60** 后，在混酸条件下与天然葡萄糖的四乙酰基衍生物 **61** 进行糖苷化反应；生成的非对映异构体通过仔细分离，便可得到光学纯的马钱素五乙酸酯（(−)-loganin pentaacetate，**62**）。已有文献报道[37]，这个高级中间体可最终转化为马钱素（**11**）。

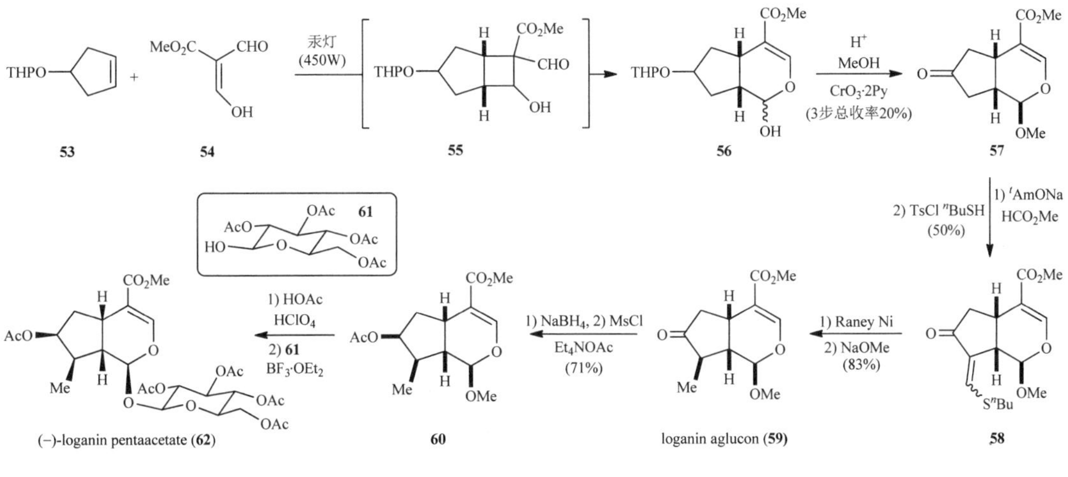

图 5-9　紫外光促进的分子间[2 + 2]环加成反应：马钱素的首次合成

1973 年，罗氏公司的科学家[38]运用不对称硼氢化-氧化反应，也完成了马钱素的不对称全合成（图 5-10）。他们使用大位阻的硼烷，控制了环戊烯醇 **63** 中两个立体中心的形成。进一步转化为光活性的乙酸酯 **64** 后，可借鉴 Büchi 等[35,36]的工作，发生光照下的串联反应，一步构筑马钱素的苷元 **65**。接下来再引入葡萄糖基，便可完成马钱素五乙酸酯（**62**）的合成。

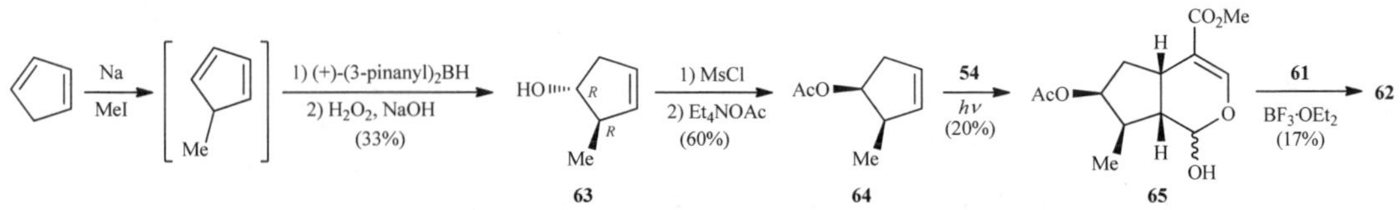

图 5-10 甲基环戊二烯的硼氢化-氧化反应：马钱素的首次不对称合成

如图 5-11 所示，与草苁蓉内酯（**6**）骨架结构相同的三个环烯醚萜天然产物（**52**、**7**、**50**）的 C8 位绝对立体化学正好相反。2003 年，美国哈佛大学的 Chavez 和 Jacobsen[39] 利用他们发展的分子间氧杂 Diels-Alder 反应，完成了这些分子的不对称合成。他们选取潜手性的甲基环戊烯醛 **66** 作为起始原料，在室温下与乙烯基醚（**67**）通过手性铬催化剂[(1*R*, 2*S*)-**68**]控制，进行平行动力学拆分形式的[4 + 2]环加成反应，分别以 80% 和 98% 的对映体过量获得了非对映异构的产物 **69** 和 **70**。这一对立体多样性的环加成产物，为图 5-11 所示四个天然产物分子的集成式合成奠定了基础。例如，对烯醚 **69** 中的双键进行选择性加氢后，再氧化缩醛官能团就可生成草苁蓉内酯（**6**）。

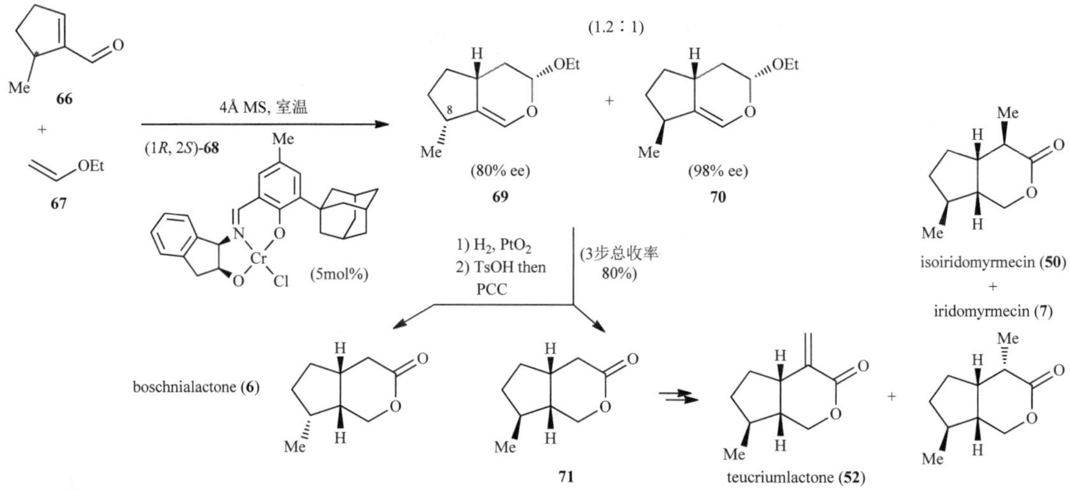

图 5-11 立体多样性环烯醚萜的催化不对称合成

2004 年，意大利帕维亚大学的 Piccinini 等[40]完成了分子 semperoside A（**12**）的不对称合成（图 5-12）。他们选用易得的对称二酮 **72** 作为起始原料，加入间氯过氧苯甲酸（*m*-CPBA）发生 Baeyer-Villiger 氧化，得到 *δ*-内酯 **73**。**73** 转化为烯烃 **74** 之后，再用氢氧化钠水解，生成的羧酸进攻原位形成的碘鎓离子，进而获得 *γ*-内酯 **75**。消除碘化氢后得到双环烯烃 **76**，**76** 就可以进行重要的动力学拆分形式的酯交换反应。具体使用脂肪酶和乙烯乙酸酯，以 97% 的对映体过量获得了左旋乙酸酯 **77**。再通过格氏反应，立体选择性地引入了 C8 甲基；形成的 *δ*-内酯 **78** 再发生碘代 *γ*-内酯化，就得到伯醇 **79**。接下来，用雷尼镍还原脱除碘原子后再保护羟基，形成内酯 **80**。它用甲酸酯引入醛基后，其稳定的烯醇式结构再与 *α*-吡喃葡萄糖溴化物（**81**）发生 S_N2 反应，得到 **82**。**82** 用溴化镁-正丁硫醇处理，温和地脱除醇保护基；三氟乙酸汞活化内酯羰基后，导致分子内共轭加成反应的发生，从而立体选择性地形成缩醛 83。最后，它在钯碳存在下催化加氢脱除所有苄基，便可得到右旋的 semperoside A（12）。

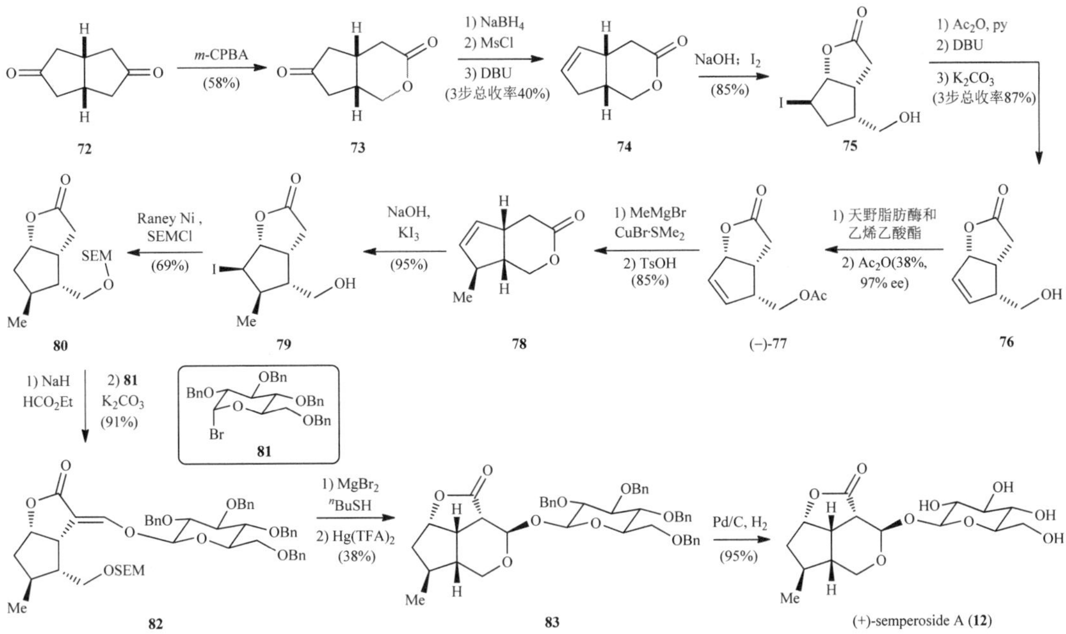

图 5-12　semperoside A 的首次不对称合成

利用上述工作中的手性双环内酯 79，Vidari 团队的 D' Alfonso 等[41]在 2010 年也完成了 9-deoxygelsemide（3）的不对称合成（图 5-13）。将内酯醇 79 溶解在甲苯中并在加热状态下用有机碱 DBU（1, 8-二氮杂双环[5.4.0]十一碳-7-烯）处理，会发生内酯转移和碘原子的分子内 S_N2 反应，从而导致 α-环氧 84 的形成。84 和氢碘酸发生开环反应后再用乙酸酐保护羟

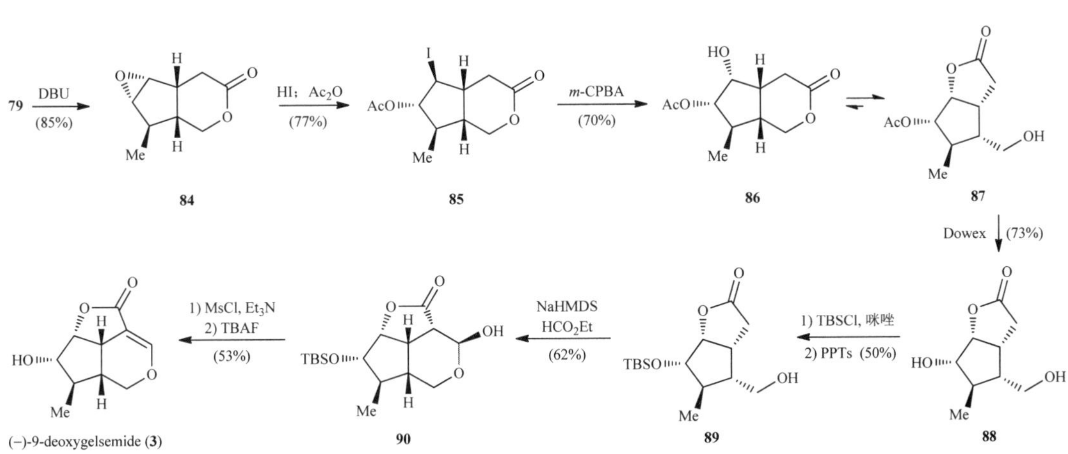

图 5-13　9-deoxygelsemide 的首次不对称合成

基，得到碘化物 **85**。**85** 经间氯过氧苯甲酸氧化后形成的亚碘酰是一种很好的离去基，会被分子内的乙酰基亲核取代，从而形成 δ-内酯 **86**。**86** 和 γ-内酯 **87** 组成一定比例的平衡混合物，通过酸性树脂处理后转化为稳定的二醇 **88**。**88** 用硅醚保护后再选择性脱除，生成伯醇 **89**。**89** 在二（三甲基硅基）氨基钠（NaHMDS）条件下和甲酸酯缩合，生成的烯醇中间体再与分子内的自由羟基发生共轭加成反应，得到半缩醛 **90**。最后，经甲磺酰氯促进的脱水反应并用四丁基氟化铵脱除硅醚保护基，完成了 9-deoxygelsemide（**3**）的全合成。该天然产物的绝对构型也由此得到确证。合成样品的活性测试表明，它对 A549 肺癌细胞有抑制效果［半数效应浓度（EC_{50}）＝（22.6±0.9）μmol/L］。

（二）围绕五元碳环构筑的合成策略

1985 年，美国威斯康星大学麦迪逊分校的 Trost 和 Nanninga[42]基于他们发展的钯催化[3＋2]环加成反应，完成了马钱素苷元（**59**）的合成（图 5-14）。具体实验路线是从易制备的三亚甲基甲烷前体 **91** 出发，它在乙酸钯和三异丙氧基膦的强碱性条件下，与环戊烯酮 **92** 发生区域选择性的环加成反应，顺利得到双环[3.3.0]骨架产物 **93**。将其中的酮羰基转化为磺酰腙并用丁基锂处理后，形成的乙烯基锂再用二氧化碳猝灭，便可得到相应羧酸；进一步用重氮甲烷处理后，就生成 α, β-不饱和酯 **94**。随后，在低温下经二异丙基氨基锂促进的去共轭化，顺利形成 β, γ-不饱和酯 **95**；其中的两个双键均在臭氧作用下发生氧化断裂，形成的二醛部分进一步异构环合，就形成所需的四氢吡喃 **96**。上述串联转化过程中，通过表异构体的平衡，C8 位甲基的相对立体化学得到确定。最后，再用对甲苯磺酸处理 **96** 的甲醇溶液，便可得到稳定的缩醛 **59**。根据文献[37]，**59** 可以转化为马钱素（loganin，**11**），因此 Trost 教授的工作完成了马钱素消旋体的形式全合成。

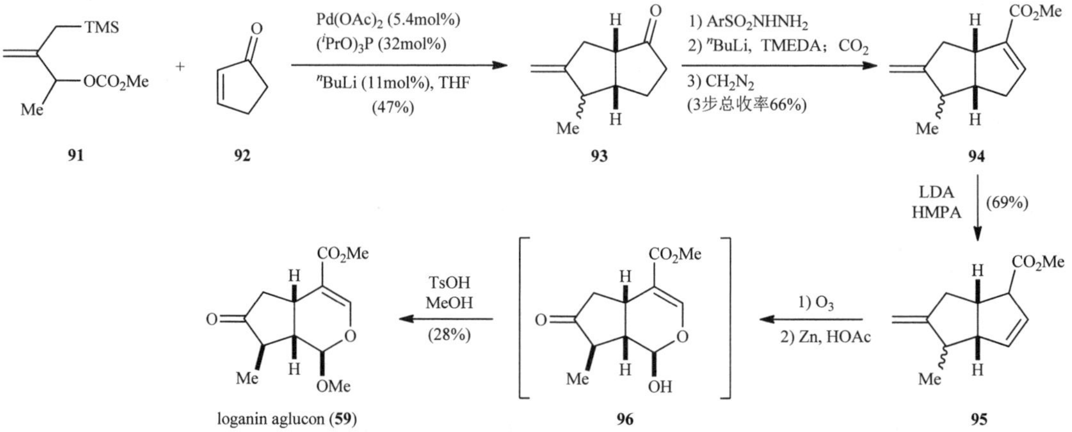

图 5-14　钯催化的分子间[3＋2]环加成反应：马钱素苷元的合成

2009 年，美国得克萨斯大学奥斯汀分校的 Jones 和 Krische[43]基于上海有机所陆熙炎院士课题组发展的膦催化[3＋2]环加成反应[44]，完成了栀子苷（geniposide，**10**）的不对称合成（图 5-15）。该工作所使用关键反应中的亲偶极体为光学活性的烯酮 **97**，它通过动力学拆分手段获得；其 γ 位的氧原子手性中心会加强[3＋2]环加成反应的区域和非对映选择性。当向含有三苯基膦的甲苯溶液中加入 2,3-丁二烯酸酯 **98**（1,3-偶极体）和烯酮 **97** 后，以 63%的收率获得了唯一产物 **99**，它的绝对立体化学通过其单晶 X 射线衍射实验证实。从这个含有环戊烷并吡喃骨架的中间体出发，还需一系列转化才能完成目标分子的全合成。首先，用氰化钾对 **99** 中的酮羰基加成，所得氰醇在氯化亚砜/吡啶条件下脱水，形成不饱和腈 **100**。接下来，用二异丁基氢化铝还原酯基并发生氰基的水合反应；生成的酰胺 **101** 先用乙酸酐保护其中的烯丙醇羟基，再经亚硝化水解，得到的羧酸用三甲基硅基重氮甲烷处理后，最终形成甲酯 **102**。接下来在 Otera 催化剂作用下发生特戊酰基转移，生成苷元 **103**；它在三氟化硼催化下与糖基供体（四乙酰基葡萄糖的三氯乙酰亚胺酯，**104**）进行重要的 β-糖苷化反应，生成的中间体再经碱性水解和重新甲酯化，便可得到天然的栀子苷（**10**）。

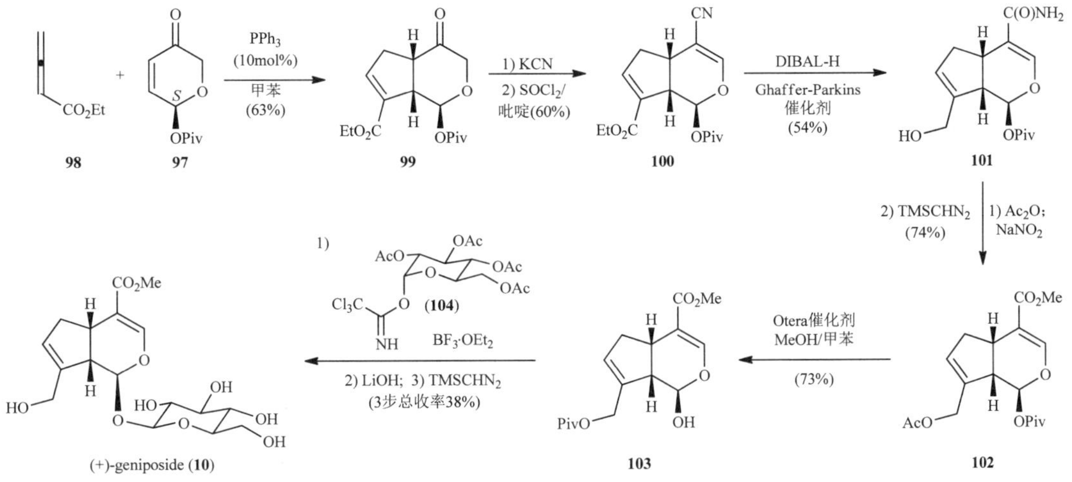

图 5-15　三价膦催化的分子间[3＋2]环加成反应：栀子苷的不对称合成

不同于绝大多数环烯醚萜，天然内酯 **5** 的 C5、C8 和 C9 位拥有相反的绝对立体化学。2011 年，韩国庆尚大学的 Lee 等[45]基于钯催化的烯丙基化反应，构筑了其官能团化环戊烷骨架，并以此完成了 **5** 的全合成（图 5-16）。他们选用手性烯丙醇 **105** 作为起始原料，通过二异丙基硅桥和烯丙醇 **106** 相连，得到对甲苯磺酸酯 **107**。**107** 再与苯砜乙酸酯 **108** 的负离子发生烷基化，并进一步在第二代 Grubbs 催化剂作用下，进行关环的烯烃复分解反应，从而生成八元氧硅环 **109**。**109** 用四丁基氟化铵脱除硅保护基后，释放的仲醇与分子中甲酯自发形成 γ-内酯；而烯丙位羟基则保护为叔丁基二甲基硅醚（—OTBS），得到烯丙基碳酸酯 **110**。接下来进行高度立体选择性的烯丙基化反应，生成双环内酯 **111**，从而建立 C5 和 C9 两个新的手性中心。甲醇醇解后，得到的仲醇 **112** 用 Dess-Martin 试剂氧化，同时发生苯砜消除形成相应烯酮；再用 CBS 试剂还原羰基，就得到构型翻转的醇 **113**。紧接着用溴甲基氯硅烷 **114** 保护羟基，形成的溴化物在三乙基硼引发下，发生分子内自由基环化，从而得到五元氧硅环 **115** 并建立 C8 手性中心。随后，经 Tamao-Fleming 氧化产生二醇；再用对甲苯磺酸脱除硅醚，进而发生 δ-内酯化后得到天然产物 **5**。

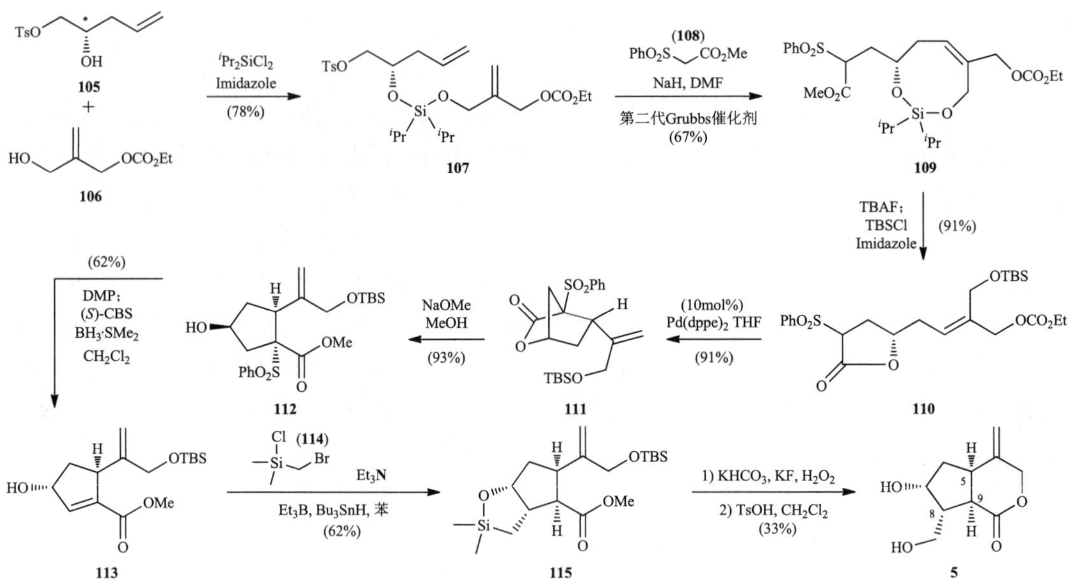

图 5-16　钯催化的分子内烯丙基化反应：内酯 5 的合成

不同于前述 Vidari 合成路线中的手性拆分的策略（图 5-13），2013 年，上海有机所赵刚研究员等基于手性源的方式，完成了 9-deoxygelsemide（**3**）的形式合成[46]（图 5-17）。他们具体使用(S)-香芹酮（**116**）为起始原料，通过环氧化、氯代开环和所得醇羟基的硅醚保护，便可形成 α-氯代酮（**117**）。接下来在甲醇钠存在下，**117** 发生关键的 Favorskii

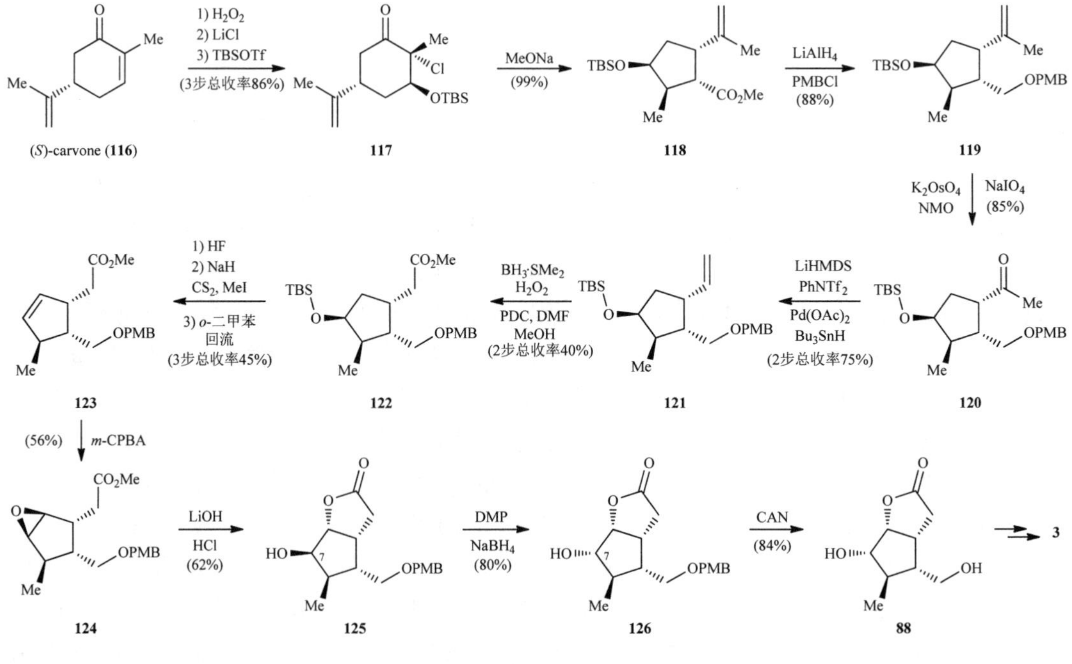

图 5-17　9-deoxygelsemide 的形式合成

重排反应，以几乎定量的收率获得具有四个连续手性中心的环戊烷 **118**。这个官能团化的环戊烷中间体很方便进行后续转化。首先，将酯基还原为醇并保护为对甲氧基苄醚 **119**；再把其中的异丙烯基氧化为甲基酮 **120**，进而转化为烯醇三氟甲磺酸酯。该中间体通过钯催化的还原反应，就生成末端烯烃 **121**；**121** 经布朗硼氢化-氧化反应得到伯醇，并进一步氧化和甲酯化生成 **122**。为了形成环戊烯 **123**，还需三步转化：用氢氟酸脱去仲醇的硅醚保护基并转化为黄原酸酯；再发生楚加耶夫（Chugaev）消除反应。接下来发生立体选择性环氧化反应，就得到 β-环氧 **124**；它在碱性条件下水解再用酸中和，就生成 γ-内酯 **125**。虽然已获得全取代的环戊烷，但 C7 羟基的立体化学与目标天然产物的相反。这一问题可通过氧化再还原的方式解决：形成的醇 **126** 再用硝酸铈铵脱除伯醇保护基，就得到双环二醇 **88**。由于这个中间体是 Vidari 合成路线[41]中已知的，因此，赵刚等完成了 9- deoxygelsemide（**3**）的形式全合成。

第四节　小　结

　　针对环烯醚萜的特征骨架结构，本章介绍了一些典型的合成策略和方法，如图 5-18所示。第一大类是仿生合成，即基于生源合成途径的启发，利用链状单萜原料［如 8-氧代香叶醛（**16**）或 8-氧代香茅醛（**24**）］，在特定催化条件下发生双环化反应，一步构建环戊烷并吡喃骨架。第二大类是非仿生的化学合成，具体包括单一吡喃环或环戊烷的构筑。例如，利用光照[2 + 2]环加成反应形成的双环[3.2.0]中间体 **55′**，可重排成环戊烷并吡喃骨架；或者以环戊烯醛 **66** 为双烯体，和亲双烯体 **67** 直接发生分子间氧杂Diels-Alder 反应，从而完成环烯醚萜中的吡喃环构筑。另一种逐步合成法是聚焦所需环戊烷的构筑，如利用合成子 **91′** 和环戊烯酮 **92** 之间的[3 + 2]环加成反应，得到的双环[3.3.0]中间体再经过后续转化，也可形成环戊烷并吡喃骨架。

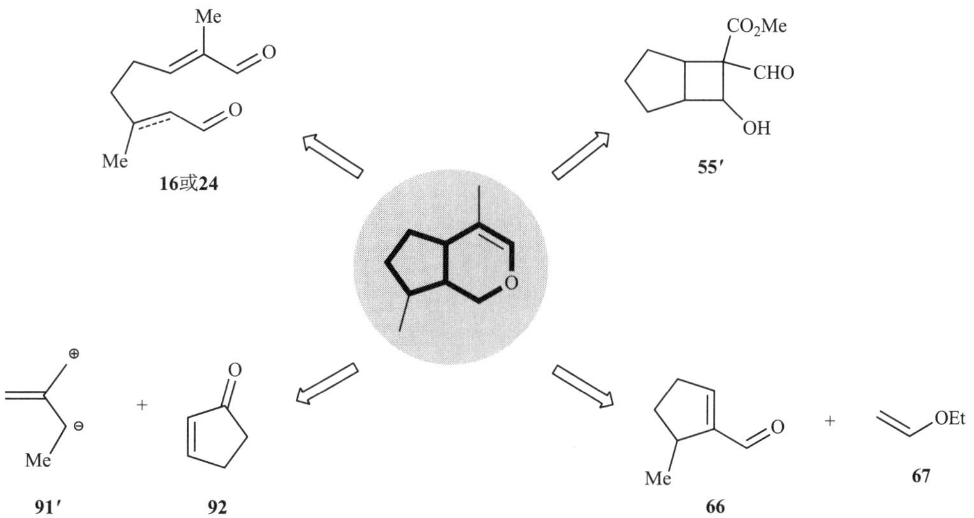

图 5-18　环烯醚萜的合成策略

参 考 文 献

[1] El-Naggar L J，Beal J L. Iridoids：a review[J]. Journal of Natural Products，1980，43（6）：649-707.

[2] Dinda B，Chowdhury D R，Mohanta B C. Naturally occurring iridoids，secoiridoids and their bioactivity. An updated review，part 3[J]. Chemical & Pharmaceutical Bulletin，2009，57（8）：765-796.

[3] 国家药典委员会. 中华人民共和国药典（一部）[M]. 2020 年版. 北京：中国医药科技出版社，2020.

[4] 陈朝勇. 蜘蛛香醇提物化学成分及抗肿瘤活性研究[D]. 成都：西南交通大学，2014.

[5] Takayama H，MoroHoshi Y，Kitajima M，et al. Two new iridoids from the leaves of *Gelsemium elegans* Benth. in Thailand[J]. Natural Product Letters，1994，5（1）：15-20.

[6] Bates R B，Eisenbraun E J，McElvain S M. The configurations of the nepetalactones and related compounds[J]. Journal of the American Chemical Society，1958，80（13）：3420-3424.

[7] Uenoyama R，Miyazaki T，Hurst J L，et al. The characteristic response of domestic cats to plant iridoids allows them to gain chemical defense against mosquitoes[J]. Science Advances，2021，7（4）：eabd9135.

[8] Zhang Y，Lu Y，Zhang L，et al. Terpenoids from the roots and rhizomes of *Nardostachys chinensis*[J]. Journal of Natural Products，2005，68（7）：1131-1133.

[9] Sakan T，Murai Y，Hayashi Y，et al. Structure and stereochemistry of boschniakine，boschnialactone，and boschnialinic acid，an oxidation product of boschnialactone[J]. Tetrahedron，1967，23（12）：4635-4652.

[10] Milz S，Rimpler H. Iridoids in *Verbena* and some other Verbenoideae[J]. Zeitschrift Fur Naturforschung，1979，34c（5-6）：319-329.

[11] Li Y S，Matsunaga K，Ishibashi M，et al. Littoralisone，a novel neuritogeniciridolactone having an unprecedented heptacyclic skeleton including four-and nine-membered rings consisting of glucose from *Verbena littoralis*[J]. Journal of Organic Chemistry，2001，66（6）：2165-2167.

[12] Inouye H，Saito S，Taguchi H，et al. Two new iridoid glucoside from *Gardenia jasminoides*：gardenoside and geniposide[J]. Tetrahedron Letters，1969，10（28）：2347-2350.

[13] Ueda S，Iwahashi Y，Tokuda H. Production of anti-tumor-promoting iridoid glucosides in *Genipa americana* and its cell cultures[J]. Journal of Natural Products，1991，54（6）：1677-1680.

[14] Dunstan W R，Short F W. Pharm J Trans，1884，14，1025.

[15] Jensen S R，Kirk O，Nielsen B，et al. 9-Hydroxy substituted iridoids from *Gelsemium sempervirens*[J]. Phytochemistry，1987，26（6）：1725-1731.

[16] Banthorpe D V，Charlwood B V，Francis M J O. The biosynthesis of monoterpenes[J]. Chemical Reviews，1972，72（2）：115-155.

[17] Lichman B R，Godden G T，Hamilton J P，et al. The evolutionary origins of the cat attractant nepetalactone in catnip[J]. Science Advances，2020，6（20）：eaba0721.

[18] Geu-Flores F，Sherden N H，Courdavault V，et al. An alternative route to cyclic terpenes by reductive cyclization in iridoid biosynthesis[J]. Nature，2012，492（7427）：138-144.

[19] Hu Y，Liu W，Malwal S R，et al. Structures of iridoid synthase from *Cantharanthus roseus* with bound NAD$^+$，NADPH，or NAD$^+$/10-oxogeranial：reaction mechanism[J]. Angewandte Chemie International Edition，2015，54（51）：15478-15482.

[20] Kries H，Caputi L，Stevenson C E M，et al. Structure determinants of reductive terpene cyclization in iridoid biosynthesis[J]. Nature Chemical Biology，2016，12（1）：6-8.

[21] Kouda R，Yakushiji F. Recent advances in iridoid chemistry：biosynthesis and chemical synthesis[J]. Chemistry-an Asian Journal，2020，15（22）：3711-3783.

[22] Nangia A，Prasuna G，Rao P B. Synthesis of cyclopenta[*c*]pyran skeleton of iridoid lactones[J]. Tetrahedron，1997，53（43）：

14507-14545.

[23]　Schreiber S L，Meyers H V，Wiberg K B. Stereochemistry of the intramolecular enamine/enal（enone）cycloaddition reaction and subsequent transformations[J]. Journal of the American Chemical Society，1986，108（26）：8274-8277.

[24]　Denmark S E，Sternberg J A. Intramolecular[4 + 2]cycloadditions of (Z)-α, β-unsaturated aldehydes with vinyl sulfides and ketene dithioacetals[J]. Journal of the American Chemical Society，1986，108（26）：8277-8279.

[25]　Enders D，Eichenauer H. Asymmetric synthesis of α-substituted ketones by metalation and alkylation of chiral hydrazones[J]. Angewandte Chemie International Edition，1976，15（9）：549-551.

[26]　Battersby A R，Burnett A R，Parsons P G. Preparation and isolation of deoxyloganin：its role as precursor of loganin and the indole alkaloids[J]. Chemical Communications，1970，826-827.

[27]　Tietze L F，Denzer H，Holdgrün X，et al. Stereocontrolled formation of annelated cyclopentanes by intramolecular hetero-Diels-Alder reaction. Synthesis of deoxyloganin from citronellal[J]. Angewandte Chemie International Edition，1987，26（12）：1295-1297.

[28]　Mangion I K，MacMillan D W C. Total synthesis of brasoside and littoralisone[J]. Journal of the American Chemical Society，2005，127（11）：3696-3697.

[29]　Yatham V R，Harnying W，Kootz D，et al. 1, 4-Bis-dipp/mes-1, 2, 4-triazolylidenes：carbene catalysts that efficiently overcome steric hindrance in the redox esterification of α- and β-substituted α, β-enals[J]. Journal of the American Chemical Society，2016，138（8）：2670-2677.

[30]　Breslow R. Rapid deuterium exchange in thiazolium salts[J]. Journal of the American Chemical Society，1957，79（7）：1762-1763.

[31]　Harnying W，Neudörfl J M，Berkessel A. Enantiospecific synthesis of nepetalactone by one-step oxidative NHC catalysis[J]. Organic Letters，2020，22（2）：386-390.

[32]　Khan H P A，Das D，Chakraborty T K. Application of Cp$_2$TiCl-promoted radical cyclization：a unified strategy for the syntheses of iridoid monoterpenes[J]. Journal of Organic Chemistry，2018，83（11）：6086-6092.

[33]　Nugent W A，RajanBabu T V. Transition-metal-centered radicals in organic synthesis. Titanium（III）-induced cyclization of epoxy olefins[J]. Journal of the American Chemical Society，1988，110（25）：8561-8562.

[34]　张丽. 蜘蛛香素 E 的仿生全合成研究[D]. 成都：西南交通大学，2021.

[35]　Büchi G，Carlson J A，Powell J E Jr，et al. The total synthesis of loganin[J]. Journal of the American Chemical Society，1970，92（7）：2165-2167.

[36]　Büchi G，Carlson J A，Powell J E Jr，et al. Total synthesis of loganin[J]. Journal of the American Chemical Society，1973，95（2）：540-545.

[37]　Battersby A R，Hall E S，Southgate R. Alkaloid biosynthesis. Part XIII. The structure，stereochemistry，and biosynthesis of loganin[J]. Journal of the Chemical Society C：Organic，1969：721-728.

[38]　Partridge J J，Chadha N K，Uskoković M R. Asymmetric synthesis of loganin. Stereospecific formation of (1R, 2R)- and (1S, 2S)-2-methyl-3-cyclopenten-1-ol and (2R)- and (2S)-2-methylcyclopentanone[J]. Journal of the American Chemical Society，1973，95（2）：532-540.

[39]　Chavez D E，Jacobsen E N. Catalyst-controlled inverse-electron-demand hetero-Diels-Alder reactions in the enantio-and diastereoselective synthesis of iridoid natural products[J]. Organic Letters，2003，5（14）：2563-2565.

[40]　Piccinini P，Vidari G，Zanoni G. Enantioselective total synthesis of semperoside A[J]. Journal of the American Chemical Society，2004，126（16）：5088-5089.

[41]　D'Alfonso A，Pasi M，Porta A，et al. Synthesis and assignment of absolute configuration of the iridoid 9-deoxygelsemide[J]. Organic Letters，2010，12（3）：596-599.

[42]　Trost B M，Nanninga T N. Palladium-mediated cycloaddition approach to loganin aglucon[J]. Journal of the American Chemical Society，1985，107（5）：1293-1299.

[43]　Jones R A，Krische M J. Asymmetric total synthesis of the iridoid β-glucoside (+)-geniposide via phosphine organocatalysis[J].

Organic Letters，2009，11（8）：1849-1851.

[44] Zhang C，Lu X. Phosphine-catalyzed cycloaddition of 2, 3-butadienoates or 2-butynoates with electron-deficient olefins. A novel [3 + 2] annulation approach to cyclopentenes[J]. Journal of Organic Chemistry，1995，60（9）：2906-2908.

[45] Lee S，Paek S M，Yun H，et al. Enantioselective total synthesis of a natural iridoid[J]. Organic Letters，2011，13（13）：3344-3347.

[46] Liu Y，Zhao G. A formal synthesis of iridoid 9-deoxygelsemide[J]. Chinese Journal of Chemistry，2013，31（1）：18-22.

第六章　蜘蛛香及其化学成分的药理活性

第一节　对中枢神经系统的作用

一、抗焦虑作用

焦虑症是以广泛持续焦虑或反复发作的惊恐不安为主要特征的神经症性心理障碍，美国精神医学学会制定的第五版《精神障碍诊断与统计手册》（DSM-5）将焦虑症分为广泛性焦虑障碍、惊恐障碍、社交焦虑障碍等类型，据 2016 年 Remes 等[1]发表在 *Brain and Behavior* 上的文章，其世界范围内患病率为 3.8%～25%。随着社会环境、人际关系等诸多因素作用加剧，焦虑症及相关疾病导致的焦虑障碍发病率逐年升高，已成为严重影响人们身体健康和生活质量的常见病症。

（一）蜘蛛香提取物

闫智勇[2]于 2005 年在国内率先开展了对蜘蛛香抗焦虑作用的一系列研究，采用高架十字迷宫对蜘蛛香乙醇提取物抗焦虑作用进行考察。高架十字迷宫为抗焦虑研究中公认的非条件反射模型，利用动物对新异环境的探究特性，以及对高悬敞开臂的恐惧心理所形成的矛盾行为，来考察动物的焦虑状态，具有简便快速、敏感性好等优点。该研究发现，蜘蛛香乙醇提取物可显著提高小鼠进入迷宫开臂的次数、停留在开臂时间的比例，证明其具有明确的抗焦虑作用。

神经递质去甲肾上腺素（norepinephrine，NE）、5-羟色胺（5-HT）、多巴胺（dopamine，DA）等与焦虑状态的发生发展有密切关系，闫智勇等[3]发现蜘蛛香乙醇提取物的抗焦虑作用可能与降低大鼠脑组织 NE、5-HT、DA 等神经递质的含量有关。下丘脑-垂体-肾上腺轴（hypothalamic-pituitary- adrenal cortex axis，HPA 轴）的异常改变也是焦虑障碍的发病关键机制之一，而促肾上腺皮质激素释放激素（corticotropin-releasing hormone，CRH）、皮质酮（corticosterone，CS）等含量反映了 HPA 轴的功能。进一步的机制考察发现，蜘蛛香乙醇提取物可降低焦虑大鼠血浆 β-内啡肽（β-EP）和血清 CS 的含量，与 HPA 轴功能相关的促肾上腺皮质激素释放激素和促食欲素（orexin）在模型组大鼠脑组织中表达水平升高，而在蜘蛛香提取物组中表达水平趋于下降，提示蜘蛛香提取物对焦虑模型大鼠 HPA 轴的功能紊乱有调节作用[4]。

基因表达谱检测同时发现，凋亡相关基因 *Elk-1*、*Ets-1*、*Apaf-1*、*Bax* 和 *Bcl-2* 在焦虑模型组表达上调，蜘蛛香乙醇提取物则可调节它们的异常表达[5]。

秦晋之[6]通过小鼠高架十字迷宫、明暗箱两个非条件反应行为学实验，也证实了蜘蛛香乙醇提取物有明确的抗焦虑作用，其中明暗穿箱法利用小鼠趋暗的习惯，考察动物在明暗两边转换次数增加和/或在明亮一边探寻行为的次数和时间来评价实验动物焦虑反应的程度，也是用于抗焦虑药考察的一个简便易行的方法。并且采用 HPLC 柱前衍生化法观察了小鼠脑组织谷氨酸（glutamic acid，Glu）、γ-氨基丁酸（γ-aminobutyric acid，GABA）、甘氨酸（glycine，Gly）、天冬氨酸（aspartic acid，Asp）四种中枢氨基酸类神经递质的含量，其中谷氨酸、天冬氨酸对中枢神经系统各部位神经元都有强烈的兴奋效应，属于兴奋性氨基酸，γ-氨基丁酸、甘氨酸属于哺乳类动物中枢神经系统的主要抑制性氨基酸类神经递质。结果表明，蜘蛛香三个剂量均可使甘氨酸含量显著升高（$P < 0.05$），且有使谷氨酸含量降低的趋势，提示可能通过调节兴奋/抑制的平衡状态，抑制中枢神经系统的兴奋性来发挥抗焦虑作用。

You 等[7]进一步发现蜘蛛香发挥抗焦虑作用的同时并没有镇静作用，而且抗焦虑作用可能是由苯二氮䓬受体介导的。

（二）蜘蛛香环烯醚萜有效部位

环烯醚萜类化合物是蜘蛛香主要化学成分之一，主要包括缬草素（valtrate）、异缬草素（isovaltrate）、乙酰缬草素（acevaltrate）、二氢缬草素（didrovaltrate）、缬草醛（baldrinal）等。

李少华[8]对蜘蛛香70%乙醇提取物进一步采用 D101 大孔树脂富集、纯化得到蜘蛛香环烯醚萜有效部位，得率以生药计为 2.1%，纯度达 71.5%，并建立了蜘蛛香环烯醚萜类有效部位质量标准，其总环烯醚萜含量以 chlorovaltrate 计不得低于 68%，其单体含量 chlorovaltrate 和 valjatrate B 分别不得少于 8.0mg/g 和 6.5mg/g。再利用大鼠敞箱饮水、大鼠高架十字迷宫、小鼠明暗箱及大鼠 Vogel 饮水冲突实验 4 种焦虑模型，考察蜘蛛香环烯醚萜有效部位的抗焦虑作用。其中，大鼠敞箱饮水、大鼠高架十字迷宫、小鼠明暗箱为非条件反射模型，敞箱饮水实验中，动物出于对新异环境的恐惧，主要在敞箱内周边而非中央区活动，而动物的探究习性又促使其产生在中央区域活动（包括运动、进食或饮水等）的动机，由此动物产生焦虑。Vogel 饮水冲突实验属于条件反射模型，利用禁水动物烦渴心理和对饮水时受到的电击而产生的恐惧形成动物的矛盾冲突行为，以动物舔水次数和被电击次数作为评价焦虑指标，此模型在模拟人类的焦虑反应、预测抗焦虑剂方面非常有效。上述 4 种焦虑模型，从条件反射和非条件反射两方面，证实了蜘蛛香环烯醚萜有效部位具有抗焦虑作用，且作用机制可能与增加大鼠脑 GABA 含量有关。

闫智勇课题组张雪梅[9]进一步基于 II 组代谢型谷氨酸受体（mGluR2 和 mGluR3）激动作用，对蜘蛛香环烯醚萜有效部位抗焦虑机制进行了研究。谷氨酸是中枢神经系统一种主要的兴奋性氨基酸神经递质，其释放功能紊乱和/或转运功能障碍，可使大脑抑制/兴奋失衡，这是焦虑障碍发生的关键因素。因此，抑制突触前谷氨酸的异常释放，促进突触间隙谷氨酸转运，作为新的有效的抗焦虑作用机制和药物靶点，目前受到人们高度重视。

谷氨酸受体是谷氨酸的结合靶点，分为离子型和代谢型两类，其中代谢型谷氨酸受体，尤其是 II 组代谢型谷氨酸受体（mGluR2 和 mGluR3），作为突触前膜受体，激动后负反馈调节谷氨酸能系统，被认为是有潜力的抗焦虑作用新靶点[10]。张雪梅[9]首先考察了蜘蛛香环烯醚萜有效部位和蜘蛛香素 E 对稳定表达 mGluR2、mGluR3 受体的 Vero-Ga15-

mGluR2 和 Vero-Ga15-mGluR3 细胞,以及大鼠大脑皮质突触体的影响,发现二者对 mGluR2 和 mGluR3 有明确激动作用。进一步发现蜘蛛香环烯醚萜有效部位在抗焦虑的同时,可使大鼠大脑皮质 mGluR2 和 mGluR3 蛋白表达水平升高,腺苷酸环化酶(AC)活性、cAMP 含量、Glu 含量、PKAα/β/γ蛋白表达水平均降低,说明其抗焦虑作用与激动 mGluR2 和 mGluR3,下调 AC-cAMP-PKA 信号通路,抑制细胞内 Ca^{2+} 内流从而负反馈调节谷氨酸的释放有关。

缬草素类化合物为环烯醚萜类,王素娟[11]也应用 D101 大孔树脂,从蜘蛛香中富集、纯化得到总缬草素成分,经 HPLC 法测定其含量为 52.4%。研究利用小鼠明暗箱、敞箱、高架十字迷宫和自发性活动四个实验观察小鼠焦虑行为学,结果显示蜘蛛香总缬草素有抗焦虑作用效果,其抗焦虑作用是通过作用于 HPA 轴系统和调节脑组织神经递质而发挥作用的,主要表现在总缬草素可降低血清皮质酮水平和下调脑内海马组织中神经递质 NE、DA 及 5-HT 的水平。

(三)蜘蛛香活性成分

蜘蛛香缬草素类化合物的结构中多含有半缩醛官能团,化学性质极不稳定,在制备过程中易受酸、碱、热等条件影响而使结构发生变化。王延丽等[12]从蜘蛛香中提取分离得到缬草素,并经 HPLC 鉴定。临用时将缬草素与生理盐水和聚氧乙烯脱水山梨醇单油酸酯(吐温 80)配成所需浓度的混合溶液,考察其抗焦虑作用,发现缬草素在剂量为 10mg/kg 时,高架十字迷宫焦虑模型有明显的抗焦虑作用,但是抗焦虑效应并不随着剂量的升高而加强,没有表现一定的量效关系,其与安定类地西泮的抗焦虑作用趋势一致,提示缬草素发挥抗焦虑作用机制可能与 γ-氨基丁酸能神经通路有关。同时该剂量缬草素还可显著降低模型大鼠血清皮质酮水平,提示其抗焦虑活性也与调节 HPA 轴有关[13]。

(四)蜘蛛香复方

彭敏[14]、王延丽[15]等将蜘蛛香乙醇提取物和炒酸枣仁、合欢皮、灯芯草以 12:9:9:1 的比例组成抗焦虑复方,发现在此组成及一定工艺条件下,复方剂量在一定范围内对焦虑动物模型有抗焦虑作用并呈量效关系,同时无镇静及抗惊厥作用,且复方的抗焦虑作用可能通过 GABA 受体发挥出来,可通过上调 α2-GABA$_A$ 和 α3-GABA$_A$ 受体表达而增强 GABA 的转导效应,还可影响动物脑组织周期蛋白依赖性激酶-5(Cdk5)及其活性调节蛋白 p35(Cdk5/p35)通路的表达,抑制脑组织中 5-HT、NE 等神经递质的释放等。

二、抗抑郁作用

抑郁症是一种慢性精神疾病,其主要的临床表现为心境持续低落、快感缺失、意志活动减退及认知功能障碍等,具有高患病、高致残、高复发的特点。该病发病年龄趋于年轻化,且常反复发作,自杀率高,已成为困扰人类身心健康的重大精神疾病,给患者本身、家庭乃至整个社会带来沉重打击。

　　抗抑郁药理研究中，抑郁症动物模型制作方法常用孤养结合慢性不可预知温和应激（chronic unpredictable mild stress，CUMS）模型方法，该法可以较好地模拟出人类在面对各种社会压力、突发事件或环境转变等问题时所产生的心理变化，从而普遍运用于抑郁症的机制研究及抑郁症的药品研发。

　　孙勇[16]发现蜘蛛香环烯醚萜有效部位对该方法制作的小鼠抑郁模型有对抗作用，同时可升高抑郁小鼠海马中 5-HT、NE 的含量，降低小鼠海马中 P 物质（substance P，SP）、促肾上腺皮质激素释放因子（corticotropin releasing factor，CRF）的含量，降低结肠组织中 5-HT、NE、SP、CRF 的含量。同时通过 16S rDNA 扩增子测序分析技术对小鼠肠道菌群进行分析。正常成人的胃肠道微生物数量约为 10^{14} 个，是人体细胞总数的 10 倍，它们主要从属厚壁菌门、拟杆菌门、变形菌门和放线菌门等[17]，与人类形成了互利共生的整体，参与人体功能调节的多个生理病理过程。该研究发现各组小鼠结肠菌群在多样性和丰富度上无明显差异，但在相对丰度上存在差异趋势，尤其是优势菌门厚壁菌、变形菌和拟杆菌，结合相关报道和分析乳杆菌科、瘤胃菌科和拟杆菌属的相对丰度变化，推测其可能与抑郁症的发生密切相关，且蜘蛛香对抑郁小鼠的肠道菌群结构具有一定的调节作用，说明蜘蛛香在治疗抑郁症时，一方面通过调节脑部神经递质改善抑郁样症状，另一方面通过调节胃肠动力缓解抑郁伴有内脏高敏、腹泻便溏等症状。肠道菌群结构失衡在抑郁症发生和发展中具有一定作用趋势，且蜘蛛香环烯醚萜有效部位对肠道菌群结构的优化也有一定影响。

　　李永彪等[18]进一步采用高分辨核磁共振氢谱（^{1}H NMR）代谢组学技术分析蜘蛛香环烯醚萜有效部位对 CUMS 模型小鼠血清、脑组织和粪便中内源性物质的影响，结合多变量统计分析来确认差异代谢物及差异物涉及的基因和酶，并对代谢物参与的代谢通路进行预测。该技术研究生物体在内因或外因影响下内源性小分子的变化，可以阐释病因病机，探讨药物对机体产生的内源性物质总体代谢的调控作用。

　　CUMS 造模后，在小鼠血清、脑组织和粪便中分别找到 25 种、16 种和 11 种差异代谢物，这些差异代谢物主要与苯丙氨酸、酪氨酸和色氨酸代谢，D-谷氨酰胺和 D-谷氨酸代谢，缬氨酸、亮氨酸和异亮氨酸的生物合成，甘氨酸、丝氨酸和苏氨酸的代谢，牛磺酸和亚牛磺酸的代谢，三羧酸循环代谢紊乱等途径有关，表明 CUMS 造模使小鼠体内能量代谢、氨基酸代谢、神经递质合成、肠道菌群代谢等受到干扰。蜘蛛香治疗后，分别回调了小鼠血清、脑组织和粪便中的 20 种、12 种和 9 种差异代谢物含量（如异亮氨酸、苯丙氨酸、谷氨酰胺、牛磺酸、甜菜碱、甘氨酸、乳酸、酪氨酸、胆碱、二甲胺、尿嘧啶、5-HT、CRF 和 NE 等物质的含量），使机体内能量代谢增加，肠道菌群数量上升，氨基酸和神经递质趋于正常水平，维持体内正常生理代谢水平，从而发挥抗抑郁作用，保护小鼠免于抑郁损伤[19]。

三、镇静、催眠及抗惊厥作用

　　镇静作用可使中枢神经系统受到轻度抑制，使机体由兴奋、激动和躁动转为安静；催眠作用表现为能引起近似生理睡眠的状态。惊厥是由各种原因引起的中枢神经过度兴奋的一种症状，表现为全身骨骼肌不自主的强烈收缩。一些药物随着用药剂量的不同，可表现出镇静、催眠或抗惊厥作用。

水提是中药的主要提取方式。曹斌和洪庚辛[20]发现一定剂量的蜘蛛香水提物腹腔注射或灌胃给药，能明显抑制小鼠的自发活动，延长巴比妥钠小鼠睡眠时间，同时能对抗硫代氨基脲诱发的小鼠惊厥，对印防己毒素诱发的惊厥虽无明显影响，但能明显延长其诱发惊厥潜伏期。硫代氨基脲为 GABA 合成酶抑制剂，可使脑内 GABA 水平下降，印防己毒素为 GABA 受体阻滞剂，二者均可诱发惊厥，此研究表明蜘蛛香水提物抗惊厥作用可能与 GABA 有关。

乙醇提取是目前中药重要的提取方法。彭佳[21]、闫智勇等[22]发现蜘蛛香乙醇提取物也有明显的镇静、催眠作用，中剂量以上对小鼠自主活动有明显抑制作用，低剂量以上即可加强阈下和阈剂量戊巴比妥钠的催眠作用。另外，对腹腔注射戊四氮导致的小鼠惊厥潜伏期有一定延长作用，对惊厥率的发生无明显影响，但高剂量能明显降低惊厥小鼠的死亡率，还可显著提高小鼠脑组织 GABA 的含量。黄宝康等[23]还对中国缬草、宽叶缬草、蜘蛛香、黑水缬草乙醇提取物的镇静、催眠活性进行了比较研究，发现四者均具有镇静、催眠作用，其中以宽叶缬草和蜘蛛香活性较强。

陈磊等[24]对从蜘蛛香提取分离后进一步得到总缬草素，其中含缬草素 49.5%、乙酰缬草素 26.60%、二氢缬草素 8.8%，3 种缬草素共占总缬草素的 84.9%。研究发现总缬草素能显著减少小白鼠的自主活动次数，能明显延长戊巴比妥钠致小鼠睡眠时间并且能提高阈下剂量戊巴比妥钠小鼠入睡数，有明显的镇静、催眠活性。

四、神经保护作用

（一）蜘蛛香活性成分

王茹静等[25]发现从蜘蛛香中分离纯化的蜂斗菜内酯 D、jatamanvaltrate A、valeriotetrate C 和 chlorovaltrate A，对 CoCl$_2$ 诱导大鼠嗜铬细胞瘤（PC12）细胞凋亡有显著抑制作用，同样雍妍[26]从蜘蛛香中分离纯化得到的 8-O-isovaleroxyl-I-O-β-D-glucopyranosyl jatamanin J、2, 5-methanocyclopenta-1, 3-dioxin-7-ol、vibutinal，以及 Tan 等[27]分离得到的 isopatrinioside 和 valeriananoid F 也有相类似的活性，表现出一定的神经保护活性。

Xu 等[28-30]进行了一系列研究，通过 1-甲基-4-苯基吡啶离子（MPP$^+$）诱导人多巴胺能神经母细胞瘤细胞 SH-SY5Y 损伤模型，发现从蜘蛛香中分离纯化的 valeriandoid A、valeriandoid C、chlorovaltrate、1, 5-dihydroxy-3, 8-epoxyvalechlorine、valerilactone A、valerilactone B、bakkenolide H、jatamandoid A、valeriotriate B、jatamanvaltrate G、jatamanvaltrate N、jatadoid A、jatamanvaltrate H、jatairidoid A、jatairidoid B、jatairidoid C 等活性成分有中度的神经保护作用。

（二）蜘蛛香环烯醚萜有效部位

唐玉琴[31]基于表观遗传研究了蜘蛛香环烯醚萜有效部位抗缺氧的神经保护作用，发现蜘蛛香环烯醚萜有效部位有抗缺氧作用，能显著促进缺氧模型大鼠恢复精神和体质状态。缺氧可以引起机体发生甲基化修饰的改变，蜘蛛香环烯醚萜有效部位治疗后的缺氧大鼠与疾病模型组发生的甲基化修饰改变在基因和信号通路上表现不同，酮体的合成与降解、赖氨酸生物合成、硫锌酸代谢、D-精氨酸和 D-鸟氨酸代谢、氰基氨基酸代谢等通路显著富集，推测其对神经系统的保护作用机制始于甲基化改变。

脊髓损伤（spinal cord injury，SCI）是一种严重致残性的神经疾病。熊德启[32]发现蜘蛛香环烯醚萜有效部位可促进急性脊髓损伤大鼠后肢运动功能的恢复，较好地减轻和延缓脊髓损伤后的病理损害程度，其在急性脊髓损伤后中晚期的整体调节作用优势明显，且副作用明显小于甲强龙冲击疗法，表明其对该模型大鼠具有一定的神经保护作用，但疗效与药物浓度不呈量效关系，以中剂量较佳，其作用可能与降低 MDA 含量及促进脑源性神经营养因子和 NGF 表达有关。

SCI 的病理机制一般包含原发性损伤和继发性损伤 2 个阶段，而氧化应激是继发性损伤的一个关键环节。黄姣娟等[33]进一步发现蜘蛛香治疗除了增加血清 SOD 含量、降低 MDA 含量外，还可显著增加脊髓组织中谷胱甘肽过氧化物酶和 CAT 抗氧化酶活力，表明蜘蛛香可改善脊髓中氧化应激因子的异常，从而改善氧化应激带来的损害。细胞凋亡是程序性细胞死亡，过多的自由基诱使脂质过氧化、蛋白质失活和 DNA 断裂，最终导致细胞凋亡。该研究发现蜘蛛香使促凋亡蛋白 Caspase-3、Bax 表达降低，而抗凋亡蛋白 Bcl-2 表达增加，Bax/Bcl-2 值降低，病理发现脊髓结构明显改善，凋亡神经元数明显减少，表现出抗神经元凋亡的作用。

体外细胞实验也证明蜘蛛香环烯醚萜有效部位具有神经元保护作用。常用的 PC12 细胞来源于大鼠肾上腺髓质嗜铬细胞瘤，受 NGF 诱导时会长出类似神经突触样突起，并分化成具有交感神经元特征的细胞，因此已被广泛用作 SCI、帕金森病和阿尔茨海默病等神经元相关的机制或疾病研究的体外模型。研究发现蜘蛛香可增加 H_2O_2 诱导 PC12 氧化损伤细胞的存活率，降低其凋亡率，减少乳酸脱氢酶的释放，降低脂质过氧化产物 MDA 和活性氧（reactive oxygen species，ROS）的生成，提高 SOD、CAT 和谷胱甘肽过氧化物酶活力，上调核转录因子红系 2 相关因子 2（Nrf2）表达及下游抗氧化蛋白 HO-1、NQO1、GCLC 和 GCLM 的表达。研究发现 Nrf2/ARE 信号通路是细胞抗氧化应激的最重要通路，由这条信号通路介导的抗氧化酶系和 II 相解毒酶能够去除 ROS 等有害物质，因而表现出抗氧化保护和解毒的作用，提示蜘蛛香对 PC12 神经元的保护作用可能是通过激活 Nrf2/ARE 信号通路、减轻氧化应激实现的[34]。

五、镇痛作用

一定剂量的蜘蛛香水提物虽然不能对抗乙酸所致的扭体反应，但均能明显减少小鼠扭体反应次数[20]。

毛晓健等[35]也发现蜘蛛香水提液具有非常显著的镇痛作用，而正丁醇萃取部位作用较弱，乙酸乙酯萃取部位和石油醚萃取部位的作用不明显或基本无作用，可见蜘蛛香具有镇痛作用的成分主要在大极性段，尤其是水煎液和水层中成分的效果最好。

彭佳[21]从小鼠乙酸扭体实验及福尔马林测痛实验得知，蜘蛛香高剂量组与模型对照组比较有非常显著差异（$P<0.01$），表明蜘蛛香高剂量组对腹腔注射乙酸引起的疼痛和足跖皮下注射福尔马林致小鼠疼痛有明显的抑制作用。福尔马林测痛实验中中剂量组与模型对照组比较有非常显著差异（$P<0.01$），表明蜘蛛香中剂量对足跖皮下注射福尔马林致小鼠疼痛有明显效果。在热板法测痛实验中，蜘蛛香三个剂量组与模型对照组比较结果均无显著差异，表明蜘蛛香对热所引起的疼痛无明显抑制效果。

一般认为热板法测痛实验主要是研究中枢镇痛作用，而乙酸扭体实验和福尔马林测痛实验主要是研究抗炎镇痛活性。综合上述三个实验，可以看出蜘蛛香对热引起的疼痛无明显作用，而对乙酸所致疼痛及福尔马林所致疼痛有一定的作用，说明蜘蛛香的镇痛作用可能不是通过抑制中枢神经系统产生的，而可能通过其他途径起到抗炎镇痛作用。

张顺然[36]分别考察水提、水提（超声）、醇提和醇提（超声）蜘蛛香四种不同提取方法对二甲苯所致小鼠耳廓肿胀的影响，表明四种提取方法中醇提（超声）法所得蜘蛛香提取物抗炎效果最佳，肿胀抑制率为56.94%。镇痛效果考察发现蜘蛛香醇提物的镇痛百分率高于水提物，说明醇提为最佳镇痛作用组分提取方法，此方法所得提取物镇痛效果与抗炎效果趋势相似，提示抗炎活性成分和含量与镇痛效果存在一定相关性。进一步研究发现蜘蛛香中橙皮苷含量的高低与其抗炎镇痛作用强弱呈正相关，推测蜘蛛香的抗炎镇痛作用与橙皮苷的外周抗炎作用有关。

Dong 等[37]进一步发现从蜘蛛香中纯化得到的 jatamanvaltrate T 和 valtrate hydrin B8 对 N 型电压门控钙离子通道（$Ca_v2.2$）有抑制作用，EC_{50} 分别为 3.3μmol/L 和 4.8μmol/L。$Ca_v2.2$ 大量分布于神经末梢和背根神经节神经元，可调节疼痛相关神经肽的释放。药理学和遗传学研究表明，抑制该离子通道是控制或减轻炎症、慢性和神经性疼痛的有效途径，因此该研究表明蜘蛛香中相关化学成分可能是待开发的有效镇痛剂。

第二节　抗肿瘤作用

肿瘤作为一种在我国持续增长的高发病率的疾病，最主要的特征是肿瘤细胞失控性的增殖和不分化，其受环境和遗传两个因素的共同作用。细胞周期的紊乱和细胞凋亡的失控是导致肿瘤细胞增殖失调的生物学基础。在人体内细胞分为周期性细胞、终端分化细胞、休止期细胞。常见的参与肿瘤细胞周期调控的 CDKs 蛋白有 CDK2、CDK4、CDK5 等。一旦细胞 DNA 发生损伤，就会阻断细胞周期的进行，并迅速通过这些细胞调控点进行修复，确保基因组遗传的稳定性。细胞周期中有多种原因可导致调控失衡，使细胞失控性生长而出现肿瘤。据中华人民共和国国家卫生健康委员会颁布的《中国卫生健康统计年鉴（2020）》数据显示，恶性肿瘤疾病中无论是发病率还是死亡率排名前 5 位中都有肝癌和结肠癌。

一、抗肝癌作用

肝癌是常见的恶性肿瘤之一，可分为原发性和继发性两大类。原发性肝脏恶性肿瘤起源于肝脏的上皮或间叶组织，前者称为原发性肝癌，是我国高发的、危害极大的恶性肿瘤；后者称为肉瘤，与原发性肝癌相比较为少见。继发性或称转移性肝癌是指全身多个器官起源的恶性肿瘤侵犯至肝脏。肝癌常发生于肝细胞或者肝内胆管细胞，其发病与遗传、环境等很多因素有关系，如病毒性感染、亚胺类物质摄入、黄曲霉毒素摄入、寄生虫感染等，而家族肝病史、饮酒史、饮水污染也是导致肝癌发生的主要原因[38]。据报道，2020 年全球估计 995.8 万例癌症患者死亡，其中有 83 万余人死于肝癌，约占总体癌症死亡的 8.3%[39]。

（一）蜘蛛香总黄酮

黄酮类化合物大部分为色原酮的衍生物，其基本母核为 2-苯基色原酮，由 A、B 和 C 三个环组成。黄酮类化合物的药理活性多种多样，包括抗肿瘤、抗病毒、抗氧化、解痉挛、抗炎、抗菌等，其中抗肿瘤的作用研究由来已久。

肖婷[40]经单因素实验优选得到蜘蛛香总黄酮的最佳纯化工艺为：HPD600 大孔树脂、上样浓度 3.42mg/mL，吸附流速 2.4BV/h（BV 表示流经单位体积树脂平均液量），上样量 25.64mg/g 干树脂，吸附后的树脂柱先以 3BV 水洗脱，再用 4BV 80%乙醇以 2.4BV/h 流速洗脱，最终得到的总黄酮质量分数为 41.20%。进一步药效学实验表明，蜘蛛香总黄酮对接种 H_{22} 肝癌和 S_{180} 纤维肉瘤的小鼠有明显抗肿瘤作用。

闫智勇等[41]采用 H_{22} 荷瘤小鼠模型证明蜘蛛香总黄酮具有明显的抗肝癌作用，并通过基因芯片技术发现其机制可能与抑制 JAK/STAT 信号通路的信号转导相关。JAK-STAT 信号通路在细胞生长、分化、免疫功能和造血等多种生理过程中起重要作用。兰明等[42]也采用小鼠全基因组基因芯片技术考察蜘蛛香总黄酮对肿瘤组织癌症通路（pathways in cancer）的影响，结果表明其抗肿瘤机制可能与调控细胞周期、P13K-Akt 信号通路与 Wnt 信号传递有关，从而起到抑制肿瘤细胞增殖、迁移，促进其凋亡的作用。

（二）蜘蛛香活性成分

林玉[43]对总环烯醚萜中分离的单体蜘蛛香素 E 进行体外抗人肝癌 HepG2 细胞作用的研究，发现其作用机制可能与降低血清中 SOD、肿瘤坏死因子-α（TNF-α）和升高白介素-2（IL-2）水平有关，涉及调节机体氧化还原态和免疫能力。

氧化应激本质上是氧化和抗氧化作用失衡，主要是由于 ROS 的产生增加或抗氧化系统等清除氧自由基能力的下降。SOD 作为体内清除自由基 $O_2^-·$ 的一种特异酶，在平衡机体氧化与抗氧化中有着重要作用，广泛存在于有氧代谢的细胞内，其功能是将自由基 $O_2^-·$ 转化为 H_2O_2，抗脂质过氧化，维持细胞膜完整性，从而消除对细胞的损伤。ROS 是肿瘤发生过程中的重要因素，中等水平的 ROS 可诱导细胞增殖，而过量的 ROS 可使细胞内脂质体过氧化、蛋白质和 DNA 氧化损伤和酶失活，从而导致细胞凋亡。IL-2 参与细胞免疫，在机体复杂免疫网络中起调节作用，能够通过促进 T 细胞增殖和分化等作用来提高机体的免疫机能，并能产生具有抗肿瘤活性的免疫细胞。TNF-α 主要是由脂多糖刺激巨噬细胞而分泌的一种糖蛋白，是具有多种生物活性的炎性细胞因子，参与免疫调节、炎症反应、机体防御。目前，临床上常应用 TNF-α 对肿瘤进行治疗，是迄今为止发现的抗肿瘤作用最强的细胞因子。

噻唑蓝（methylthiazolyldiphenyl-tetrazolium bromide，MTT）比色法，是一种检测细胞存活和生长的方法。其检测原理是活细胞线粒体中的琥珀酸脱氢酶能使外源性 MTT 还原为水不溶性的蓝紫色结晶甲臜，并沉积在细胞中，而死细胞无此功能。二甲基亚砜能溶解细胞中的甲臜，用酶联免疫检测仪在 570nm 波长处测定其光吸收值，可间接反映活细胞数量。在一定细胞数范围内，MTT 结晶形成的量与细胞数成正比。

兰明[44]通过 MTT 法检测蜘蛛香环烯醚萜类化合物蜘蛛香素 E 的体外抗肿瘤活性，发现蜘蛛香素 E 可有效抑制 HepG2 肿瘤细胞的体外增殖，且其抑制作用随着药物浓度的增加和作用时间的延长而明显增强。研究表明，蜘蛛香素 E 可以有效抑制 HepG2 肿瘤细胞 ERK1/2 的磷酸化而抑制 MAPK/ERK 信号通路，从而降低下游 MMP-2 的表达，产生抑制肿瘤细胞的侵袭和迁移的作用。

从环烯醚萜类化合物分离得到的缬草素、二氢缬草素及缬草素的代谢产物，对肝癌细胞株均具有明显的抑制作用，其中缬草素和二氢缬草素效果更强。其机制可能与阻碍细胞 DNA 及蛋白质合成有关。Bounthanh 等[45]发现，同浓度的缬草素细胞毒作用是二氢缬草素的 2 倍、缬草醚醛的 8 倍，而这三种成分通过抑制肿瘤细胞中蛋白质的合成而对肿瘤有良好的治疗效果。

二、抗乳腺癌作用

女性乳腺是由皮肤、纤维组织、乳腺腺体和脂肪组成的，乳腺癌是发生在乳腺导管上皮组织的恶性肿瘤。疾病早期常表现为乳房肿块、乳头溢液、腋窝淋巴结肿大等症状，晚期可因癌细胞发生远处转移，出现多器官病变，直接威胁患者的生命。GLOBOCAN 2020 数据库显示，2020 年新发乳腺癌约 226 万例，占总体癌症发病率的 11.7%，女性乳腺癌首次超过肺癌成为最常见的癌症，尤其是在大多数发达国家，乳腺癌的发病率占女性癌症的首位[39]。美国国家肿瘤研究所预测，生活在美国的女性一生中被诊断患有乳腺癌的风险为 12.4%[46]。

姚欢欢等[47]通过 MTT 比色法证明了蜘蛛香总黄酮对乳腺癌细胞 MDA-MB-231 生长有抑制作用，通过细胞划痕试验、Transwell 小室实验证实蜘蛛香总黄酮可以明显抑制 MDA-MB-231 细胞的迁移和侵袭能力，并呈剂量依赖性，其机制可能是通过调控上皮间质转化来实现。相关研究表明，上皮间质转化（epithelial-mesenchymal transition，EMT）是乳腺癌细胞获得侵袭转移能力的主要途径，与恶性肿瘤的侵袭、转移及耐药密切相关，其主要特征为上皮细胞的极性丧失，导致细胞间的黏附能力减弱，从而演变成间质细胞的形态和特征，具备了游走的能力[48]。朱智慧等[49]发现，蜘蛛香环烯醚萜类有效部位 F3 对乳腺癌生长具有显著的抑制作用，其机制是主要通过诱导 ROS 引起 DNA 损伤，进而诱导细胞凋亡、细胞自噬发挥作用。

陈朝勇[50]发现从蜘蛛香中分离纯化得到蜘蛛香酯（valeriananoid C）、chlorovaltrate A、jatamanvaltrate G、valtratum-isovaleroxyhydrin、蜘蛛香素 E（valjatrate E）和 rupesin E，并且采用 MTT 比色法进行抗肿瘤活性初步筛选，结果表明分离得到的六个化合物对 MCF-7 人乳腺癌肿瘤细胞生长均有一定抑制作用。

Sheng 等[51]发现从蜘蛛香的提取物中得到的环烯醚萜类化合物 jatamanvaltrate P 是具有细胞毒作用的活性成分。Yang 等[52]发现 jatamanvaltrate P 能够在体外抑制三阴性乳腺癌细胞的增殖，在体内抑制 MDA-MB-231 细胞移植瘤的生长，并且 jatamanvaltrate P 以浓度依赖性的方式抑制 MCF-7 和三阴性乳腺细胞株（MDA-MB-231、MDA-MB-453、MDA-MB-468）的生长和增殖。沈伟锋等[53]也利用 MTT 比色法检测 jatamanvaltrate P 对乳腺癌细胞 T47D 增殖的影响，发现 jatamanvaltrate P 通过阻滞细胞周期、诱导细胞凋亡来抑制乳腺癌细胞 T47D 的增殖。

三、抗结肠癌作用

结肠癌是常见的发生于结肠部位的消化道恶性肿瘤，多发于直肠与乙状结肠交界处。在我国，近些年由于人们饮食结构的改变，食用脂肪类食物增多、纤维素减少使结肠癌的发病率一直呈现上升趋势[54]。

张占平[55]以总黄酮为指标经正交实验筛选，确定蜘蛛香超声提取最佳工艺为 65% 乙醇、20 倍量提取 20min、提取 3 次，经大孔吸附树脂处理后浸膏中总黄酮含量为 3.47%。进一步通过 MTT 比色法和细胞脱落实验证实了蜘蛛香提取物能明显抑制人结肠癌 SW480 细胞的增殖，同时光镜检查发现蜘蛛香提取物能提高人结肠癌 SW480 细胞的凋亡率，具有诱导人结肠癌 SW480 细胞凋亡的作用。使用流式细胞仪发现蜘蛛香提取物使细胞 S 期和 G_2/M 期细胞百分比明显增加，在细胞增殖周期发生明显的 S 期和 G_2/M 期阻滞，提示蜘蛛香提取物可能是通过干扰 DNA 合成，阻滞细胞周期于 S 期和 G_2/M 期发挥抑制肿瘤细胞增殖的作用，进而诱导细胞凋亡。在细胞周期一旦产生 G_2/M 期阻滞，细胞就不能进入 G_1 期合成 RNA 和蛋白质，而一些主要蛋白质和 RNA 的缺失使细胞也不能进入 S 期启动 DNA 复制，从而使肿瘤细胞的生长受到抑制。在划痕试验和同质性黏附试验中发现，蜘蛛香提取物显著降低结肠癌 SW480 细胞的移动能力，具有抑制肿瘤细胞迁移的作用。

林生等[56]对蜘蛛香乙醇提取物的乙酸乙酯萃取部位进行体外肿瘤细胞毒活性筛选，发现单萜衍生物对结肠癌（HCT-8）有较强的抑制作用。

张瑞桐[57]提取分离纯化得到的蜘蛛香六种单体化合物也表现出对 SW480 人源结肠癌细胞增殖的抑制作用，并在一定浓度下呈现出一定的剂量依赖性。

谭玉柱等[58]利用 95%乙醇渗漉提取蜘蛛香干燥根及根茎粉末，获取石油醚、乙酸乙酯、正丁醇三个部位。从蜘蛛香石油醚部位分离得到 desoxidodidrovaltrate、valtral C、vibutinal。进一步体外试验证实这三种化合物对结肠癌细胞 HCT116 敏感性最强。首次发现了双烯环烯醚萜和裂环烯醚萜具有靶向抗结肠癌作用，其中裂环烯醚萜 valtral C 显著降低结肠癌 HCT116 细胞中 PDK1、Akt、mTOR 磷酸化水平，并且 PDK1 磷酸化水平呈剂量依赖性降低。研究显示与血管生成密切相关的 PDK1 是磷脂酰肌醇 3-激酶/蛋白激酶 B 途径（PI3K-Akt 信号通路）的一种重要蛋白激酶，可在结肠癌中高表达并且与细胞生存密切相关，该通路异常激活在肿瘤发生中占有重要地位。

四、抗多形性胶质母细胞瘤作用

多形性胶质母细胞瘤（glioblastoma multiforme，GBM）是世界上最常见、最致命的原发性恶性脑肿瘤。恶性程度表现为细胞增殖不受控制、侵袭性强、细胞凋亡少、血管生成增加。肿瘤位于皮质下，大部分发生在大脑上半球，额叶是最常见的部位[59]。

Quan 等[60]发现从蜘蛛香的根和根茎中分离出的双环烯醚萜类化合物，对三种人胶质瘤干细胞 GSC-3#、GSC-12#和 GSC18#的生长均有抑制作用。

Qi 等[61]也发现从蜘蛛香中提取的天然化合物 rupesin E，能选择性抑制胶质瘤干细胞 GSC-3#、GSC-12#、GSC-18#的增殖。

五、抗肺腺癌、前列腺癌作用

肺腺癌是肺癌的一种，属于非小细胞肺癌，起源于支气管黏膜上皮，少数起源于大支气管的黏液腺。前列腺癌是指发生在前列腺上皮的恶性肿瘤。

Lin 等[62]从蜘蛛香中分离得到三种新的异构体 jatamanvaltrate Z1、jatamanvaltrate Z2 和 jatamanvaltrate Z3。利用 MTT 比色法检测，这三种化合物对肺腺癌（A549）、转移性前列腺癌（PC-3M）均表现出中度的细胞毒性。

第三节　对心血管系统的作用

高脂血症又称血脂异常，是指血浆中甘油三酯（triglyceride，TG）、胆固醇（cholesterol，CH）、低密度脂蛋白胆固醇（low-density lipoprotein cholesterol，LDL-C）含量过高，或者高密度脂蛋白胆固醇（high-density lipoprotein cholesterol，HDL-C）含量过低的一种全身脂代谢异常的多发性疾病。血脂异常者往往伴有动脉粥样硬化、冠心病、心肌梗死等心脑血管危险因素，因此血脂异常也与肥胖、脂肪肝、高血压、高血糖有着密不可分的联系。高脂血症为临床上常见病、多发病，随着人们生活水平不断提高，生活方式也随之发生改变，其发病率逐年增加，严重威胁着人们的生命健康。

一、蜘蛛香提取物

陈朝勇等[63]发现，蜘蛛香醇提物给药实验性高脂血症大鼠后，血清及肝组织的 TG、肝组织中总胆固醇（TC）均显著降低，这表明中药蜘蛛香具有一定的降低实验性高脂血症大鼠血脂的作用。

丙氨酸转氨酶（ALT）主要存在于肝细胞胞质中，而在肝细胞损害、坏死甚至在细胞变性时会释放到血清中使血清 ALT 升高，为最敏感的肝功能检测指标之一。天冬氨酸转氨酶（AST）在心肌中含量最高，其次为肝脏，当肝损伤时，血清中 AST 可明显升高。通过检测血清 ALT、AST 的变化，发现模型大鼠血清 ALT、AST 较正常大鼠显著升高，说明高脂血症大鼠肝功能受到损伤。蜘蛛香醇提取物组 ALT、AST 的活性较模型大鼠组显著降低，这说明蜘蛛香醇提取物具有保护高血脂条件所造成的大鼠肝损伤的作用。

二、蜘蛛香环烯醚萜有效部位

许科科[64]应用李少华配制的蜘蛛香环烯醚萜有效部位，对高脂血症大鼠降脂作用进行研究，发现其可降低大鼠血清及肝组织中 TC、TG、LDL-C 的含量，升高 HDL-C 的含量，从而促进脂质代谢，并对脂肪堆积所造成的肝损伤有一定的保护作用。进一步的作用机制研究结果显示，蜘蛛香环烯醚萜能够激活过氧化物酶体增殖物激活受体 α（PPAR-α）的蛋白质表达，从而上调载脂蛋白 A5（ApoA5）的表达，下调固醇调节元件结合蛋白 1c（SREBP-1c）、肝 X 受体 α（LXR-α）的蛋白质表达，提高脂蛋白脂肪酶（lipoprotein lipase，LPL）、肝脂酶（hepatic lipase，HL）等脂代谢相关酶的活性，从而代谢更多的 TG，发挥降脂作用。

其中 LPL 是由肝脏、脂肪及肌肉等组织合成和分泌的脂类物质代谢的关键酶，主要参与脂蛋白之间胆固醇、磷脂等物质的转运，催化乳糜微粒（chylomicron，CM）和极低密度脂蛋白（VLDL）中的 TG 水解，从而产生为组织提供能量的脂肪酸和单酰类物质。HL 存在于肝脏血管窦的表面，是一种脂肪分解酶，它与 LPL 同属一个脂肪酶家族。HL 可水解磷脂、TG 等脂蛋白，从而减小各种脂蛋白颗粒的体积，并使其密度发生变化。当血液中 LDL-C 水平过高时，提高 HL 的活性会促使低密度脂蛋白颗粒变小、密度增加，从而诱发心血管疾病的发生；当血液中 LDL-C 水平较低时，提高 HL 活性可促进胆固醇的逆转运，从而抑制心血管疾病的发生。

三、蜘蛛香活性成分

蜘蛛香素 E 为陈朝勇从蜘蛛香总环烯醚萜中首次分离纯化制得，许科科[64]发现其可有效抑制油酸诱导后人肝癌 HepG2 细胞内脂质堆积，极显著性降低细胞中甘油三酯的含量（$P < 0.01$），并呈现剂量依赖性。这表明蜘蛛香素 E 具有明显的促进脂肪变性肝细胞脂质代谢的作用，以及预防、治疗脂肪肝的潜在价值。HepG2 细胞是一种常用的肝细胞系，相对于正常肝细胞，HepG2 细胞易于培养，细胞特性稳定，并且能够用于在细胞水平上探讨脂肪肝的病理机制，早已被研究者成功用于脂肪变性肝细胞模型的建立，是简便、稳定的脂肪变性细胞筛药模型。进一步对蜘蛛香素 E 的作用机制考察发现，蜘蛛香素 E 能够显著提高 HepG2 细胞中 ApoA5 的表达从而降低细胞中 TG 水平。

第四节　抗病原微生物作用

一、抗细菌作用

（一）蜘蛛香提取物

王鹏娇等[65]以金黄色葡萄球菌（Staphylococcus aureus，S. aureus）、大肠杆菌（Escherichia coli，E. coli）、枯草芽孢杆菌（Bacillus subtilis，B. subtilis）和白念珠菌（Candida albicans，C. albicans）为实验菌株，采用固体培养基连续稀释法观察龙血竭、苦参、蜘蛛香体外抑菌活性，其中蜘蛛香对这 3 种细菌及白念珠菌均有较好的抑菌作用，研究表明蜘蛛香对细菌和真菌在体外有一定的抑菌活性，有较好的开发价值。

在微生物培养中，通常将微生物所需的各种营养物质组合配比形成营养基质，即培养基——一般都含有碳水化合物、含氮物质、无机盐（如微量元素）、维生素和水等几大类物质。培养基既是提供细胞营养和促使细胞增殖的基础物质，也是细胞生长和繁殖的生存环境。培养基的类别多种多样，按物理性质可分为固体培养基、半固体培养基和液体培养基。在上述研究中，研究者为了确定蜘蛛香的抑菌效果，需要对金黄色葡萄球菌、大肠杆菌、枯草芽孢杆菌和白念珠菌进行含药培养基和不含药（对照）培养基上的数量对比，而稀释涂布平板法是常用的一种计数方法——微生物会在固体培养基上形成单个菌落，而这个菌落通常由一个单细胞繁殖而成，这是微生物特有的培养特征。在计数过程中，首先将待测样品制成均匀的系列稀释液，尽量使样品中的微生物细胞分散开，使之呈单个细胞存在（否则一个菌落就不只是代表一个细胞），再取一定稀释度、一定量的稀释液接种到平板中，使其均匀分布于平板中的培养基内。经培养后，由单个细胞生长繁殖形成菌落，统计菌落数目，即可计算出样品中的含菌数。此法所计算的菌数是培养基上长出来的菌落数，故又称活菌计数。

研究者在上述实验中分别测定了蜘蛛香提取物的最小抑菌浓度（minimal inhibitory concentration，MIC）和最低杀菌浓度（minimum bactericidal concentration，MBC）。MIC是指在无菌环境下用接种环取一环配制好的菌悬液，分别接种于含药培养基及对照培养基表面；将培养基倒置放入 37℃培养箱中培养 24h，观察细菌在不同浓度药物培养基上的生长情况，无菌生长的培养基所含药物浓度即为该药的 MIC。MBC 是指将 MIC 测定中未生长细菌的琼脂用镊子小心取下，反过来涂于营养琼脂平板上，做好标记，37℃培养 24h，仍无细菌生长的管内的药物浓度即为该药的 MBC。研究者测定到蜘蛛香提取物在金黄色葡萄球菌、大肠杆菌、枯草芽孢杆菌和白念珠菌中的 MIC 分别为 0.625g/L、2.5g/L、2.5g/L、5g/L，MBC 分别为 0.625g/L、5g/L、＞10g/L、＞10g/L，实验数据充分说明蜘蛛香提取液具备一定的抑菌能力。

李蓉[66]用氯仿、乙醇和水等不同溶剂提取蜘蛛香中的有效成分，并以大肠杆菌为实验菌种，采用纸片法测定蜘蛛香不同提取物的抑菌活性。研究中使用的纸片法是将含有定量抗菌药物的滤纸片贴在已接种测试菌的琼脂表面，纸片中的药物在琼脂中扩散，随着扩散距离的增加，抗菌药物的浓度呈对数减少，从而在纸片的周围形成一定大小的抑菌圈，抑菌圈越大说明药物的抗菌效果越强。研究结果显示蜘蛛香氯仿提取物和生理盐水对照组均无抑菌活性，蜘蛛香水提取物抑菌圈为 9.5mm，乙醇提取物为 11.4mm，青霉素对照组为 14mm，由此可知，蜘蛛香乙醇提取物和水提取物对浓度为 $10^6 \sim 10^7$cfu/mL 的大肠杆菌均有不同程度的抑制作用，其中乙醇提取物抑菌活性较强，水提取物次之。

（二）蜘蛛香挥发油

挥发油是蜘蛛香的重要活性成分。Agnihotri 等[67]研究了蜘蛛香挥发油对短小芽孢杆菌、金黄色葡萄球菌、表皮葡萄球菌、大肠杆菌、铜绿假单胞菌（Pseudomonas aeruginosa，P. aeruginosa）和白念珠菌的生长抑制作用，研究结果显示蜘蛛香对以上菌种均有良好的抑制作用，表明蜘蛛香具有潜在的抗菌作用。

赵兵等[68]应用水蒸气蒸馏法制备得到蜘蛛香挥发油，并选用大肠杆菌、金黄色葡萄球菌、枯草芽孢杆菌、黑曲霉（Aspergillus niger）、黑根霉（Rhizopus nigricans）、橘青霉（Penicillium citrinum）这 6 个菌种为实验对象，采用纸片法和试管稀释法对蜘蛛香挥发油进行抑菌圈大小及 MIC 的测定，结果表明蜘蛛香挥发油具有一定的抗菌作用，在抑菌试验中对金黄色葡萄球菌的作用最强，抑菌强度排列如下：金黄色葡萄球菌＞枯草芽孢杆菌＞大肠杆菌＞黑根霉＞橘青霉＞黑曲霉，对各菌株均有一定抑制作用，其最小抑菌浓度为 6.25mg/mL，这与王鹏娇等[65]的研究结果一致，表明蜘蛛香具有很好的抑菌效果。

（三）蜘蛛香活性成分

Liu 等[69]研究了分离纯化得到的蜘蛛香环烯醚萜和倍半萜单体对革兰氏阳性菌（金黄色葡萄球菌）和革兰氏阴性菌（大肠杆菌和铜绿假单胞菌）的抗菌活性，并测定 MIC 值，结果表明这些单体化合物均具有一定的抗菌能力。

刘映虹[70]为了探寻结构新颖、有较好生物活性的天然产物，对从蜘蛛香分离纯化得到的 VJ-01、VJ-02、VJ-03、VJ-04、VJ-16、VJ-17、VJ-18、VJ-20 等 8 个单体化合物进行了抗细菌活性研究。研究人员以金黄色葡萄球菌、大肠杆菌和绿脓杆菌为实验菌种，以庆大霉素为阳性对照，利用微量肉汤稀释法测定每组的 MIC 值，结果显示，VJ-17 对金黄色葡萄球菌和铜绿假单胞菌有抗菌活性。

（四）蜘蛛香复方

考虑到药物之间的协同作用，孟小夏等[71]开展了蜘蛛香与龙血竭体外联用抗菌作用的研究。研究人员以金黄色葡萄球菌、枯草芽孢杆菌、大肠杆菌和白念珠菌这 4 个菌种为受试对象，分别研究了蜘蛛香单味药、龙血竭单味药和二者联合用药对各实验菌种的 MIC，并计算部分抑菌浓度（FIC）指数，以判定联合抑菌效应。结果显示龙血竭和蜘蛛香联合用药后，对金黄色葡萄球菌、枯草芽孢杆菌和白念珠菌的 FIC 指数分别为 0.75、0.5、0.625；实验浓度的龙血竭对大肠杆菌的抑菌效果均较差，与蜘蛛香联合用药后，其抑菌效果显著提升（MIC = 2mg/mL，FIC＜1）。根据两种药物单用和联用时的 MIC，计算 FIC 指数（$MIC_{A \, 药联用}/MIC_{A \, 药单用} + MIC_{B \, 药联用}/MIC_{B \, 药单用}$）。当 FIC 指数≤0.75 时，表明两者具有协同作用；当 0.75＜FIC 指数≤1 时，表明两者有累加作用；当 1＜FIC 指数≤2 时，表明两者无关；当 FIC 指数＞2 时，表明两者拮抗。研究结果表明龙血竭与蜘蛛香联合用药对 4 株供试菌均具有良好的协同抗菌作用，可为临床用药提供参考。

在含有蜘蛛香的复方中，同样具备抑制杀灭细菌的作用。例如，雷晔等[72]开展了苗药复方窝来溜溶液的抗菌活性研究——窝来溜溶液为苗药蜘蛛香、桂枝、桑枝、松叶等制成的复方溶液剂。研究人员以窝来溜溶液为研究对象，以大肠杆菌、金黄色葡萄球菌、白念珠菌为受试菌进行抑菌试验，实验结果显示窝来溜溶液对大肠杆菌、金黄色葡萄球菌和白念珠菌的平均抑菌率都达到 100.00%，表明窝来溜溶液具有较强的抑菌作用。

二、抗病毒作用

（一）蜘蛛香提取物

为研究蜘蛛香提取物体外抗猪繁殖与呼吸综合征病毒（porcine reproductive and respiratory syndrome virus，PRRSV）的作用，秦枫等[73]建立 Marc-145 细胞模型，以利巴韦林作为阳性对照药物，采用观察细胞病变法及 MTT 比色法，在研究蜘蛛香提取物对 Marc-145 细胞最大安全质量浓度的基础上，设立蜘蛛香水提取物及醇提取物组、利巴韦林阳性对照组、PRRSV 对照组和细胞对照组，对 PRRSV 进行阻断、抑制和直接灭活的测定。研究人员采用的 Marc-145 细胞是源自猴肾的上皮样细胞，是实验中 PRRSV 的常用宿主，以供 PRRSV 寄生繁殖。结果显示，蜘蛛香水提取物对 PRRSV 的最高阻断率、最高抑制率分别为 44.6%、37.9%，均极显著（$P＜0.01$）低于利巴韦林阳性对照组，且细胞出现了较明显的病变。蜘蛛香醇提取物对 PRRSV 的最高阻断率、最高抑制率分别为 107.1%、102.6%，极显著（$P＜0.01$）高于利巴韦林阳性对照组，细胞形态基本完好。蜘蛛香水提取物和醇提取物对病毒直接灭活作用的最高抑制率分别为 83.5% 和 120.9%，均极显著（$P＜0.01$）高于利巴韦林阳性对照组。可见，蜘蛛香醇提取物对 PRRSV 的作用较强。

犬细小病毒（canine parvovirus，CPV）是引起犬急性出血性胃肠炎和幼犬急性心肌炎的主要病原。马丽娟[74]在蜘蛛香治疗犬病毒性肠炎效果的研究中，成功建立了 CPV LAMP 检测方法。LAMP 检测法是一种核酸扩增方法，全称为环介导等温扩增检测（loop mediated isothermal amplification，LAMP）[75]，该方法简单、快速、成本低、特异性强，能广泛应用于各种病原体的检测。研究人员将 60～90 天的幼犬，以皮下注射、口服、滴鼻点眼和腹腔注射 4 个攻毒途径，使这些幼犬不同程度地染上犬细小病毒。受试犬在攻毒后 3～10 天相继发病，按临床诊断标准和治疗方案进行诊断和治疗，结果表明，除重度对照组有 1 只死亡外,其他病犬全部治愈,中、重度症状实验组病情好转的时间明显短于对照组,说明蜘蛛香对犬病毒性肠炎的治疗效果是确切的,并且能明显提高其他药物的治疗效果。这一研究结果为中药蜘蛛香的临床应用提供了理论和实验依据,为进一步开发防治犬病毒性肠炎疾病方面特效药物奠定了基础。

(二)蜘蛛香活性成分

刘欢等[76]为了研究蜘蛛香根及根茎的环烯醚萜成分及其抗流感病毒活性,采用正相硅胶柱色谱、羟丙基葡聚糖凝胶 LH-20(Sephadex LH-20)和高效液相色谱(HPLC)等色谱方法进行分离纯化,根据理化性质和 NMR 技术对化合物进行结构鉴定,同时用甲型流感 H1N1 病毒感染犬肾细胞(MDCK)模型,采用 MTT 比色法检测细胞活力,以此来评价化合物的抗流感病毒活性。其中,化合物异缬草素和 isovaltrate acetoxyhydrin 对流感病毒具有抑制作用,半数抑制浓度(IC_{50})分别为 85.45μmol/L、19.26μmol/L,表明蜘蛛香中含有抗流感病毒的活性成分,该结果为蜘蛛香抗流感病毒功效的综合开发与利用提供了科学依据。

苏丽花[77]对从蜘蛛香中分离得到的 8 个环烯醚萜、3 个木脂素和 1 个倍半萜分别做了抗 H1N1 活性研究,研究结果表明倍半萜类化合物 valeriananoid C 对达菲耐药流感病毒有显著抑制活性,其 EC_{50} 为(0.12±0.043)μg/mL。

Quan 等[78]对从蜘蛛香中分离提取得到的木脂素单体化合物进行了抗病毒活性研究,以 H1N1 为实验病毒毒株,研究结果显示所得的单体化合物均没有抗病毒活性,这表明木脂素可能不是蜘蛛香抗流感病毒的物质基础。

第五节 抗 炎 作 用

一、蜘蛛香总黄酮

李蓉[66]探索了蜘蛛香中总黄酮的最佳提取工艺,并研究其抗炎抑菌活性。在研究过程中,研究人员采用小鼠耳廓肿胀法,使用氯仿、乙醇和水等不同溶剂提取蜘蛛香中的黄酮类化合物作为抗炎药物,以地塞米松水溶液为阳性药,二甲苯作为致炎物质。小鼠耳廓肿胀法是用二甲苯对小鼠耳造成即时刺激,导致液体积聚和水肿,造成急性炎症反应,一定时间后,将小鼠麻醉处死,沿耳基线剪下左右两耳,用 9mm 打孔器分别在同一部位打下圆形耳片,精密称量,按下式计算炎症肿胀率。

$$炎症肿胀率(\%) = \frac{左耳片质量 - 右耳片质量}{左耳片质量} \times 100\%$$

实验结果表明,蜘蛛香乙醇提取物抗炎作用良好,其次是水提取物,氯仿提取物抗炎效果不明显,说明蜘蛛香乙醇提取物的抗炎药理活性有一定临床应用价值,可以对其做更深入的研究,以期在临床上做进一步的推广应用。

二、蜘蛛香活性成分

苏丽花[77]从一氧化氮（nitric oxide，NO）的角度出发，研究了蜘蛛香部分单体化合物的抗炎活性。NO 具有广泛而重要的生物学调控功能，在炎症、肿瘤及心血管系统等方面均有重要作用。当免疫细胞遭受微生物内毒素或者炎症介质等刺激时，会生成大量的诱导型一氧化氮合酶（inducible nitric oxide synthase，iNOS），iNOS 通过催化其底物 L-精氨酸，生成 NO 进行免疫应答。因此，从抑制 NO 生成这一方面来研究环烯醚萜等类型化合物的抗炎活性。NO 的含量测定间接反映 iNOS 的表达水平或酶活性水平，而编码 iNOS 的基因是 NF-κB 信号通路的直接靶基因，因此该检测结果也是评价化合物激活 NF-κB 信号通路的重要指标。

研究人员对 10 个环烯醚萜、2 个木脂素和 1 个倍半萜分别做了体外抑制 NO 生成活性的检测，总一氧化氮合成酶抑制剂（L-NMMA）作为阳性对照。结果显示，其中化合物 (+)-9′-isovaleroxylariciresinol 在安全浓度内对 NO 的产生有抑制作用，其 IC_{50} 为 20.39μmol/L。化合物 chlorovaltrate A、化合物 rupesin E 和化合物 deacylbaldrinal 对 RAW264.7 的 NO 生成有抑制作用，其中化合物 rupesin E 的抑制活性相对较好（IC_{50} = 17.48μmol/L），其他化合物对 NO 的产生没有明显的抑制作用，这一研究结果提示部分化合物可能具有潜在的抗炎活性。

Agnihotri 等[67]利用二甲苯致小鼠耳廓肿胀法，考察了蜘蛛香挥发油的抗炎活性，研究结果显示，蜘蛛香挥发油的抗炎效果和阳性药双氯酚酸相当。

第六节　抗氧化作用

氧化应激（oxidative stress）是指机体在受到各种可能的有害刺激时，机体或者细胞内产生过量的自由基，导致抗氧化防御系统严重失衡。过量的 ROS 蓄积在体内容易引起细胞毒性反应，从而导致组织损伤。引起机体氧化应激反应的主要因素为过量的 ROS 和活性氮类（reactive nitrogen species，RNS）。氧自由基是活体系统产生的自由基中最主要的类型，占人体内总自由基的 95% 以上，包括超氧阴离子（$O_2^- \cdot$）、羟自由基（$\cdot OH$）、超氧化氢自由基（$HO_2 \cdot$）、烷氧基（$RO\cdot$）、过氧自由基（$ROO\cdot$）等。ROS 在生物体内的作用具有明显的剂量依赖性。在正常的生理浓度下，ROS 作为内源性第二信使，在信号传递与调节细胞功能中发挥着重要的作用。ROS 能够从基因和细胞水平调控机体代谢，参与细胞生长和分化、增殖、凋亡、消除炎症、分解毒物，以及刺激巨噬细胞和白细胞抵抗病原体等作用。在炎症、缺血再灌注损伤、高氧等情况下，体内 ROS 的产生与消除的动态平衡被打破，就会产生氧化应激作用。$O_2^- \cdot$ 和 $\cdot OH$ 参与脂质积累、DNA 和蛋白质的变性。核酸碱基的轻微改变可以被位于细胞核和线粒体中的 DNA 糖基化酶和 AP 核酸内切酶修复。但是，当氧化损伤的 DNA 和蛋白质不断积累，超过了机体细胞修复和解毒机制的限度，一系列的疾病就会随之产生。研究表明，氧化应激与人体衰老、肿瘤、心脑血管疾病、糖尿病、阿尔茨海默病和帕金森病等多种疾病的发生密切相关。

当氧化应激发生时，机体会中断大量生物物质合成，消除 ROS 对其产生的负面影响。机体内的抗氧化防御系统由酶类抗氧化剂和非酶类抗氧化剂组成。酶类抗氧化剂包括超氧化物歧化酶（SOD）、过氧化氢酶（catalase，CAT）和谷胱甘肽过氧化物酶（glutathione peroxidase，GPx）。非酶类抗氧化剂包括维生素 C、维生素 E、谷胱甘肽、硫辛酸、类胡萝卜素、黄酮化合物、尿酸、水杨酸盐、甘露醇、泛醌、胆红素、牛磺酸、瓜氨酸、精氨酸、甘氨酸、组氨酸、肌酸、肌肽、四氢生物蝶呤、肌醇六磷酸、茶多酚和硒等。机体通过调节各种抗氧化剂的活力及其在细胞内含量，使 ROS 保持一定的水平，防止由于 ROS 过度累积引发氧化应激，导致机体损伤。当发生轻度氧化应激时，生物体会通过激活 Nrf 2/Keap1 系统来调节氧化应激。当体内 ROS 积累过多时，Nrf 2 与靶向基因结合，促进抗氧化酶和其他抗氧化物的产生，提高机体的抗氧化能力。当氧化应激过于严重时，分别以 NF-κB、AP-1 和促分裂原活化的蛋白质激酶（mitogen-activated protein kinase，MAPK）为中心的免疫调节系统参与反应进行调节。目前认为，氧化应激可以引起广泛的细胞内损伤，从而诱发疾病，其中对中枢神经系统的损伤尤为严重。在正常细胞内，氧化与抗氧化系统维持在相对平衡的动态水平。但是，肿瘤细胞中的 ROS 水平较正常细胞高且较为敏感，氧化水平的升高或者细胞内抗氧化能力的减弱都会导致体内 ROS 含量的异常升高，进而导致肿瘤细胞处于氧化应激状态。因此，抗氧化药物被广泛认为是可用于治疗肿瘤、抑郁症、糖尿病等相关疾病的潜在药物。近年来，蜘蛛香由于具有抗抑郁、抗焦虑、保肝护肝，对肿瘤、糖尿病及心血管疾病有一定的治疗作用，而被药品和保健品市场广泛关注。

一、体内抗氧化作用

Kakehashi 等[79]将 6 周龄大鼠分为 6 组（1～4 组，25 只/组；5、6 组，10 只/组）。第 1～4 组大鼠，腹腔注射溶解在生理盐水中的二乙基亚硝胺（DEN）（200mg/kg）一次，以诱发肝癌。第 5、6 组大鼠注射生理盐水作为对照。大鼠基础饮食饲养 2 周后，第 1～4 组的动物分别以 0ppm、50ppm、500ppm 和 5000ppm 的剂量在其饮用水中添加蜘蛛香水提取物，持续 6 周。从第 3 周到第 8 周，所有受试大鼠在第 3 周接受肝脏三分之二部分的切除术，以最大限度地增加癌细胞和实验化学品之间相互作用的效果。给药至第 8 周时，处死大鼠，快速解剖肝脏，称量，并将切片固定在 Bouin 溶液和 10%磷酸盐缓冲福尔马林溶液中，用于组织学和免疫组织化学分析。

相关分析结果表明，DEN 对照组大鼠肝组织中 Nrf 2（Nrf 2-Ser-P）高表达，其主要分布在中心静脉、门静脉区和炎症细胞浸润区，但蜘蛛香处理组大鼠肝脏中 γ-氨基丁酸（GABA）RA1 相关转录因子 Nrf 2 及其下游基因 NQO1 和 Gpx2 的表达受到抑制，表明蜘蛛香可以通过抑制 Nrf 2 信号通路来抑制大鼠肝脏中氧化应激的形成。此外，该研究观察到对照组中 8-羟基脱氧鸟苷（8-hydroxy-2′-deoxyguanosine，8-OHdG）的水平显著高于给药组。蜘蛛香抑制 8-OHdG 的生成可能是由于大鼠肝脏中 CAT 的上调、Nrf 2 和 CYP7A1 的下调而抑制氧化应激。

OHdG 是 ROS 致 DNA 氧化损伤的产物，是实验中常用作检测氧化损伤、DNA 突变的标志物。活性氧自由基如羟自由基、超氧阴离子等攻击 DNA 分子中的鸟嘌呤碱基第 8 位碳原子时，可生成氧化性加合物 8-OHdG，从而使 DNA 发生突变。这种突变难以修复或修复极慢，是诱发恶性肿瘤的重要因素。与脂质过氧化物、超氧化物歧化酶、谷胱甘肽过氧化物酶、过氧化氢酶，以及超氧阴离子自由基、羟自由基、NO 等氧化应激标志物类似，8-OHdG 的测定可以用来反映机体氧化损伤的发生和化合物抗氧化能力的强弱，因此，8-OHdG 已被广泛用于实验和临床中，参与氧化应激与病变的指标检测与机理分析[80]。

Nrf 2 是 CNC 亮氨酸拉链转录因子家族成员中活力最强的转录因子。目前认为，Nrf 2 的活性主要由 Keap1 负性调节。在基础条件下，细胞氧化-还原内环境维持稳定，绝大部分 Nrf 2 以非活性状态储存于细胞质中，与 Keap1 相偶联，后者与细胞质肌动蛋白结合而被锚定在细胞质，通过泛素介导的蛋白质降解系统维持 Nrf 2 的基础水平；另一部分 Nrf 2 以活性状态存在于细胞核中介导基因的基本转录。当受到亲电物质或氧化剂作用时，通过细胞内信号通道途径，如蛋白质激酶 C（protein kinase C，PKC）、磷脂酰肌醇-3-激酶（phosphatidylinositol 3-kinase，PI3K）和（或）促分裂原活化的蛋白质激酶途径启动 Ⅱ 相解毒酶及细胞内氧化-还原平衡蛋白基因等多种不同类型基因转录。普遍表达于各种细胞的转录因子 Nrf 2 介导的细胞防御机制在对抗各种环境应激和内源性应激的反应中发挥重要作用，是参与肿瘤预防、肿瘤耐药、哮喘、慢性阻塞性肺疾病 COPD、神经和血管保护的重要效应分子[81]。

二、体外抗氧化作用

（一）蜘蛛香提取物

王菲菲等[82]采用 2, 2-二苯基-1-苦肼（DPPH）自由基清除能力测定实验，对蜘蛛香药材 0～100%甲醇提取液的抗氧化活性进行分析，采用极性和非极性液相色谱分离条件对提取液中的主要化学成分进行分析并测定相应的自由基清除能力。首先对不同浓度的蜘蛛香甲醇提取物进行测定，比较每份提取物的 t_{EC50}（表示 DPPH 浓度下降到 50%所需的时间），评估该提取物清除 DPPH 自由基能力的强弱。在 515nm 波长下，记录 700s 内波形图下降情况，计算不同浓度甲醇提取物抗氧化能力。结果表明，在 25%～80%甲醇提取条件下，蜘蛛香提取物均表现出较高的抗自由基能力，其中 25%甲醇提取物的抗自由基能力最强。

其次在极性液相色谱分离条件下，检测出绿原酸、3, 5-二-O-咖啡酰奎宁酸、4, 5-二-O-咖啡酰奎宁酸、橙皮苷和咖啡酸等 5 种成分；在非极性液相色谱分离条件下，检测出乙酰缬草素、1-β-乙酰缬草素和缬草素 3 种环烯醚萜类成分。环烯醚萜类化合物是蜘蛛香的特征成分，也是主要活性成分，在体内清除氧自由基能力较强，有明显抑制肿瘤细胞生长的效果。环烯醚萜酯中的三元氧环是其在体内发挥生物学作用的重要结构基团。

（二）蜘蛛香环烯醚萜有效部位

林玉[43]分别采用 DPPH 法、NBT/PMS/NADH 法、重铬酸钾氧化法和邻二氮菲-Fe^{2+}法测定蜘蛛香总环烯醚萜清除 DPPH 自由基、超氧阴离子（$O_2^-\cdot$）、过氧化氢（H_2O_2）和羟自由基（$\cdot OH$）的能力。0.5mg/mL、1mg/mL、2mg/mL、4mg/mL 和 8mg/mL 蜘蛛香总环烯醚萜对 DPPH 自由基、H_2O_2 和$\cdot OH$ 都具有一定的清除能力，其 IC_{50} 值分别为0.46mg/mL、1.69mg/mL 和 8.66mg/mL，而对 O_2^- 未表现出清除能力。蜘蛛香总环烯醚萜具有一定的抗氧化能力，且清除能力为 H_2O_2＞DPPH 自由基＞$\cdot OH$。

Wang 等[83]对蜘蛛香中三种环烯醚萜类化合物缬草素（V）、乙酰缬草素（AV）和 1-β-乙酰缬草素（BAV）进行了强制降解研究，采用薄层色谱-质谱（TLC-MS）和液相色谱-质谱法（LC-MS）对其降解产物的结构进行了鉴定。此外，利用 DPPH 法、2, 2′-联氨双（3-乙基苯并噻唑啉-6-磺酸）二铵盐（ABTS）法测定环烯醚萜化合物降解前后的抗氧化活性。在实验中，根据 IC_{50} 值考察化合物抗氧化能力的大小。其中抗氧化活性最强的化合物为缬草素 [IC_{50} 范围从（1.6±0.3）μmol/L（ABTS 法）到（3.6±0.2）μmol/L（DPPH 法）]，抗氧化活性最弱的为 1-β-乙酰缬草素 [IC_{50} 范围从（63.4±1.2）μmol/L（ABTS 法）到（89.4±2.3）μmol/L（DPPH 法）]。抗氧化活性大小的顺序为：V＞AV＞BAV；降解产物的抗氧化能力大小顺序为：VD＞AVD＞BAVD。通过比较环烯醚萜类化合物在强制降解前后抗氧化活性的变化，发现强制降解降低了环烯醚萜类化合物在清除自由基、细胞毒性和细胞凋亡实验中的活性。相关结果表明，环氧乙烷结构对于蜘蛛香环烯醚萜类化合物发挥抗氧化作用是至关重要的。同时，学者揭示了环烯醚萜类化合物抗氧化活性的可能机制，包括通过环氧乙烷分子内 $H\cdot$ 转移产生两个羟基，以及通过与 GABA 信号通路的相互作用降低 ROS 水平。

环烯醚萜类化合物很多都具有抗肿瘤活性，细胞内抗氧化应激是其可能的作用机理之一。化合物通过与膜受体结合，从而激活下游分子通道，起到促进肿瘤细胞凋亡或者坏死的目的。

王菲菲[84]对蜘蛛香中环烯醚萜化合物缬草素、乙酰缬草素、1-β-乙酰缬草素进行肿瘤细胞生存率实验、细胞凋亡实验和细胞内 ROS 浓度变化实验分析。结果表明环烯醚萜酯类成分对实验中的肿瘤细胞有明显细胞毒作用，对人肝癌细胞（HepG2）细胞毒作用最为明显，可显著降低 HepG2 细胞内 ROS 浓度，促进细胞凋亡。推测缬草环烯醚萜酯类化合物可通过抗氧化应激途径，降低 HepG2 细胞内的 ROS 水平，促进 HepG2 细胞凋亡。环烯醚萜酯类化合物对 HepG2 肿瘤细胞的杀伤作用：缬草素＞乙酰缬草素＞1-β-乙酰缬草素。

在抑郁症的相关研究中，丙二醛（MDA）作为脂质过氧化的代谢产物，在脑内大量堆积时可通过蛋白质一级氨基基团反应与蛋白质交联，破坏细胞膜脂质双分子层，导致细胞通透性改变，最终引起神经元的变性、凋亡。动物实验研究表明，慢性应激抑郁模型大鼠组织内 SOD 活性降低，MDA 含量升高。此外，也有研究表明环烯醚萜化合物缬草素、乙酰缬草素和 1-β-乙酰缬草素是一类特殊的羟自由基清除剂，可清除氧自由基，降低机体氧化应激反应。通过抗氧化发挥神经保护作用，可能是蜘蛛香抗抑郁作用的另一重要机制[85]。

（三）蜘蛛香挥发油

Das 等[86]以稳定自由基 DPPH 为研究对象，从供氢能力和自由基清除能力两个方面考察了蜘蛛香挥发油的自由基清除活性。将体积为 50μL 的 4 种不同浓度（50g/L、20g/L、10g/L 和 5g/L）的挥发油甲醇原液放入试管中，加入 2mL 60μmol/L 的 DPPH 甲醇溶液。以抗坏血酸和丁基羟基甲苯（BHT；相同浓度）为参照物，在室温下反应 60min 后，测定其在 517nm 处的吸光度。含有等量甲醇和 DPPH 溶液的空白样品作为对照。此外，用铁离子还原/抗氧化能力法（ferric reducing antioxidant power，FRAP）测定挥发油的铁还原能力。将不同稀释度（1mL 等份）的挥发油（50g/L、20g/L、10g/L 和 5g/L）分别加入 2.5mL 磷酸盐缓冲液（0.2mol/L，pH6.6）和 2.5mL 铁氰化钾溶液（1%）中。混合物在 50℃下孵育 20min，之后加入 2.5mL 三氯乙酸（10%）。取等份混合物（2.5mL），与 2.5mL 水和 0.5mL 1%三氯化铁混合。在溶液中孵育 30min 后，测量 700nm 处的吸光度。样品的氧化还原能力是以氧化还原当量（TEAC）来估算的，单位为 mmol/L TroLox。在 FRAP 分析中，蜘蛛香萜类成分的铁还原能力为 0.9±0.01，两种测定方法的结果表明蜘蛛香挥发油有效部位能有效清除自由基，并且清除自由基的能力具有一定的浓度依赖性。

Thusoo 等[87]采用 GC-MS 法对蜘蛛香挥发油的化学成分进行测定，从中得到 7 个主要的化学成分，分别是：β-vatirenene、β-广藿香烯（β-patchoulene）、脱氢芳橙烯（dehydroaromadendrene）、β-古芸烯（β-gurjunene）、广藿香醇（patchouli alcohol）、β-愈创木烯（β-guaiene）、α-muurolene。同时还制备了蜘蛛香的甲醇、水和氯仿提取物，采用 DPPH 自由基清除法和螯合能力测定法测定蜘蛛香挥发油及其不同提取物的抗氧化活性。相关测定的最终结果显示，蜘蛛香甲醇提取物的抗氧化活性最强［IC_{50}＝（78±2.9）μg/mL］，其次是水提取物［IC_{50}＝（154±4.6）μg/mL］，蜘蛛香挥发油表现出中等自由基清除活性［IC_{50}＝（876±12.8）μg/mL］，而氯仿提取物清除自由基的活性最弱。螯合活性也是抗氧化活性的重要机制之一，实验测定结果显示蜘蛛香的甲醇提取物具有良好的螯合活性（76%），其次是水提取物（43%）和 100μg/mL 浓度的精油（31%）。氯仿提取物显示出较差的螯合活性（12%）。

赵兵等[88]采用水蒸气蒸馏法提取得到蜘蛛香挥发油成分，并采用 DPPH 法测定蜘蛛香挥发油的抗氧化作用。用 95%乙醇将挥发油配制成 0.5mg/mL、0.8mg/mL、1.2mg/mL、1.6mg/mL 的样品溶液，将 400μL 上述样品溶液加入 2mL 0.004% DPPH 溶液中，室温放置 10min，在最大吸收波长 517nm 处测其吸光度（A_1），以不加提取液的 DPPH 为空白对照（A_0），以 BHT 乙醇溶液为阳性对照，各实验组平行 3 组，取平均值。根据公式：清除率＝（$1-A_1/A_0$）×100%，计算各浓度药液对 DPPH 自由基的清除率。式中，A_1 为加药液后 DPPH 溶液的吸光度；A_0 为未加药液时 DPPH 溶液的吸光度。

通过对自由基的清除作用衡量样品体外抗氧化活性的大小，清除率越大，则抗氧化活性越强。BHT 作为食品加工常用的抗氧化剂，抗氧化效果明显，因此，将其作为抗氧化活性的阳性对照。实验结果显示：蜘蛛香挥发油具有清除 DPPH 自由基的能力且其清除率均大于阳性对照 BHT。自由基清除率与样品浓度成正比，当浓度为 1.6mg/mL 时，蜘蛛香挥发油的清除率达 71.75%，随着浓度增加，其清除率仍然有剂量依赖性，但是逐渐趋于稳定。

第七节　对消化系统的作用

一、抗肠易激综合征作用

肠易激综合征（irritable bowel syndrome，IBS）是一种胃肠功能紊乱性疾病，以腹痛或腹部不适，伴有大便性状改变和排便习惯改变为特征[89, 90]。流行病学调查显示[91]，在健康人群中该病的患病率高达 10%～20%，占到消化科就诊人数的 50%以上。根据 IBS 的临床表现[92]，可以将其分为腹泻型（IBS-D）、便秘型（IBS-C）、混合型（IBS-M）和未定型（IBS-U）。IBS 病因至今尚不明确，中医将 IBS 归于"肠郁"的范畴，认为其病机多为肝郁脾虚、气血不和所致，治疗多以疏肝解郁、健脾化湿为主。现代医学研究表明[93]，IBS 的发病机制包括基因遗传、内脏高敏感、胃肠蠕动异常、脑-肠轴调节失调、激素水平异常、炎性改变及精神心理因素等。

近年来实验研究表明，IBS 临床患者中存在 5-羟色胺（5-hydroxytryptamine，5-HT）、血管活性肠肽（vasoactive intestinal polypeptide，VIP）、P 物质（substance P，SP）的异常以及神经内分泌细胞（endocrine cell，EC）和肥大细胞（mast cell，MC）的改变。SP 含有 11 个氨基酸，在肠道主要分布在近端小肠和结肠，可以促进胃肠道平滑肌收缩和肠蠕动，刺激胆囊收缩，抑制肠道吸收。研究发现 IBS 患者回盲部和乙状结肠黏膜 SP 的含量上升，在肌层可见线状和聚集的阳性颗粒，表明 SP 可能主要作用于肌肉组织，产生痉挛性收缩和疼痛[94]，这也解释了 IBS 患者小肠和结肠 SP 含量较多的原因。VIP 是由 28 个氨基酸组成的多肽，主要存在于胃肠道和神经系统，是重要的脑肠肽之一。VIP 作用十分广泛，主要表现为抑制食管括约肌张力，抑制胃、肠肌张力，抑制小肠水电解质吸收和胆囊收缩，还对免疫调节有抑制作用[95]。这些异常都可能与 IBS 的发病有关。

（一）蜘蛛香原粉

樊江波[91]通过孤养结合慢性不可预知温和应激（CUMS）方法，制造成大鼠 IBS 模型。他们发现，通过灌胃方式，分别给予 IBS 模型大鼠 0.35g/kg、0.7g/kg、1.4g/kg 剂量的蜘蛛香原粉，结果显示蜘蛛香各剂量组均能增加大鼠的腹部回撤反射压力阈值（abdominal withdrawl reflex，AWR），减少排便粒数。他们同时发现，喂食蜘蛛香原粉的大鼠血清、结肠、下丘脑、海马及杏仁核中 5-HT 的含量降低，且结肠 SP 含量降低，而VIP 含量升高。

5-HT 与 IBS 患者的胃肠道功能紊乱关系密切，尤其是外周神经系统中的 5-HT，对肠道运动、内脏感觉传导、肠道吸收和分泌均有重要作用，是导致 IBS 发病的重要原因之一。研究发现，肠黏膜受到刺激后，可反射性引起 5-HT 释放，与肠黏膜上皮内的 5-HT 受体结合，调节胃肠动力，改变排便习惯，从而调控 IBS 的消化道症状。而给予蜘蛛香原粉后，大鼠血清、结肠、下丘脑等部位 5-HT 含量降低，进一步缓解 IBS 的各种症状。

（二）蜘蛛香环烯醚萜有效部位

闫兴丽[96]所在课题组对蜘蛛香提取物，包括蜘蛛香挥发油部分、环烯醚萜类及黄酮类，分别通过不同的小鼠实验筛选有效成分，如自主活动实验、利血平化自主活动实验、悬尾实验、胃肠功能实验、镇痛实验等。实验结果表明：与蜘蛛香挥发油部分及黄酮类相比，蜘蛛香环烯醚萜类引起小鼠胃肠运动亢进，调节小鼠精神活动，药理作用效果最强，故确定其有效部位是环烯醚萜。闫兴丽进一步探究蜘蛛香环烯醚萜对 IBS 的治疗作用及其机理，实验结果表明蜘蛛香环烯醚萜可以降低 IBS 模型大鼠的内脏敏感性，减少排便数量，从而改善 IBS-D 的临床症状。推测环烯醚萜作用于 IBS 大鼠模型的可能靶点是 5-HT。其具体机制是：一方面环烯醚萜改变了 IBS 模型大鼠的大脑、血液、结肠中的 5-HT 浓度，另一方面环烯醚萜对 5-HT 的受体具有激动或拮抗作用[96]。史瑞瑞等[97]建立 IBS 大鼠模型，并给予蜘蛛香环烯醚萜（0.60mg/kg、0.30mg/kg、0.15mg/kg）对其进行治疗，得知蜘蛛香环烯醚萜成分通过对结肠色氨酸羟化酶 1（tryptophan hydroxylase1，TPH_1）和单胺氧化酶 A（monoamine oxidase A，MAO-A）发挥调节作用，进而影响血清 5-HT 的表达水平，降低 IBS 大鼠内脏敏感性。

随后该课题组穆芳园[98]对母婴分离 IBS 大鼠模型的建立以及蜘蛛香对其治疗作用和机制进行探究。按照文献中所设计流程得到蜘蛛香乙醇提取液，再经大孔吸附树脂纯化，所得主要成分为环烯醚萜类。给予 IBS 大鼠治疗后，原发性胆汁酸合成、胆汁酸代谢、苯丙氨酸代谢等通路上的某些代谢产物明显下调，同时上调了类固醇激素的合成，以及亚油酸、花生四烯酸、色氨酸代谢等通路上的某些物质。由此推断出蜘蛛香环烯醚萜可能是通过调节上述通路发挥其治疗 IBS 的作用。母婴分离作为对生物早期生命进行刺激干预的方法，现已成为较为重要且常见的 IBS 动物模型之一，主要是通过啮齿动物（大鼠或小鼠）断奶前（出生后 1~21d）将幼鼠与母亲长时间（1~24h）分离造模。此种刺激方法会影响幼鼠适应环境，造成其神经及行为发育障碍，并改变其脑内营养因子的释放，从而造成幼鼠的精神疾病及神经系统的异常。实验证明，母婴分离后的大鼠 AWR 评分明显升高，并伴有肠道代谢的异常，同时其脑肠肽等分泌异常，因此可证明母婴分离能够造成实验动物 IBS 症状[99, 100]。王一程[90]通过母婴分离联合三种应激的方法建立 IBS 大鼠模型，结果显示 IBS-D 大鼠存在内脏高敏感病理改变以及产生了抑郁倾向。在给予蜘蛛香环烯醚萜类提取物灌胃后，可以显著缓解 IBS 的症状，并且对 IBS 模型大鼠肠道菌群的丰度有一定影响，双歧杆菌属（*Bifidobacterium*）、梭菌属（*Clostridium*）相对丰度升高。梭菌属丰度的升高可以起到营养黏膜上皮、修复组织的作用，并且可以降低体内 5-HT 的含量，改善 IBS 的腹泻症状。因此，推测蜘蛛香缓解 IBS-D 的机制可能是通过调节中枢及外周 5-HT、5-羟基吲哚乙酸（5-HIAA）的含量而起到缓解 IBS 临床症状的作用。

（三）蜘蛛香活性成分

　　环烯醚萜类化合物是蜘蛛香产生治疗 IBS 作用的主要化学成分之一，进一步分离得到具有较好抗 IBS 作用的 11-乙氧基缬草醛（11-ethoxyviburtinal，ZXX）和缬草醛（baldrinal，ZXY）[101]。

　　蜘蛛香环烯醚萜类成分 ZXX、ZXY 是从生药蜘蛛香中提取分离得到的两种单体，其结构稳定且生物活性高，具有很高的研究价值。北京中医药大学基础医学院王娟等[102, 103]研究表明，ZXX、ZXY 对番泻叶和利血平所致的小鼠腹泻均有改善作用，因此推测 ZXX、ZXY 具有抑制肠道动力及镇痛的作用。王娟[104]进一步探究了 ZXX、ZXY 对 IBS 的治疗作用及其作用机制与 5-HT 通路的关系，发现 ZXX、ZXY 均具有改善慢性应激所致的 IBS 模型大鼠内脏高敏性、胃肠功能亢进和中枢神经系统异常的作用。作用机制可能是降低结肠中促肾上腺皮质激素释放因子、TPH_1 mRNA 的表达以及 5-HT 的含量，进而改善胃肠道相关症状。

　　史瑞瑞[105]对 ZXX、ZXY 治疗 IBS 的外周作用机制进行探究，建立了慢性应激所致 IBS 模型大鼠，结果表明 ZXX、ZXY 有效缓解模型大鼠的 IBS 的各种症状，包括降低排便粒数、内脏敏感性，缓解 IBS 大鼠腹痛腹泻等。ZXX、ZXY 对外周和中枢的 5-HT 表达均有调节作用，其作用机制可能是通过影响 5-HT 的合成代谢通路，达到缓解 IBS 症状的作用。ZXX、ZXY 对外周 5-HT 的调节作用主要与降低分泌 5-HT 的胃窦黏膜内肠嗜铬细胞数量、抑制 TPH_1 mRNA 的表达、增加 MAO-A 活性、降低 5-HT3AR mRNA 的表达有关。ZXX、ZXY 还可通过降低结肠 VIP 水平，抑制 MC 活化脱颗粒释放 5-HT 等生物活性因子，进一步改善 IBS。陶丝雨[101]通过孤养结合慢性不可预知温和应激的方法，用禁水、禁食、昼夜颠倒、冷刺激、潮湿饲养、致痛、制动结合急性束缚建立 IBS 大鼠模型，观察 ZXY 对慢-急性应激所致 IBS 模型大鼠的内脏敏感性、排便情况、精神活动变化的影响。结果表明模型组大鼠结肠 CRF、5-HT3A 表达明显升高，结肠 5-HT1A、5-羟色胺转运体（SERT）的表达明显降低。而 ZXY 组可明显降低 CRF 和结肠中过氧化物酶体增殖物激活受体（peroxisome proliferator activated receptor 2，PPAR2）的表达，同时提高结肠内 SERT 转运体的蛋白质表达。进一步的研究说明了蜘蛛香环烯醚萜类成分 ZXY 具有改善慢-急性应激所致 IBS 模型大鼠内脏高敏感性、胃肠功能亢进和精神活动异常的作用，其作用机制可能是影响外周 5-HT 的上下游因子，进一步调控 5-HT 的含量，并影响结肠 PPAR2 而缓解 IBS 的临床症状。

二、抗功能性消化不良作用

　　功能性消化不良（functional dyspepsia，FD）是一种临床上常见的消化系统疾病。随着社会的进步，人们生活节奏也在不断加快，FD 在很大程度上受到了日常生活中的精神压力、情绪变化的影响，发病率也大幅上升。该病患者主要的临床表现为上腹部疼痛、饱胀不适、早饱、上腹部有烧灼感、恶心、呕吐及嗳气等[106]。目前研究认为，FD 的主要发病机制有胃肠运动障碍、脑肠肽等胃肠激素与 NO 异常、幽门螺杆菌感染、精神心理因素等。

基于 FD 的发病机制，付伟龙[89]选取三味苗药（八月瓜、刺梨根、蜘蛛香）分别对肝郁脾虚证型功能性消化不良进行药理研究。此研究对造模后的 FD 大鼠的胃排空率、小肠推动率，血清 NO、血清干细胞因子（serum stem cell factor，SCF）、血浆 SP、血浆 MTL 等的含量进行检测，以及对各组大鼠胃部病理切片进行分析。结果表明，蜘蛛香（粗提物）、八月瓜、刺梨根能不同程度地促进胃排空，降低小肠推动率。病理切片分析发现，与模型组相比，蜘蛛香中剂量组的黏膜光滑完整，黏膜内见少量炎细胞浸润，局灶血管轻度扩张充血，间质水肿不明显，说明在用药治疗后，蜘蛛香对大鼠相关炎症反应有一定的改善作用。在实验中，模型组大鼠血清中 NO 含量降低，引起大鼠胃排空率降低，小肠推动率升高；血清中 SCF 和血浆 MTL、SP 含量升高，加快胃肠运动，致使大鼠大便稀溏。实验用药后，蜘蛛香中剂量组升高大鼠血清中 NO 含量，促进胃排空；蜘蛛香低、中剂量组大鼠血清中 SCF 降低和血浆中 MTL、SP 含量降低，胃肠运动减缓，胃肠推动率降低，恢复大鼠胃肠正常功能。NO 具有降低胃窦动力、缓解胃容受性舒张功能障碍和促进胃排空等生物活性。SCF 是酪氨酸激酶受体（tyrosine kinase receptor，TKR）的天然配体，而 TKR 是卡哈尔间质细胞（interstitial cell of Cajal，ICC）的特异性标志物，SCF 与 TKR 结合对 ICC 的增殖、分化和表型维持起着重要作用，胃肠道组织内 ICC 数量及结构异常将导致胃肠功能紊乱发生。MTL 是肠内分泌细胞分泌的多肽类胃肠激素，为消化间期激素。正常状态下，MTL 呈周期性变化，可加速胃的固体和液体排空，对胃肠运动有重要调节作用。SP 是胃肠运动调节中主要的兴奋性神经递质，也是胃肠感觉神经元的主要神经递质，对胃肠道的兴奋作用表现为对胃肠纵行肌和环行肌有双重的收缩效应。因此，NO 含量的降低，SCF、MTL、SP 含量的升高会引起机体胃肠道功能异常。综上所述，蜘蛛香可通过升高 NO 含量，降低 SCF、MTL、SP 含量来促进胃排空、降低胃肠推动力，达到治疗 FD 的效果。

三、其他

卢素琳等[107]证实仙人掌胃康胶囊（主要成分为仙人掌和蜘蛛香）对大鼠应激型、幽门结扎型及小鼠利血平型等 3 种实验性胃溃疡模型均有良好的保护作用，说明蜘蛛香具有一定的抗溃疡作用。

参 考 文 献

[1] Remes O，Brayne C，van der Linde R，et al. A systematic review of reviews on the prevalence of anxiety disorders in adult populations[J]. Brain and Behavior，2016，6（7）：e00497.

[2] 闫智勇. 蜘蛛香及其提取物在制备治疗焦虑症的药物中的用途[P]. 中国：CN100478000C. 2009-4-15.

[3] 闫智勇，张天娥，彭佳，等. 蜘蛛香对焦虑模型大鼠行为学及脑组织神经递质含量的影响[J]. 中药药理与临床，2008，24（3）：67-69.

[4] Yan Z Y，Zhang T E，Xiao T，et al. Anti-anxiety effect of *Valeriana jatamansi* Jones extract via regulation of the hypothalamus-pituitary-adrenal axis[J]. Neural Regeneration Research，2010，5（14）：1071-1075.

[5] Yan Z Y，Zhang T E，Pan L Z，et al. Action of *Valeriana jatamansi* Jones on the apoptosis-related genes expression in the anxiety model of rat[J]. Procedia Environmental Sciences，2011，8：744-750.

[6] 秦晋之. 蜘蛛香环烯醚萜类成分抗焦虑药效及作用机制研究[D]. 成都：西南交通大学，2009.

[7] You J S，Peng M，Shi J L，et al. Evaluation of anxiolytic activity of compound *Valeriana jatamansi* Jones in mice[J]. BMC Complementary and Alternative medicine，2012，2012（12）：223.

[8] 李少华. 蜘蛛香环烯醚萜类有效部位分离纯化及抗焦虑研究[D]. 成都：西南交通大学，2013.

[9] 张雪梅. 基于 mGluR2 和 mGluR3 受体激动作用对蜘蛛香环烯醚萜类成分抗焦虑机制研究[D]. 成都：西南交通大学，2018.

[10] Pitsikas N. The metabotropic glutamate receptors：potential drug targets for the treatment of anxiety disorders？[J]. European Journal of Pharmacology，2014，732：181-184.

[11] 王素娟. 蜘蛛香总缬草素抗焦虑的成药性研究[D]. 银川：宁夏医科大学，2014.

[12] 王延丽，石晋丽，郭建友，等. 缬草素抗焦虑活性研究[J]. 中国实验方剂学杂志，2011，17（6）：126-128.

[13] Shi S N，Shi J L，Liu Y，et al. The anxiolytic effects of valtrate in rats involves changes of corticosterone levels[J]. Evidence-based Complementary and Alternative Medicine，2014，2014（3）：60.

[14] 彭敏. 马蹄香抗焦虑复方药效及机制初探[D]. 北京：北京中医药大学，2011.

[15] 王延丽. 复方马蹄香抗焦虑胶囊药效学研究及机制探讨[D]. 北京：北京中医药大学，2011.

[16] 孙勇. 基于脑肠轴探讨蜘蛛香环烯醚萜类有效部位抗抑郁作用及其机制[D]. 成都：西南交通大学，2019.

[17] de Filippo C，di Paola M，Giani T，et al.Gut microbiota in children and altered profiles in juvenile idiopathic arthritis[J]. Journal of Autoimmunity，2019，98：1-12.

[18] 李永彪，吴兰兰，樊玉青，等. 蜘蛛香环烯醚萜部位干预 CUMS 致抑郁小鼠脑组织的 ^{1}H-NMR 代谢组学分析[J]. 中国实验方剂学杂志，2020，26（19）：195-203.

[19] Li Y B，Wu L L，Chen C，et al. Serum metabolic profiling reveals the antidepressive effects of the total iridoids of *Valeriana jatamansi* Jones on chronic unpredictable mild stress mice[J]. Frontiers in Pharmacology，2020，11：338.

[20] 曹斌，洪庚辛. 蜘蛛香的中枢抑制作用[J]. 中国中药杂志，1994（1）：40-42，63.

[21] 彭佳. 蜘蛛香环烯醚萜类成分中枢抑制作用研究[D]. 成都：西南交通大学，2009.

[22] 闫智勇，彭佳，秦晋之，等. 蜘蛛香对惊厥小鼠行为学及脑组织 γ-氨基丁酸和甘氨酸含量的影响[J]. 中药药理与临床，2010，26（1）：47-49.

[23] 黄宝康，黄流清，赵忠新，等. 国产缬草属 4 种药用植物镇静催眠作用的比较研究[J]. 时珍国医国药，2008（11）：2710-2711.

[24] 陈磊，康鲁平，秦路平，等. 总缬草素的质量标准和镇静催眠活性研究[J]. 中成药，2003（8）：61-63.

[25] 王茹静，陈银，黄青，等. 蜘蛛香化学成分及其神经保护活性[J]. 中成药，2017，39（4）：756-760.

[26] 雍妍. 蜘蛛香化学成分及神经保护作用研究[D]. 成都：成都中医药大学，2016.

[27] Tan Y Z，Yong Y，Dong Y H，et al. A new secoiridoid glycoside and a new sesquiterpenoid glycoside from *Valeriana jatamansi* with neuroprotective activity[J]. Phytochemistry Letters，2016，17：177-180.

[28] Xu J，Zhao P，Guo Y，et al. Iridoids from the roots of *Valeriana jatamansi* and their neuroprotective effects[J]. Fitoterapia，2011，82（7）：1133-1136.

[29] Xu J，Yang B，Guo Y，et al. Neuroprotective bakkenolides from the roots of *Valeriana jatamansi*[J]. Fitoterapia，2011，82（6）：849-853.

[30] Xu J，Guo P，Guo Y，et al. Iridoids from the roots of *Valeriana jatamansi* and their biological activities[J]. Natural Product Reports，2012，26（21）：1996-2001.

[31] 唐玉琴. 基于表观遗传研究蜘蛛香有效部位抗缺氧的神经保护作用[D]. 成都：成都中医药大学，2017.

[32] 熊德启. 蜘蛛香环烯醚萜类有效部位对急性脊髓损伤大鼠运动功能的影响及相关机制探讨[D]. 成都：成都中医药大学，2018.

[33] 黄姣娟，王文春，熊德启，等. 蜘蛛香环烯醚萜类成分对大鼠脊髓损伤后氧化应激的影响[J]. 康复学报，2019，29（3）：27-32.

[34] 黄姣娟. 蜘蛛香环烯醚萜类激活 Nrf2/ARE 通路减轻脊髓损伤氧化应激反应的机制研究[D]. 成都：西南交通大学，2019.

[35] 毛晓健，李静平，王军. 蜘蛛香镇痛、镇静作用及对胃肠运动的影响[J]. 云南中医学院学报，2008（3）：34-37.

[36] 张顺然. 不同产地蜘蛛香镇痛组分对比研究[D]. 贵阳：贵州大学，2019.

[37] Dong F W，Jiang H H，Yang L，et al. Valepotriates from the roots and rhizomes of *Valeriana jatamansi* Jones as novel N-type calcium channel antagonists[J]. Frontiers in Pharmacology，2018，9：885.

[38] Dhanasekaran R，Limaye A，Cabrera R. Hepatocellular carcinoma：current trends in worldwide epidemiology，risk factors，diagnosis，and therapeutics[J]. Hepatic Medicine：Evidence and Research，2012，4：19-37.

[39] 曹毛毛，陈万青. GLOBOCAN 2020 全球癌症统计数据解读[J]. 中国医学前沿杂志（电子版），2021，13（3）：63-69.

[40] 肖婷. 蜘蛛香总黄酮的提取纯化及抗肿瘤作用研究[D]. 成都：西南交通大学，2011.

[41] 闫智勇，左长英，陈冲，等. 蜘蛛香总黄酮抗肝癌作用及对 JAK/STAT 信号通路的影响[C]. 中国药理学会，中国药理学会第十一次全国学术会议专刊，济南，2011.

[42] 兰明，林玉，张瑞桐，等. 蜘蛛香总黄酮对肝癌 H_{22} 小鼠抗肿瘤作用及对 pathways in cancer 的影响[J]. 中华中医药学刊，2014，32（5）：1006-1008.

[43] 林玉. 蜘蛛香环烯醚萜类抗肝癌作用及其机制初步研究[D]. 成都：西南交通大学，2015.

[44] 兰明. 蜘蛛香素 E 对人肝癌 HepG2 细胞增殖、侵袭和迁移的影响[D]. 成都：西南交通大学，2015.

[45] Bounthanh C，Bergmann C，Beck J P，et al. Valepotriates，a new class of cytotoxic and antitumor agents[J]. Planta Medica，1981，41（1）：21-28.

[46] DeSantis C E，Ma J，Goding Sauer A，et al. Breast cancer statistics，2017，racial disparity in mortality by state[J]. CA：A Cancer Journal for clinicians，2017，67（6）：439-448.

[47] 姚欢欢，陈思思，邵锦晖，等. 蜘蛛香总黄酮对乳腺癌细胞侵袭转移抑制作用的实验研究[J]. 中国中医药科技，2021，28（1）：33-38.

[48] Rezende L F M，Sá T H，Markozannes G，et al. Physical activity and cancer：an umbrella review of the literature including 22 major anatomical sites and 770 000 cancer cases[J]. British Journal of Sports Medicine，2018，52（13）：826-833.

[49] 朱智慧，赵华军，杨波. 蜘蛛香有效部位 F3 通过 DNA 损伤抑制乳腺癌作用研究[C]. 2018 年药理学前沿国际研讨会暨浙江省药理学会浙江省药学会药理专业委员会学术年会，杭州，2018.

[50] 陈朝勇. 蜘蛛香醇提物化学成分及抗肿瘤活性研究[D]. 成都：西南交通大学，2014.

[51] Sheng L，Peng F，Tao C，et al. Minor valepotriates from *Valeriana jatamansi* and their cytotoxicity against metastatic prostate cancer cells[J]. Planta Medica，2015，81（1）：56-61.

[52] Yang B，Zhu R，Tian S，et al. Jatamanvaltrate P induces cell cycle arrest，apoptosis and autophagy in human breast cancer cells *in vitro* and *in vivo*[J]. Biomedicine and Pharmacotherapy，2017，89：1027-1036.

[53] 沈伟锋，朱智慧，朱瑞，等. Jatamanvaltrate P 对乳腺癌细胞 T47D 增殖的影响及机制研究[J]. 中国现代应用药学，2019，36（1）：10-14.

[54] Center M M，Jemal A，Smith R A，et al. Worldwide variations in colorectal cancer[J]. CA：A Cancer Journal for Clinicians，2009，59（6）：366-378.

[55] 张占平. 蜘蛛香提取物体外抗结肠癌作用研究[D]. 成都：西南交通大学，2010.

[56] 林生，付芃，沈云亨，等. 蜘蛛香乙酸乙酯部位化学成分的研究[J]. 中国中药杂志，2018，43（1）：100-108.

[57] 张瑞桐. 蜘蛛香乙酸乙酯部位化学成分分离鉴定及生物活性筛选研究[D]. 成都：西南交通大学，2015.

[58] 谭玉柱，杨凡，李博，等. 蜘蛛香化学成分及其抗肿瘤活性[J]. 中成药，2019，41（3）：572-576.

[59] Furnari F B，Fenton T，Bachoo R M，et al. Malignant astrocytic glioma：genetics，biology，and paths to treatment[J]. Genes & Development，2007，21（21）：2683-2710.

[60] Quan L Q，Hegazy A M，Zhang Z J，et al. Iridoids and bis-iridoids from *Valeriana jatamansi* and their cytotoxicity against human glioma stem cells[J]. Phytochemistry，2020，175：112372.

[61] Qi S，Quan L，Cui X，et al. A natural compound obtained from *Valeriana jatamansi* selectively inhibits glioma stem cells[J]. Oncology Letters，2020，19（2）：1384-1392.

[62] Lin S，Fu P，Chen T，et al. Three minor valepotriate isomers from *Valeriana jatamansi* and their cytotoxicity[J]. Journal of Asian Natural Products Research，2017，19（1）：15-21.

[63] 陈朝勇，闫智勇，李少华，等. 蜘蛛香对高脂血症大鼠血脂及肝功能的影响[J]. 中国实验方剂学杂志，2012，18（19）：154-157.

[64] 许科科. 蜘蛛香有效成分调控脂质代谢及其机制研究[D]. 成都：西南交通大学，2016.

[65] 王鹏娇，孟小夏，高秀丽. 龙血竭、苦参、蜘蛛香的体外抑菌作用研究[J]. 贵阳医学院学报，2014，39（4）：508-510.

[66] 李蓉. 蜘蛛香中黄酮类化合物的提取分析及抗炎抑菌活性研究[D]. 苏州：苏州大学，2009.

[67] Agnihotri S，Wakode S，Ali M. Chemical composition，antimicrobial and topical anti-inflammatory activity of *Valeriana jatamansi* Jones. essential oil[J]. Journal of Essential Oil Bearing Plants，2011，14（4）：417-422.

[68] 赵兵，郝萍，高昂，等. 缬草与蜘蛛香挥发油的抗菌抗氧化活性研究[J]. 天然产物研究与开发，2013，25（8）：1037-1040，1066.

[69] Liu Y，Wu P，Hu Q，et al. Cytotoxic and antibacterial activities of iridoids and sesquiterpenoids from *Valeriana jatamansi*[J]. Fitoterapia，2017，123：73-78.

[70] 刘映虹. 蜘蛛香和没药中化学成分及生物活性研究[D]. 兰州：兰州大学，2018.

[71] 孟小夏，张硕，张敏，等. 龙血竭和蜘蛛香体外联用的抗菌作用研究[J]. 华西药学杂志，2017，32（1）：109-110.

[72] 雷晔，禹俊梅，刘书华. 苗药复方窝来溜溶液的抗菌活性研究[J]. 中国民族民间医药，2016，25（10）：21-22.

[73] 秦枫，刘云，吴植，等. 蜘蛛香提取物体外抗猪繁殖与呼吸综合征病毒的作用[J]. 河南农业科学，2020，49（10）：149-155.

[74] 马丽娟. CPV LAMP 检测方法建立和蜘蛛香治疗效果研究[D]. 长春：吉林大学，2010.

[75] Dhama K，Karthik K，Chakraborty S，et al. Loop-mediated isothermal amplification of DNA（LAMP）：a new diagnostic tool lights the world of diagnosis of animal and human pathogens：a review[J]. Parkistan Journal of Biological Sciences，2014，17（2）：151-166.

[76] 刘欢，吴佳慧，刘丹，等. 蜘蛛香中的环烯醚萜类成分及其抗流感病毒活性研究[J]. 中草药，2020，51（11）：2886-2894.

[77] 苏丽花. 两种药用植物的化学成分和生物活性研究[D]. 昆明：昆明理工大学，2016.

[78] Quan L Q，Zhao Q，Li R T，et al. The isolation of two new compounds from *Valeriana jatamansi*[J]. Nature Product Research，2022，36（13）：3280-3285.

[79] Kakehashi A，Kato A，Ishii N，et al. Valerian inhibits rat hepatocarcinogenesis by activating GABA（A）receptor-mediated signaling[J]. PLoS One，2014，9（11）：e113610.

[80] 朴恩谊，徐立红. 8-OHdG 在医学领域的应用与研究进展[J]. 中国细胞生物学学报，2012，34（5）：96-102.

[81] 林晓萍，李雯，沈华浩. 抗氧化应激转录因子-Nrf 2 的研究进展[J]. 中国病理生理杂志，2011，27（6）：1234-1239.

[82] 王菲菲，吴寿海，张聿梅，等. 蜘蛛香药材提取物抗氧化活性的研究[J]. 药学学报，2018，53（3）：439-443.

[83] Wang F，Zhang Y，Wu S，et al. Studies of the structure-antioxidant activity relationships and antioxidant activity mechanism of iridoid valepotriates and their degradation products[J]. PLoS One，2017，12（12）：e0189198.

[84] 王菲菲. 环烯醚萜苷及酯类成分基于抗氧化应激的生物活性研究[D]. 北京：北京中医药大学，2018.

[85] 李永彪，陈畅，毛森，等. 蜘蛛香抗抑郁作用及机制的研究进展[J]. 中国实验方剂学杂志，2020，26（2）：235-240.

[86] Das J，Mao A A，Handique P J. Terpenoid compositions and antioxidant activities of two Indian valerian oils from the Khasi Hills of north-east India[J]. Natural Product Communications，2011，6（1）：129-132.

[87] Thusoo S，Gupta S，Sudan R，et al. Antioxidant activity of essential oil and extracts of *Valeriana jatamansi* roots[J]. Biomed Research International，2014，2014：614187.

[88] 赵兵，郝萍，高昂，等. 缬草与蜘蛛香挥发油的抗菌抗氧化活性研究[J]. 天然产物研究与开发，2013，25（8）：1037-1040，1066.

[89] 付伟龙. 3 味苗药治疗功能性消化不良对比的实验研究[D]. 贵阳：贵阳中医学院，2017.

[90] 王一程. 母婴分离 IBS 大鼠模型的建立以及蜘蛛香提取物对 IBS 治疗作用及机制初步探讨[D]. 北京：北京中医药大学，2018.

[91] 樊江波. 蜘蛛香治疗肠易激综合征的作用和机制研究[D]. 北京：北京中医药大学，2008.

[92] 姚欣，杨云生，赵卡冰，等. 罗马 III 标准研究肠易激综合征临床特点及亚型[J]. 世界华人消化杂志，2008，（5）：563-566.

[93]　Westergaard T，Wohlfahrt J，Aaby P，et al. Population based study of rates of multiple pregnancies in Denmark，1980-94[J]. BMJ（Clinical researched），1997，314（7083）：775-779.

[94]　宋继中，王巧民，丁西平，等. 肠易激综合征患者结肠黏膜神经肽和 IL-1β 变化及其意义[J]. 胃肠病学和肝病学杂志，2007，（3）：219-222.

[95]　Mario D，David P，Doina G. The significance of vasoactive intestinal peptide in immunomodulation[J]. Pharmacological Reviews，2004，56（2）：249-290.

[96]　闫兴丽. 蜘蛛香环烯醚萜对肠易激综合征的治疗作用及机理探讨[D]. 北京：北京中医药大学，2009.

[97]　史瑞瑞，王娟，闫兴丽，等. 蜘蛛香环烯醚萜类成分对肠易激综合征大鼠的作用机制研究[J]. 北京中医药大学学报，2014，37（5）：304-308.

[98]　穆芳园. 蜘蛛香提取物对母婴分离 IBS 模型大鼠治疗作用的代谢组学研究[D]. 北京：北京中医药大学，2018.

[99]　旺建伟，胥风华，殷越，等. 痛泻要方对多因素复制肠易激综合征大鼠作用的方证相关研究[J]. 中华中医药杂志，2017，32（2）：553-559.

[100]　林泽斯，王洪琦. 肠易激综合征母婴分离模型应用进展[J]. 中国实验动物学报，2015，23（4）：434-439.

[101]　陶丝雨. 基于脑-肠互动研究蜘蛛香环烯醚萜类成分 ZXY 对 IBS 模型大鼠的治疗作用及外周作用机制[D]. 北京：北京中医药大学，2017.

[102]　王娟，胡京红，王晶，等. 蜘蛛香环烯醚萜类成分 ZXX 对小鼠胃肠活动的影响（摘要）[C]. 中华中医药学会，中华中医药学会 2014 第七次临床中药学术研讨会论文集，广州，2014.

[103]　王娟，张婷，胡京红，等. 蜘蛛香环烯醚萜类成分 ZXX 止泻作用实验研究[J]. 辽宁中医药大学学报，2014，16（11）：30-32.

[104]　王娟. 蜘蛛香中 ZXX、ZXY 对 IBS 模型大鼠的治疗作用及对中枢 5-HT 通路调控的研究[D]. 北京：北京中医药大学，2014.

[105]　史瑞瑞. 蜘蛛香环烯醚萜类成分 ZXX、ZXY 对 IBS 大鼠的治疗作用及作用机制的研究[D]. 北京：北京中医药大学，2014.

[106]　石起璘，马晓慧，颜璐璐，等. 抗功能性消化不良的治疗靶点[J]. 医学综述，2014，20（20）：3680-3683.

[107]　卢素琳，钟恒亮，张贵林，等. 苗药仙人掌胃康胶囊抗溃疡作用的实验研究[J]. 中国民族民间医药杂志，2000，（3）：158-160，186.

第七章　蜘蛛香及缬草属植物化学成分的药代动力学研究

蜘蛛香及缬草属植物化学成分的药代动力学研究较少，主要运用色谱检测分析技术研究单体成分在动物及人体的药代动力学过程。

第一节　缬草烯酸的药代动力学研究

一、缬草烯酸的药代动力学参数

缬草烯酸（valerenic acid，VA）是缬草植物中一种特有的挥发油倍半萜成分，其所包含的化合物有缬草烯醛、缬草酮和乙酰基缬草烯酸等，该类成分具有显著的镇静催眠、抗焦虑等药理活性[1, 2]。缬草烯酸的含量可以作为标准用来衡量缬草属植物中所含的挥发油含量和活性[3, 4]。

Anderson 等[5]研究了 6 名健康成人（22～61 岁，5 名男性，1 名女性）接受单次 600mg 剂量缬草烯酸的药代动力学。给药后 8h 采集血样，从血清中提取缬草烯酸，采用 LC-MS/MS 方法进行含量测定。研究结果表明，6 名受试者中有 5 名的缬草烯酸最大血药浓度发生在给药后 1～2h，浓度范围为 0.9～2.3ng/mL。给药后至少 5h 内可检测出缬草烯酸的血药浓度。一名受试者在给药后 1h 出现血药浓度峰值，在 5h 出现第二个峰值。缬草烯酸的消除半衰期（$t_{1/2}$）为（1.1±0.6）h，药-时曲线下面积 AUC =（4.80±2.96）μg/(L·h)，并且与受试者的年龄或体重无关。

Anderson 等[6]研究了 16 名老年失眠妇女服用缬草烯酸后的药代动力学。单剂量服用缬草 300mg 和共 2 周每天服用 300mg 缬草烯酸（多剂量），均在睡觉前 30min 服用。单剂量的主要药代动力学参数：C_{max}（ng/mL）= 3.3±2.3（0.7～9.4）*；t_{max}（h）= 1.7±0.9（0.5～4.0）；$t_{1/2}$(h)= 1.02±0.35（0.47～1.7）；AUC[μg/(L·h)] = 6.54±2.97（1.61～13.63）；表观清除氧 CL/F（L/h）= 316±216（163～994）；单位质量表观清除氧 CL/F[L/(h·kg)] = 4.4±2.3（2.1～11.4）。多剂量的主要药代动力学参数：C_{max}（ng/mL）= 3.3±2.6（1.0～11.2）；t_{max}（h）= 1.8±1.3（0.5～4.0）；$t_{1/2}$（h）= 1.21±0.59（0.47～2.7）；AUC[μg/(L·h)] = 6.35±2.64（3.63～13.76）；CL/F（L/h）= 288±104（116～511）；CL/F[L/(h·kg)] = 4.1±1.1（2.6～6.1）。

Sampath 等[7]建立并验证了一种用于测定大鼠血浆中缬草烯酸的 LC-MS/MS 分析方法，并成功地将该方法用于大鼠静脉注射和口服给药后的药代动力学研究。静脉注射的给药剂量分别为 1mg/kg、2mg/kg、4mg/kg，给药体积为 1mL/kg，口服给药剂量分别为 5mg/kg、10mg/kg、

---

　　* 括号内数据是药代动力学参数计算值。

20mg/kg，给药体积为 5mL/kg。使用 WinNonlin 软件通过非房室和房室方法分析血浆浓度-时间数据。研究结果显示，给药后，大鼠血浆中缬草烯酸的分布是双相的，为快速分布和缓慢消除阶段。分布相的半衰期为 6～12min，终末消除相的半衰期为 6～46h，表明可能存在较大的组织结合率。口服给药后的生物利用度（F）为 33.70%，半衰期为 2.7～5h，表明缬草烯酸在大鼠的研究剂量中为线性药代动力学特征。药代动力学参数见表 7-1～表 7-4。

表 7-1　大鼠静脉注射缬草烯酸后非房室分析法药代动力学参数（$n = 8$）

参数	给药剂量		
	1mg/kg	2mg/kg	4mg/kg
C_0/(ng/mL)	758.37±79.31	1375.84±100.72	3379.95±486.62
K_e/h^{-1}	0.51±0.06	0.31±0.02	0.49±0.02
$t_{1/2}$/h	1.43±0.14	2.25±0.14	1.29±0.14
AUC$_{0\text{-last}}$/[ng/(L·h)]	263.31±14.47	641.29±66.28	1163.26±118.35
AUC$_{0\text{-}\infty}$/[ng/(L·h)]	289.92±18.96	678.07±70.02	1232.82±125.60
V_z/(L/kg)	7.15±0.58	10.20±1.20	6.41±0.98
CL/[L/(h·kg)]	3.53±0.24	3.12±0.28	3.48±0.30
MRT	1.41±0.13	2.43±0.15	1.19±0.14

CL：清除率；MRT：平均滞留时间。

表 7-2　大鼠静脉注射缬草烯酸后房室模型药代动力学参数（$n = 8$）

参数	给药剂量		
	1mg/kg	2mg/kg	4mg/kg
A/(ng/mL)	941.31±74.33	1367.03±114.90	4626.51±1529.93
B/(ng/mL)	117.26±22.19	95.48±39.55	437.66±208.87
α/h^{-1}	8.00±1.06	5.36±1.34	8.54±17.34
β/h^{-1}	1.25±0.57	0.40±0.26	0.76±0.43
K_{10}/h^{-1}	7.66±3.67	2.50±0.83	3.81±1.71
K_{12}/h^{-1}	8.00±2.64	2.50±0.36	3.96±1.12
K_{21}/h^{-1}	2.94±1.24	0.76±0.46	1.52±0.73
C_0/(ng/mL)	1058.57±233.10	1462.50±147.68	3391.0±298.34
AUC$_{0\text{-}\infty}$/[ng/(L·h)]	368.67±110.09	758.76±98.68	1546.45±234.56
MRT/h	3.07±0.95	6.45±2.26	58.59±36.25
V_c/(L/kg)	1.02±0.27	1.43±0.11	1.26±0.25
V_p/(L/kg)	16.13±10.09	14.05±4.99	33.16±16.63
CL/[L/(h·kg)]	3.60±0.63	1.43±0.11	2.65±0.62
V_{ss}/(L/kg)	17.14±10.31	15.48±5.01	34.42±16.70
$t_{1/2\alpha}$/h	0.10±0.04	0.16±0.03	0.13±0.02
$t_{1/2\beta}$/h	3.07±0.94	7.10±2.38	45.13±26.86

A、B：描述两室模型的系数；α：分配率常数；β：终端速率常数；K_{10}：中央室的消除速率常数；K_{12}：从中央室到外围室传输速率常数；K_{21}：从外周室到中央室的传输速率常数；C_0：零时的浓度；AUC$_{0\text{-}\infty}$：药时曲线下面积；MRT：平均滞留时间；V_c：中央隔室分布容积；V_p：外围隔室分布容积；CL：清除率；V_{ss}：稳态表观分布容积；$t_{1/2\alpha}$：分布半衰期；$t_{1/2\beta}$：消除半衰期。

表 7-3　大鼠灌胃缬草烯酸后非房室分析法药代动力学参数（$n = 8$）

参数	给药剂量		
	5mg/kg	10mg/kg	20mg/kg
$C_{max}/(ng/mL)$	234.33±14.32	665.33±68.24	1517.63±110.30
K_e/h^{-1}	0.31±0.04	0.17±0.02	0.14±0.01
$t_{1/2}/h^{-1}$	2.39±0.28	4.84±0.85	5.27±0.48
$AUC_{0-last}/[ng/(L·h)]$	262.62±30.15	935.76±43.54	2289.80±236.08
$AUC_{0-\infty}/[ng/(L·h)]$	302.49±43.00	1293.36±103.90	3151.47±450.72
$V/F/(L/kg)$	19.70±1.06	17.55±0.36	17.48±2.24
$CL/F/[L/(h·kg)]$	5.29±0.56	2.73±0.20	2.37±0.29
MRT	2.73±0.16	4.56±0.30	5.01±0.2
生物利用度 $F/\%$	33.70±2.00		

表 7-4　大鼠灌胃缬草烯酸后房室模型药代动力学参数（$n = 8$）

参数	给药剂量		
	5mg/kg	10mg/kg	20mg/kg
$A/(ng/mL)$	419.77±22.01	949.98±131.27	3541.27±514.35
$B/(ng/mL)$	67.53±9.21	104.30±6.85	248.60±23.85
α/h^{-1}	14.33±3.65	5.27±0.44	11.10±1.45
β/h^{-1}	0.40±0.23	0.09±0.01	0.08±0.01
K_{10}/h^{-1}	1.96±0.70	0.68±0.06	1.04±0.38
K_{12}/h^{-1}	10.66±3.46	3.99±0.38	9.19±1.24
K_{21}/h^{-1}	2.10±0.43	0.68±0.09	0.94±0.09
$C_{max}/(ng/mL)$	332.64±37.41	785.77±71.57	2376.50±328.87
$AUC_{0-\infty}/[ng/(L·h)]$	358.24±60.61	1419.40±108.60	4100.36±888.67
T_{max}/h	0.04±0.01	0.04±0.01	0.03±0.01
$V_c/F/(L/kg)$	10.91±1.78	11.28±1.30	6.88±0.82
$V_p/F/(L/kg)$	53.49±10.08	66.22±4.78	65.51±7.73
$CL/[L/(h·kg)]$	19.19±6.06	199.44±0.53	5.99±1.01
$t_{1/2\alpha}/h$	0.06±0.16	0.14±0.01	0.07±0.01
$t_{1/2\beta}/h$	3.84±0.81	8.80±1.14	10.53±1.91

二、缬草烯酸的药代动力学特征

虽然近年来研究缬草提取物和标志物缬草烯酸的药效学的体外研究数量迅速增加，但有关其药代动力学特征研究的信息仍然有限。缬草烯酸静脉注射的药代动力学参数显示，其在大鼠体内包括快速分布阶段和缓慢消除阶段。

1~2h 的半衰期可能与较大的表观分布溶剂 V_z（$V_z = 7$~10L/kg）有关，并且也归因于小的血浆清除率［CL =（3.2 ± 0.8）L/(h·kg)］。6~10L/kg 的高 V_z 表明缬草烯酸可以被机体组织迅速吸收。房室分析显示稳态表观分布容积（$V_{ss} = V_c + V_p$，其中 V_c 表示中央隔室分布容积；V_p 表示外围隔室分布容积）相对较高（17~35L/kg），表明可能与外围隔室中的组织结合导致了较长的半衰期。缬草烯酸的总清除值高于大鼠的肝血流量[3~5L/(h·kg)，体重为 0.25kg]。V_A 的分布体积（总分布体积为 11~23L/kg）超过了大鼠体内的总水分（0.15L/kg，体重为 0.25kg），表明在组织中广泛分布。

第二节　缬草素的药代动力学研究

一、缬草素的药代动力学参数

缬草素、乙酰缬草素以及二氢缬草素和缬草素等都是蜘蛛香环烯醚萜类中的主要成分，目前仅有缬草素的药代动力学研究报道及缬草素的含量测定研究[8-10]。

Sun 等[11]选用 6 只雄性 Wistar 大鼠，单剂量静脉注射缬草素（5.38mg/kg）后分别于 0、5min、10min、20min、30min、40min 和 1h、1.5h、2h、3h 和 4h 后取血，分离血浆并采用 LC-MS/MS 检测缬草素含量。药代动力学参数见表 7-5。

表 7-5　大鼠静脉注射缬草素药代动力学参数（$n = 6$）

药动学参数	单位	数值
C_{5min}	ng/mL	169.79 + 9.27
AUC $_{(0-t)}$	mg/(L·h)	160.73 + 23.51
AUC $_{(0-1)}$	mg/(L·h)	174.82 + 28.69
AUMC $_{(0-t)}$	mg·h²/L	156.26 + 47.97
AUMC $_{(0-1)}$	mg·h²/L	234.52 + 95.27
MRT $_{(0-t)}$	h	0.95 + 0.16
MRT $_{(0-1)}$	h	1.30 + 0.32
$t_{1/2}$	h	1.12 + 0.31
CL	L/(h·kg)	31.43 + 4.78
V_d	L/kg	49.56 + 10.77

二、缬草素的药代动力学特征

缬草素在大鼠体内分布广泛（49.56L/kg），这可能是一个理想的作用于中枢神经系统的化合物。缬草素从体循环中的消除速率很快，其高清除率[31.43L/(h·kg)]和相对较短的 $t_{1/2}$（1.12h）也证明了这一点。

参 考 文 献

[1] 都晓伟，吴军凯. 缬草属植物化学成分及药理活性研究进展[J]. 国外医药·植物药分册，2006，21（1）：10-14.

[2] 李庆杰，王琦，都帅，等. 蜘蛛香的化学成分及其抗焦虑作用研究进展[J]. 吉林中医药，2020，40（9）：1254-1256.

[3] Penzkofer M，Ziegler E，Heuberger H. Contents of essential oil，valerenic acids and extractives in different parts of the rootstock of medicinal valerian（*Valeriana officinalis* L. s. l.）[J]. Journal of Applied Research on Medicinal & Aromatic Plants，2014，1（3）：98-106.

[4] Batra S，Kumar A，Sharma A. Quantification of valerenic acid in ferula sumbul roots using UPLC[J]. Indian Journal of Pharmaceutical Sciences，2017，79（5）：834-838.

[5] Anderson G D，Elmer G W，Kantor E D，et al. Pharmacokinetics of valerenic acid after administration of valerian in healthy subjects[J]. Phytotherapy Research，2009，19：801-803.

[6] Anderson G D，Elmer G W，Taibi D M，et al. Pharmacokinetics of valerenic acid after singleand multiple doses of valerian in older women[J]. Phytotherapy Research，2010，24：442-1446.

[7] Sampath C，Haug K，Thanei S，et al. Pharmacokinetics of valerenic acid in rats after intravenous and oral administrations[J]. Planta Medica，2012，78：575-581.

[8] 王素娟，郑承剑，岳伟，等. 用 HPLC 法同时测定蜘蛛香 4 种缬草素类成分的含量[J]. 药学服务与研究，2014，14（5）：376-378.

[9] Wang C G，Liu Y，Deng X Q，et al. Study on characterization of the degradation products and dynamics of valtrate in the artificial gastrointestinal fluid by HPLC-ESI MS/MSn[J]. Journal of Liquid Chromatography & Related Technologies，2014，38（4）：459-466.

[10] Wang F F，Ma S Q. Investigation of the long-term stability and forced degradation of valtrate by high performance liquid chromatography coupled with triple quadrupole tandem mass spectrometry[J]. Journal of Chinese Pharmaceutical Sciences，2014，23（12）：850-857.

[11] Sun L C，Qiu J Q，Wang G M，et al. Development of a LC-MS-MS method for quantification of valtrate and its application to pharmacokinetic study[J]. Journal of Chromatographic Science，2015，53：1597-1602.

第八章　蜘蛛香及缬草属植物安全性研究

第一节　急性毒性研究

急性毒性（acute toxicity）是指 24h 内单次或多次大剂量给予某药物所出现的毒性反应（toxic reaction），即机体（人或实验动物）一次性大剂量接受某种药物后所产生的快速而剧烈的中毒反应，包括死亡效应。急性毒性实验（acute toxicity test）也称单次给药毒性实验，是为了观察这种有害作用而设计的实验，可以提供药物对机体毒效应的初步资料，阐明受试药物的剂量-毒性关系[1]。

急性毒性实验的目的则是推测新药对人的急性毒性的强弱，为全面的毒理学评价打下基础。同时，它可以为长期毒性实验、生殖性毒性实验、致突变实验等实验设计提供剂量选择依据和有关毒性信息，还可以推测受试药物毒性发生的速度和持续时间，与半数有效量（ED_{50}）比较判断新药的安全系数。因此，急性毒性实验对了解新药的毒性是非常必要的[2]。

急性毒性实验一般可测定以下几个反应剂量。

（1）最大给药量：是指单次或 24h 内多次（2～3 次）给药所采用的最大给药剂量。最大给药量实验是指在合理的给药浓度及合理的给药容量的条件下，以允许的最大剂量给予实验动物，观察动物出现的反应。

（2）最大无毒性反应剂量：是指受试物在一定时间内，按一定方式与机体接触，用灵敏的现代检测方式未发现损害作用的最高剂量。

（3）最大耐受量：是指动物能够耐受的而不引起动物死亡的最高剂量。从获取安全性信息的角度考虑，有时对实验动物的异常反应和病理过程进行观察、分析，较以死亡为观察指标更有毒理学意义。

（4）致死量：是指受试物引起动物死亡的剂量。测定的致死量主要有最小致死量、半数致死量（LD_{50}）。在测定致死量的同时，应仔细观察动物死亡前的中毒反应情况。一般情况下，应测定最大无毒性反应剂量和最大耐受量或/和最小致死量或/和半数致死量。若只能测定最大给药量，可不必进行其他毒性反应剂量的测定[3]。

马静等[4]的研究显示，马蹄香水煎剂能够明显增加动物体重，且对实验动物的肝功能、肾功能、脏器和心率无明显影响。在小鼠灌胃给药急性毒性实验中，孙远等[5]研究发现，马蹄香（原粉混悬液）对小鼠的 $LD_{50} > 10000mg/kg$，属于无毒药物，饮水、摄食、活动均正常，病理学观察各组小鼠脏器结果显示，心、肝、脾、肺、肾等均未见异常改变。同时通过大鼠灌胃给药的亚急性毒性实验表明，马蹄香各剂量组大鼠的体重变化、血常规指标、脏器系数、血液生化指标均在正常范围，且与对照组差异无统计学意义，病理学观察显示大鼠的脏器均未见异常改变，说明马蹄香是安全无毒的。曹斌等[6]给小鼠腹腔注射不同剂量的蜘蛛香水提取物,观察72h测得其LD_{50}及其置信限为(22.05±3.53)g/kg;给小鼠一次灌胃给药69.5g/kg观察7d未出现毒性反应。肖丹[7]采用渗漉法在40℃以下减压浓缩制备了蜘蛛香提取物,用提取物进行了小鼠的急性毒性实验,结果表明一次灌胃小鼠的LD_{50}为85.87g/kg,LD_{50}的95%置信区间为75.94~97.09g/kg。王素娟[8]分别对蜘蛛香的粗提物和总缬草素进行急性毒性实验,采用改良的概率单位加权回归法测定小鼠的LD_{50}评价急性毒性。结果显示,蜘蛛香的粗提物和总缬草素的LD_{50}分别为79.31g/kg和56.88g/kg,均不在中药划分毒性等级内,并且LD_{50}实验结果均未发现其明显毒性。闫智勇课题组在急性毒性研究中,小鼠灌胃蜘蛛香总环烯醚萜类成分0.08g/mL为不引起死亡的最大剂量。最大耐受量实验表明,单次灌胃KM小鼠蜘蛛香总环烯醚萜类成分3200mg/kg(生药量为160 000mg/kg),持续14d密切观测小鼠的体重、饮食、毒性反应及死亡率,小鼠没有出现死亡和一般行为的异常,与溶媒对照组相比体重没有显著性差异[9]。施金钹[10]对蜘蛛香中环烯醚萜单体成分进行急性毒性研究,对环戊烷-吡喃-7-甲基,4-乙氧基甲基(11-ethoxyviburtinal)和缬草酸(baldrinal)进行了急性毒性实验,观察小鼠一般形态外观、行为活动、分泌物、饮食情况、排泄物等,记录动物中毒反应的异常症状、起始时间、严重程度、持续时间,在给药前及给药第3天、第7天、第14天测定小鼠体重并且记录,在给药前及给药第3天、第12天测定动物摄食量。两种环烯醚萜类成分的最大给药量分别为39.27mg/kg、50.91mg/kg。给药剂量分别相当于临床成人日用剂量(0.86g/kg)456.6倍、(0.43g/kg)1183.9倍,在常用剂量范围内是非常安全的。

李艳艳等[11]进行了蜘蛛香胶囊对靶动物犬的安全性试验,蜘蛛香胶囊在5倍推荐剂量(250mg/kg)范围内连续给药3d,对靶动物犬的临床体征和血液生理生化指标无明显影响,该药临床应用安全。

第二节　长期毒性研究

长期毒性实验(重复给药毒性实验)是药物非临床安全性评价的核心内容,它与急性毒性、生殖毒性及致癌性等毒理学研究有着密切的联系,是药物从药学研究进入临床试验的重要环节[12]。长期毒性实验的目的具体包括:

(1)预测受试物可能引起的临床不良反应,包括不良反应的性质、程度、剂量-反应关系和时间-反应之间的关系、可逆性等。

(2)判断受试物反复给药的毒性靶器官或靶组织。

(3)推测临床试验的起始剂量和重复用药的安全剂量范围,这点需要结合急性毒性实验和药物依赖性实验的结果同时进行分析。

(4)提示临床试验中需要重点监测的指标。

(5)为临床试验中的解毒或解救措施提供参考。

在药物开发的过程中,长期毒性实验主要包括实验部分(长期给药部分)和后期实验动物解剖病理分析、各项指标分析(血液学、血液生化学等指标检测分析),从而得出结论。

血液学检测:血液是在心脏和血管腔内循环流动的一种组织,由血浆和血细胞组成。

血浆内含血浆蛋白（白蛋白、球蛋白、纤维蛋白原）、脂蛋白等各种营养成分以及无机盐、氧、激素、酶、抗体和细胞代谢产物等。血细胞有红细胞、白细胞和血小板。机体的生理变化和病理变化往往引起血液成分的改变，通过检测血液中各个细胞组分的形态、数量、浓度比等的变化，可以为临床诊断提供治疗依据。血液成分的检测有重要的临床意义。

血液生化学检测：在血液中除了含有血液细胞外，还有许多不同的物质。检测存在于血液中的各种离子、糖类、脂类、蛋白质，以及各种酶、激素和机体的多种代谢产物的含量，称为血液生化检查。可以提供诊断与治疗依据，并能帮助临床确定病情、监测治疗效果。

缬草提取物连续给药 90d 对大鼠生长发育、营养及健康相关的各个指标，包括体重、进食、血液成分、血生化、脏器系数、组织病理等主要指标均无明显影响，即未见明显的剂量-反应关系，测定值在文献报道的正常范围内。而且，本次使用的最大剂量为 2000mg/kg，相当于人体推荐剂量的 300 倍，在这种实验条件下也未发现缬草胶囊的明显毒性[13]。

闫智勇课题组在长期毒性研究中，将 SD 大鼠随机分为 4 组，每组 40 只，雌雄各半，分别为溶媒对照组、蜘蛛香总环烯醚萜类成分低剂量组［36mg/kg BW（临床剂量 30 倍）］、中剂量组［84mg/kg BW（临床剂量 70 倍）］和高剂量组［120mg/kg BW（临床剂量 100 倍）］。每天 9～12 点灌胃给药 1 次，每周给药 6 天，周日停药，连续给药 3 个月。每周测体重、摄食量 1 次，并根据体重调整给药量，每天进行笼旁观察。于给药第 1.5 个月、第 3 个月、恢复期两周结束时分别处死动物 10 只、20 只、10 只（每组雌雄各半），采血进行血液学、血液生化学、血液电解质等指标检测以及组织病理学检查。

（1）在 3 个月的实验周期及 2 周停药观察期中，高、中、低蜘蛛香总环烯醚萜类成分对大鼠一般行为、体重、饲料消耗均无明显影响，大鼠也没出现死亡情况。

（2）血液学方面，各用药组与溶媒对照组相比，血液学指标并未出现异常，出现的波动也是在正常的范围内，具有统计学意义但无生物学意义。这说明蜘蛛香总环烯醚萜类成分对大鼠的造血功能、血液免疫系统等无不良影响。

（3）血液生化学方面，各用药组与溶媒对照组相比，肝功能、肾功能、血糖、血脂等指标在给药第 1.5 个月、第 3 个月及恢复期两周内均未出现与药物相关的异常，说明药物对大鼠的血液生化指标无影响。

（4）脏器系数方面，未出现与药物作用相关的异常改变。病理组织学方面，大鼠的 4 例心肌单核细胞浸润和 11 例肝细胞脂肪变性，属于自发病变，与蜘蛛香总环烯醚萜类成分药物无毒理相关性。其余各脏器组织未见明显病理改变。

综上所述，长期毒性实验的无毒安全剂量为 120mg/(kg·d)（相当于成人临床用药量的 100 倍）。这说明蜘蛛香总环烯醚萜类成分在临床用药剂量下是安全的[8]。

第三节　药物依赖性研究

毒理基因组学是毒理学领域新形成的一个亚学科，为药物依赖性的研究提供更加强大的技术平台。其利用基因组学的相关信息，将遗传学与生物信息学结合起来，从基因整体水平研究药物的依赖作用，建立药物依赖性与基因表达谱（gene expression profile）变化之间的关系，从而筛选和鉴别潜在的毒性药物，并阐明其作用机制[14]。

一、药物依赖性研究方法

1. 评价生理依赖性的实验方法

1）自然戒断实验（spontaneous or natural withdrawal test）

自然戒断实验是对实验动物（大鼠、小鼠和猴）连续一段时间给药，开始逐渐增加剂量，增至一定剂量后停止递增，剂量稳定一段时间，随后突然中断给药，定量观察记录所出现的戒断症状。

2）催促戒断实验（precipitation withdrawal test）

催促戒断实验的原则是在短时期内以较大剂量、多次递增的方式对动物给药后，再给予阿片类拮抗剂，观察和记录是否出现戒断症状及其程度。

3）替代实验（substitution test）

替代实验的原则是给予动物各类代表药（如吗啡）使之产生生理依赖性后，停止给药，替之以受试药，观察和记录动物是否出现戒断症状及其发作程度，用以判断受试药是否产生相类似的生理依赖性[15]。

2. 评价精神依赖性的实验方法

1）自身给药实验方法

药物的精神依赖性能使机体产生对该药的渴求。自身给药实验是动物模拟人的觅药行为，通过压杆的操作式运动方式来获得药物，反映药物的强化效应。

2）药物辨别实验

药物辨别实验是一种用于研究药物辨别刺激性质的行为学实验方法。它主要利用辨别实验箱及各种训练程序使训练动物分辨不同药物的主观感受并且产生与之相对应的稳定的行为反应，如给药后压一侧杆（伴药杆），给予溶剂或生理盐水压另一侧杆（非药物杆），并且观察不同药物或药物的不同剂量而引起的相应行为变化[16]。

3）条件位置偏爱实验

条件位置偏爱实验的基本原理是依据巴甫洛夫的条件反射学说，即如果把奖赏刺激和某个特定的非奖赏中性刺激反复联系后，后者可获得奖赏，也就是说这一特定环境可诱发最初与奖赏联系在一起的那种行为效应。

3. 离体组织模型在药物依赖性研究中的应用

一些药物依赖性的药理学特征在离体组织中也能表现出相应的药理学效应，这样就可以用离体组织代替生物个体进行药理学研究，这种戒断反应具有与整体动物催促戒断症状类似的药理特征[17]。

目前用离体制备进行生理依赖性实验的方法主要有两种：一是对整体动物进行慢性给药，形成阿片依赖后取其离体组织进行实验；二是直接将离体组织放在含有阿片类药物的 Krebs 液中，孵育一段时间后进行戒断实验[17]。

4. 基因敲除小鼠模型在药物依赖性研究中的应用

基因敲除是指通过人为干预后达到抑制或灭活目的基因表达的一种分子生物学技术。利用基因敲除技术可以获得先天缺陷某些受体基因的动物模型，然后通过与野生型的依赖性动物模型比较行为学上的差别，可以判断该受体的药理作用。目前应用于药物依赖性评价的基因敲除小鼠模型主要有：①μ、κ 和 δ 等阿片受体亚型基因敲除的小鼠；②Dl、D2、D3、D4 等多巴胺受体亚型敲除的实验小鼠；③5-HT$_{1B}$ 转运体受体基因敲除小鼠和 5-HT 转运体受体基因敲除小鼠；④CB1 大麻受体亚型基因敲除小鼠和一氧化氮合酶基因敲除小鼠[18]。

5. 基因芯片技术在药理毒理领域的应用

毒理基因组学（toxicogenomics）从基因整体水平研究化学物质及其他有害因素对机体产生的毒性作用，构建毒理作用与基因表达变化之间的关系，从而筛选和鉴别潜在的毒性物质，并阐明其作用机制[19]。毒理基因组学是基于毒性损伤产生的源头，从基因的整体表达水平进行研究，毒理基因组学还将基因表达的改变与药物的毒性作用建立因果关系，并通过比较大量同类化学物作用下的基因表达模式，确定此类毒性物质的特异"生物标志"，也就是特定的基因表达图谱[19]。

二、蜘蛛香药物依赖性评价的毒理基因组学研究

闫智勇课题组利用小鼠全基因表达谱芯片，通过功能基因组和生物信息学技术，对蜘蛛香是否具有药物依赖性以及依赖性产生的可能作用机制进行更加深入的研究。采用长期且逐量递增的方式给小鼠连续灌胃地西泮 12 周，建立生理依赖性动物模型。通过与依赖模型组小鼠比较戒断症状、体重变化、听源诱导这三个行为学指标，评价蜘蛛香高剂量及低剂量长期给药是否会产生生理依赖性。利用毒理基因组学方法，从基因水平上进一步探讨蜘蛛香产生生理依赖性的潜在风险。

1. 药物依赖性动物模型的建立及蜘蛛香药物依赖性的行为学评价

通过长期且逐量递增的方式给小鼠连续灌胃地西泮，建立药物生理依赖性动物模型，结果表明依赖组小鼠在给药第 7 周时开始出现戒断症状，且戒断症状随时间的延长而变得更加明显和严重。高蜘组和低蜘组小鼠在给药后期也出现轻微的戒断症状，但不随时间的延长而加剧。在自然戒断实验中，小鼠的自主神经功能变化难以定量观察，戒断后体征和行为变化出现晚，持续时间长，定量观察比较困难。因此，目前普遍采用较为客观的定量指标即体重下降作为药物生理依赖性潜力评价的有力指标之一[15]。该实验结果表明，依赖组小鼠在停药 12h 后，其体重下降很明显；在停药 16～20h 时，其体重下降

最显著，与正常组小鼠相比具有非常显著的差异（$P<0.01$）。高蜘组和低蜘组小鼠在戒断 8h 和 20h 时，体重略有下降，但与正常组相比，差异没有统计学意义（$P>0.05$）。竖尾是评价药物依赖性的重要指标[20]。长期连续应用中枢抑制药物，会使中枢神经元产生适应性，一旦停药，神经元的代谢活动发生改变，功能发生变化，显著提高中枢兴奋性，大大增加对外界刺激的敏感性，出现一系列与中枢抑制药物经典药理效应相反的戒断反应[21]。一般小鼠对铃声刺激不敏感，为天然听源阴性鼠。但当小鼠对药物形成耐受、依赖后，其中枢兴奋性提高，听觉中枢敏感，再听到同样的铃声刺激，则会出现明显的竖尾症状。本次实验结果表明，与正常组小鼠相比，依赖组小鼠从给药第 6 周至第 12 周，在听源诱导实验中的竖尾率随时间的延长而升高，且两者相比具有显著差异（$P<0.05$，$P<0.01$）。高蜘组小鼠和低蜘组小鼠从第 4 周至第 12 周，在听源诱导实验中的竖尾率都比较低，且不随时间的变化而升高。除了在第 8 周时，与正常组小鼠相比，高蜘组的竖尾率差异具有统计学意义（$P<0.05$）外，其他时间的竖尾率，两者之间差异没有统计学意义（$P>0.05$）。与依赖组小鼠相比，高蜘组小鼠在第 9 周、第 11 周和第 12 周时的竖尾率较低，两者之间具有非常显著的差异（$P<0.01$）。低蜘组小鼠在给药第 11 周和第 12 周时，竖尾率也很低，与依赖组小鼠相比，也具有非常显著的差异（$P<0.01$）。在听源诱导实验中，各组小鼠出现竖尾症状的动物只数及变化趋势与戒断症状观察结果基本一致。正常组小鼠在戒断症状观察实验和听源诱导实验中都没有出现竖尾；高蜘组和低蜘组小鼠在戒断症状观察实验中没有出现竖尾，在听源诱导实验中仅有少数小鼠出现了竖尾，且其竖尾率不随给药时间的延长而升高，与正常组相比，其竖尾率差异不具有统计学意义。依赖组小鼠在戒断症状观察实验中，出现竖尾现象比较早，且随着给药时间的延长，其竖尾率有不断上升的趋势；在听源诱导实验中，经混频噪声铃声刺激后，其竖尾率显著升高，且随着给药时间的延长，其竖尾率也不断升高。以上结果表明，通过逐量递增的方式给小鼠连续灌胃地西泮 12 周，就会使小鼠出现非常明显的戒断症状，竖尾率也随时间而延长，且药物戒断后体重急剧下降，从而成功地建立生理依赖性动物模型。在该实验中，蜘蛛香高剂量和低剂量组小鼠虽然也出现轻微的戒断症状，但竖尾率和体重变化这两项指标与正常组小鼠相比，差异都没有统计学意义（$P>0.05$），因此可以初步判定蜘蛛香没有产生明显的生理依赖性。

2. 蜘蛛香药物依赖性的基因表达谱研究

利用毒理基因组学方法从基因水平上进一步考察蜘蛛香是否具有药物依赖性。

1）差异表达基因的筛选及分布

实验结果表明，与正常组小鼠相比，依赖组小鼠共有 3592 个差异表达基因，其中表达上调的基因有 2179 个，表达下调的基因有 1413 个；高蜘组小鼠共有 3794 个差异表达基因，其中表达上调的基因有 2350 个，表达下调的基因有 1444 个；低蜘组小鼠的差异表达基因共有 3633 个，其中表达上调的基因有 2266 个，表达下调的基因有 1367 个。

与依赖组小鼠相比，高蜘组小鼠共有 916 个差异表达基因，其中表达上调的基因有 541 个，表达下调的基因有 375 个；低蜘组小鼠的差异表达基因共有 2347 个，其中表达上调的基因有 1713 个，表达下调的基因有 634 个。

高蜘组小鼠与低蜘组小鼠相比较，共有 860 个基因发生差异表达，其中表达上调的基因有 437 个基因，表达下调的基因有 423 个基因。

将依赖组、高蜘组和低蜘组所有差异表达基因进行交集分析，发现这三个组共有 1849 个基因发生了差异表达。

2）聚类分析

从树形结构图上看，高蜘组和低蜘组的相似度最为接近，说明蜘蛛香高、低剂量对小鼠的基因表达谱具有相似的影响。从树形结构图也可以看出，依赖组与蜘蛛香药物组的距离比依赖组与空白组的距离更为接近，说明地西泮药物和蜘蛛香药物对小鼠的基因表达都具有影响。

3）差异表达基因的 GO 功能分类分析

质膜又称细胞膜，是包围在所有细胞质外周的由脂质和蛋白质分子组成的脂质双分子层。它不仅能维持细胞内微环境的相对稳定，更是信息传递的通道。突起是由神经元延伸出来的细长部分，可分为树突和轴突。神经元的伸延部分产生的分支成为树突，树突是接受从其他神经元传入的信息的入口。每个神经元可以有一个或多个树突，呈放射状，可以接受刺激并将兴奋传入细胞体。突触是两个神经元之间或神经元与效应器细胞之间相互接触并借以传递信息的关键部位。细胞膜上的离子通道的功能，除了可以调节细胞内外的渗透压，也是维持细胞膜电位的重要分子。神经元要进行信号转导，便是靠离子的进出以造成膜电位的变化。通过对依赖组、高蜘组、低蜘组和正常组的差异表达基因进行 GO 功能分类的交集分析，发现富集度较高 GO 条目都是与神经元的组成、神经元的冲动传导及神经元之间的信号传递等密切相关的基因。地西泮和蜘蛛香都是作用于中枢神经系统的药物，其抗焦虑作用的发挥与神经元的功能密切相关。但长期使用这些精神类药物，可能会导致神经元结构和功能的改变[22]。将属于同一类生物功能的基因集中分析，对比这些基因在正常组、依赖组、高蜘组、低蜘组中的表达值，可以看出各组药物对这些基因作用的差别，以此来推测地西泮药物依赖性的产生实质及评价蜘蛛香药物产生依赖性的可能性。该研究中，与神经元的组成、神经元的冲动传导及神经元之间的信号传递等密切相关的差异表达基因，也参与了神经配体受体相互作用信号转导通路的组成。

4）差异表达基因的信号通路分析

神经配体受体相互作用信号转导通路（neuroactive ligand-receptor interaction signaling pathway）是细胞膜上所有与细胞内外信号通路相关的受体配体的集合，在生理学上与神经功能关系最密切[22]。在该研究中，神经配体受体相互作用信号转导通路的差异表达基因的富集度最高，说明各药物对该通路的影响最大。神经配体受体相互作用信号转导通路的 A 类中包含多种亚类，研究表明，其生物胺亚类中的 CHRM、ADR、HRH、HTR 等基因在药物依赖性的戒断症状中发挥了重要作用。生物胺是一种重要的刺激神经组织分子，其与对应的受体结合后控制并调节着许多重要的生物功能，如生理节律、内分泌、心血管控制、情绪、学习和记忆等[23]。CHRM（毒蕈碱型乙酰胆碱受体，M 受体）在机体分布广泛，是一类可以被毒蕈碱激活而受阿托品抑制的受体。随着分子克隆的发展，目前已克隆得到 5 个 M 受体的亚型，采用 Bonner 的命名法，分别称为 m1、m2、m3、 m4、m5 受体。通过逆转录聚合酶链反应（RT-RCR）和高效液相色谱技术测定各个大脑区域内 M 受体亚型的分布，提示 m1 受体主要分布于皮层和大脑尾侧，但含量逐渐减少，m2 受体则主要分布在丘脑、下丘脑和脑桥髓质，m4 受体在纹状体中的数目最多，而 m3 和 m5 则分布于整个大脑区域[24]。研究表明，M 受体的几种亚型参与了药物依赖性的形成。周文华等[25]采用 RT-PCR 方法检测吗啡依赖大鼠脊髓和脑干毒蕈碱乙酰胆碱受体 m1 基因的表达情况，结果表明吗啡依赖组大鼠脑干中的 m1 和 m2 基因表达较正常对照组明显升高。m5 受体是腹侧被盖区（VTA）区内多巴胺能神经元上唯一的毒蕈碱 M 受体，而这些多巴胺能神经元发出多巴胺能神经支配伏隔核和其他边缘系统。众所周知，这些多巴胺系统在介导阿片类毒品和其他滥用药物的奖赏作用中起关键的作用。Basile 等利用条件性位置偏爱实验评价药物是否具有成瘾性。结果表明，经过 8 天条件位置偏爱训练的野生型小鼠，腹腔注射不同剂量的吗啡后，显著提高了因吗啡引起的位置偏爱效应；而 m5 基因敲除小鼠，在一定的吗啡剂量范围内，不存在吗啡引起的位置偏爱反应。在杂合型或纯合型敲除小鼠中均出现这种结果，这进一步说明 m5 参与了吗啡依赖性的形成[26]。m3 位于呼吸道平滑肌及腺体上，可介导乙酰胆碱能引起的呼吸道平滑肌收缩及黏液分泌[27]，目前没有发现 m3 与药物依赖性相关的报道。在该研究中，依赖组、高蜘组和低蜘组与正常组相比，*CHRM1* 基因的表达显著上调了，而依赖组相对于高蜘组和低蜘组，其 *CHRM1* 基因的表达量更高，提示其有可能与地西泮药物的依赖性相关。另外，在戒断症状观察实验中，发现依赖组、高蜘组和低蜘组小鼠均出现喉鸣现象，这可能是由于各组小鼠的 m3 受体基因表达增加后，促进了呼吸道平滑肌的收缩及黏液的分泌，从而导致小鼠出现喉鸣症状。

5-羟色胺（5-HT）是一种重要的神经递质，同时又是一种血管活性物质，广泛分布于中枢神经系统和周围组织中。5-羟色胺受体（*5-HTR*）是非常重要的药物靶标，参与了认知、情绪等众多精神活动的调节[28]，如焦虑症、强迫症、抑郁症、精神分裂及药物依赖等。目前研究发现，*5-HTR* 至少存在 7 种类型，分别为 *5-HT1R*、*5-HT2R*、*5-HT3R*、*5-HT4R*、*5-HT5R*、*5-HT6R* 和 *5-HT7R*[29]。其中，*5-HT1R* 又可分为 *5-HT1AR*、*5-HT1BR*、*5-HT1CR*、*5-HT1DR*、*5-HT1ER* 和 *5-HT1FR* 等 6 种亚型。*5-HT2R* 可分为 *5-HT2AR*、*5-HT2BR*、*5-HT2CR* 等受体亚型。研究表明 5-HT 系统对药物成瘾具有重要作用，而其作用主要是通过调节多巴胺（DA）系统的活动而实现的[30]。已经有大量的研究证明药物成瘾和酒精滥用者中枢神经系统内存在 5-HT/DA 平衡的受损。5-HT 的大部分受体都与调节 5-HTR/DA 相互作用有关。其中，*5-HT1AR* 基因敲除小鼠冲动、过激行为增加。*5-HT1BR*、*5-HT2AR*、*5-HT3R* 和 *5-HT4R* 调节 DA 的释放，而 *5-HT2CR* 对 5-HT 调节 DA 的释放有抑制作用[31]。在该研究中，依赖组小鼠与正常组相比，*5-HT1AR* 基因的表达发生了差异，而高蜘组和低蜘组小鼠与正常组相比，*5-HT1AR* 和 *5-HT2CR* 基因表达都发生了上调。提示依赖组小鼠药物戒断后，其易激怒、好争斗、互相撕咬的戒断症状可能与 *5-HT1AR* 基因表达上调相关。而蜘蛛香药物组的 *5-HT1AR* 基因表达虽然也有所上调，但 *5-HT2CR* 基因表达也发生上调，因此有可能抑制了 *5-HT1AR* 对 DA 释放的调节，从而抑制了小鼠的戒断症状。

虽然各药物组对 B 类和 C 类中的 8 个受体基因的表达都具有影响，但目前关于这两类受体与药物依赖性的资料比较少见，因此需要做进一步的研究后再对其作用进行探讨。

有研究报道，中枢兴奋性神经递质的传递也可能参与了苯二氮䓬（BZ）药物依赖及戒断症状的发生。该研究认为 BZ 药物增强了 γ-氨基丁酸（γ-aminobutyric acid，GABA）的抑制功能，从而可能导致机体兴奋性神经递质的传递功能代偿性地增强。当突然停药时，代偿性增加的兴奋性神经传递与抑制性 GABA 功能之间平衡失调，就出现了兴奋性传递活动过度的情况，因而导致了戒断症状的发生，而谷氨酸很可能就是参与这一过程的兴奋性神经递质[32]。目前对谷氨酸系统的研究主要集中在 N-甲基-D-天门冬氨酸（N-methyl-D-aspartate，NMDA）受体及 α-氨基羟甲基噁唑丙酸型（AMPA）受体。

谷氨酸（glutamic acid，Glu）是中枢神经系统主要的兴奋性氨基酸，其在脑内含量最高且作用最强，广泛分布于中枢神经系统。其受体包括离子型和代谢型两种，其中离子型受体又可分为 NMDA 受体、AMPA 受体、海人藻酸型（KA）受体、使君子酸型（QA）受体、L-20 氨基膦酸基丁酸型（L-AP4）受体，后 4 种合称为非 NMDA 受体[33]。研究表明，谷氨酸受体与药物依赖性密切相关。将 NMDA 受体拮抗剂在催促戒断前全身给药可确切抑制大鼠[34]以及人类身体戒断反应的表达。将 MK801 与吗啡同时给药可减轻戒断反应，提示 NMDA 受体拮抗剂可阻止阿片生理依赖的形成[35]。有研究发现阿片类依赖时蓝斑核存在 NMDA 受体的上调，此种上调被认为是阿片依赖时局部谷氨酸释放减少的代偿机制[36]。在该研究中，各药物组小鼠的 NMDA 受体基因表达都发生了上调，而依赖组小鼠相对于高蜘组和低蜘组，其 NMDA 受体基因的表达上调幅度更大，提示地西泮药物依赖性的产生有可能与 NMDA 受体相关,而蜘蛛香药物对 NMDA 受体的影响比较小。中枢 GABA$_A$（γ-aminobutyric acid A）受体是苯二氮䓬类药物（BZD）发挥药理作用的靶受体，属配体门控离子通道受体，分布于整个中枢神经系统，介导中枢神经系统大部分抑制性神经传递。研究表明，长期使用苯二氮䓬类药物后引起的耐受性和依赖性与 GABA$_A$ 受体的改变密切相关[37]。脑内超过 80% 的 GABA$_A$ 受体对苯二氮䓬类药物敏感。含 α1 亚基的 GABA$_A$ 受体介导苯二氮䓬类药物的镇静催眠作用，含 α2 或 α3 亚基的 GABA$_A$ 受体介导苯二氮䓬类药物的抗焦虑作用[38]。长期使用苯二氮䓬类药物后会使 GABA$_A$ 受体产生适应性改变。有研究表明，使用安定和氟西泮（flurazepam）处理大鼠可引起皮质 α5 和 γ2 亚单位 mRNA 水平显著下降；另有研究提示劳拉西泮（lorazepam）可引起小鼠皮质 α1 和 γ2 亚单位下降，氟西泮使大鼠 α3、α5 亚单位 mRNA 显著下降。而有些报道则与上述结果有些不一致。例如，Impagnatiello 等[39]的研究结果表明，长期使用地西泮后会使 α1 和 γ2 的表达在大鼠皮质显著降低，而 α5 显著上升，未发现 α2、α3、α6、β2 和 γ1 亚单位的改变。在该实验中，与正常组小鼠相比，各药物组的 GABA$_A$ 受体 α3 亚基的基因表达都发生了上调，说明蜘蛛香药物的抗焦虑作用与地西泮相似，可能都是通过含 α2 或 α3 亚基的 GABA$_A$ 受体介导其抗焦虑作用。另外，与正常组小鼠相比，各药物组的 α6 基因表达发生了下调，这与 Impagnatiello 等的研究结果有些不一致。其可能原因及导致的结果需要做进一步的研究。

基因芯片实验结果表明，长期灌胃给予地西泮、蜘蛛香高剂量及低剂量药物后，各组小鼠与正常组小鼠相比，其差异表达基因数目分别为 3592 个、3794 个、3633 个。将这些差异表达基因进行 GO 功能分类的交集分析后，共得到 406 条 GO 分类条目，其中有 66 条属于细胞组分类别，85 条属于分子功能类别，还有 255 条属于生物学过程类别。将各组小鼠的差异表达基因再进行生物学通路（pathway）的交集分析，共得到 26 条生物学通路，其中神经配体受体相互作用信号转导通路是各药物组小鼠差异表达基因富集度最高的信号通路，地西泮使该信号通路中的 *CHRM1*、*CHRM3*、*HTR1A*、*HTR2C*、*GABRA3*、*GABRG6* 等与药物依赖性密切相关的基因表达发生了变化，而蜘蛛香高剂量、低剂量对这些基因的表达影响较小。

综上所述，长期使用地西泮后出现的喉鸣、易激怒、好争斗、互相撕咬等戒断症状可能与生物胺亚类中的 *CHRM1*、*CHRM3* 基因和 *5-HT1AR* 基因的表达上调有关。蜘蛛香药物组的 *5-HT1AR* 基因表达虽然也发生了上调，但 *5-HT2CR* 基因表达也发生上调，因此有可能抑制了 *5-HT1AR* 对 DA 释放的调节，从而抑制了蜘蛛香药物组小鼠出现易激怒、好争斗、互相撕咬等戒断症状。地西泮药物依赖性的形成可能与离子型谷氨酸受体和氨基丁酸亚型受体基因的上调相关，虽然蜘蛛香高剂量及低剂量对这些受体基因的表达也有影响，但由于其影响较小，因此推测其产生药物依赖性的潜在风险比较小。

参 考 文 献

[1] 吴云霞. 慢性心力衰竭患者血红蛋白水平变化的临床意义[J]. 实用医学杂志, 2011, 27（4）：621-622.

[2] 袁伯俊, 余佳红, 陆国才. 创新药物非临床安全性研究应注意的若干问题[J]. 毒理学杂志, 2007, 21（4）：277-278.

[3] 周立国. 药物毒理学[M]. 武汉：湖北科学技术出版社, 2001.

[4] 马静, 刘宝源, 张新生, 等. 马蹄香治疗小儿病毒性腹泻机理研究[J]. 云南中医中药杂志, 1987, 8（4）：1-3.

[5] 孙远, 付玉, 刘冰, 等. 马蹄香对小鼠的急性毒性及对大鼠的亚急性毒性观察[J]. 中国生物制品学杂志, 2011, 11（24）：1290-1291.

[6] 曹斌, 洪痪辛. 蜘蛛香的中枢抑制作用[J]. 中国中药杂志, 1994, 19（1）：40-42.

[7] 肖丹. 蜘蛛香提取物抗良性前列腺增生的作用及机理研究[D]. 成都：成都中医药大学, 2005.

[8] 王素娟. 蜘蛛香总缬草素抗焦虑的成药性研究[D]. 银川：宁夏医科大学, 2014.

[9] 陈冲. 蜘蛛香总环烯醚萜类成分急性毒性及长期毒性安全性评价研究[D]. 成都：西南交通大学, 2013

[10] 施金钹. 蜘蛛香大孔树脂洗脱物环烯醚萜成分提取分离、稳定性及急性毒性研究[D]. 北京：北京中医药大学, 2016.

[11] 李艳艳, 杨海峰, 李勇军. 蜘蛛香胶囊对靶动物犬的安全性试验[J]. 黑龙江畜牧兽医, 2016（7）：163-165.

[12] 宋丽华, 王立辉. 药物毒理学[M]. 北京：中国医药科技出版社, 2021.

[13] 王丽云, 凌宝银, 施伟庆, 等. 缬草胶囊亚慢性经口毒性试验研究[J]. 江苏预防医学, 2008, 19（2）：62-63.

[14] 闫智勇. 蜘蛛香药物依赖性评价的毒理基因表达谱研究[J]. 学术动态, 2010, 3：1-4.

[15] 张开镐. 药物依赖性实验方法（一）[J]. 中国药物依赖性杂志, 1999, 8（2）：23-26.

[16] 陈军, 郑继旺, 谢潞, 等. 三种精神依赖评价方法的比较及应用[J]. 中国药理学通报, 1996, 12（3）：235-238.

[17] 张开镐. 药物依赖性实验方法（二）[J]. 中国药物依赖性杂志, 1999, 8（2）：92-96.

[18] 刘忠华, 张开镐. 基因敲除小鼠在药物依赖性研究中的应用[J]. 中国药物依赖性杂志, 2001, 10（2）：82-85.

[19] 帅怡, 张立实. 毒理学领域的新兴亚学科：毒理基因组学[J]. 现代预防医学, 2006, 33（9）：1562-1564.

[20] 聂红, 沈映君, 吴俊梅, 等. 白芷挥发油镇痛、镇静作用和身体依赖性研究[J]. 中药新药与临床药理, 2002, 13（4）：221-224.

[21] 张开镐. 镇静催眠、抗焦虑药物的身体依赖性试验[J]. 中国药物依赖性杂志, 2000, 9（1）：12-13.

[22] 汪开达. 精神药理学[M]. 北京：人民卫生出版社, 2007.

[23] 郭志云, 张怀渝, 王月兰, 等. 生物胺受体配基结合区域及其位点的预测[J]. 生物物理学报, 2005, 21（2）：95-102.

[24] Wei J, Walton E A, Milici A, et al. m₁-m₅ muscarinic receptor distribution in rat CNS by RT-PCR and HPLC[J]. Journal of

Neurochemistry，1994，63：8l5-821.

[25] 周文华，刘惠芬，顾钧，等. 吗啡依赖大鼠脊髓和脑干毒蕈碱受体亚型基因的表达[J]. 药学学报，2002，37（8）：611-615.

[26] Lauss M，Kriegnor A，Vierlinger K，et al. Characterization of the drugged human genome[J]. Pharmacogenomics Journal，2007，8（8）：1063-1073.

[27] Rogers D F. Motor control of airway goblet cells and glands[J]. Respiration Physiology，2001，125：129-144.

[28] Leonard D E. Scrotonin receptors and tlleir function in sleep，anxiety disorders and depression[J]. Psychotherapy and Psychosomatics，1996，65（2）：66-75.

[29] 陶明，施慎逊，顾牛范. 5-羟色胺受体的研究现状[J]. 中华精神科杂志，1998，31（3）：184-186.

[30] Rothman R B，Blough B E，Baumann M H. Dual dopamine/scrotonin releasers as potential medications for stimulante and alcohol addictions[J]. AAPS Journal，2007，9（1）：E1-E10.

[31] Alex K D，Pehek E A. Pharmacologic mechanisms of serotonergic regulation of dopamine ncurotransmission[J]. Pharmacology and Therapeutics，2007，113（2）：296-320.

[32] Stephcns D N. A glutamatergic hypothesis of drug dependence[J]. Behavioural Pharmacology，1995，6（6）：425-446.

[33] 周吉银，莫志贤. 谷氨酸和受体与药物依赖相关的研究进展[J]. 中国药物依赖性杂志，2006，15（4）：255-259.

[34] Tokuyama S，Wakabayashi H，Ho I K. Direct evidence for a role of glutamate in the expression of opioid withdrawal syndrome[J]. European Journal of Pharmacology，1996，295：123-129.

[35] Fundyms M E，Coderre T J. Effect of activity at metabotropic，as well as ionotropic（NMDA），glutamate receptors on morphine dependence[J]. British Journal of Pharmacology，1994，113：121-122.

[36] Zhu H，Oh S，Jang C Q，et a1. NMDA-R1 antisense attenuates morphine withdrawal behaviors[J]. Soc Neurosci Abstr，1997，23：265.

[37] 郭文，王丽. 苯二氮䓬类受体的结构功能与苯二氮䓬类耐受性和依赖性机制的研究进展[J]. 中国药理学通报，1999，15（2）：lll-114.

[38] Sieghart W. Structure and pharmacology of γ-aminobutyric acid a recptor subtypes[J]. Pharmacological Reviews，1995，4：181-234.

[39] Impagnatiello F，Longone P，Pesold C，et a1. Abscence（diazepam）of tolerance liability correlates with changes in specific GABAA receptor subunit mRNAs[J]. Soc Neuroci Abstr，1995，21：26-27.

第九章　蜘蛛香及缬草属植物的现代临床应用

缬草属植物在欧洲及美国，早期多作为镇静剂和解痉剂，用以治疗精神紊乱性疾病如癫痫、歇斯底里症等，现常被用于治疗轻、中度失眠。目前缬草属提取物及其制剂在国际十分畅销，销售额位列植物药前十名。包括蜘蛛香在内的缬草属植物在国内被认为具有安心神、祛风湿、行气血、止痛的功效，主要用于治疗心境障碍、躯体症状障碍、焦虑抑郁状态、心神不安、心悸失眠、癫狂、脏躁、风湿痹痛、脘腹胀痛、痛经、经闭、跌打损伤等，其中蜘蛛香在民间已有悠久的临床药用历史，主要用于治疗消化不良、脘腹胀痛、腹泻、痢疾、风湿痹痛、腰膝酸软等疾病。通过现代药理研究发现其新的药理作用后，蜘蛛香及缬草属植物的现代临床应用日趋广泛与深入。

第一节　胃 肠 疾 病

蜘蛛香可用于治疗消化不良、胃痛、腹胀腹泻、小儿秋泻等多种胃肠疾病[1]。

一、轮状病毒肠炎

腹泻是世界各地婴幼儿最常见的疾病之一，而轮状病毒是引起婴幼儿重症腹泻最重要的病原体。轮状病毒属呼肠孤病毒科，是造成秋冬季节小儿腹泻病的最常见原因，在发病初期常出现发热、大便次数增多、呕吐并伴腹痛等症状，易被误诊为胃肠型感冒，病程一般可持续 3～9d，如病情持续发展可出现严重腹泻，病情危重者会并发代谢性酸中毒，甚至导致死亡。轮状病毒肠炎的主要病理变化为肠道炎症反应，小肠上皮细胞感染轮状病毒后发生空泡样变性，累及肠黏膜使细胞受损，导致肠黏膜吸收障碍而发生渗透性腹泻疾病。目前轮状病毒引起腹泻的发病机制尚不明确。

1985 年，昆明医学院第一附属医院[2]将蜘蛛香水剂先后用于治疗临床 389 例轮状病毒肠炎患儿，其 48h、72h 止泻、退热作用明显优于西药对照组，服用后无任何不良反应。故认为蜘蛛香是治疗轮状病毒肠炎的安全、有效药物。

李凡等[3]用自制复方马蹄香颗粒治疗轮状病毒肠炎患儿 50 例，显示复方马蹄香颗粒治疗婴幼儿轮状病毒肠炎可减轻腹泻症状、缩短病程。共选择 2003 年 10 月至 2004 年 2 月腹泻流行期收住入院的 100 例患儿。这些患儿病程＜3 天，年龄 6～24 个月，有典型临床表现：粪便均为黄色稀水样便或蛋花样便，镜检无红细胞、白细胞，细菌培养呈阴性，采用 ELISA 检测粪便 RV-IgM 均为阳性。将患儿随机分成两组：观察组 50 例，对照组 50 例。两组患儿在性别、年龄、病情、病程方面差异无统计学意义（$P>0.05$），具有可比性。观察组给予口服复方马蹄香颗粒，其组成成分为：马蹄香 1458g、苍术 333g、细辛 208g、艾叶 208g、白豆蔻 292g、芡实 333g、泽泻 333g、生姜 250g、小枣 333g，经蒸馏提取挥发油。将煎汁浓缩，加赋形剂制成颗粒剂烘干，加入挥发油，自然干燥，制得 1000g，分装成每袋 6g，每克含生药 3.75g。每次 0.6g/kg，每天 2 次，疗程 3 天。对照组服用蒙脱石、双歧杆菌，每天 3 次，疗程 3 天。结果发现，观察组在治疗 72h 内粪便性状及次数、全身症状较对照组显著改善（$P<0.05$），止泻时间优于对照组（$P<0.01$）。

谭国军[4]使用秋泻灵合剂治疗轮状病毒肠炎患儿 105 例。秋泻灵合剂的主要成分为马蹄香，作者认为马蹄香可抑制回肠节律性收缩，从而抑制肠蠕动；马蹄香能使腺小体组织中的淋巴细胞、巨噬细胞显著增多，其中 CD4T 细胞增多尤为明显，能观察到肠道浸润明显增生，肠黏膜表现明显修复过程。另外，马蹄香中含有的萜类化合物具有广谱抗菌活性，可以抑制多种肠道细菌的新陈代谢和生长繁殖，从而有效防止双糖的降解，减轻腹泻。该药具有安全无不良反应、口感好、患儿易接受的优点。该临床试验共选择 195 例患儿，其中治疗组 105 例，对照组 90 例，两组患儿在年龄、性别、发热、腹泻次数、脱水程度及起病时间方面经统计学处理无统计学意义（$P>0.05$）。一般治疗两组相同，其中治疗组加用秋泻灵合剂口服，婴儿 1 次 5mL，幼儿 1 次 10mL，4 次/d。对照组给予利巴韦林每日每公斤体重 10~15mg 静脉滴注。两组病程均为 5~7d。结果显示治疗组的治疗效果明显优于对照组（$P<0.01$）。

张佩红等[5]使用马蹄香来治疗 42 例轮状病毒腹泻患儿，研究结果显示，马蹄香治疗组免疫学指标、临床疗效明显好于常规治疗组，轮状病毒排毒时间也较常规治疗组明显缩短。病例纳入标准符合急性腹泻病的诊断标准，诊断标准参照《临床诊疗指南：小儿内科分册》[6]；粪便轮状病毒特异性抗原检测阳性；起病时间≤3d。共选择符合上述标准的 86 例急性腹泻病患儿为研究对象。选取同期本院儿童保健门诊健康体检儿童 30 例为对照组，年龄 3~30 个月。将 86 例患儿随机分成两组：常规治疗组 44 例，马蹄香治疗组 42 例。两组患儿在年龄、性别、病情等方面具有均衡性。常规治疗组的治疗方法：补液、维持正常体温、维持电解质平衡，并给予双歧杆菌、蒙脱石散等治疗。马蹄香治疗组的治疗方法：在常规治疗的基础上加用马蹄香（秋泻灵合剂）。用法用量：口服，年龄 0~12 个月患儿，5mL/次；年龄>12 个月患儿，10mL/次，4 次/d，疗程 5d。研究结果表明：①各组受检者轮状病毒免疫性指标比较，两组患儿治疗前和对照组比较，轮状病毒肠炎患儿治疗前血清 IgG、IgA、IgM 和补体 C3、CD3$^+$、CD4$^+$、CD4$^+$/CD8$^+$值水平明显降低，CD19$^+$、CD8$^+$水平升高，差异有统计学意义（$P<0.05$），常规治疗组和马蹄香治疗组治疗后各免疫性指标与治疗前比较，差异均有统计学意义（$P<0.05$）；②马蹄香治疗组与常规治疗组相比，两组患儿粪便轮状病毒转阴率间差异均有统计学意义（$P<0.05$）；③马蹄香治疗组总有效率为 95.3%，常规治疗组总有效率为 79.5%，两组总有效率间差异有统计学意义（$P<0.05$）。另有其他研究显示，轮状病毒肠炎急性期血清 IgG、IgA、IgM、C3 较正常健康儿童明显降低，恢复期则明显升高。轮状病毒感染急性期患儿外周血 CD3$^+$、CD4$^+$细胞计数降低，而 CD8$^+$细胞计数明显升高，CD19$^+$细胞计数也升高，CD4$^+$/CD8$^+$值降低，至恢复期均恢复正常。两者结论存在差异，作者认为马蹄香的作用机制可能是：在轮状病毒感染初期，CD8$^+$细胞在清除病毒感染中发挥重要作用，特别对初次感染轮状病毒的恢复起重要作用，并对预防再次感染发挥部分作用，而 CD4$^+$细胞则对

于肠道分泌型免疫球蛋白 A(sIgA)的诱导是必需的。马蹄香提取物一方面通过激活 CD3[+]、CD4[+]细胞，提高抗体的分泌水平。同时，通过调节 CD4[+]/CD8[+]比值，抑制 CD19[+]的升高，对一些细胞因子的释放起调节作用。另一方面，可能是减弱病毒对靶细胞的吸附，降低细胞与病毒的亲和力，使吸附于细胞表面的轮状病毒与细胞解离，保护细胞的正常结构和功能，减轻或消除肠道靶细胞的损伤，减少肠道的分泌，达到清除病毒、加速病毒的排泄及止泻的作用。同时，作者认为马蹄香对轮状病毒的作用可能是将其抑制，而不能将其杀灭，且免疫调节需要一定的时间。

王建亮等[7]用秋泻灵合剂治疗小儿轮状病毒性肠炎 120 例。共纳入 260 例患者，全部病例入院时大便培养呈阴性，大便常规检查符合秋季腹泻，74.6%患儿便轮状病毒性抗体呈阳性。将其随机分为治疗组和对照组，其中治疗组 120 例，对照组 140 例。在纠正患儿水电解质、酸碱失衡，禁用抗生素的原则下，治疗组加用秋泻灵合剂（成分为马蹄香）口服，婴儿 5mL/次，幼儿 10mL/次，4 次/d。对照组给予利巴韦林、思密达。结果显示，两组相比，治疗组总有效率为 92.5%，对照组总有效率为 72.1%，差异具有统计学意义（$P<0.01$）。治疗组患儿经治疗后的止泻时间和总疗程缩短（$P<0.01$）。因此得出结论，马蹄香对轮状病毒感染有预防治疗的作用。

黄永坤等[8]测定了马蹄香散剂中低聚果糖、低聚半乳糖含量，结果发现低聚果糖、低聚半乳糖在马蹄香中含量高。低聚糖也称寡糖，分为普通低聚糖和功能性低聚糖两大类，功能性低聚糖包括低聚果糖、低聚半乳糖等，能促进肠道内的双歧杆菌的活化和增殖，调整肠道菌群平衡，改善肠功能，还可以抗病毒、抗菌、抑制腐败菌生长。因此，研究认为马蹄香治疗病毒性肠炎的有效性可能是通过低聚果糖和低聚半乳糖促进肠道益生菌增多，以此来改善胃肠功能。

也有基础实验研究证实蜘蛛香具有抗轮状病毒作用。黄蓉[9]通过实验，证明马蹄香提取物可阻碍轮状病毒的吸附和抑制轮状病毒的增殖，而不是通过体外直接杀死轮状病毒来发挥抗病毒作用。

二、小儿食滞腹泻

刘增海[10]用马蹄香汤治疗小儿食滞腹泻一例。一名 3 岁患儿，因过食肥甘后夜间受凉，次日出现腹胀、腹泻，予抗生素及对症治疗效果不佳。患儿表现为水样稀便，有时呈蛋花样，伴有未消化的食物及残渣，舌淡苔白，指纹正常。马蹄香汤方剂为：鲜马蹄香 30g、清菇 15g、臭灵丹 15g、土连翘 15g。该患儿共服 2 天 6 剂，腹泻停止，体温恢复正常，继续服药 3 次，临床症状完全消失而愈。本法治疗小儿食滞具有简便易行、高效速效、患儿易接受、价格低廉的特点，值得推广应用。

三、小儿厌食症

小儿厌食症是一种表现为功能性消化不良、临床常见的儿科病症。主要表现为食欲低下、不思进食、早饱、餐后腹胀。若不及时有效地治疗，长期厌食可导致小儿营养不良、贫血、佝偻病及反复呼吸道感染等并发症的发生，威胁儿童的身心健康以及生命安全，给患儿家庭及社会均造成一定的负担。

刘向萍等[11]使用醒脾养儿颗粒治疗儿童厌食症 80 例，效果显著。醒脾养儿颗粒成分有蜘蛛香、毛大丁草、山栀茶、一点红。共选取厌食患儿 156 例。入选标准为符合功能性消化不良的诊断标准，也符合《中医儿科学》[12]诊断标准。患儿无消化道器质性病变，无肝、胆、胰疾病，无严重的心、肺、肾等系统性疾病，同时具备中度以上厌食、不思饮食症状；1 周内未应用抗生素及对胃动力有影响的药物。采用随机方法将患儿分为治疗组 80 例，对照组 76 例。两组患儿在年龄、性别、病程、临床表现上经统计学处理，差异无统计意义（$P > 0.05$）。两组患儿均给予改善饮食习惯、定时定量进餐，以主副食为主，不给予零食，停用引起胃肠反应的抗生素及其他药物。治疗组在基础治疗上加用醒脾养儿颗粒，温开水冲服，1 岁以内每次 1 袋，每袋 2g，每日 2 次；1～2 岁每次 2 袋，每日 2 次；3～6 岁每次 2 袋，每日 3 次；7～14 岁每次 3～4 袋，每日 2 次。7d 为 1 个疗程，服用 2～4 个疗程。对照组在基础治疗上给予胃蛋白酶合剂口服。疗程共 4 周。结果显示，治疗组总有效率为 91.25%，对照组总有效率为 76.32%（$P < 0.01$）。治疗组明显高于对照组的总有效率，由此推测使用醒脾养儿颗粒治疗儿童厌食有一定的临床疗效，可在临床进行推广。

张文声等[13]使用醒脾养儿颗粒治疗儿童厌食症 56 例，取得满意疗效。给予患儿醒脾养儿颗粒剂，1～2 岁 1 次 2 包，1 日 2 次；3～6 岁 1 次 2 包，1 日 3 次。1 个月为一疗程，治疗期间停用一切中西药。结果显示，总有效率为 94.6%，患儿舌质舌苔改变及感冒次数减少，皆伴随厌食症状改善，血清锌含量升高明显。醒脾养儿颗粒具有醒脾开胃、养血安神、固肠止泻的功效。服用醒脾养儿颗粒后，血清锌含量明显提高，提示益气运脾对纠正锌缺乏具有显著效果，而厌食症也可因锌缺乏所致。厌食症患儿往往伴有多汗、容易感冒，为脾肺气虚所致，醒脾养儿颗粒醒脾开胃以运脾健中，益气化湿以培土生金，使肺气充、卫表固而多汗易感冒改善。

张青玲[14]使用醒脾养儿颗粒治疗儿童厌食症 50 例，疗效显著。共选择厌食症患儿 76 例，随机分为两组，治疗组 50 例，对照组 26 例。对照组给予一般常规治疗，治疗组给予醒脾养儿颗粒，疗程 15d。治疗组总有效率为 92.0%，对照组总有效率为 76.9%。比较两组间临床总有效率，差异有统计学意义（$P < 0.05$）。在治疗过程中，未发现醒脾养儿颗粒的明显不良反应。以上临床治疗结果证明，醒脾养儿颗粒治疗小儿厌食症疗效显著，能明显改善临床症状，提高食欲，增加食量。其临床总有效率均显著高于对照组（$P < 0.05$），达到了治疗小儿厌食症的目的，为该药临床推广应用提供了依据。

王梅利等[15]使用醒脾养儿颗粒治疗儿童厌食症 43 例，效果显著。将厌食症患儿 86 例，按随机数字表法分为对照组、研究组，对照组 43 例，研究组 43 例。两组患儿在性别、年龄及病程等的对照上，无统计学意义，$P > 0.05$，有可比性。所有患儿均予以常规治疗，即改善饮食，给患儿喂食一些营养易消化的食物，同时予以葡萄糖酸钙锌口服溶液。对照组患儿口服双歧杆菌四联活菌片。研究组患儿予以口服醒脾养儿颗粒，持续治疗 2 个月。经治疗后研究组的总有效率为 95.3%，对照组的总有效率为 79.1%，组间总有效率相对比，差异有统计学意义（$P < 0.05$）。这表明对儿童厌食症患者予以醒脾养儿颗粒治疗，

效果明显，可有效改善患儿的临床症状，促进其体重的增加。

范娟华[16]使用醒脾养儿颗粒治疗儿童厌食症 200 例，其中使用酪酸梭菌活菌制剂的对照组 100 例和使用醒脾养儿颗粒的实验组 100 例。实验组儿童厌食症患者治疗有效率为 95.0%，对照组治疗有效率为 81.0%，差异显著（$P < 0.05$）。结果提示对儿童厌食症患者采用醒脾养儿颗粒进行治疗可取得较好效果，值得推广。

四、慢性胃炎

毛晓健等[17]使用"红袍胃安"治疗慢性胃炎效果显著。"红袍胃安"是由云南中医学院（现名云南中医药大学）杨国祥教授根据文献记载，在《太平惠民和剂局方》平胃散（苍术、厚朴、陈皮、甘草）的基础上加大红袍、蜘蛛香、隔山消等组成的经验方剂，具有健脾燥湿消食、活血行气止痛之功，主治上述病症属脾虚湿阻气滞型，症见胃脘疼痛、腹胀、食积不消、恶心呕吐等。经多年的临床验证，该方对各型慢性胃炎疗效显著。

陈羲之[18]在其文章中对常见胃肠疾病的治疗中指出，治疗慢性胃炎急性发作，肝郁脾虚型以柴芍六君汤加减：柴胡 15g、白芍 15g、党参 15g、炒白术 20g、茯苓 20g、法半夏 10g、马蹄香 15g、生姜 10g、甘草 6g，该方具有疏肝、健脾祛湿、降逆和胃、柔肝、行气止痛、加强运化之力的功效。加入马蹄香，使该方既有较强的止痛效果，同时对改善消化、运化湿邪等功能也有加强。脾胃湿热型，使用连朴饮加味：炒黄连 5g、厚朴 10g、芦根 10g、法半夏 10g、石菖蒲 10g、虎杖 10g、马蹄香 10g、枳壳 10g、苍术 10g、甘草 5g。此方具有清火燥湿、燥湿醒脾、清热利湿功效。在作者长期的临床工作中发现湿热顽固，非以缓泻之法不能快速奏效，故在该方中加用马蹄香、虎杖、枳壳。马蹄香可燥湿，虎杖清热通便祛湿，马蹄香和虎杖共用以缓泻之法使湿热从下焦而走，同时马蹄香健脾和胃可防止虎杖下利过度伤及脾胃，而枳壳与厚朴共凑行气导滞之效，全方有很强的清热祛湿、行气健脾的作用，在临床上对脾胃湿热证有满意疗效。脾胃虚弱型，常用组方：木香 10g、砂仁 10g、党参 30g、炒白术 15g、马蹄香 15g、法半夏 10g、茯苓 30g、生姜 10g、粉葛根 30g、甘草 5g。此方具有理气止痛、健脾利湿功效，配合马蹄香可加强止痛效果，减少补益药滋腻之弊。因脾胃虚弱型常有完谷不化，加用马蹄香后对消化功能有显著改善作用，多数患者可短时间得到改善。胃阴不足型常用组方如下：北沙参 30g、麦冬 50g、法半夏 10g、马蹄香 15g、枸杞子 15g、石斛 15g、淮山药 30g、甘草 5g。此方滋阴养胃，健脾升清，使胃脘嘈杂能解、大肠津液得充而解决大便干结等症。马蹄香在其中行气醒脾，使麦冬、党参共用不至于内生湿浊，使补而不滞。全方因马蹄香的使用避免了诸多不足。在慢性胃炎、消化性胃溃疡患者中检测出幽门螺杆菌，可用复方马蹄香散替代西药抗幽门螺杆菌治疗，其方具体如下：马蹄香 100g、虎杖 50g、淮山药 100g、甘草 50。每日三餐后服用 1 次，每次 10g。该治疗对抗幽门螺杆菌有效，且避免了西药的过敏反应和副作用，但作用效果和西药的比较是否有明显优势尚待进一步研究。急性胃肠炎中，湿热型常用组方：葛根 30g、黄连 10g、黄芩 10g、马蹄香 15g、甘草 10g。此方具有升清降浊止泻、清热解毒燥湿功效，马蹄香醒脾和胃止痛。寒湿型常用组方：藿香 15g、苏叶 10g、陈皮 6g、茯苓 20g、炒白术 15g、厚朴 15g、法半夏 10g、马蹄香 15g、大枣 10g、生姜 10g、甘草 5g。此方具有化浊，和胃，旁开支流，行水气而实大便，行气导滞功效。马蹄香和胃止痛，燥湿止泻，既能配合藿香、苏叶化浊，又能加强祛湿醒脾。功能性消化不良常以四君子汤加用马蹄香等，常用组方：党参 20g、炒白术 20g、茯苓 15g、马蹄香 15g、炒麦芽 15g、焦山楂 15g、威灵仙 10g、甘草 5g。此方健脾祛湿，消米面、荤腥之积，马蹄香可健胃消食、醒脾和胃。本方可明显改善患者食欲，减少食后腹胀、饱闷感，疗效相对西医消化酶制剂有明显优势。蜘蛛香在治疗多种胃肠疾病中均有显著临床效果。

五、肠易激综合征

肠易激综合征（irritable bowel syndrome，IBS）是一种胃肠功能紊乱性疾病，临床症状主要为腹痛、腹胀、排便习惯改变及大便性状异常等持续存在或间歇发作，大致可分为腹泻型、便秘型、腹泻便秘交替型。肠易激综合征被认为是一种身心性疾病，多见于女性患者。其病因至今尚不明确，现有研究认为肠易激综合征的病因涉及：胃肠动力异常、内脏感觉异常、胃肠激素改变、免疫因素、精神心理异常、感染等。

现国内暂无使用蜘蛛香治疗人类肠易激综合征病例报告，其对肠易激综合征的作用机制多见于动物实验（详见本书第六章第七节）。

第二节　神经系统疾病

一、癫痫

癫痫是一种脑部疾病，是由多种原因引起的常具有自限性的脑部神经元高度同步化异常放电所致的综合征，常以发作性、反复性、短暂性和刻板性的神经系统功能失常为特征的表现。2005 年，国际抗癫痫联盟（ILAE）工作组将癫痫定义为：癫痫是一种脑部疾病，其特点是持续存在的能产生癫痫发作的易感性，并出现相应的神经生物、认知、心理以及社会等方面的后果[19]。癫痫，又称"羊癫风"，传统中医认为其属于"痫证"范畴，病因病机以痰邪作祟居多，中药对癫痫的治疗旨在调整脏腑功能，消除因脏腑功能失调导致的瘀、郁、风、痰、火、虚、水、毒等病理产物。

李昱珑[20]使用癫痫宁加卡马西平治疗 38 例患者。癫痫宁片主要是由石菖蒲、缬草、马蹄香、钩藤、甘松、薄荷脑、牵牛子、千金子等组成，为纯中药制剂。与单独使用卡马西平治疗的患者相比，癫痫宁加卡马西平治疗总有效率为 78%，卡马西平治疗总有效率为 52%（$P<0.05$）。加用癫痫宁的患者其癫痫发作时间及频率明显减少（$P<0.05$）。治疗后脑电图的改善率增加（$P<0.05$）。这说明癫痫宁片作为治疗癫痫的一种辅助用药效果显著，可以在一定程度上改善癫痫患者的症状、减少发病次数，值得进一步临床推广。

李浩等[21]研究使用癫痫宁片治疗脑卒中继发癫痫患者 35 例，疗效满意。35 例脑卒中继发癫痫患者，其中男性 22 例，女性 13 例；年龄 48～75 岁，平均 59.5 岁。癫痫发作每年≥2 次。癫痫发作类型：强直-阵挛发作 6 例，复杂部分性发作 12 例，部分性发作继发全身发作 17 例。基础治疗使用卡马西平 0.3～0.4g，口服每日 2 次，或丙戊酸钠 0.4g，口服每日 2 次，每例患者均加用癫痫宁片 4 片，3 次/d。连续服用，观察 6 个月。结果发现：添加癫痫宁片总有效率为 62%，31%（11 例）的患者基本控制发作，11%（4 例）发作完全停止。治疗后不同发作类型发作减少总有效率：强直-阵挛发作类型为 84%，复杂部分性发作类型为 50%，部分性发作继发全身发作类型为 64%，疗效均满意。13 例（37%）患者脑电图有不同程度的改善。该研究的结果表明，癫痫宁片对脑卒中后癫痫的强直-阵挛发作、复杂部分发作均有良好的疗效，对脑卒中后癫痫的治疗提供一个新的治疗方法，不良反应少，安全可靠。

庞润辉[22]使用抗痫灵治疗小儿癫痫 206 例，得出结论：抗痫灵片剂是一种抗痫谱广、疗效高、副作用小的抗痫药。抗痫灵为作者所在医院自拟处方，由医院制剂室制成片剂。每片内含缬草浸膏 21mg、苯巴比妥 50mg、樟脑 35mg、硝酸士的宁 0.5mg、溴化钠 65mg、甘油磷酸钙 200mg。按癫痫发作的临床和脑电图分类的修改建议（国际抗癫痫联盟分类和命名委员会，1981 年）选择病例共 206 例。发作类型和频度按中华医学会第一届全国癫痫学术会议癫痫发作分类法[23]单纯部分性发作 35 例，复杂部分性发作 4 例，部分性发作继发全身性发作 3 例，全身性强直-阵挛发作 152 例，失神发作 6 例，其他类型发作 4 例，不能分类 2 例。发作频度：高频 161 例，中频 8 例，低频 21 例，不能计算频度 16 例。患儿均给予抗痫灵，一般 1/3～1 片，1 天 3 次，口服。夜间或清晨发作患者改为每晚睡前服 1 次。3 个月为 1 个疗程。同时并用安定者 21 例，并用吡拉西坦、谷氨酸、γ-氨基丁酸、维生素 B_6 等 11 例，并用小剂量氯丙嗪或奋乃静 4 例。1 个疗程后统计显示，总有效率为 88.83%。对 58 例患者服药前及服药 2～3 个月后的脑电图进行了对比分析，服药后 48 例（82.76%）脑电图有不同程度的改善。作者认为，缬草有镇静、提高电刺激阈值的作用，且与巴比妥、溴剂有协同作用；其主要有效成分为醚油和生物碱，所含缬草酮抗最大电休克的作用强于苯妥英钠。

二、焦虑症

焦虑症又称焦虑性神经症，它是以广泛和持续性焦虑或反复发作的惊恐不安为主要特征的神经性障碍，常伴有头晕、胸闷、心悸、呼吸急促、口干、尿频、尿急、出汗、震颤等植物神经症状和运动性紧张。它表示一种没有明确的客观对象和具体观念内容的提心吊胆和恐怖不安心情，它并非由实际的威胁和危险引起，或其紧张情绪和惊恐程度与现实处境不相符。临床上将其分为广泛性焦虑障碍和惊恐障碍等类型。焦虑症是一种普遍的心理障碍，在女性中的发病率比男性要高，一项研究显示我国焦虑障碍时点患病率为 1.0%［95%置信区间（CI）0.7%～1.4%］，12 个月患病率为 4.5%（95%CI 2.7%～7.5%），终生患病率为 3.2%（95%CI 2.1%～4.7%）[24]。

在中医里，焦虑症属于情志病范畴，其临床表现与"惊悸怔忡""百合病"等相类似。例如，《黄帝内经》有"恐人将捕之"和"心思虑"的描述，《金匮要略》则有："百合病者，百脉一宗，悉致其病也。意欲食复不能食，常默默，欲卧不能卧，欲行不能行，欲饮食，或有美时，或有不用闻食臭时……"的记载[25]。本病多因情志失调，久病或素体虚弱，导致心脾肺胆亏损，痰热瘀血内阻而为病。其中肝气郁结、气血亏虚是该病发生的主要原因。

缬草属植物含大量的具有药理学活性的有效成分，可协同作用于大脑皮层上 γ-氨基丁酸（γ-aminobutyric acid，GABA）受体，促进 GABA 释放和抑制 GABA 与受体的结合，从而调节中枢神经系统功能。它能减少睡眠潜伏期，服药后不会使人感觉困倦，第二天醒来感觉清醒、不会产生嗜睡或其他不适症状。长期服用也不会产生药物依赖性[26]。

郑虎占等[27]使用复方马蹄香抗焦虑胶囊治疗学习型焦虑症 1 例，取得显著效果。患者为一名 14 岁女性，初三学生，因忧心中考，渐觉对学校环境不适，上课害怕老师提问，考试顾虑成绩不好，行为与精神渐行异常，诊断为学习型焦虑症。行心理治疗 2 月余，无明显疗效。后给予复方马蹄香抗焦虑胶囊，每次 3 粒，每日 3 次，服用 1 个月，患者开始主动与家人交流，情绪趋于稳定，睡眠好转，自觉间断复习课程。服用近 4 个月，患者精神、行为正常，在校学习成绩良好。复方马蹄香抗焦虑胶囊来源于临床有效方剂马蹄香抗焦虑复方，由马蹄香、合欢皮、炒酸枣仁、灯芯草四味药组成，以疏肝解郁、养血安神为治则，用于治疗肝气郁结、心神不宁型焦虑症有积极作用。该方用马蹄香为君药，味辛，性温，气芳香，功能行气解郁，活血化瘀，畅达气机，和利气血。

白俊爽等[28]使用复方马蹄香治疗广泛性焦虑症 34 例，取得确切效果。该复方由蜘蛛香 12g、酸枣仁 9g、合欢皮 9g、灯心草 1g 组成，每日 1 剂，浸泡 30min，煎煮后得汤剂 180mL×2 袋。共选择 67 例属肝气郁结、心神不宁型的广泛性焦虑症患者，随机分为治疗组 34 例和对照组 33 例，两组患者性别、年龄、病程、汉密尔顿焦虑量表（Hamiton anxiety scale，HAMA）评分、中医证候量表评分及唾液皮质醇水平差异比较无统计学意义。治疗组给予复方马蹄香，汤剂 180mL，与餐隔开 30min，早晚各 1 次温服；对照组给予黛力新治疗，10.5mg/片，每日早晨 1 片，1 次/d，两组均采用药物治疗 4 周。治疗前及治疗第 2 周、第 4 周采用 HAMA 进行疗效评价；以中医证候量表（肝气郁结、心神不宁型）观察焦虑评分；同时取患者唾液测定皮质醇含量；并于治疗前和治疗 4 周后测量生活事件量表（LES），进行药物安全性评价。通过测量生活事件量表剔除 2 例患者，中止 5 例，最终共 60 例患者纳入该研究，每组 30 例。两组患者 HAMA 积分在治疗第 2 周、第 4 周时均有所改善（$P<0.05$，$P<0.01$）；中医证候量表积分改善情况在治疗 2 周、4 周后均具有显著统计学意义（$P<0.01$）；唾液皮质醇水平在治疗第 2 周、第 4 周时均有所下降（$P<0.05$，$P<0.01$）。治疗 2 周后与 4 周后两组间比较总有效率无统计学意义，HAMA 积分、中医证候量表积分、唾液皮质醇水平改善方面组间差异无统计学意义。不良反应发生率方面，治疗组（6.67%）低于对照组（13.3%）（$P<0.01$），受试者治疗期间一般体检项目未见明显异常。因此，复方马蹄香对肝气郁结、心神不宁型广泛性焦虑症疗效确切。

在一个双盲实验中，48 例成年人被置于一种社会压力下，发现缬草能减少受试者主观上焦虑的感觉，但没有明显可测的镇静作用。一种缬草制剂（每次 50mg，1 天 3 次，该制剂含 80%二氢缬草素），同地西泮（每次 2.5mg，1 天 3 次）比较，服用 4 周后，用 HAMA 方法评价，缬草制剂显示与地西泮相似的明显减少焦虑症状的作用。

付华智[29]等使用缬草精油穴位按摩对 85 例肛肠科患者术后睡眠治疗质量的影响研

究，得出结论：缬草精油穴位按摩可促进睡眠，值得临床推广。该研究将 85 例患者随机分为对照组 44 例，观察组 41 例。对照组进行标准照护，观察组则进行标准照护及缬草精油穴位按摩干预，按压穴位包括神门、内关、涌泉穴。比较两组患者干预前后的睡眠总时间、清醒次数与斯坦福嗜睡量表（Stanford sleepiness scale，SSS）评分。结果发现干预后观察组的睡眠时间明显长于对照组，清醒次数和 SSS 评分明显少于对照组，差异有统计学意义（$P<0.05$）。该研究显示缬草不良反应少、安全，能有效提升患者睡眠质量。因此作者认为缬草精油穴位按摩为一简单且经济的促睡方法，将此介入措施应用于有睡眠困扰的肛肠科术后患者效果较好，值得临床推广。

第三节　心血管疾病

随着人们现代生活节奏的加快及生活水平的提高，心脑血管疾病成为人类健康的极大威胁，每年世界上都有成千上万的心血管疾病患者死亡，心律失常是心血管系统疾病中的常见病，它所导致的死亡比例呈逐年上升的趋势，严重心律失常是心脏病的主要死因之一。目前临床上使用的常见抗心律失常西药可分为四大类：Ⅰ类药抑制 0 相除极过程，被称为膜抑制剂；Ⅱ类为肾上腺素 β 受体阻滞剂；Ⅲ类延长动作电位时程和不应期；Ⅳ类为钙离子通道阻滞剂。西药可以抗心律失常，但如使用不当，也可诱发心律失常，给临床用药和患者安全带来一定的困难。而传统医学中药具有价廉易得、不良反应少等优点。随着近年对中药机制研究的深入，国内先后开发研制了几种抗心律失常中药，如蝙蝠葛碱、小檗碱、小檗胺、苦参碱、粉防己碱等。经临床观察缬草口服毒性低、作用较理想。

现代药理研究表明，缬草提取物对由乌头碱、哇巴因、肾上腺素等诱发的心律失常动物模型均有良好的对抗作用，延长动作电位时程和有效不应期，抑制心肌自律性能明显对抗乙酰胆碱-氯化钙诱发的小鼠房颤和氯仿诱发的小鼠室颤，也能明显对抗大鼠由结扎左冠状动脉前降支诱发的早期缺血性心律失常。宽叶缬草是缬草的一个变种，与缬草极为相似。宽叶缬草与另外两种重要的缬草属药用植物缬草和蜘蛛香相比，具有更强的生长势和生理活性。现代研究表明宽叶缬草具有镇静、抗抑郁、扩张冠状动脉、调节血脂及抗脂质过氧化、扩张脑血管等作用。

杨桂元等[30]用宽叶缬草治疗冠心病（coronary heart disease，CHD）82 例，证实了宽叶缬草在改善心绞痛症状、减少心绞痛发作频率、缩短心绞痛发作持续时间方面均明显优于复方丹参；对改善心肌供血、康复缺血心肌的作用也明显优于复方丹参。作者选择符合临床研究指导原则的心绞痛诊断标准患者共 116 例，按 2∶1 随机抽样分为治疗组和对照组，治疗组 82 例，对照组 34 例，两组间年龄、性别、心绞痛类型以及心肌梗死、高血压、心衰和心肌缺血所占比例，差异均无显著性（$P>0.05$）。治疗组给予宽叶缬草挥发油（VOL-I），300～360mg/d，分 3 次口服，1 周为 1 个疗程，5 个疗程无效终止治疗。对照组给予复方丹参注射液，8～10mL/d，1 周为 1 个疗程，5 个疗程无效终止治疗。对心绞痛症状疗效治疗组 82 例，总有效率为 87.80%；对照组 34 例，总有效率为 41.18%。两组比较差异均有极显著性（$P<0.001$）。他们提出宽叶缬草的作用机理可能是宽叶缬草

迅速地扩张冠脉，直接增加了缺血心肌的供血。而用宽叶缬草后心率收缩压二重乘积显著降低，提示宽叶缬草对心绞痛及心肌缺血的疗效机理是减慢心率、降低血压使心肌氧耗减少。他们也指出宽叶缬草除扩张冠脉及减少心肌氧耗外，还可能通过改善心肌代谢、减少自由基或改善心肌微循环等途径康复缺血心肌。实验还证明了宽叶缬草在控制心绞痛、改善心肌缺血的同时，可降低实验动物体内总胆固醇和甘油三酯，更有利于冠心病的治疗。而且实验中无心动过缓或传导阻滞发生，无一例诱发或加重心衰，提示本药对心肌组织无严重抑制作用；用药中也无一例出现水肿、肝肾功能受损及白细胞减少。这证明了宽叶缬草用于冠心病的治疗是安全的。

第四节 带状疱疹

带状疱疹是一种由水痘-带状疱疹病毒感染引起的急性疱疹性皮肤病。临床表现为带状分布于单侧肢体的成簇小水泡，神经痛是较为明显的临床症状，老年患者于皮疹消退后可遗留顽固性神经痛，常持续数月或更久，被称为带状疱疹后遗神经痛。中国传统医学认为，该病是由内外两种因素共同导致的一种病症，在内由于患者情志不遂、肝郁日久化火，或湿热蕴结于内，加之在外毒邪侵袭，两邪相合，继而发病。两邪相搏，经络受阻，气血运行不畅，不通则痛。老年人因年龄因素，抵抗力差，临床上疼痛一般表现得更为剧烈，往往会留下后遗神经痛。带状疱疹在治疗上多以抗病毒药物为主。

马学伟等[31]使用缬草清郁汤治疗带状疱疹，并进行临床疗效观察，结果表明缬草清郁汤治疗带状疱疹效果稳定，且治愈率高。参照中华人民共和国中医药行业标准《中医病证诊断疗效标准》确诊为带状疱疹的 78 名患者，按随机数字表随机分为两组，治疗组 40 例，对照组 38 例。两组性别、年龄、患病部位、病程比较无显著差异（$P>0.05$），具有可比性。对照组给予口服阿昔洛韦片，每次 0.2g，每日 5 次。治疗组在对照组治疗的基础上加服缬草清郁汤：缬草 10g、红藤 10g、络石藤 10g、忍冬藤 20g、荔枝核 10g、生地 15g、川芎 10g、泽泻 10g、丹皮 10g、枳壳 10g、延胡索 10g、茯神 15g、黄芪 30g。水煎服，每日 1 剂。两组均以 5d 为 1 个疗程，2 个疗程后评定疗效。治疗组治愈率为 72.5%，对照组治愈率为 34.21%，治疗组治愈率明显高于对照组，差异有显著性（$P<0.05$）。作者认为缬草清郁汤中红藤、络石藤、忍冬藤共为主药，清热解毒、活血止痛；荔枝核、枳壳、丹皮、川芎、延胡索理气解郁、活血止痛，助主药加强止痛之功；生地滋阴生津、防清热力大伤津；黄芪补气扶正固本；茯神、缬草镇静安神；泽泻为使药，泻肝经郁热、助热外出。全方共奏清热解毒，理气活血止痛及扶正之功。该方与阿昔洛韦合用效果优于单纯用阿昔洛韦，无明显不良反应，值得临床推广。

潘香[32]使用缬草清郁汤治疗 100 例带状疱疹患者，认为缬草清郁汤对带状疱疹有很好的治疗效果，有一定的临床应用价值。100 例患者均符合《中医病证诊断疗效标准》中关于带状疱疹的诊断标准。随机分为两组，观察组 50 例患者，对照组 50 例患者。对两组患者的基本资料等进行对比，差异无统计学意义，有可比性（$P>0.05$）。两组患者均给予静脉滴注更昔洛韦的治疗方法。观察组在此基础上加服缬草清郁汤，具体的组方同上，每日 1 剂，水煎后服用。两组患者均给予 1 个疗程 5d 的治疗。观察组总有效率为 90%；对照组总有效率为 76%。观察组的总有效率高于对照组，两种治疗方法有显著性差异（$P<0.05$）。作者得出结论：观察组患者在滴注更昔洛韦的基础上加用缬草清郁汤进行治疗，取得了 90% 的临床疗效，显著优于仅滴注更昔洛韦的对照组 50 例患者，两种治疗方法有显著性差异（$P<0.05$）。

罗忠华[33]使用缬草清郁汤配合西药治疗老年带状疱疹 45 例，得出以下结论：缬草清郁汤配合西药治疗老年带状疱疹疗效显著，治愈率高，疼痛后遗率低，具有积极的临床意义。共选择 90 例老年带状疱疹患者，随机分为 2 组，观察组 45 例，对照组 45 例。符合《中医病证诊断疗效标准》带状疱疹诊断标准，2 组患者在性别、年龄、发病部位、疼痛程度等方面比较无明显差异，具有可比性。所有患者均采用口服阿昔洛韦片 0.2g/次，5 次/d，泼尼松 10mg/次，3 次/d，连续使用 2 周。观察组在此基础上服用缬草清郁汤，药方同前，每日 1 剂，水煎 2 次，取汁 300mL，分 3 次服用，连续使用 2 周后评价疗效。观察组总有效率为 95.56%，对照组总有效率为 82.22%，差异有统计学意义（$P<0.05$）。观察组 VAS 疼痛评分、后遗神经痛率明显低于对照组，差异有统计学意义（$P<0.05$）。这表明缬草清郁汤治疗老年带状疱疹疗效确切，对改善疼痛症状及后遗神经痛效果明显，值得在临床推广。

第五节 典 型 医 案

一、郁证

（一）医案 1

黎某，女，68 岁。

主诉：头昏、头痛、记忆力下降、手麻 1 年。

病史：患者近一年持续性头昏、头痛、手麻，无规律阵发性加重，伴记忆力下降。腰膝及右上臂痛，口干、咽部不适、夜间干咳、入睡困难、白天嗜睡。纳食不香，二便尚调。有高血压病史 3 年（规范治疗、血压控制可），1 个月前因鼻窦炎手术治疗。舌淡红，苔薄白，脉细弱。

中医诊断：郁证（心脾两虚、肝郁化火）。

西医诊断：躯体症状障碍。

治则治法：健脾养心，疏肝解郁。

方药：归脾汤合龙胆泻肝汤加减。

柴胡 10g、枳壳 60g、白芍 15g、炙甘草 10g、薄荷 10g、山药 30g、党参 10g、茯苓 20g、炒白术 20g、天麻 10g[后下]、石菖蒲 10g、厚朴 10g、陈皮 10g、桂枝 10g、蜘蛛香 12g、槟榔 10g、木香 10g、乌药 10g、炒麦芽 20g、葛根 20g、黄芩 10g、青蒿 20g[后下]、龙胆草 10g、知母 10g、黄柏 10g、当归 10g。每 2 日 1 剂，水煎服。

效果：服药 6 剂后，纳差、腰膝痛、白天嗜睡减轻；二诊效不更方，继续服药 6 剂后，三诊患者诸症减轻，舌淡红，苔薄白，脉细。治则不变，处方如下：

柴胡 10g、枳壳 60g、白芍 15g、炙甘草 10g、山药 30g、贯叶金丝桃 6g、党参 10g、茯神木 20g、炒白术 20g、天麻 10g、石菖蒲 10g、桂枝 10g、蜘蛛香 12g、槟榔 10g、合欢皮 10g、木香 10g、乌药 10g、五味子 10g、炒麦芽 20g、半夏曲 10g、陈皮 10g、知母 10g、龙骨 20g^{（先煎）}、远志 10g、当归 10g、龙眼肉 10g、黄连 10g。每 2 日 1 剂，水煎服。

效果：服药 18 剂后，头昏、头痛、手麻基本缓解，记忆力改善，纳差、腰膝痛、咽部不适、夜间干咳明显好转，舌淡红，苔薄白，脉略弦。

（二）医案 2

张某，女，48 岁。

主诉：反复胁肋隐痛 1 年。

病史：患者 1 年前无明显诱因出现双侧胁肋持续性隐痛伴阵发性加重，情绪不佳时尤甚。兼见纳差、易饱胀，咽部异物感、咳而无痰，入睡困难，大便溏结不调、肛门坠胀不适。有慢性胃炎、失眠、痔疮病史多年，绝经 2 年。舌淡红，苔薄腻，脉细弱。

中医诊断：郁证（肝郁脾虚）。

西医诊断：1. 慢性胃炎；2. 焦虑症。

治则治法：疏肝健脾。

方药：四君子汤、四磨饮子、四逆散合桂枝汤加减。

柴胡 10g、枳壳 10g、法半夏 10g、陈皮 10g、黄芩 10g、大枣 20g、炙甘草 10g、党参 10g、茯苓 20g、炒白术 20g、桂枝 10g、槟榔 10g、乌药 10g、木香 10g、白芍 10g、薄荷 10g^{（后下）}、蜘蛛香 12g。每 2 日 1 剂，水煎服。

效果：服药 3 剂后，饱胀感减轻，饮食增加，大便基本成形，排便通畅；二诊效不更方，继续服药 3 剂，双侧胁肋隐痛减轻，咽部异物感基本消失。

三诊：患者情绪不佳时有双侧胁肋隐痛，进食不节后感胃脘处胀满不适，咽部异物感，仍入睡困难，大便调、偶有肛门坠胀。舌淡红，苔薄黄微腻，脉细弦。在原方治疗的基础上加用滋阴潜阳安神的药物，处方如下：

柴胡 10g、枳壳 10g、半夏曲 10g、甘草 10g、党参 10g、茯苓 20g、桂枝 10g、槟榔 10g、乌药 10g、木香 10g、白芍 20g、蜘蛛香 12g、浮小麦 10g、当归 10g、茯神木 20g、五味子 10g、合欢皮 10g、贯叶金丝桃 6g、知母 10g、黄柏 10g、薄荷 10g^{（后下）}、青蒿 10g^{（后下）}、鳖甲 10g^{（先煎）}、龙骨 20g^{（先煎）}。每 2 日 1 剂，水煎服。

效果：服药 7 剂后胁肋隐痛基本缓解，进食不节后胃脘处胀满不适，情绪不佳时有咽部异物感、入睡困难及肛门坠胀感。余症缓解。舌淡红，苔薄微黄，脉略弦。

（三）医案 3

李某，女，61 岁。

主诉：反复情绪障碍9年。

病史：患者近9年来不明原因烦躁、焦虑，时而悲伤欲哭。入睡困难、多梦易醒、醒后难再入睡。阵发性右侧头痛、左胸上部疼痛。反复胃脘隐痛、反酸。曾在医院心身科长期就诊，诊断为"抑郁症"，口服帕罗西丁、黛力新、思诺思等维持治疗。患者神情焦虑，形体消瘦，胸骨柄平第2、3肋间左侧压痛（+），下胸段及上腰段脊柱后突。舌淡红，苔薄白，脉细略弦。

中医诊断：郁证（肝郁脾虚）。

西医诊断：焦虑抑郁状态。

治则治法：疏肝健脾，养心安神。

方药：逍遥散合归脾汤加减。

柴胡10g、枳壳120g、白芍15g、薄荷10g^(后下)、槟榔10g、瓜蒌皮20g、乌药10g、木香10g、桂枝10g、蜘蛛香18g、茯神20g、桂枝10g、五味子10g、合欢皮10g、党参10g、茯苓20g、炒白术20g、山药30g、炙甘草10g、远志10g、龙眼肉10g、龙骨20g^(先煎)、当归10g。每2日1剂，水煎服。

效果：服药7剂后患者诉诸症稍有缓解，二诊效不更方，继续服药14剂。

三诊：患者胃脘痛、反酸明显好转，睡眠改善，余诸症稍有缓解。舌淡红，苔薄白，脉细略弦。治则不变，加强益气安神治疗。方药如下：

柴胡10g、枳壳120g、白芍30g、薄荷10g^(后下)、槟榔10g、乌药10g、木香10g、桂枝10g、蜘蛛香18g、茯神20g、五味子10g、合欢皮10g、党参10g、茯苓20g、炒白术20g、山药30g、甘草10g、远志10g、龙眼肉10g、龙骨20g^(先煎)、当归10g、黄芪60g、贯叶金丝桃6g。每2日1剂，水煎服。

效果：继服14剂后，诸症明显好转。

二、脱发伴郁

熊某，女，52岁。

主诉：脱发伴心烦、潮热、多汗、腹泻、眠差纳差半月。

病史：患者于半月前发现头发脱落明显增多，伴烦躁、多汗，稍有潮热。腹部胀满不适、矢气多，大便次数增多、稀溏，夜间尤甚，严重影响睡眠。精神、饮食欠佳，小便尚可。停经半年。神情焦虑，舌暗红，苔薄白，脉细略弦。

中医诊断：1. 脱发（肝郁脾虚）；2. 郁证。

西医诊断：1. 脱发；2. 女性更年期综合征。

治则治法：疏肝健脾，和血通络。

方药：逍遥散、四磨饮子、四神丸合桂枝汤加减。

柴胡10g、枳壳120g、白芍30g、薄荷10g^(后下)、槟榔10g、乌药10g、木香10g、桂枝10g、大枣30g、炙甘草10g、蜘蛛香12g、补骨脂10g、五味子10g、山萸肉10g、肉豆蔻10g、贯叶金丝桃6g、合欢皮10g、仙鹤草10g、儿茶10g、炒建曲20g、炒麦芽20g、焦山楂 10g。每 2 日 1 剂，水煎服。

效果：服药 5 剂后，脱发减少，腹胀好转；二诊效不更方，服药至 15 剂后，脱发、腹胀缓解，矢气稍多，大便成型，1～2 次/天，余诸症均消。舌淡红偏暗，苔薄白，脉细。

三、不寐

杨某，女，40 岁。

主诉：入睡困难、易醒 2 个多月。

病史：患者于 2 月前渐入睡困难、眠浅、易醒并逐渐加重，以致入睡极度困难，稍有动响即被惊醒或被梦境惊醒，醒后难再入睡，每晚仅能浅睡 3h 左右，甚时彻夜不眠。伴精神萎靡、倦怠乏力、纳呆食少、便溏、面色萎黄。有癫痫病史二十余年，长期口服卡马西平、托吡酯控制，每半年左右发作一次，多于情志刺激后发作。舌胖边有齿痕，苔薄白，脉细略弦、重取无力。

中医诊断：不寐（肝郁血虚，心脾两虚）。

西医诊断：睡眠障碍。

治则治法：益气健脾，疏肝养血，补心安。

方药：逍遥散合四磨饮子、桂枝龙牡汤、归脾丸加减。

柴胡 10g、枳壳 120g、白芍 15g、当归 10g、党参 10g、茯苓 20g、炒白术 20g、山药 30g、桂枝 10g、龙骨 20g（先煎）、蜘蛛香 18g、五味子 10g、远志 10g、龙眼肉 10g、合欢皮 10g、黄芪 60g、木香 10g、熟地 20g、槟榔 10g、乌药 10g、天麻 20g（后下）、石菖蒲 10g、川芎 10g、贯叶金丝桃 6g。每 2 日 1 剂，水煎服。

效果：服药 3 剂后入睡有好转，每晚能安睡 3～4h，饮食增加，精神稍有好转；二诊效不更方，服药至 9 剂后，每晚可安睡 4～5h，入睡后不易再被惊醒。

三诊：患者入睡困难，时梦多，每晚可入睡 4～5h，精神欠佳，食纳不香，大便偏稀。舌淡红、边有齿痕，苔薄白，脉细略弱。治则同前，在原方的基础上加强益气安神，方药如下：

柴胡 10g、枳壳 120g、白芍 15g、当归 10g、党参 10g、茯苓 20g、炒白术 20g、山药 30g、桂枝 10g、龙骨 20g（先煎）、蜘蛛香 18g、五味子 10g、远志 10g、龙眼肉 10g、合欢皮 10g、黄芪 120g、川芎 10g、熟地 20g、伏神木 20g、首乌藤 20g、贯叶金丝桃 6g。每 2 日 1 剂，水煎服。

效果：服药至 21 剂后，入睡稍感困难，须在安静环境下才能入睡，每晚可安睡 5h 左右，精神、饮食可，大便调。

四、痞证

王某，男，33 岁。

主诉：脘腹胀满 5 年。

病史：患者长期生活不规律，近 5 年来脘腹胀满不适，四肢酸软，动辄气短、汗出。

精神倦怠，纳食不香，便溏。舌胖淡有齿痕，苔薄白，脉沉细，重取无力。

中医诊断：痞证（脾气虚弱）。

西医诊断：自主神经功能紊乱。

治则治法：益气健脾。

方药：归脾汤加减。

桂枝 10g、薤白 10g、瓜蒌皮 20g、党参 10g、茯苓 20g、炒白术 20g、炙甘草 10g、山药 30g、黄芪 60g、当归 10g、蜘蛛香 12g、补骨脂 10g、五味子 10g、柴胡 10g、枳壳 10g、白芍 10g。每日 1 剂，水煎服。

效果：服药 7 剂后，脘腹胀满明显缓解，余诸症好转；二诊效不更方，服药至 14 剂后，诸症解。

五、痹证伴郁证

蒋某，女，53 岁。

主诉：左颈肩痛 3 天。

病史：患者于 3 年前出现潮热、盗汗，1 年前心烦、易怒、月经紊乱，3 天前无明显诱因出现左侧颈肩持续性冷痛，伴肢体困倦，精神欠佳，食纳不香，大便偏溏。有类风湿性关节炎 30 余年（间断治疗），高血压病史 1 年（规范治疗）。舌胖淡有齿痕，苔薄白，脉沉细，重取无力。

中医诊断：1. 痹证；2. 郁证（肝肾阴虚，脾虚湿阻，膜原郁热）。

西医诊断：类风湿性关节炎。

治则治法：补肝滋肾，健脾益气，补血活血，疏泄膜原，除湿通。

方药：葛根芩连汤合八珍汤加减。

葛根 20g、黄芩 10g、黄连 10g、青蒿 20g(后下)、柴胡 10g、枳壳 10g、白芍 30g、甘草 10g、秦艽 20g、白术 10g、鳖甲 10g(先煎)、当归 10g、生地 20g、泽泻 10g、桂枝 10g、蜘蛛香 12g、仙鹤草 10g、龙骨 20g(先煎)、淫羊藿 10g、山药 30g、党参 10g、茯苓 20g、川芎 10g。每 2 日 1 剂，水煎服。

效果：服药 5 剂后，肩颈痛完全缓解，稍有潮热，精神、饮食、睡眠可，二便调。舌淡红略有齿痕，苔薄白，脉细。

六、骨萎伴不寐

吴某，女，83 岁。

主诉：周身关节痛、乏力，入睡困难易醒十余年。

病史：十余年前无明显诱因出现，周身关节疼痛伴乏力，并逐渐加重，伴口干、口苦，入睡困难、易惊醒，精神欠佳，纳食不香，大便无力。无心脑血管慢性病病史。嘴唇紫绀，舌淡红，苔白腻，左脉细，右脉细弦。

中医诊断：1. 骨萎；2. 不寐（肝肾亏虚，心脾两虚，胆胃不和）。

西医诊断：1. 老年性骨质疏松症；2. 睡眠障碍。

治则治法：补益肝肾，强筋健骨。

方药：独活寄生汤加减。

独活 20g、寄生 20g、杜仲 20g、牛膝 20g、木瓜 20g、骨碎补 10g、补骨脂 10g、川芎 10g、当归 10g、赤芍 10g、生地 20g、党参 10g、茯苓 20g、炒白术 20g、炙甘草 10g、秦艽 20g、威灵仙 20g、山药 30g、藿香 10g、佩兰 10g、狗脊 30g、乌药 10g、厚朴 10g、桂枝 10g、蜘蛛香 12g、龙骨 20g^{（先煎）}、薄荷 10g^{（后下）}、防风 10g。每 2 日 1 剂，水煎服。

效果：服药 7 剂后口干口苦好转；二诊效不更方，服药至 21 剂后，诸症好转。

七、泄泻

曾某，男，46 岁。

主诉：反复肛门坠胀疼痛伴大便不成形 4 年。

病史：患者 4 年前因肺部感染静脉输注抗生素 10 天，一周后出现便秘，随之解黏液便，肛门坠胀，便意频而排便困难。于多家医院反复诊治，无明显疗效，晨便如常，午餐后即解大便，下午解 3～5 次黏液便，肛门坠胀甚，且时轻时重，伴情绪不佳，早醒。发病以来体重无减轻，无关节外症状。结肠镜检查提示直肠充血、水肿。粪培养未培养出致病菌。腹部 CT 未见异常。舌红，苔白腻，脉濡。

中医诊断：泄泻（湿热中阻，肝脾不调）。

西医诊断：慢性非特异性直肠炎。

治则治法：清热利湿。

方药：葛根芩连汤加减。

葛根 20g、黄芩 10g、黄连 10g、栀子 10g、藿香 10g、佩兰 10g、白头翁 10g、白芍 10g、柴胡 10g、枳壳 20g、炙甘草 10g、山药 30g、砂仁 10g^{（后下）}、苍术 10g、草果 10g、桂枝 10g、蜘蛛香 12g、党参 10g、茯苓 20g、橘核 10g、荔枝核 10g、小茴香 10g、木香 10g、合欢皮 10g、酒军 10g、贯叶金丝桃 6g。每 2 日 1 剂，水煎服。

效果：服药 7 剂后，大便稍成形；二诊效不更方，服药至 21 剂后，大便成形，黏液减少，肛门坠胀减轻。

八、附骨疽

魏某，男，89 岁。

主诉：双足趾脱落 60 年，双足跟溃烂 30 余年。

病史：70 年前长津湖战役中，患者双足冻伤后足趾逐渐脱落，30 余年前双足跟溃烂，溃烂面逐渐变大、变深。近一月来，动辄喘促，大便黏腻，排出不畅，夜尿频（每夜至少 5 次），白天尿少。喘促不得平卧，唇色紫绀，倦怠乏力，脘痞腹胀，纳呆食少，面色萎黄。双足趾缺如，双侧足跟后方溃疡约 2cm×2cm，深及骨骼，见骨坏死，右足跟后瘢痕形成。舌淡，裂纹舌，左侧舌边瘀点，苔薄白。

中医诊断：1. 附骨疽；2. 喘症；尿频（阻寒凝滞，痰瘀互结，化热腐骨；心脾两虚，名门火衰，痰湿阻肺，心脉瘀滞）。

西医诊断：1. 慢性骨髓炎伴引流窦道；2. 慢性阻塞性肺病伴心衰；3. 前列腺肥大。

治则治法：温阳健脾，益气固肾，通心阳，化瘀滞，祛寒痰，宣肺气，去腐生新。

方药：人参养荣汤合真武汤加减。

川芎 10g、当归 10g、赤芍 10g、熟地 20g、黄芪 120g、白芷 10g、皂角刺 10g、焦山楂 10g、炒建曲 20g、黄精 10g、石斛 10g、牛膝 20g、木瓜 20g、人参 10g、茯苓 20g、炒白术 20g、山药 30g、炙甘草 10g、山萸肉 10g、干姜 10g、白附片 10g、薤白 10g、鹿角胶 10g、桂枝 10g、蜘蛛香 18g、地龙 10g、覆盆子 10g、金樱子 10g。每 2 日 1 剂，水煎服。

效果：服药 10 剂后气喘好转，饮食增加，二便无明显变化，余诸症稍有好转。舌淡红，裂纹舌，左侧舌边瘀点，苔薄白，唇黏膜近皮肤外尚紫绀。二诊双足瘘管分泌物明显减少，少许肉芽组织新生，有新鲜血液渗出。以人参养荣汤合真武汤、阳和汤、六味地黄丸加减，加强温化寒痰，化瘀通络、补肾温阳、宣肺平喘，处方如下：

川芎 10g、当归 10g、赤芍 10g、熟地 20g、黄芪 120g、白芷 10g、皂角刺 10g、焦山楂 10g、木瓜 20g、人参 10g、茯苓 20g、炒白术 20g、山药 30g、炙甘草 10g、山萸肉 10g、干姜 10g、白附片 10g、薤白 10g、鹿角胶 10g、麻黄 10g、蜘蛛香 18g、炒芥子 10g、姜黄 10g。每 2 日 1 剂，水煎服。

效果：服药至 20 剂后，气喘基本缓解，饮食增加，大便畅，夜尿次数减少（每夜 3～4 次），余诸症明显好转。舌淡红，裂纹舌，苔薄白，唇黏膜近皮肤外轻紫绀。双足瘘管变小，肉芽组织大量生长，稍有触碰即可见新鲜血液渗出，死骨尽除。此后长时期以化腐生肌油膏换药，前方加减内服，半年后创面基本愈合，无疼痛不适，精神好，纳食佳，喘促止。

九、喉痹

何某，女，57 岁。

主诉：反复咽部异物感 5 年。

病史：患者自诉绝经后开始咽部不适，初起表现为咽痒、咽干，喝水即可缓解，逐渐发展为咽部异物感，似有痰而难以咯出。长期唇干、眼涩、潮热、心慌心悸、胸痛、眠差、气短、倦怠。间断口服知柏地黄丸，时可缓解唇干、眼涩、潮热等症状。咽后壁稍红，可见粟粒大小结节。舌红少津，苔少，脉细弦。

中医诊断：1. 喉痹；2. 郁证（肝郁化火，肾阴不足，脾虚湿阻）。

西医诊断：1. 慢性咽炎；2. 女性更年期综合征。

治则治法：滋阴补肾，养血柔肝，健脾除湿。

方药：逍遥散合四君子汤加减。

薄荷 10g、连翘 30g、芦根 20g、浮小麦 10g、荆芥 10g、北沙参 10g、茯苓 20g、炒

白术 20g、甘草 10g、扁豆 20g、山药 30g、柴胡 10g、枳壳 120g、大枣 30g、瓜蒌皮 20g、桔梗 10g、麻黄 5g、苦杏仁 10g、知母 10g、当归 10g、蜘蛛香 18g、贯叶金丝桃 6g。每日 2 剂，水煎服。

效果：服药 9 剂后诸症好转：咽部异物感、唇干、眼涩、潮热、心慌心悸、眠差、气短、倦怠消失，稍有咽痒咽干。二诊效不更方，服药至 15 剂后，胸痛消失，劳作后胸痛未发。

第六节　小　　结

包括蜘蛛香在内的缬草属植物具有众多的作用，包括镇静催眠、抗菌和抗病毒、抗抑郁、抗焦虑、抗惊厥和癫痫发作、抗肿瘤作用及保护肾脏等。缬草提取物及其制剂在欧洲及美国十分畅销，但是在国内还处于临床应用和研究阶段，我国缬草属植物的开发利用还相对落后。但相信随着我国缬草属植物种苗生产、品种培育及工业化生产技术的发展，缬草属植物的临床开发和利用将得到进一步发展。

参 考 文 献

[1]　刘毅. 马蹄香[J]. 中国民族民间医药, 2019, 28（1）：125.

[2]　陈世德, 谢学礼, 庞其方, 等. 马蹄香治疗轮状病毒肠炎研究[J]. 中华儿科杂志, 1985（3）：129-131, 190.

[3]　李凡, 解建平, 杜曾庆. 复方马蹄香颗粒治疗婴幼儿轮状病毒肠炎临床观察[J]. 中国中西医结合杂志, 2005,（8）：762.

[4]　谭国军. 秋泻灵合剂治疗轮状病毒肠炎的临床观察[J]. 云南医药, 2008,（3）：291.

[5]　张佩红, 陈啸洪, 王燕, 等. 马蹄香治疗婴幼儿轮状病毒肠炎作用机制的初步探讨[J]. 中国全科医学, 2010, 13（6）：610-612.

[6]　吴希如. 临床诊疗指南：小儿内科分册[M]. 北京：人民卫生出版社, 2005.

[7]　王建亮, 马宁, 王凤成. 秋泻灵合剂治疗小儿轮状病毒性肠炎 120 例[J]. 陕西中医, 2013, 34（3）：281.

[8]　黄永坤, 姚勤, 张峻, 等. 马蹄香散剂等 6 种治疗胃肠病药物中低聚果糖和低聚半乳糖含量的测定及意义[C]. 第十届全国微生态学学术会议论文集, 沈阳, 2010.

[9]　黄蓉. 马蹄香抗轮状病毒体外活性研究[D]. 昆明：昆明医科大学, 2019.

[10]　刘增海. 苗医验方马蹄香汤治疗小儿食滞腹泻[J]. 中国民间疗法, 1998,（6）：58.

[11]　刘向萍, 马玉宏, 刘娟. 醒脾养儿颗粒治疗儿童厌食症 80 例[J]. 陕西中医, 2011, 32（10）：1331-1332.

[12]　苏树蓉. 中医儿科学[M]. 北京：人民卫生出版社, 2003.

[13]　张文声, 黄逸玲. 醒脾养儿颗粒治疗儿童厌食症 56 例[J]. 实用中医药杂志, 2005,（1）：32.

[14]　张青玲. 醒脾养儿颗粒治疗儿童厌食症疗效观察[J]. 中国当代医药, 2009, 16（22）：175.

[15]　王梅利, 文义. 醒脾养儿颗粒治疗儿童厌食症临床分析[J]. 世界最新医学信息文摘, 2017, 17（98）：97.

[16]　范娟华. 醒脾养儿颗粒治疗儿童厌食症 200 例[J]. 临床医药文献电子杂志, 2020, 7（10）：24-25.

[17]　毛晓健, 毛小平, 陈长傛, 等. 大红袍、马蹄香、隔山消及其配伍的部分药效学研究[J]. 内蒙古中医药, 2007,（6）：35-38, 42.

[18]　陈羲之.《滇南本草》药物马蹄香在脾胃病科的应用浅述[C]. 首届兰茂中医药发展学术论坛暨云南省中医药界 2014 学术年会论文汇编, 昆明, 2014.

[19]　Fisher R S, van Emde Boas W, Blume W, et al. Epileptic seizures and epilepsy: definitions proposed by the International League Against Epilepsy（ILAE）and the International Bureau for Epilepsy（IBE）. Epilepsia, 2005, 46（4）：470-472.

[20]　李昱珑. 癫痫宁辅助治疗癫痫的临床研究[D]. 武汉：湖北中医药大学, 2015.

[21]　李浩，李春生. 癫痫宁片治疗脑卒中继发癫痫的临床观察[J]. 现代中西医结合杂志，2011，20（15）：1872.

[22]　庞润辉. 抗痫灵治疗小儿癫痫 206 例临床观察[J]. 中西医结合杂志，1988，（12）：742.

[23]　中华医学会第一届全国癫痫学术会议. 癫痫发作分类法（草案）[J]. 中华神经精神科杂志，1986，19（4）：256.

[24]　胡强，万玉美，苏亮，等. 中国普通人群焦虑障碍患病率的荟萃分析[J]. 中华精神科杂志，2013，46（4）：204-211.

[25]　张仲景. 金匮要略[M]. 北京：中国医药科技出版社，2020.

[26]　周琳，郭宝英，张静，等. 缬草研究进展[J]. 国土与自然资源研究，2004，（3）：92-93.

[27]　郑虎占，石晋丽. 复方马蹄香抗焦虑胶囊治疗学习型焦虑症验案一则[J]. 现代中西医结合杂志，2012，21（30）：3395-3396.

[28]　白俊爽，张青川，郭丹丹，等. 复方马蹄香治疗广泛性焦虑症的临床研究[J]. 中国中药杂志，2017，42（24）：4888-4892.

[29]　付华智，黄翠琴，陈艳宏，等. 缬草精油穴位按摩对肛肠科患者术后睡眠质量的影响[J]. 世界睡眠医学杂志，2019，6（12）：1682-1683.

[30]　杨桂元，王玮. 宽叶缬草治疗冠心病的临床研究[J]. 中国中西医结合杂志，1994，（9）：540-542.

[31]　马学伟，苗文丽，陈虎，等. 缬草清郁汤治疗老年带状疱疹 40 例[J]. 中国老年学杂志，2012，32（8）：1612-1613.

[32]　潘香. 观察缬草清郁汤对带状疱疹的临床疗效[J]. 北方药学，2013，10（4）：17.

[33]　罗忠华. 自拟缬草清郁汤配合西药治疗老年带状疱疹 45 例疗效观察[J]. 云南中医中药杂志，2015，36（2）：38-39.